"十二五"国家重点图书出版规划项目

中医药信息学丛书

中医药图书馆学

张华敏　符永驰　主编

科学出版社
北京

内 容 简 介

本书是“中医药信息学丛书”的一个分册，是第一部系统论述中医药图书馆学的研究专著，其是基于几十年中医药图书馆工作实践而编写完成的。本书主要介绍了中医药图书馆学的基础理论、研究方法、实践应用及相关研究进展。全书共十一章。第一章概括论述了中医药图书馆学的概念及学科属性、产生和发展、研究对象及内容和与其他学科的关系。第二至四章具体阐述了中医药文献信息资源、中医古籍文献资源和中医药多媒体资源的概念范围、建设方法、应用进展等。第五至九章系统介绍了中医药文献信息资源的组织、中医药数字图书馆建设、中医药图书馆服务与用户教育、中医药文献信息资源的检索与利用、中医药图书馆现代技术应用。第十至十一章综合分析了中医药图书馆核心竞争力、发展趋势、面临挑战及应对策略。

本书既可作为中医药高等院校中医药信息学及相关专业的教材，亦可作为图书情报人员或中医药科研人员的参考书。

图书在版编目(CIP)数据

中医药图书馆学 / 张华敏，符永驰主编 .—北京：科学出版社，2016

(中医药信息学丛书)

“十二五”国家重点图书出版规划项目

ISBN 978-7-03-048858-9

Ⅰ.①中…　Ⅱ.①张… ②符…　Ⅲ.①中国医药学-图书馆学-研究

Ⅳ.①R2-05

中国版本图书馆 CIP 数据核字（2016）第 134140 号

责任编辑：刘　亚　曹丽英 / 责任校对：彭　涛

责任印制：徐晓晨 / 封面设计：陈　敬

科学出版社出版

北京东黄城根北街 16 号

邮政编码：100717

http://www.sciencep.com

北京凌奇印刷有限责任公司印刷

科学出版社发行　各地新华书店经销

*

2016 年 7 月第　一　版　开本：787×1092　1/16

2019 年 4 月第三次印刷　印张：22 1/2

字数：530 000

定价：108.00 元

（如有印装质量问题，我社负责调换）

丛书编委会

主　编　崔　蒙　吴朝晖　乔延江

编　委　王映辉　李海燕　张华敏　赵英凯

　　　　李园白　王　耘　姜晓红

《中医药图书馆学》编委会

主　　审　崔　蒙

主　　编　张华敏　符永驰

副 主 编　苏大明　李鸿涛　孟凡红

编　　委　（按姓氏拼音排列）

　　　　安　欢　段　青　符永驰　李　兵

　　　　李　芹　李鸿涛　刘思鸿　孟凡红

　　　　苏大明　佟　琳　张华敏　张伟娜

丛 书 序

21 世纪是世界科学技术迅猛发展的时期，学科之间的交叉融合成为科技发展的重要趋势之一。其中，信息科学技术产生了广泛而深远的影响，对于医学领域也不例外。医学信息学是医学、计算机科学、人工智能、决策学、统计学和信息管理学的新兴交叉学科，在电子病历、医院信息系统、临床决策支持系统、远程医疗及数据交换标准等方面取得了丰硕的成果，已经在医院管理、教学和科研，疾病的预防、诊断和治疗等方面发挥了不可替代的作用。不言而喻，中医药信息学的发展历程更为年轻，富有潜力。中医中药流传数千年，至今仍然保持旺盛的生命力，在维护生命健康中发挥着独特而重要的作用。纵观中医药发展历程，总是与时代紧密相连，唯其如此，方能历久弥新。当今，现代科技背景之下，中医药学术繁荣复兴，与现代医学乃至其他学科的汇聚、交流、融合、互补，逐渐成为中医药时代发展的显著态势。

中医药文献典籍浩如烟海，学术经验传承异彩纷呈，蕴藏着极为宝贵的学术资源，有待深入发掘。信息科学技术方法为此提供了崭新的机遇，对中医药学术的当代传承与发展发挥了重要的作用，中医药信息学这门新兴的学科也由此应运而生。同时，也当应看到，缘于学科性质、理论钩沉、社会文化背景、语言表述、思维模式、时代变迁等差异，中医药学术内容本身与信息科学技术的融合过程中必然存在重大挑战，中医药信息的获取、转化与共享等面临许多困难。这一点是医学信息学、地理信息学等其他与信息学交叉的学科发展过程中较少遇到的。所以尽管呈现出蓬勃的生机与巨大的潜力，但至今尚少有学者，也无专著对其内涵、外延进行详细论述。虽然已经成为国家中医药管理局重点建设学科，但其具体的学科建设仍是筚路蓝缕，充满艰辛，亟需奠基性著作充实其理论内核，支撑后备学术人才的教育培养。幸而，以崔蒙研究员等为首的学术团队，多年来致力于中医药信息学原理与方法学的研究、中医药信息数据库及中医药信息国际标准的研制，其进行了大量基础性的研究工作，积累了较丰富的经验和学识，很多工作与研究都充实了学科领域，为中医药信息学学科的设置、建设与发展提供了极其坚实的基础和有益的借鉴。

对于一门学科而言，理论与实践工作同等重要。相比中医药信息研究工作的大量开展，学科理论建设工作有所滞后，长期势必会影响与制约学科发展。由此，《中医药信息学》编撰工作的意义与价值显得极为关键。该书从全方位的角度介绍了这门学科的过去、现况和未来，对中医药信息的内涵、外延、研究方法、内容及意义等着墨甚多，阐发明晰而深刻，对中医药信息学下中医药信息标准、中医药科学数据、中医药知识服务、中药信息学、中医临床信息学、中医药图书馆学和中医药情报学等七个分支学科均有系统论述。概言之，其研究内容几乎涵盖了一切与中医药活动有关的信息，如临床、科研、教育、管理、文化、生产经营等领域所产生的信息，提高了对中医药信息获取、转化、传播与利用的能力。

尤其值得一提的是，书中认为中医药信息是认识论层次的信息，具有现代整体性、动态时空性、现象理论等特征，其“主客融合的体验”及“包含本质的现象”等导致了辨证诊断和疗效的模糊，以及相对重视客体的整体变化状态，这些特点与大数据的“整体性”、“混杂性”、“相关性”三大特点不谋而合。如果能够借助大数据研究所获得的成果，从理论、方法学上解决体验信息获取、存储及传播的问题，必将对中医药学发展起到至关重要的推动作用。

目前，欧美发达国家对医学信息学的教育与训练非常重视，认为掌握必要的现代信息技术是医务工作者必须具备的一项基础知识和基本技能。这一点在中医药领域同样适用，但纵观国内临床医疗系统尤其是中医药领域，对此认识还尚待深化，这对拓展中医药工作者的视野、提升其临床水平及科研能力显然不利。我希望《中医药信息学》的问世能够在较大程度上引发学界对此问题的关注与重视，推动中医药信息学术的普及与发展，获得更大范围的学界共识。

相比传承千年、博大精深的中医药学，中医药信息学刚刚起步，尚有很多的工作需要一一完成，还有很多的困难需要一一克服，可谓前路漫长且艰、任重而道远。可喜的是，《中医药信息学》的编撰为万里征程开了一个好头，为这门学科的发展奠定了基础，指明了方向，确立了模式。“前人栽树，后人乘凉”，希望广大中医药信息工作者以此为起点，在全面而深刻把握中医药学术特质与发展规律的基础上，有效借鉴、运用信息科学原理、方法、技术，不断丰富中医药信息学的内涵，探寻其内在规律，为中医药学术的传承、发展乃至创新提供更多的助益，充分发挥其独特作用。

传统与现代的交融总是令人充满无限的遐想与期待，处于高概念和大数据时代的中医药信息学更加深化其学科特质，望能引领中医药学科、事业与产业的发展。对于崔蒙、吴朝晖、乔延江主编及编写团队，我比较熟悉他们的工作，感佩学者们孜孜不倦、辛勤耕耘、认真治学的精神，创建一个崭新的二级学科实在不易，此书乃中医药信息学的奠基之作。书濒脱稿邀我作序，是对我的信任和鼓励，谨志数语乐观厥成。

王永炎

甲午季秋

序

中医药图书、文献的科学检索、交流是医界同仁提高专业水平最重要的求学手段。本书主编者张华敏研究员，经过多年来的酝酿、策划和组织学术团队予以协作、分工，现已胜利地完成新作——《中医药图书馆学》，这是中医药图书、文献界的盛举。由于此书的编成，使近数十年来创用、发展起来的中医药图书、文献新的检索查阅法，深入到广大中医药科研、医疗教学人员工作实践中，使人们运用崭新的视角和检阅手段，有效地查找中医药图书、文献中的相关资料，并能对之加深学术研究与应用，这是我们中医界前所未有的“创意性编著”，值得予以赞誉。

主编者将有关图书、文献学术领域中的多个方面，特别是突出检索、交流、弘扬等几条主线加以逐项论析，阐述这门新学科的学术内涵及其新的学术概念，使图书、文献信息的传播达到前所未有的高精水平。其中包括中医药文献和多媒体资源的建设、主题标引、数字图书馆的建设与发展、中医药文献的信息检索，以及图书馆新技术、新方法的应用，使学者们能从中各取所需。

由于获取的中医药古籍信息不断增大和中医药界的科研交流日益频繁，萌生了史无前例的科学变革，作为中医药界的诸多同道，须逐步摒弃传统的图书、文献的查阅方法，使之能快速获取更为细致、精详的相关信息，特别是觅取到相关的中医药图书信息，不只是能满足查阅者所想获取的一些资料，并能从中看到往昔难以检索或属于高、精、尖的相关信息。

我们查阅中医药图书文献，当前的数字阅读法所起的重要作用已为图书信息专业人员和广大学者所重视。要取得预期的效果，通过先进的数字分类查询，一定能获取理想的收获。这就使图书馆的学术信息，能在原有的基础上，获得科学性优化和广泛的传播。

作为耄耋之年中医界的一名“老兵”，我在中国中医科学院建院迄今，特别是在青壮年、中年时期，是我院图书馆的一名经常查阅中医药图书、信息的科、教、医人员，虽然我院图书馆的图书、文献资源丰厚，而我所查阅的图书文献（其中以经典医籍和临床文献为主），由于当时的检索方法十分传统、守归，或亦难以检索到某些重要的图书资料，当时还没有听到有“图书馆学”这样的新名词和本书所提示的新图书查阅法。

在当前“改革开放”的新的历史时期，有关《中医药图书馆学》的新编，使中医药图书、文献资料获得加快传承发展与弘扬。泛阅此书，使我对中医图书、文献的学科前程，有了一些新的感悟。有鉴于此，聊书上述浅见以为序。

中国中医科学院 余瀛鳌

2015年10月

前　言

《中医药图书馆学》一书，系编者们对多年来从事中医药图书馆工作与研究所作的一次回顾与总结。在撰写的过程中，借鉴了大量国内外图书馆学、信息学相关著述及研究成果，同时重点对数十年来中医药图书馆领域运用的理论、方法、技术与取得的研究成果做了梳理和提炼，希冀读者能够从本书提供的知识及成果中获得有益的启示。

本书从图书馆学的基础理论和基本概念入手，以中医药文献信息资源建设、中医古籍文献保护与利用、中医药多媒体资源等特色资源建设方面的相关实践与研究为构架，围绕中医药文献信息资源的组织、中医药数字图书馆建设、中医药图书馆服务与用户教育、中医药文献信息资源的检索与利用、中医药图书馆现代技术应用等核心问题进行系统的介绍，分析中医药图书馆核心竞争力、发展趋势，展望其发展前景。

第一章为中医药图书馆学概论。主要阐释了中医药图书馆学概念及学科属性、产生和发展、研究对象及内容，及其与其他学科之间的关系。

第二章至第四章，系统地介绍了中医药现代文献、古籍文献、多媒体文献资源建设的概念、方法与应用。其中涵盖了中医药文献信息资源分类、中医药古籍文献资源积累方法与分类、多媒体资源分类与标注、中医药数据库资源建设等一系列的研究成果。

第五章为中医药文献信息资源的组织。从中医药文献信息资源组织的概念、特点、作用等基本理论出发，谈及中医药文献信息资源组织方法与工具。列举中医药文献编目与著录、中医药图书馆数字资源整合两个实例说明中医药文献信息资源的组织方法工具。

第六章为中医药数字图书馆建设。概述中医药数字图书馆内涵与研究范围、介绍中医药特色数据库、民国中医药书刊与中医药古籍文献的数字化建设概况与进展。

第七章为中医药图书馆服务与用户教育。概述了广义图书馆服务和具有特色的中医药图书馆服务，并对不同用户主体进行用户教育的方法与内容进行了介绍。

第八章为中医药文献信息资源的检索与利用。系统介绍了文献信息检索基础知识，中医药参考工具和中医药相关电子资源，为读者快速准确地利用中医药信息资源提供参考借鉴。

第九章为中医药图书馆现代技术应用。主要包括图书馆自动化系统、新媒体技术在图书馆中的应用、信息技术与网络技术在图书馆中的应用、RFID 技术在图书馆中的应用、图书馆信息共享空间的建设等方面内容，并从实践角度介绍了关联数据技术在中医药图书馆中的应用。

第十章与第十一章，从中医药图书馆核心竞争力评价指标体系的构建、评价模型与评价标准等相关研究入手，探索提升中医药图书馆核心竞争力的方法。指明中医药图书馆面临的具体挑战，并提出应对策略，分析发展趋势。

随着网络信息技术及数字化技术的飞速发展，云计算、大数据等新技术的快速兴起和普及，中医药图书馆也已经进入了一个全新的发展环境，面临着诸多挑战，中医药图书馆应努力适应信息环境和用户需求的变化，重新定位图书馆的功能，改革组织管理创新业务模式，在中医药文献资源建设及利用、中医药信息服务与人才队伍建设等方面进行相应创新，实现业务模式与服务能力的转型和超越，以保证中医药图书馆的可持续发展。

由于编者水平所限，书中难免有疏漏不妥之处恳请广大同行与读者不吝批评指正。

编　者

2015 年 10 月

目　录

第一章　中医药图书馆学概论

中医药图书馆学隶属于中医药信息学，是中医药信息学的重要组成部分，是伴随中医药信息学的产生、发展而不断完善的分支学科。在信息科学和中医药学的飞速发展下，中医药图书馆学有了更丰富的内涵和实践，也必将为中医药信息学学科的发展提供重要的支撑。

第一节　中医药图书馆学概念及学科属性

中医药图书馆学是指一门研究中医文献信息资源建设、组织与利用、中医药图书馆管理以及中医药图书馆与教学、医疗、科研及社会关系的管理学科。从图书馆学的领域来看，其属于专业图书馆学。

（一）中医药图书馆的界定

1. 中医药图书馆的定义

中医药图书馆的内涵及外延并没有明确定义，因此有必要先探讨下图书馆的定义。关于各国图书馆的科学定义，比较有代表性的有以下几种：①《苏联大百科全书》把图书馆定义为：组织社会利用出版物的文化教育和科学辅助机关。图书馆系统地从事搜集、保藏、宣传和向读者借阅出版物以及进行图书情报工作。②法国的《大拉鲁斯百科全书》把图书馆定义为：保存用各种不同文字写成的、用多种方式表达的人类思想资料，收藏各种类型的、组织起来的图书资料，用于学习、研究或一般情报。③日本的《图书馆用语词典》把图书馆定义为：收集、组织、保存各种图书和其他资料、情报，并根据使用者的要求予以提供的公共性服务机构。④《大美百科全书》把图书馆定义为：在图书馆存在的多个世纪，它都同时具有的三种主要功能：搜集、保存、使用。在这些每种功能中，图书馆都是使书及其前身发挥最大效能的重要工具[1]。⑤《现代汉语词典》把图书馆定义为：搜集、整理、收藏图书资料以供读者阅览、参考研究的文化机构。⑥《图书馆学百科全书》把图书馆定义为：收集、整理和保存文献资料并向读者提供可利用的科学、文化、教育机构。我国从 20 世纪 30 年代开始有一些学者相继探讨过图书馆的定义：①刘国钧先生提出：图书馆乃是以搜罗人类一切思想与活动之记载为目的，用最科学最经济的方法保存它们，整理它们，以便社会上一切人利用的机关[2]。②吴慰慈先生在其《图书馆学概论》中提出：图书馆是搜集、整理、保管和利用书刊资料，为一定社会的政治、经济服务的文化教育机构[3]。③黄宗忠先生在其《图书馆学导论》中提出：图书馆是对信息、知识的物质载体进行收集、加工、整理、积聚、存贮、选择、控制、转化和传递，提供给一定社会读者使用的信息系统。图书馆就是文献信息的存贮与传递中心[2]。④周文骏先生在其《图书馆学情报学辞典》中提出：图书馆是收集、整理、保管和利用书刊资料为读者服务的文化机构[4]。

综上所述，各种对图书馆的定义虽然有所不同，但基本观点是一致的，即都认为：①图书馆是收藏、整理、保存文献信息资源的地方；②图书馆是为读者提供文献资源服务的地方；③图书馆是一个科学、文化、教育机构。

参考以上诸多观点，并鉴于中医药图书馆的界定主要是从其所涉及的知识内容和工作方法加以界定，故可以将中医药图书馆定义为：搜集、整理、保管、利用并传播中医药学及其相关的文献信息资源以满足读者特定需求的中医药文献信息机构。中医药图书馆的主要工作对象是中医药文献资源和本专业相关的读者；工作程序是对中医药信息进行采集、整理、存贮、传递和开发；工作目的是为读者提供中医药信息资源服务；工作性质是科学、文化、教育机构；工作内容是中医药文献信息资源建设与服务。它最本质的属性是研究中医药学文献信息的采集、加工、整理、保存和技术服务的规律，探索中医药信息化服务的方式。它研究的要素主要包括中医药文献信息资源、馆员、服务对象、经费等。

2. 界定中医药图书馆的依据

我国古代图书馆先后有府、宫、阁、观、院、斋、楼等称谓，一般通常称为“藏书楼”。19 世纪末“图书馆”一词传入我国，见诸于报刊，正式使用这个名称的是 1904 年建立的湖北省图书馆和湖南省图书馆[5]。20 世纪，我国图书馆的类型和数量不断增多，提供的服务更多样化及个性化，向社会开放的范围不断扩大。随着现代科学文献的大量增长，使图书馆馆藏规模、结构、类型都发生了很大变化，文献整理和加工更加细致趋于专业化，各类图书馆特别是专业图书馆提供更专业信息服务。

中医药图书馆是我国图书馆体系中的重要组成部分，界定它与其他类型图书馆有何区别，意义在于这是与中医药图书馆事业的发展密切相关的，能让人们正确了解和认识中医药图书馆最重要的职能、最本质的特性，掌握它与其他类型图书馆的区别和联系，掌握它的核心工作，以便采取有效的措施，深入研究中医药图书馆服务的理论和实践，制定方针任务、发展策略，有利于对中医药图书馆进行全面规划和统筹安排，更好地把握它的发展未来，为弘扬中医药传统文化推进中医药事业发展、为人类的健康做出了积极贡献。

中医药图书馆不属于公共图书馆，它有不同于其他类型图书馆的特色化。它相对于普通图书馆，具有特色馆藏资源、特色服务对象、特色服务方式等特点，它是全面收藏中医药学科（主题或领域）知识信息，为特定用户群提供特定服务的图书馆，用以满足中医药科研、教学和临床医疗对中医信息的需求，具有极强中医药专业特性。

（1）依据中医药图书馆的自身特征：中医药图书馆是一个主要以中医药文献为中心的藏书体系，这是它区别于其他类型图书馆最本质的特征。中医药行业特点决定了中医药文献具有浓郁的专业特征。如中医药流派按地域划分，南有岭南中医、东有新安医学、西有川贵中医药、北京有燕京学派、中原更有黄河南北、太行山东西两侧的不同特点的中医药流派，这种地域特征形成了各地方版中医药文献[6]；而中医学术流派还有伤寒派、千金派、局方派、温补派、攻邪派、温病派、汇通派，这些学术流派出版了大量中医药经典著作。中医药图书馆的这些中医药特色馆藏是界定的重要依据。

（2）依据中医药图书馆的服务特点：中医药特色服务是中医药图书馆的重要特点和表现形式。中医药图书馆的界定要以中医药文献资源、中医药信息资源服务为图书馆主要服务特点而定；要以图书馆主要馆藏中医药特色是否鲜明，馆藏资源是否满足用户的需求，是否能够结合中医药学科开展特色化的信息服务工作而界定。

（3）依据中医药图书馆的发展规律：界定中医药图书馆，还必须以中医药图书馆工作可持续性发展的规律作为依据。这一发展规律为：中医药图书馆致力于培养其服务群体的中医药信息素养，促进和提高中医药教学和科研水平；充分利用中医药馆藏资源，向民众普及中医药知识，发挥图书馆在中医药信息传播中的作用，提高国民卫生健康水平；促进中医药产业发展，保护和发展中医药文化，使其发扬光大。

（4）依据中医药图书馆的人员结构：中医药图书馆工作涉及文献资源的采编、借阅、典藏，网络中心维护与服务，文献查新，数据库建设等方方面面，这就决定了其人员结构一般由中医药专业人员、图书馆专业人员、中医药信息学人员、计算机技术人员四大群体为主体的馆员队伍，他们是浩渺的中医药知识海洋中的信息导航员。为了更好地适应信息时代的要求，目前，中医药图书馆都在积极培养符合中医药创新体系要求的学科化信息服务人员，他们是图书馆的业务骨干，知识全面，成绩突出，具备成为一个团队核心和灵魂的能力[7]。他们走在专业上的前沿，同时能够以自身的榜样作用和组织能力带动一批人，引领团队，培养后续梯队。

（二）中医药图书馆的类型及职能

图书馆的类型通常是指具有共同特征、实现特有的共同功能的图书馆类型。吴慰慈先生曾提出“研究图书馆类型的划分”。图书馆类型的划分，就是选取一定的标准将图书馆加以分类而形成的具有不同特征和特有功能的图书馆群体。同一类型的图书馆具有相同的特征和特有功能。划分图书馆的类型，其意义主要有两方面：一是具有指导不同类型图书馆发展的理论依据，有助于掌握不同类型图书馆的不同特点和发展规律，以便能够从读者的信息需求、收藏文献和目录组织及组织管理等方面来科学地制定各类型图书馆的方针任务、发展策略，充分发挥各类型图书馆的作用；二是有利于主管领导和相关部门领导进一步了解各类型中医药图书馆的分布和发展现状，在全国或一个地区范围内对图书馆事业的发展做好全面规划和统筹安排，做到各类型图书馆布局合理、协调发展，以促进整个中医药图书馆事业的均衡、协调的发展。

不同的管理体制是划分中医药图书馆类型的重要依据，根据馆藏、读者、组织结构和职能等要素，将中医药图书馆主要划分为中医药科研系统图书馆、中医药高校图书馆及中医医院系统图书馆。三大类型图书馆各有特点，在各自的行业中发挥着巨大的作用。他们最基本的职能都是收藏、保存和传递情报的职能。他们又相互关联，寻求共同的提高，以促进中医药图书馆事业更大的发展。

1. 中医药科研系统图书馆

中医药科研系统图书馆隶属于中医药科研系统，是为本单位或本系统的科研工作服务，提供各种文献信息及参考咨询服务，用以推动科研工作的开展，保证科研任务的顺利完成。根据查询资料显示，我国已有独立中医药科研机构 96 所[8]，其中设有图书馆的科研机构共计 22 家[9]，具体如表 1-1 所示。

表 1-1 中医药科研系统信息所、图书馆、信息中心分布表

序号	名称	所在省、市
1	中国中医科学院中医药信息研究所/中国中医科学院图书馆	北京市
2	浙江省中医药研究院文献信息研究所	浙江省杭州市
3	江苏省中医药研究院图书馆	江苏省南京市
4	天津市中医药研究院信息所	天津市
5	福建省中医药研究院图书文献研究室	福建省福州市
6	吉林省中医药科学院图书馆	吉林省长春市
7	辽宁省中医药研究院信息所	辽宁省沈阳市
8	黑龙江省中医药科学院图书馆	黑龙江省哈尔滨市
9	山西省中医药研究院图书馆	山西省太原市
10	河南省中医药研究院中医药信息研究所	河南省郑州市
11	陕西省中医药研究院文献信息研究所	陕西省西安市
12	四川省中医药科学院中医药文献信息研究所	四川省成都市
13	江西省中医药研究院信息文献研究所	江西省南昌市
14	山东省中医药研究院信息中心	山东省济南市
15	广东省中医研究所图书检索室	广东省广州市
16	广西中医药研究院图书馆	广西省南宁市
17	湖南省中医药研究院文献信息研究所	湖南省长沙市
18	上海市针灸经络研究所文献研究室	上海市
19	上海市中医文献馆中医药信息研究室	上海市
20	安徽省中医药科学院图书馆	安徽省合肥市
21	重庆市中医研究院图书馆	重庆市
22	重庆市中药研究院科技信息中心	重庆市

中医药科研系统图书馆是中医药信息保障中心，在科研服务方面起着“耳目”、“参谋”的重大作用。它的主要职能是结合本系统、本单位的科研方向与任务，调研国内外本专业本领域科学技术发展情况和趋势，收集、整理、保存和提供国内外科学文献，其藏书体系应该是完整的、科学的研究级文献收藏体系，为读者的科学研究活动提供一切其所需的科研信息资源及服务的图书馆。它的首要职能是为科学研究提供各种文献资源和参考咨询服务，其文化保存职能同其他中医药图书馆相似，教育职能体现为科研人员继续教育或自学提供文献信息保障和文献检索技能教育以及对研究生提供入馆教育。

中医药科研系统著名图书馆介绍如下。

(1) 中国中医科学院图书馆：中国中医科学院图书馆建于 1955 年，是我国中医药图书文献资源中心，是全国乃至全世界馆藏中医药书刊文献和收藏中医古籍珍善本最为丰富的单位之一，也是国内唯一从事中医药信息研究与教学的部属综合性科研院所。现有藏书 43 万余册，医药期刊 600 余种，其中中医古籍 6000 余种 10 万余册，约占存世中医古籍种类的 50%；视听文献 1275 种，微缩制品 640 余种；中外文网络数据库 40 余种，自建数据库 69 种[10]。该馆是全国古籍重点保护单位、全国中医行业古籍保护中心、国家级古籍修

复中心。现与国外37个国家170多个单位建立了资料交换关系。图书馆以书刊借阅、古籍复制、馆际互借、网络服务、联机与光盘检索等方式向国内外读者提供服务。

该馆主要从事中医药文献资源、中医药信息标准、中医药信息数字化和中医药情报研究，是国家教育部情报学专业硕士学位授予点、中医信息学专业博士与硕士学位授予点。其是世界卫生组织（WHO）传统医学临床与情报合作中心单位之一，国家中医药管理局中国中医药文献检索中心；同时是国家科技部科学数据共享平台——医药卫生科学数据管理与共享服务网中的中医药科学数据中心，以及中国中医药信息研究会中医药信息数字化专业委员会、中华中医药学会中医药信息学分会、中国中西医结合学会信息专业委员会、世界中医药学会联合会信息专业委员会的挂靠单位[11]。主办《中国中医药信息杂志》、《国际中医中药杂志》及《中国中医药图书情报杂志》三种中医药信息研究核心期刊。

（2）浙江省中医药研究院文献信息研究所：浙江省中医药研究院文献信息研究所是浙江省中医文献学重点学科、中医药文献信息检索中心所在单位，下设文献研究室、检索中心和图书室三个部门。该所从事中医文献整理研究工作多年，曾承担多项省部级、厅局级课题，先后荣获省部级、厅局级科研成果奖多项，整理出版了多部中医药古籍及温病学方面的著作。2001年，中医文献学被列为省中医药重点学科建设单位，2004年通过了省中医药管理局组织的专家验收，并被正式授予“中医文献学重点学科”的称号。

该所是浙江省中医药文献信息检索中心，以及“国家中医药管理局中国中医药文献信息检索中心浙江分中心”的所在单位，属国家级的中医药行业查新单位，拥有多种数据库，多年来一直承担着全省中医药科研立项、成果鉴定、成果报奖、新药开发等项目的检索、查新、咨询任务，对中医药行业管理部门的决策起到参谋作用。近年来完成了“针灸治疗中风专题数据库的研制”、“病毒性肝炎中医验方数据库的研制”等课题，参加了由中国中医科学院牵头的“国家科技部基础条件平台中医药数据库”的建设，同时又是浙江省科技基础条件平台——科技文献共建共享平台建设的成员单位之一，为全省科技行业提供文献服务。

图书馆具有较悠久的历史，现有藏书5万余册，其中古籍1900余部；订阅中外文期刊400余种，文献资源丰富，信息量大，能够为中医、中西医结合科研、医疗和教学提供大量富有价值的古今文献资料[12]。

（3）江苏省中医药研究院图书馆：江苏省中医药研究院图书馆藏书2万册、期刊400余种，拥有丰富的电子期刊资源，如维普、万方、中国知网CNKI、迈特思创外文生物医学资源、国家科技图书文献中心、Elsevier Science和Springer Link等，同时也是国家专利产业化江苏中医药试点基地。图书馆承担了全院纸质图书期刊的订阅、采编上架和流通，全院中外文电子数据库资源的检索，院内新课题新项目的查新、全院专利申请的全程代理和专利流程管理[13]。

2. 中医药高校图书馆

中医药高校图书馆隶属于中医药高等院校系统，为高校教学、科研提供文献信息服务，保证教学、科研任务的完成。目前，我国中医药高校图书馆共计23家[9]，分布在各个重要的省市。具体如表1-2所示。

表 1-2 中医药高校图书馆分布表

序号	名称	所在省、市
1	北京中医药大学图书馆	北京市
2	广州中医药大学图书馆	广东省广州市
3	上海中医药大学图书馆	上海市
4	天津中医药大学图书馆	天津市
5	成都中医药大学图书馆	四川省成都市
6	南京中医药大学图书馆	江苏省南京市
7	黑龙江中医药大学图书馆	黑龙江省哈尔滨市
8	山东中医药大学图书馆	山东省济南市
9	江西中医药大学图书馆	江西省南昌市
10	湖南中医药大学图书馆	湖南省长沙市
11	湖北中医药大学图书馆	湖北省武汉市
12	浙江中医药大学图书馆	浙江省杭州市
13	辽宁中医药大学图书馆	辽宁省沈阳市
14	云南中医学院图书馆	云南省昆明市
15	河南中医学院图书馆	河南省郑州市
16	福建中医药大学图书馆	福建省福州市
17	安徽中医药大学图书馆	安徽省合肥市
18	长春中医药大学图书馆	吉林省长春市
19	广西中医药大学图书馆	广西壮族自治区南宁市
20	陕西中医学院图书馆	陕西省咸阳市
21	贵阳中医学院图书馆	贵州省贵阳市
22	甘肃中医学院图书馆	甘肃省兰州市
23	山西中医学院图书馆	山西省太原市

中医药高校图书馆是在校学生和教师学习研究的重要场所，是学校的文献情报中心，是为学校教学和科研服务的学术性机构，是学校信息化和社会信息化的重要基地，提供的服务是一种专业性、学术性很强的服务。它的工作是学校教学和科研工作的重要组成部分，它的建设和发展是高校发展水平的重要标志。中医药高校图书馆的基本职能是保存和传递中医药教育和科研所需的文献资源。首要职能是教育职能。图书馆是大学文献中心，它提供的信息学教育可理解为传播与接受信息，教学过程可以理解为是信息交流、信息传递的过程。图书馆为高校教师提供本专业的最新信息资源和行业发展动态，教师通过教学传递给学生。图书馆的职能不仅是教学的辅助手段，而且是教学的重要组成部分。高校图书馆还有为高校教师开展科研服务的职能。

中医药高校著名图书馆介绍如下。

(1) 北京中医药大学图书馆：北京中医药大学图书馆最早成立于 1956 年，前身为北京中医学院图书馆，1993 年正式更名为北京中医药大学图书馆。图书馆分为东西两区，现馆舍总建筑面积 15 811 平方米。经过 50 多年的发展，已发展成为以中医药文献为主、西医文献为辅，兼容其他学科的藏书体系。现馆藏纸质书刊达 66 万余册，并每年新增纸本文献 4 万余册，其中馆藏中医药图书 3.1 万种，共近 20 万册。馆藏线装书 2435 余种，共 6179 函，3 万余册；其中含善本及少量孤本，主要以明清两代刻本为主，许多是医学经典藏书，2005 年起该馆陆续收到教育部赠送总价三百多万元的《中华再造善本》一套。馆藏期刊 10 万余册，其中中西医期刊 6 万 6 千余册，外文期刊 2 万 8 千册，现刊千余种。自 2000 年开始陆续购买了电子图书，至今已 33 万余册，其中中医药类电子图书 2.3 万册。

该馆是全国中医药图书情报工作委员会的委员馆，中国高等医药院校图书馆协会的委员馆，北京地区高等院校图书馆编目工作委员会的理事馆。1999 年成立了“中国中医药文献检索中心北京中医药大学分中心”，是国家中医药管理局确认的中医药科技查新机构。2004 年被教育部授予“教育部科技查新工作站（YZH01）”公章和机构名称匾牌[14]。

（2）广州中医药大学图书馆：广州中医药大学图书馆创建于 1956 年，总建筑面积 33 350平方米，截止 2013 年 8 月底，累积馆藏纸本资源总量达 147 万册，外文书刊 41 490 册，中文期刊 1361 种，外文期刊 13 种，学位论文 31 168 册，随书光盘 33 050 片。电子图书 180 万册，电子学位论文 199 万种，名师讲坛视频资源 5300 集，系列数据库 30 余种 90 余个子库，其中与生物医学相关的数据库 28 种，含全文型数据库 15 种，文摘型数据库 7 种，事实型数据库 3 种，综合类数据库 11 种，医药类数据库 17 种，中文数据库 18 种，外文数据库共有 13 种。藏书主要以生物医学特别是中医药学文献为主，涵盖自然科学、人文社会科学的各个领域。

该馆重视中医古籍的保护和管理工作，2011 年获准成为第一批省级古籍重点保护单位。馆藏有普本中医古籍 2082 部计 10 356 册，善本 195 部计 1426 册，其中不乏珍贵稀少的书种和版本；《汪石山医书八种》入选第二批《国家珍贵古籍名录》；77 部明清善本入选广东省第一批《广东省珍贵古籍名录》。是广东省图书馆学会理事馆、广东省高校图书工作委员会常务理事馆、中国高等教育文献保障体系（CALIS）医学中心和华南地区中心成员馆、广东省高等医学院校协作组发起馆、中国高校人文社会科学中心（CASHL）成员馆、广东省中医药管理局科研项目查新咨询定点单位、国家中医药管理局查新定点单位及中国中医药文献检索中心广州分中心。2007 年 3 月成为教育部部级科技查新工作站，是中南地区最早确认的医药类部级查新站[15]。

（3）上海中医药大学图书馆：上海中医药大学图书馆始建于 1956 年，经过 60 年的建设与积累，图书馆馆藏面积不断增加，服务功能不断增强。文献总藏量由初创时的 4 万册增长到目前的 100 万余册。现设有专用古籍书库 2 个，面积逾 170 平方米。其中收藏古籍 36 663 册件，包括特藏善本 1110 部 6196 册。藏书主要为与中医药有关的元、明、清各时代的刻本、抄本，包括同时期内日本、朝鲜的各类版本，以及民国时期中医药书籍和各中医院校的教材。

该馆的中医古籍图书的藏书，无论是在品种、册数、质量上，都位居全国中医院校的前列。馆藏《重刊巢氏诸病源候总论》（明嘉靖汪济川刻本）等 10 部古籍，被选入 2008 年、2009 年、2010 年文化部公布的 3 批《国家珍贵古籍名录》。2009 年 6 月被评为“全国古籍重点保护单位”和“上海市古籍重点保护单位”[16]。

3. 中医医院系统图书馆

中医医院系统图书馆隶属中医医院系统，为医护人员提供文献信息服务，在医院科研、临床及教学中起到重要作用。全国入档的中医医院 3165 所[8]，遍布城乡覆盖全国，担负着相当数量人群的医疗保健任务。由于我国入档的中医医院数量太多，目前有多少家医院设有图书馆（室）或信息中心，尚未有具体的统计数字。

中医医院图书馆是为医疗机构传递最新中医药学信息的中心，承担着中医药信息的采集、整序、重组、传播、利用的重任，它的信息化服务可以提高医疗护理质量，是为医院临床、教学、科研等提供信息服务的重要部门，在医院的发展中发挥了重要的作用。它的主要职能是为医院临床服务，兼顾为临床人员科研和继续教育服务，为患者服务。相比科研系统和高校图书馆，医院图书馆更侧重临床和科研服务的职能，主要是为医护人员解决临床实际问题或为临床科研提供能反映中医药学领域最新发展动态的信息服务。教育职能主要体现在配合中医药高校完成在校学生的临床实习教育，患者及家属的医疗和健康知识的普及教育。

（三）中医药图书馆的特性

1. 服务对象的专业性

相比公共图书馆等类型图书馆，中医药图书馆服务对象具有专业性的特点，主要是中医药科研单位，中医药高校，中医医院，中医药卫生行政机关、企业等单位的人员，他们的信息需求特点影响着图书馆的馆藏建设和服务手段。但是，虽然同属于中医药图书馆，读者人群却因各馆类型、各馆规模而异。中医药高校图书馆读者人数最多，服务对象主要是教师和学生，他们的文献信息需求多来自学习、教学、科研活动和个人兴趣。其中教师、本科生和研究生的需求也有所不同，本科生的需求主要来自他们的课业学习，研究生和教师的需求主要来自于他们的教学和科研；中医药科研系统图书馆主要读者是中医药科研人员，这部分读者有较高的专业水平和外语水平，所需的服务突破了传统的借阅服务，需要与科研课题密切相关的服务，多为科研情报服务如定题跟踪、科技查新等；中医医院图书馆主要读者是从事临床工作的医护人员，他们的信息需求是为解决临床实际问题和完成临床科研项目，他们需要中医临床文献和一些相关的医学文献。

2. 馆藏资源的学科性

图书馆藏书是一个集合的概念，是指文献收集、整理加工、组织保存和流通使用全部馆藏文献的总和，缺一不可。图书馆藏书如果作为一个体系来研究的话，应具有整体性、动态性和相对稳定性的特征，但同时应该根据自馆特征，具有自组织性、随机性、集中性、有序性等特征。中医药图书馆馆藏资源依据上述特征，根据本馆的服务职能和服务重点，藏书结构由基础藏书、重点藏书、一般藏书所组成，这样可以建立具有科学性、系统性以及具有本馆特色的文献入藏体系。

基础藏书：收藏代表中医药学科的基础理论和基本方法的文献为重点，兼收不同观点、不同学派的文献。这部分藏书是各级各类中医药图书馆的基本藏书，主要包括中医药各类工具书、字典、辞典、年鉴等。

重点藏书：根据各馆规模、类型、重点任务和重点服务对象配置的文献。其中科研系统图书馆重点收藏能反映中医药领域发展动态和前沿的专业文献，具有较强专业性和深度，外文文献所占比重较大；高校图书馆重点藏书要满足学校教学科研所需的基础和专业用书，并根据重点学科建设重点馆藏；医院图书馆则是注重中医药临床文献的采集，并兼顾其他基础医学和相关学科的文献。

一般藏书：以满足一般的通俗性大众读者的需求而藏书，是在实用性原则指导下建立起的这部分藏书。主要包括中医药学科的通俗读物，成人教育、中等教育、高等教育中的教材和辅导读物，以及少量的社科、人文及科普读物等。

对中医药图书馆而言，馆藏资源要优先保证基础藏书的收藏，积极做好重点藏书的积累，适当补充一般藏书，只有三者相互配合，才能全面且重点地保证藏书质量，并能突出各馆藏书特色。

3. 主管单位的行业性

中医药图书馆都是由医药卫生系统或中医药管理局系统相关的行业主办，这是中医药图书馆的性质与服务对象决定的。其中，中医药科研系统图书馆是由中医科研单位主办，如中国中医科学院图书馆由中国中医科学院主办；中医高校图书馆原来隶属于卫生系统、中医药管理系统，目前是由教育系统管理，但高校图书馆并不能因为隶属关系的改变而影响其服务对象及职能；中医医院系统图书馆由主管各医院主办，如中国中医科学院广安门医院图书馆由中国中医科学院广安门医院主办，由中国中医科学院主管。

4. 经费来源的特殊性

图书馆的经费是图书馆活动的基础，是维持图书馆生存与发展的重要条件。图书馆经费可分为两类：一是创办费与基建费，包括新建或扩建馆舍、增添设备、美化环境、一次性文献购置费等，总称一次性经费或临时性经费；二是图书馆维持费，也称经常性经费或多次性经费，一般包括：人员经费、文献资源购置费、设备费、维修费、行政费、业务费（包括图书馆业务研究、学术交流、刊物、网络活动费用）及其他费用。我们通常所说的中医药图书馆经费是指后者即维持性经费，来源主要是上级主管部门拨款、社会团体和私人的捐赠以及图书馆自筹经费[17]。

上级主管部门拨款：是从主管单位预算中为所属的中医药科研机构图书馆、高校图书馆、医院图书馆拨款。这些图书馆的经费预算不同于公共图书馆，它们的维持性经费一般由上级主管部门的职能机构统一编制预算和管理使用，这些中医药图书馆管理使用的经费范围主要是文献资源经费。上级主管部门一般按有关行政法规下拨、按图书馆上报的文献资源经费预算下拨或由主管领导酌情下拨经费。

社会团体和私人捐赠：这也是中医药图书馆获得经费的一种来源。它包括国内外个人、基金会、社会团体、公司、企业等的捐赠。捐赠方式主要有捐赠资金、捐赠图书和捐赠图书馆设备。中医药专业图书馆经常会接收到名老中医捐赠祖传的中医书籍和本校师生、校友、社会各界人士以及团体向图书馆捐赠图书，图书馆会向所有捐赠者出具“捐赠证书”以示尊重和鼓励。

图书馆自筹经费：是补充文献资源经费不足的一种手段。主要方式是开展有偿服务，在免费服务的基础上，在不影响图书馆职能范围内，对某些特殊服务对象和服务项目以及成本昂贵的图书馆专用设备收取一定费用，如参考咨询服务、文献查新、定题检索、文献扫描复制等各种方式；商业性出租馆舍和通过有关部门批准开办书店、信息咨询公司、开展培训、文化交流等活动拓展服务领域，为中医药图书馆弥补文献资源经费不足。

5. 人员结构的多样性

中医药图书馆人员结构是由群体中人员的年龄、知识能力、专业、智能、个性等各方面构建的。图书馆工作也是通过全体馆员的相互配合和协作来完成，人员群体结构决定了人员队伍的整体质量和技能，只有优化人员群体结构才能获得最佳的效果。优化人员结构需要具有组织、开发、传递中医药信息资源的本学科专业人员。配备图书馆学、情报学、计算机和信息技术及中医药相关学科等方面的专业人员；能级结构合理，初、中、高知识水平的人员，各层级学历人员按比例分配；不同智能类型和不同智能水平的人员合理配置和有机结合；各种不同年龄阶层和各种性格的人才合理构建[18]。

优选的人员构建使中医药图书馆馆员具有良好的素养，应该具有掌握、评价与筛选中医药学科领域核心信息资源的能力；具有针对读者的需求提供相应的信息服务的能力；具有为读者提供优质信息利用指导和支持的能力；具有预测信息需求、设计和推广信息资源的能力；具有通过信息技术获取、组织和传播信息资源的能力；具有为特定读者提供个性化服务的能力；具有信息服务评价及提出改进意见的能力；具有担当中医药信息咨询高级顾问的能力。

中医药图书馆人才队伍建设一直以来都是一个难题，当前在人员组成方面，专业服务人员偏少且缺少具有学科背景的服务人员。需要采取多种形式培养和造就一批高素质，具有较强知识化服务能力的专业服务队伍。可从以下几方面着手培养。

建立科学的管理机制：在现有人才紧缺的情况下就要建立科学的管理机制，如激励机制和公平竞争机制，使中医药图书馆馆员都能发挥主观能动性，充分挖掘自身的工作积极性和工作潜力，促使其素质能力在使用中被不断开发出来。

加强人才培训：中医药图书馆需要更多的高级复合型人才，应加大对馆员培训和继续教育力度，根据对人才的需求及接受培训者的个人兴趣、发展意向、知识背景和发展潜力等情况，建立自我培训、外请专家培训、外送进修培训、岗位轮换培训等多种形式的职业培训体系。

(四) 中医药图书馆学的学科属性

在我国，图书馆学的学科属性一直是一个争论较多的问题。20 世纪 80 年代以来，图书馆学在学科体系中就先后隶属于文学、理学和管理学。早期的图书馆学主要以历史和文学等人文知识为基础，所以归到历史学大类和文学大类。20 世纪 90 年代以来，图书馆学知识以计算机和管理学为主体，所以又被归到管理门类[19]。随着网络的兴起和信息化的发展，信息资源管理的实践不断拓展和深化，信息资源管理理论不断发展与完善，新兴发展起来的信息学学科体系已经具备了涵盖图书馆学、情报学而成为新的一级学科的条件。在信息化环境下，从根本上来看，图书管理、情报管理与档案管理都是信息资源管理，图书馆学、情报学与档案学的研究对象都是信息资源，因而完全可以在信息资源管理学的大平台上实现一次广泛而深刻的集成，将原有的学科理论融会成新的知识体系。随着对信息本质认识的不断加深，信息科学的概念已经扩大。信息科学成为研究信息的产生、收集、组织、存储、检索、传播和利用的一门学科[20]。它既包括研究信息形式的信息论和控制论（信息检测、识别、通信、存储等偏重于自然科学技术），又包括研究信息含义、价值的认知论、咨询论、决策论、系统论和智能论（信息阐释、评价、表达、优化、再生等偏重于人文社会科学）。其核心是研究信息、知识和智能的转化理论与信息论、知识论和智能论的统一理论。信息科学是个横跨自然科学和社会科学的综合性的巨大学科群，凡与信息、知识、情报、智能有关的学科或领域均可全部纳入或部分纳入其中，因此决定了图书馆学可以属于信息科学这一门类[21]。

中医药信息学是一门新兴的交叉学科，它是由中医药学发展需求所驱动，由先进方法与技术所引领，以处理信息为主要特征的新兴学科。近年来，该学科在文献资源建设、文献检索、情报研究、网络建设、数据库建设、信息标准研究、医院信息系统、电子病历、信息诊断技术、信息工程建设、信息学学科、信息素养教育等领域都取得了较快的发展[22]。中医药图书馆作为中医药信息学的重要支撑部门，在中医药信息学发展中也得到了迅速发展。

在宏观层面上，中医药图书馆学研究主要包括中医药文献资源建设，中医药文献资源利用以及中医药图书馆发展研究。图书馆的文献资源建设是图书馆开展一切服务工作的基本保障，是图书馆为读者服务工作的有力支撑。中医药文献资源建设是中医药文献信息服务机构根据他们的服务任务与服务对象以及整个社会的文献情报需求，系统地规划、选择、采集、整序、组织管理中医文献资源，建立具有特定功能的藏书体系的全过程。它包括纸质馆藏的建设和数字资源建设。中医药文献资源建设包括馆藏资源体系建设研究、中医药文献资源采集方法研究、中医药数据库建设研究等。中医药文献组织及利用也是中医药图书馆学研究的范畴。中医药文献信息组织就是根据中医药信息检索的需要，以文本及各种类型的中医药及其相关的信息资源为对象，利用一般文献信息的组织方法和规则及中医药文献信息特有的规范和规则，通过对信息的外部特征及内容特征进行分析、选择、著录、标引、存储、排序，使无序的信息成为有序化信息集合的活动，其目的是建立起中医药信息资源收藏系统和检索工具，从而方便用户从中医药学文献信息资源集合体中迅速、准确地查找出所需中医学信息的活动、过程、程序和方法，是中医药图书馆服务工作的深化和扩展，也是中医药图书馆参考咨询服务工作的延伸和拓展。中医药文献组织及利用主要包括：中医药文献信息资源特征与分类研究，如中医药古籍分类，中医药多媒体资源分类，中医药图书分类，中医药文献编目等；中医药文献信息获取及处理研究，如全国中医图书联合目录，中国中医古籍总目等；中医药文献信息检索系统和检索工具开发，如中医古籍后控词表、中国中医药主题词表等中医药文献信息检索语言和检索方法等。基于以上认识，我们将中医药图书馆学定位于中医药信息学的分支学科，属于中医药信息学下的三级学科。

第二节　中医药图书馆学的产生和发展

（一）古医籍是中医药图书馆学产生的基础

图书馆产生的前提有两个：其一是文字的产生，其二是图书的产生。中医药图书馆的产生也是以古医籍的产生为前提条件的。中国传统医学在没有文字的远古时期就已经发源，而后历代医学家为了将其临床经验和理论记录下来以保留于后世，便产生了中医书籍。据书目著录，从西汉至清末长达2000多年的时间里，产生的各类古籍总和约18万种，现今存世约6万余种。在这6万余种古籍中，中医古籍约有1万多种，22个类别，约占我国全部存世古籍的五分之一[23]。

我国最早的古医籍记载是从商代的甲骨文开始的，到了春秋战国时期已经出现了很多著名的医学家，如医和、医缓、扁鹊等，他们的治疗经验和医学见解都记载在史书上。《足臂十一脉灸经》、《阴阳十一脉灸经》、《五十二病方》等是我国最早出现的古医籍文献。战国时期公元前5世纪的《山海经》一书记载了120种药物。在众多的古医籍中，《神农本草经》、《黄帝内经》、《伤寒杂病论》、《难经》四部医书的产生，奠定了中国传统医学的理论基础[23]。

两晋南北朝至隋唐年间，中医药学迅速发展起来，医籍著作大量涌现。《脉经》、《针灸甲乙经》、《肘后备急方》、《雷公炮制论》、《备急千金要方》、《外台秘要》等医书广为流传。宋金元时期是中医理论和临床发展的重要时期，产生了很多经典临床医籍如《小儿药证直诀》、《小儿痘疹方论》、《妇人大全良方》、《外科精义》等著作，这一时期尤为著名的金元四大家，如刘完素著有《素问玄机原病式》、张从正的《儒门事亲》、李杲的《脾胃论》、朱震亨的《格致余论》等，标志着中医发展的一个新阶段，对后来的中医发展产生了深刻的影响。

至明清两代出版了我国医药学巨著《本草纲目》，是李时珍花了27年查阅800多种有关文献而写成的，共收载药物1892种，分类叙述详尽，是明以前本草学研究的总结性著作。这一时期著名的医学著作还有《医经溯洄集》、《瘟疫论》、《普济方》、《针灸大全》、《针灸大成》、《医林改错》等[23]。由于明末清初西方医学的出现，发行了一些中西医结合的著作《脏腑图说证治合璧》、《中西汇通医经精义》等。这一时期还出版了我国最早的中医杂志《吴医汇讲》，杂志栏目十分丰富，不仅有内、外、妇、儿各科，还有经典著作的注解阐发、学术理论的争鸣探讨、临诊随笔、历代医家论述、方剂研究、药物真伪鉴定、医话歌诀、医德教育、读书方法以及书评等内容。

随着古医籍的大量出现，就产生了如何整理、如何保存、如何利用图书的问题，于是文献存贮结构由集中转为分散，出现了为数较多的藏书点。除了官府和寺院藏书以外，还有私人藏书、书院藏书等，从而形成了藏书事业，这些早期的藏书楼即是图书馆的雏形。

（二）世传大量的分类法的形成是中医药图书馆学形成的标志

我国最早的中医药图书馆学研究是古医籍的分类研究。公元前6~前5年间，目录学家刘歆编成《七略》，这是我国第一部图书分类目录，第一次展示了我国古代的图书分类方法。《七略》是目前有文字记载的最早含有中医文献分类目录的著作，首次将所收集到的中医书籍单列一类，即“方技略”，依照图书内容在“方技略”类下设“医经、经方、房中、神仙”四小类。《七略》现已亡佚，在东汉班固的《汉书·艺文志》中保留了《七略》中六略五十八种的分类体系，其中方技略的医经类主要论述医学理论的书籍，经方类主要包括方书、本草、内、外、妇、儿各科及“食禁”在内的医书[24]。

《旧唐书·经籍志》将医书分为七大类，将《汉书·艺文志》中的“医经”类改为“明堂经脉”，包括了《黄帝内经》、《难经》、《脉经》及针灸著作。将“经方”类扩充为“医术本草”、“杂经方”、“食经”三类，并补充了“养生”、“病源”、“单方”等类，取消“房中”、“神仙”两类[24]。

至宋代，郑樵在其《通志·艺文略》中将医书细分成二十六大类；《医藏目录》是我国现存最早的一部中医目录[25]，由明末殷仲春著，其将所收录的医书分为二十类；《中国医籍考》在清代流传广泛，收录自秦汉至清代中叶历代医书三千余种，共分九类，即医经、本草、食治、脏象、诊法、明堂经脉、方论、史传、运气；《宋以前医籍考》分为内经、运气、难经、五脏、临床各科等23类。

随着藏书楼的出现以及古医籍的大量产生，人们为了系统地组织和有效地利用文献，分类法逐渐形成和发展起来。虽然古医籍的各种分类法，都是附载于书目之中，伴随着具体的书目产生和发展，并没有形成一个独立的分类体系用于文献分类。但是，分类法的形成为我国的图书馆事业发展奠定了基础，是图书馆学产生和发展的重要标志。

（三）新中国中医药图书馆业绩的发展为中医药图书馆学的成熟提供了条件

1. 建立中医药图书馆学术团体及学术刊物

1985年5月国家卫生部委托中医研究院图书情报中心在北京召开了第一届全国中医药图书情报工作会议，这次会议是建国三十五年来的第一次中医药情报界的重要会议。来自全国62个省级以上的中医学院和中医研究机构图书情报部门的代表参加了会议。会议决定成立全国中医药图书情报工作协作委员会，通过了章程，选举了卫生部中医研究院、北京中医学院、辽宁中医学院、上海中医学院、湖南中医学院、成都中医学院和陕西中医研究院为该委员会的正副主任委员单位[26]。

1986年5月在四川成都召开了全国中医药图书情报工作研讨会。会议总结了全国中医药图书情报工作协作委员会成立一年以来的工作，探讨和研究中医药图书情报工作的管理及改革。本次会议上还成立了《中医药图书情报工作》编辑委员会，同年11月《中医药图书情报工作》（后改为《中医药图书情报》）创刊，作为内部交流刊物，这是我国第一个中医药图书情报方面的刊物[27]。1990年《中医药图书情报》由季刊改为双月刊，于1994年停刊，同年更名为《中国中医药信息杂志》创刊并成为正式出版刊物。

2. 中医药图书情报教育的发展

中医药文献信息检索课自1985年首批中医院校开课至今已有近30年的历史，从初期的中医药文献检索自编教材到正式出版统编教材和教学参考书，现在已经建立了一支成熟的教师队伍，不少院校还成立了检索教研室。目前国内所有中医药院校均已开设了文献检索相关的课程，如与中医药文献资源相关的课程有中医药文献学、针灸文献学、中药文献学等；与中医药信息检索相关的课程有中医药情报信息学、中医药文献检索、中药情报检索等；与中医药信息学相关的课程有中医文献信息学、中医药论文写作、中医药文献综述等。

随着网络和信息技术的快速发展，中医药的现代化离不开信息化，中医药图书情报研究更离不开信息技术的发展。因此，近年来，已有不少中医研究机构和中医院校在研究生教育中开设了中医药信息化研究方向。如中国中医科学院中医药信息研究所“中医信息学”专业获教育部批准为自主设置博士与硕士学位授予点；广州中医药大学在中医学一级学科下自主设置了“中医药信息数字化与利用”二级学科，在二级学科针灸推拿学下设立了“计算机技术的经络与腧穴定位研究”方向；湖南中医药大学在中医诊断学二级学科下设立了“中医病证信息处理研究”方向；南京中医药大学在社会医学与卫生事业管理二级学科下设立了“医药信息工程”、“中医计算机应用”两个研究方向；上海中医药大学在中医诊断学二级学科下设立了“中医诊断技术信息化与亚健康诊断”研究方向。2008 年，国家中医药管理局还将中医药信息学列入二级学科培养目录[28]。

3. 形成了中医药图书馆的管理和运行模式

新中国成立以后，现代图书馆事业的繁荣及各学科分化使中医药图书馆应运而生，逐渐构成了自己独有的模式并不断发展。现代中医药图书馆的管理和运行模式主要表现为：读者人群稳定，皆为中医药机构的相关人员，文献信息需求呈专业化，需求相对稳定；在文献采集方面主要是为配合所服务部门业务的发展，采集中医药事业发展所需的最基本的、经常使用的和有潜在使用价值的文献；在文献整理方面呈现出对普通文献实行粗分类和简单编目，对专业文献实行分类标引专业、精确、细分和详细著录；馆藏文献以中医药文献信息资源为主体，在整个馆藏中占据绝对优势地位，呈现专而精但不广泛，围绕主要服务对象、重点学科、特色专科布局馆藏，人文社科文献相对较少；提供的服务针对性强，多提供主动服务、情报服务。其包括简单的咨询服务和文献查找、复杂的学科服务和研究工作，以及发送期刊、编制新书通报、专题文摘或题录、定题情报服务等。中医药图书馆通常根据用户需求提供不同级别的服务，在机会和条件许可时提供高级情报服务；图书馆员除要有图书馆专业知识外，还需要具有中医药专业知识，馆员通常数量有限，一般都是一专多能。

第三节　中医药图书馆学研究对象及内容

一门学科的产生及发展需要确立其学科性质、体系结构、学科地位，首先必须确定的是其研究对象。中医药图书馆学作为一门新的学科，要想在最初阶段很准确地定位其研究对象和任务是比较困难的，科学发展的历史表明，一门学科的研究对象精确确定，不是在研究和发展的初期，而是对这门科学有了比较全面的认识、比较深入的研究和这门科学发展以后，才能准确地确定它的研究对象和研究内容。本书经过初步研究总结中医药图书馆学研究对象主要有：①研究中医药图书馆事业及其各个组成要素。包括中医药图书馆事业的发展规律、体制建立、图书馆立法以及图书馆事业发展的战略研究。②研究中医药图书馆的组织原理、组织形式、工作内容和工作方法。③研究中医药图书馆的资源建设。即研究中医药图书馆馆藏资源系统的建立、发展、规划、组织和文献保存、保护的理论和方法，进一步研究本系统中医药图书馆资源共享等。

中医药图书馆学作为一个完整的学科体系，其内容非常丰富。随着科学技术、网络技术的发展，它的研究内容也在不断扩大，主要包括：①中医药信息组织与管理。中医药图书馆根据自身的性质、任务和读者需求，有计划系统地规划、选择、采集、组织、管理各种中医药资源，建立具有特色的信息资源体系。②中医药文献分类与标引。研究中医药文献分类法的编制技术、分类规则、主题法的编制技术、主题语言的研制开发和应用方法等。③中医药信息服务。为读者提供中医药信息咨询、检索服务，制定服务内容、服务方式，以及对中医药信息服务模式和发展战略研究。还包括参考咨询服务、定题服务、查新咨询、情报研究和数据库建设等。④中医药知识组织与管理。建立中医药知识挖掘系统和知识管理系统，对隐藏在海量数据背后有价值的中医药信息进行挖掘和发现。⑤中医药现代化信息技术。自动化网络技术、自动化分类和标引技术、人工智能技术、自动语言规范技术等。⑥中医药图书馆学教育。文献检索课程设置、信息素养教育、教学方法改革、定期培训以及研究生培养等。

第四节　中医药图书馆学与其他学科的关系

（一）中医药图书馆学与文献学

文献学是在文献工作的实践中逐渐形成的有关文献加工、整理和利用的理论。文献学在中国有着悠久的历史，随着典籍的不断积累，人们对典籍的认识、理解、整理等逐步开展，文献学开始形成。文献学学科结构，从时间上可划分为古典文献学、近代文献学、现代文献学；从地域上可划分为中国文献学、外国文献学；从内容上可划分为普通文献学、专科文献学；从过程上可划分为文献生产学、文献流通学、文献整序学、文献利用学等[29]。

民国以前的文献学称为古典文献学，将民国和新中国成立以来的文献学称为文献学或现代文献学，现代文献学应包括民国和新中国成立以来诸多学者在古典文献学领域的研究。在内容上，中国历代学者所做的工作有文献研究和文献整理，研究包括文献源流、积聚、散佚及典籍体式等方面的研究，整理包括辨伪、版本、校勘、辑佚、类纂、目录、注释等[30]。

中医药图书馆学与文献学有着密切的关系，两者的研究对象是一致的，都是研究文献。中医药图书馆学无论怎么研究和发展，都离不开对古典文献、现代文献的采集和考究，这就决定了中医药图书馆学与文献学有着密不可分的关系。但是它们虽然都是研究文献，但中医药图书馆学偏重于研究知识集合和分类，以及对古代医学文献等的采集和研究，为图书馆收集到更多的文献资源，并对其进行明晰的分类。中医药文献学偏重于研究客观的知识领域，是研究中医药文献的学术源流，讨论整理和利用中医药文献的方法及理论的一门学问，是在文献学的基础上，结合中医药学的专业特点，分化出来的一种专业文献学。文献是图书馆开展服务工作的基础，而对中医药文献的采集、整理、编纂、校勘以及版刻的鉴别、考订等，既是中医药图书馆学研究的内容，也是中医药文献学研究的内容。

（二）中医药图书馆学与目录学

书目是图书馆开展各项活动必不可少的工具，图书馆又是目录运用最广泛的地方，文献的采购、编目、典藏和流通等众多环节都离不开目录。我国目录学的发展早期，目录学的研究是以文献为基础而展开的，这个时期是把文献或文献信息作为目录工作的对象和基础。随着信息技术的应用，目录学的研究重心开始由文献转向信息，目录形态也由文献目录转向信息目录、数字目录等，这时目录工作的外延随着信息和知识载体的扩展而增大。图书馆学和目录学有着各自独立又相互促进共同发展的关系，目录学是研究认识与揭示图书活动规律的科学，可以说目录学为图书馆学提供给了研究和实用的方法，图书馆学又为目录学发展开辟了研究领域[31]。

中医药图书馆学的研究刚刚起步，但中医药目录学的研究却早已开始。1958 年中医研究院和北京图书馆就联合主编了《中医图书联合目录》。该书目在中医古籍分类、分类编年的编目体例方面起到了奠基作用，并开启了中医药书目编纂的先河；20 世纪 70 年代中医研究院图书馆在《中医图书联合目录》基础上，开展了全国中医古籍资源调查，广泛收集全国各地区各系统图书馆收藏的中医古籍图书的书目资料，经过深入调研、核实、编辑于 1991 年出版了《全国中医图书联合目录》；2005 年中国中医研究院开启《全国中医图书联合目录》修订工作，于 2007 年正式出版并更名为《中国中医古籍总目》；2010 年中国中医科学院中医药信息研究所联合国内多家单位的科研人员历时 5 年编纂出版《新中国六十年中医图书总目》。它的问世填补了当代中医书目编纂的空白。该书目所收集的图书涉及中医药学的各个领域，不仅记载了古医籍的发掘、整理、再版的脉络，更集中反映了中医药事业在科研、临床、教育以及管理等诸多方面所取得的成就。

（三）中医药图书馆学与版本学

在清初之前版本学原为目录学的附庸，乾嘉以后随着考据之业的鼎盛，版本学逐渐发展成为一门有理论、有方法的学问，形成了具有我国民族特色的，有一定学术水平的古籍版本学。它的研究对象主要包括一切形式在内的各种古籍图书，如碑书、写本、刊本、印本、稿本、批校本、题跋本、活字本等[32]。版本学与图书馆学的关系极为密切，图书采编人员尤其是古籍采购必须熟悉掌握版本学理论和实践经验才能做好工作。古籍编目人员也要了解版本才能编目。图书馆是版本学运用最广泛的地方，古籍的采购、编目、收藏和流通处处都离不开版本学知识。学习中医版本学知识，掌握中医古籍版本的鉴别方法、技能、编次、校勘、标点、注释等工作，一直是中医图书馆极其重要的工作。

近现代随着中医文献学、中医目录学和中医古籍整理出版工作的发展，中医古籍版本的学术价值、文献价值和文化价值日显，中医古籍版本学遂作为古籍版本学的一个分支也渐趋成形。古籍版本学是研究古籍版本的发展史，研究古籍版本的各种特征及识别方法，鉴定古籍各种本子的时代、真伪和优劣的一门学问。中医古籍版本学的基本理论与方法都相同于古籍版本学。不同的是中医古籍版本学是以历史上中医古籍的各种刻本与抄本为研究对象。它的核心内容是鉴定中医古籍版本的真伪，比较中医古籍版本的异同和优劣，考镜中医古籍版本源流，旨在为人们介绍和提供一书的最好最适合的版本。它是中医治学和古籍整理、收藏者不可不知的一门学问[33]。新中国成立以后中医版本学的研究逐渐开展起来，陆续出版了《新安医籍考》、《中国医籍续考》、《经典医籍版本考》、《浙江医籍考》、《中医外科医籍存佚考》、《中国分省医籍考》等中医版本学文献，进一步推进了中医古籍整理研究工作。

（四）中医药图书馆学与档案学

档案学顾名思义就是研究档案的形成规律、性质和档案工作方法规律的学科。档案学与中医药图书馆学的关系也是密切的，中医药图书馆学需要借助档案学，对内部的档案进行详细的分档、归档。中医药图书馆学必须要将考古学家考古到与中医药相关的刻辞甲骨、典籍等这些重要的知识收集起来，分档和存档；档案学对刻辞甲骨的窟穴、典籍等也会收集入档。另外，中医药图书馆学与档案学的研究对象存在着相同特性，也就是中医药图书馆学与档案馆学研究的某些医学档案，都是人类社会的共同记忆。

然而中医药图书馆学与档案学之间又有着区别：首先，中医药图书馆学虽然研究的内容包括刻辞甲骨、典籍等，但是其研究侧重于中医药方面的，以及与之相关联的其他医学学科，而档案学并没有哪个偏重，只要是刻辞甲骨、典籍、古文等内容均收纳其下。简单地说，中医药图书馆学更多的是记载人类的中医药方面的知识，而档案学记载的主要是人类活动中留下来的社会信息。其次，中医药图书馆学收集到的内容比较系统、完整，而档案学所收集到的东西包括多方面，包括一些零散的东西都收录其下，所以档案学内部信息丰富，但是并不完整。最后，档案学所收集到的信息具有准确性和可靠性，但是这些收集到的信息一旦入档、存档之后，就不可更改了，所以档案学带有更多的局限性和不变性，而中医药图书馆学即使现在收集到了一些信息，但是日后如有更有说服力的信息便重新修订和再版。

（张华敏　段　青）

参考文献

[1]《大美百科全书》编辑部．大美百科全书．北京：外文出版社，1994：206.

[2] 黄宗忠．图书馆学导论．武汉：武汉大学出版社，1989：120.

[3] 吴慰慈．图书馆学概论．北京：北京图书馆出版社，2002：54.

[4] 周文骏．图书馆学情报学辞典．北京：北京图书馆出版社，1991：98.

[5] 程亚男．图书馆工作概论．北京：北京图书馆出版社，2000：2-3.

[6] 曾召，王小平．略论中医药特色图书馆建设．医学信息学杂志，2007（3）：265-266.

[7] 唐慧. 中医药人才培养的目标与方法探讨. 中医药导报，2011，17（6）：132-133.

[8] 王茜，孙宇．我国已有独立中医药科研机构 96 所［OL］．http：//news. xinhuanet. com/newscenter/2008-11/08/content_ 10327489. htm. 2008-11-8，2014-7-17.

[9] 世界中医药学会联合会［OL］．http：//210. 76. 97. 27/zyy/contentListright？ pageNum = 1&dep_ id = 33&father = 6&cFa = 1. 2014-7-17.

[10] 张晓林．中国专业图书馆发展报告 2012. 北京：国家图书馆出版社，2012：33.

[11] 中国中医科学院中医药信息研究所［OL］．http：//www. cintcm. ac. cn. 2014-7-17.

[12] 浙江省中医药研究院文献信息研究所［OL］．http：//www. zjtcm. gov. cn/public/DetailInstitutionsDetail. aspx？ SubsidiaryID = 4bd32fb7-8ae8-4dfa-9847-ee5f72e04b8a&PageName = % e7% a7% 91% e7% a0% 94% e6% 9c% ba% e6% 9e% 84.

[13] 江苏省中医药研究院图书馆［OL］．http：//www. jsatcm. com/library/about. 2014-7-17.

[14] 北京中医药大学图书馆［OL］．http：//lib. bucm. edu. cn/include/index. asp. 2014-7-17.

[15] 广州中医药大学图书馆［OL］．http：//library. gzucm. edu. cn：83/index. asp. 2014-7-17.

[16] 上海中医药大学图书馆［OL］．http：//lib. shutcm. edu. cn. 2014-7-17.

[17] 付立宏，袁琳．图书馆管理学．武汉：武汉人民出版社，2010：314.

[18] 湛佑祥．医学图书馆理论与实践．北京：人民军医出版社，2007：4，101，105-106，615-617.

[19] 沈固朝．信息服务与图书馆学教育．北京：国家图书馆出版社，2010：10.

[20] 叶继元. 图书馆学、情报学与信息科学、信息管理学等学科的关系问题. 中国图书馆学报，2004（3）：11-13.

[21] 严丽．图书馆学属性、理论建构与学科形象．图书馆学研究，2010（21）：15-19.

[22] 崔蒙，吴朝晖，乔延江．中医药信息学．北京：科学出版社，2015：13.

[23] 张陶．浅谈中医古籍的发展、整理和利用. 中央贵州省委党校学报，2011（6）：124-126.

[24] 康小梅，段青，鲍玉琴．试论中医药文献分类标准化研究. 国际中医中药杂志，2010（4）：345-346.

[25] 徐燕. 中医文献目录的发展特点和作用. 湖南中医学院学报，1996，16（1）：69，71.
[26] 全国中医药图书情报工作会议简况．中医药信息，1985（8）：1.
[27] 全国中医药图书情报工作研讨会简讯．医学情报工作，1986（8）：10.
[28] 阚红星．中医院校设置中医药信息学二级学科硕士点探讨．环球中医药，2012（8）：600-603.
[29] 陈刚，王伟军.90 年代中国文献学研究状况分析. 图书情报工作，1996（4）：17-21.
[30] 王余光．再论文献学．图书情报知识，1997（1）：2-6.
[31] 王锰，郑建明．从目录学的致用性看当代目录学的发展．图书馆杂志，2013，32（12）：14-17，41.
[32] 戴南海．版本学概论．成都：巴蜀书社，1998：8-15.
[33] 王大妹．试论中医古籍版本学之功用．南京中医药大学学报，1999（12）：37-39.

第二章　中医药文献信息资源建设

第一节　文献与信息概述

文献的概念有广义、狭义两种含义。广义是泛指一切知识情报的载体，包括图书、期刊、资料、情报等其他各种形式的信息载体。狭义是指这些不同载体都有各自特定的含义[1]。现在所说的文献信息一般是指通过一定的方法和手段，运用一定的意义表达和记录体系，记录在固定载体上的有历史价值和研究价值的知识。构成文献信息的基本要素是：有历史价值和研究价值的知识；具有固定的载体；有一定的方法和手段；有一定的意义表达和记录体系。人们通常所理解的文献是指图书、期刊、典章所记录知识的总和。文献是记录、积累、传播和继承知识的最有效手段，是人类社会活动中获取情报的最基本、最主要的来源，也是交流传播情报的最基本手段，文献是情报工作的物质基础。

信息是一个内涵广泛的名词，广义所指信息是指事物存在方式及其运动规律、特点的外在表现形式，以及信息活动中各种要素的总称，包括信息本体、与信息有关的人员、设备、技术和资金等各种资源，可泛指信号、音信、消息和数据等。狭义所指信息是指文献资源或数据资源，包括任何媒体中的片段、文章、图书、情报和观念等。在信息管理科学中信息主要指具有特定传播、参考和使用价值这一范畴的信息。在图书馆学中信息主要指知识信息。文献信息资源是以语言、文字、图形、符号、声频、视频等方式记录在各种载体上的知识和信息资源。图书馆作为知识的仓库、信息资源的窗口，承载着对知识、信息的整序、存储、管理与传输的重要使命。

（一）文献信息资源类型

文献信息资源按照各种标准，可以划分为各种类型。依据文献传递知识、信息的质和量的不同以及加工层次的不同，可分为零次文献、一次文献、二次文献和三次文献；按信息载体形式和记录方式划分，可分为印刷型、缩微型、音像型和电子数字型文献；按照内容学科划分，可分为社科文献、科技文献等。

1. 按载体形式和记录方式可分为四种类型

一是印刷型文献，是以纸质材料为载体，以印刷为记录手段而形成的文献形式，是目前整个文献中的主体，也是有着悠久历史的传统文献形式。它的特点是不需要特殊设备，可以随身携带，随处随时阅读。但存贮密度小，体积大，占据空间大，不便于保存。二是缩微型文献，是以感光材料为载体，以照相为记录手段而形成的一种文献形式，包括缩微胶卷、缩微平片、缩微卡片等。缩微型文献的优点是体积小，便于收藏和保存，价格便宜等，但阅读需要有较复杂的阅读设备来支持。目前在大部分图书馆的资源使用中所占数量较少，在中医药图书馆入藏也较少。三是声像型文献，是以磁性和感光材料为介质记录声音、图像等信息的一种文献形式。其优点是存取快捷，可闻其声，见其形，易理解。四是数字型文献，是以计算机处理技术为核心记录信息的一种文献形式。这种文献存贮容量大，检索速度快捷、灵活，使用方便。随着计算机技术特别是网络技术的迅猛发展和普及，数字型文献在图书馆的使用中越来越广泛。

2. 按文献信息出版和发布形式可分为三种类型

一是图书，一切书籍的泛称，是通过一定的方法和手段将知识内容以一定形式按照一定体例，系统地记录于一定形态的材料之上，是对某专门知识或某学科进行系统的论述或概括的一种情报来源。联合国教科文组织对图书的定义是：凡由出版社（商）出版的不包括封面和封底在内 49 页以上的印刷品，其是具有特定的书名和著者名，编有国际标准书号。有定价并取得版权保护的出版物称为图书。二是连续出版物。其是具有统一题名、印有编号或年月顺序号、定期或不定期在无限期内连续出版、发行的出版物。其包括期刊、报纸、年鉴、年刊、指南、学会报告丛刊和会刊、连续出版的专著丛书和会议录等，但不包括在一个预定有限期内以连续分册形式出版的著作。三是特种文献。特种文献是指出版发行和获取途径都比较特殊的科技文献。特种文献一般包括会议文献、科技报告、专利文献、学位论文、标准文献、科技档案、政府出版物七大类。特种文献特色鲜明、内容广泛、数量庞大、参考价值高，是图书馆非常重要的信息源。

（二）信息与知识、情报、文献的关系

信息、知识、情报和文献是四个既有区别又有互相联系的概念，随着信息时代的到来，信息、知识、情报、文献等词汇成为图书馆学研究者使用频率最高的词汇，弄清这些相关概念之间的关系，首先我们要理清信息、知识、情报和文献这四个基本概念。

（1）信息是对客观世界中各种事物的变化和特征的反应，是客观事物之间相互作用和联系的表征，是客观事物经过感知或认识后的再现。信息以语言、文字、符号、图形、声波、光波、电磁波等形式传递，以纸张、胶片、磁带、光盘等作为记录知识的载体来表示。信息是不同于物质和能量的一种特殊资源。

（2）知识是人类对客观事物的认识、实践经验的总结。知识是一种特定的人类信息，它是对信息进行提炼和深化的结果。知识经过不断提高和深化，形成较为完整的科学知识体系。

（3）情报是用来及时传递的有用的知识。情报来源于知识，必须在特定的时间内经过及时传递，并能为用户所接受和利用。情报具有知识性、传递性和效用性。

（4）文献是记录有知识的一切载体。文献具有知识、载体、信息符号和记录方式四个要素。

刘丹沁[2]认为文献与信息、知识、情报的关系如果用网络来形容，这个系统是一个有机的网络，该网络的首端是信息，它是网络的源头，是网络的本质；知识处在网络的中心位置，是该网络的核心；网络的终端就是文献，它是网络各要素的结晶（总汇）。构成该系统的各要素之间是一个相互联系、相互制约、并且不断运动和发展的有机整体，它们之间既有联系又有区别；既有序排列又环环相套、彼此关联，是同一系统中的不同层次。同时，它们之间还有着内在联系：①信息是文献信息系统的基础，离开了信息，就产生不了知识，就不会有情报，文献也就成了无源之水，无本之木，亦即整个系统不复存在；②知识是系统的核心，人类在利用信息改造世界的过程中形成了知识，而只有变成知识的信息

才能成为情报，成为资料、图书，并最终形成文献而得以传播和长期保存；③文献从形式上由图书和资料两部分组成，实质上则是作为知识的载体而存在。文献是信息、知识、情报的主要载体形式。人们利用文献进行交流，其实质是利用和交流文献中的信息、知识和情报。由上述可见，信息包含了知识、情报和文献。知识是信息中的一部分；情报是被传递的知识或事实，是知识的激活；文献则起到载体的作用，不仅是情报传递的主要物质形式，也是吸收利用情报的主要手段。

第二节　中医药文献信息资源建设的意义及作用

文献信息资源是指以文字、图形、符号、声频、视频等方式记录在各种载体上的知识和信息资源。它包括：图书、连续出版物（期刊、报纸等）、小册子以及学位论文、专利、标准、会议录、政府出版物等。文献信息资源建设是文献信息服务机构根据他们的服务任务与服务对象以及整个社会的文献情报需求，系统地规划、选择、采集、整序、组织管理文献信息资源，建立具有特定功能的藏书体系的全过程。文献信息资源建设的过程中应遵循一定的基本原则，以保证既符合文献资源自身发展规律又符合图书馆自身发展方向。

（一）文献资源建设与信息资源建设

文献资源建设是图书馆通过规划协调，将众多文献予以选择、搜集、组织、管理，形成文献资源体系，以满足用户文献需求的活动和过程。图书馆是提供文献信息资源支撑和保障的服务平台，其文献资源建设状况在一定程度上反映和制约着一个单位科研、教学的条件和水平的发展。20 世纪 80 年代，随着计算机、通讯及网络等技术的结合与发展，人类进入了数字化、网络化的崭新的信息时代。特别是以高密度的信息存储技术、高速度的信息传递技术及高效率、高质量的信息查询技术等现代信息新技术在图书馆的广泛应用给图书馆文献资源建设带来了重大的影响。图书馆的文献信息资源建设步入了快速发展的轨道。我国的文献信息资源建设经历了“藏书补充”、“藏书采访”、“藏书建设”、“文献资源建设”和“信息资源建设”等发展阶段。从最初的图书馆业务简单处理到文献资源电子化管理，再到数字化文献资源共享共建，整个过程中信息技术突破了人类生产、处理、存储信息的能力在数量、时间、空间方面的限制，大大提高了图书馆管理效率和工作质量，同时还推动了文献资源建设体系的变革[3]。

信息资源建设是人类对各种无序的媒介信息的有机整合、开发、组织的活动，所形成的成果即是信息资源。图书馆信息资源建设是指图书情报部门根据其自身性质、任务和用户需求，有计划系统地规划、搜集、组织、管理各种信息资源，建立具有特定功能的信息资源体系的整个过程，以满足、保障社会发展和国家建设所需的全部活动。网络环境下图书馆信息资源建设包括文献资源建设、数据库建设及网络信息资源开发。因此，相比文献资源建设，信息资源建设的内容要复杂一些。

（二）中医药文献信息资源建设的特点

1. 资源建设的特色化

特色化资源是中医药图书馆专业特殊性的需求，也是中医药图书馆系统整体性原则的要求。随着图书馆向数字化、网络化的方向发展，信息资源特色化建设就更加重要。中医药图书馆特色化包括：①学科特色。即是对中医药学科、专业文献具有完整系统的收藏，形成自己独特的特色。②专题特色。即是围绕某些专题（如医案、方剂、中药、中医基础、中医学史等）形成较为完整地收藏有关文献，形成专题文献的特色。③系统或地方特色。根据各类型中医药图书馆的特点以及各地区的历史、地理和文化特点，对相关文献完整系统的收藏，形成各系统、各类型、各地方的特色图书馆。

2. 藏书结构的独特性

藏书结构主要指馆藏专业性图书与非专业型图书以及各学科之间藏书所占的比例。专业用书是为满足专业教学、科研需求，非专业用书是为了满足增长知识、提高自身素质的需求。中医药图书馆包括科研系统图书馆、高校图书馆、医院图书馆，各类型馆藏结构具有较强的目的性和针对性。科研系统图书馆藏书结构主要是专业用书，注重研究性、科学性、先进性和时代性的藏书。高校图书藏书结构则是专业和非专业用书都有收藏。专业用书主要注重藏书的教育性，以培养人才为目标的教学用书的收藏；藏书的科研性，以支持科学研究为目的的科研用书的收藏；藏书的专业性，体现教学与科研用书的专业特色。医院图书馆藏书结构主要注重中医药临床文献的专业性藏书及患者需求的科普类文献藏书，故专业和非专业用书均有收藏。

（三）中医药文献信息资源建设的意义及作用

1. 为图书馆网络化、数字化奠定基础

目前，大部分中医药图书馆网络建设都已逐步成熟，为图书馆信息资源建设奠定了物质基础。馆藏信息的数字化是图书馆网络化信息资源建设的重要内容，也是图书馆为用户提供网络化、数字化、自动化信息服务的前提。网络化信息资源建设的目的是实现资源共享，图书馆文献资源建设，则是信息资源共享的基础。

2. 是图书馆文献资源共享的前提

中医药专业图书馆受经费等因素制约，不可能所有的中医药文献资源全部购置，协作采购资源共享从根本上解决了这一问题，可以更多地满足用户需求、缓解各馆经费困难、补充缺藏文献，以满足本地区或本系统内基本中医药文献保障。在数字化图书馆发展进程中，文献资源保障体系、书目信息利用体系和文献传递体系共同构成了文献资源共享的核心基础。文献资源信息资源建设为各中医药专业图书馆间的资源共享提供文献支持和保障体系。

3. 是图书馆的使命和任务

中医药图书馆所进行的文献资源建设是建立科学、合理的文献保障体系的基础，是实现文献信息资源共享的前提条件。图书馆肩负着国家和社会的信息资源配置的重任，在推进国家信息化进程中的主要职责和基本使命就是文献信息资源的有效建设，这是信息时代中医药图书馆生存和发展所面临的挑战与机遇。

4. 是中医药科研工作的重要支撑

仪器设备、医学信息、医学试剂和实验动物被称之为医疗、教学和科研的四大支柱，其中，文献信息资源的重要性已被中医药科研人员充分认识。中医药文献信息资源是中医学科技创新体系中的基础设施，中医药文献信息是中医学科技创新的重要资源，对科研课题的选题、研究过程、科研成果的鉴定发挥着不可或缺的导向、牵引和修正作用，同时在科技创新成果的转化过程中也起着重要的催化作用。中医学科研人员在科研创新过程中，只有及时掌握国际上最新的科研动态，获得最新的中医学信息，才能改进科研方法，避免重复劳动，节约科研时间和科研经费，加快科研成果的产出[4]。

5. 是中医药专业人才成长的培养基地

教育是图书馆与生俱来的一个重要职能，人才的成长离不开图书馆。图书馆的文献资源是人才成长中的重要资源，充分发挥文献信息资源在人才成长服务中的作用和优势。中医药图书馆文献信息资源建设是中医药科研人员、临床医护人员及时查阅浏览中医药文献信息，更新自己的知识和技能，完善自身知识结构，适应科研、临床、教学工作的必然需要；也是配合高校教育的基地、知识的基地。其还可以帮助学生补充知识，更新知识，不断发挥和提高自己的创造力，增加自身的竞争能力。不仅是对于在校学生，也是成年人继续教育的基地，为各类人才培养提供根本保障。

第三节　中医药文献信息资源建设的原则及任务

文献资源建设是图书馆开展一切服务工作的基本保障，是图书馆为读者服务工作的有力支撑，必须遵循一定的原则，这是文献信息资源建设客观规律的反映。中医药文献信息资源建设应遵循原则为：实用性原则、系统性原则、优化配置原则、经济性原则和时效性原则五个部分[5]。

（一）中医药文献信息资源建设的原则

1. 实用性原则

“藏以致用”是现代图书馆的最大特点，中医药图书馆的文献信息资源建设工作首先确定的应该是实用性的原则[6]。中医药文献信息资源建设必须符合实际使用的需要，根据自身图书馆的工作范围和工作任务，遵循符合本馆的类型及任务的需求，符合读者对象的需求选择实用性的文献。中医药科研系统图书馆和高校图书馆主要是为教学、科研服务，重点收藏中医药专业性和深度较强的文献，中医医院图书馆则重点收藏中医药临床文献。总之，中医药图书馆文献信息资源建设主要任务就是满足读者的需求，从读者的角度出发，关注资源的实际利用价值是其根本原则。

2. 系统性原则

系统性原则指的是文献信息资源的连贯性，一般是指重点文献信息资源的系统完备化和文献信息资源相互联系、成比例、成体系。从读者的角度出发，系统性主要是体现在重点文献、特色文献、连续出版物等资源系统完整、全面配套；一般性的文献信息资源的选择有关联性和代表性，以满足一般读者的需求；各类型和各语种文献信息资源之间有着合理的比例分配，比如中医药图书馆中对于期刊和外文资料的吸取必须要占到50%左右才能满足读者的需求。系统性还要求图书馆协调好下级子系统之间的关系，要着眼于信息资源整体布局，注意与子系统各馆的协调与合作。总之，中医药图书馆文献信息资源建设要保证一个有区分、有重点、有层次和适当比例的文献信息资源系统。

3. 优化配置原则

优化配置原则是根据本地区、本单位的特殊需要，优化本馆所需的文献资源配置，以满足馆藏价值和读者需求、收藏职能和服务职能，以及印刷文献和电子文献等多方面协调关系。优化配置的目的是促进文献信息资源建设更趋向于优化、合理方向发展。但是，在关于馆藏文献资源优化配置上，不同类型的图书馆，其重点发展方向是不一样的。中医药科研系统图书馆更加注重馆藏价值和读者需求、收藏职能和服务职能方面，在服务上慢慢走向知识化服务；中医药高校图书馆更多倾向于读者需求和服务职能上，为高校师生提供更多的学习参考文献；中医医院图书馆的服务职能更倾向于信息化服务。

4. 经济性原则

经济性原则是以最小的价钱买到最有价值的文献。近年来中医药图书和期刊的价格每年都是呈现正增长，图书馆购买经费即使每年增长，也远远赶不上文献价格增涨的幅度。中医药图书馆普遍面临经费压力，文献信息采购经费严重不足，直接影响到资源建设的连续性，严重制约了馆藏资源的系统性和完整性建设。因此，中医药图书馆在采集文献信息资源时，要结合各级各类图书馆的重点学科和任务适时调整品种，及时了解入藏的文献信息资源的利用率，参考使用价值并及时调整，这样文献资源建设工作才能坚持经济性原则，使有限的经费发挥最大的效用。

5. 时效性原则

时效性是指所搜集到的中医药信息资源能够反映本学科的现状，包括暂时未被发现和未使用过的独特的信息，以及能及时反映事物个性的中医药信息。时效性还表现在最短的时间内以最快的速度向读者提供最新的所需要的信息资源。它要求所采集的中医药信息既能满足读者的现实需求又具有一定的前瞻性。这就要求图书馆要及时了解读者的信息需求以及未来本学科发展趋势，能够搜集对本学科将来发展具有指导作用的前瞻性信息。采集的中医药文献能及时反映新知识、新技术、新方法，使馆藏文献更新速度与社会知识的更新速度同步，使读者准确及时获取最新的中医药信息[7]。遵循时效性的原则是保持中医药图书馆活力的源泉。

（二）中医药文献信息资源建设的主要任务

中医药图书馆文献信息资源建设的主要任务是为中医药工作者提供文献信息专业服务。它的文献信息资源建设主要指对中医药文献信息资源进行系统规划、选择、收集、整序和合理布局，建立能够满足与保障中医药教学、科研及医疗卫生事业所需要的中医药文献信息资源体系。

1. 明确目标并制订中医药文献资源体系规划

对现有中医药文献资源状况进行调查、分析和研究。即对一定范围内所藏文献的类型、学科、语种、数量、分布情况、文献利用情况、对中医药文献的保障情况和经费支持情况、各收藏单位的收藏重点与所形成的特色馆藏等进行详细的调查，并对此进行分析研究，为制订资源建设规划提供参考或建议。在综合考虑中医药文献资源现状、文献需求状况以及其他可能条件的基础上，提出中医药文献资源建设的规划、目标和采用的布局模式[5]。

2. 建立科学、合理、实用的馆藏资源体系

根据已确立的中医药文献资源建设的布局模式，确定标准，通过各种途径，选择、收集文献，建设馆藏资源，对入藏的文献进行科学的组织管理（加工—布局—排架—清点—保护—剔旧），建立科学、合理、实用的文献信息资源保障体系。这是图书馆共同的基本业务之一，也是中医药文献资源建设的基本工作[7]。

3. 建立中医药文献资源建设评估制度

主要利用各馆馆藏目录或文献数据库，运用一定的标准和方法，对一定范围内馆藏文献资源的数量、质量及馆藏特色等的建设状况和使用状况进行定量、定性分析，作出评价，找出存在的问题，以便进一步完善。建立良好的评估制度，定期进行合理的评估，可以使中医药文献资源建设用最少的资金和劳动消耗，获取最大的利用。

4. 馆藏资源共享与文献信息资源合理布局

随着科学技术的不断发展，文献载体类型日益多样化，中医药图书馆在资源建设中，要用集中、开放、联合、整体发展的新理念指导馆藏信息资源建设，合理布局，实行采购协调或分担采购的原则，实施馆际互借与资源共享，共同构建整体化、综合化文献信息资源体系，提高中医药整体文献资源的利用率。这是中医药文献信息资源建设的一项重要任务。

第四节 中医药文献信息资源调研和选择

对于图书馆来说，藏书系统的文献资源建设不仅是向读者提供文献服务的前提，也是向读者提供信息服务和知识服务的基础。进行中医药文献资源调研，目的是保证图书馆藏书的利用率，对图书馆的工作和发展具有重要意义。

（一）对中医药文献出版发行信息的调研

随着中医学的发展，国内有关的图书机构出版了大量中医药学图书，促进了中医科研事业的发展以及成果转化。目前全国共有200余家医学出版社出版中医药图书，对中医药文献出版发行信息的掌握是图书馆文献采访人员确定采购计划、查漏补缺、进行文献采访的基础工作。出版发行信息主要通过新书目录、书摘、书评等渠道获取，中医药图书馆采访人员需熟悉掌握这些信息以便更好地采购中医药文献资源。新书目录是出版社或图书批销商定期列出一批新出版图书的书名，详细地编辑着各书的内容提要、作者介绍等一些信息，具有报道、检索和指导作用。书摘、书评同样可以让采访人员大致了解文献的基本内容和学术观点，指导采访人员采购中医药文献资源。

（二）对读者需求的调研

图书馆文献信息资源建设的根本目的是为了使信息资源得到有效利用，以满足读者的文献信息需求。读者是文献信息资源建设所要面对的对象和终极目标。对读者调研是为了最大限度满足读者的需求，是图书馆文献信息资源建设的目的之一，也是为缓解紧张的采购经费与读者需求之间的矛盾、满足读者即时需求的一种手段。一直以来，我国图书馆资源的利用率普遍不高，据统计，目前我国图书馆资源利用率不足30%[8]。其中一个原因就是图书馆购买的图书，相当一部分并不是读者当前最需要的，对读者调研可以有效解决这一问题，提高图书馆资源的利用率。对读者调研的这一读者群体可分为专家、教师、学生和普通读者。图书馆馆员需要定期同该学科领域的专家学者进行交流，掌握该学科国内外最新的研究动态，以便快捷、准确、完整了解该学科国内外最前沿的专业学术信息；在校学生，包括本科、研究生，他们是图书馆最庞大的读者群体，对他们的信息需求进行调研，对他们的借阅记录进行分析，可了解中医药文献的利用率、阅读倾向和读者对文献需求变化的规律。

（三）对馆藏资源的调研

对馆藏文献的主题、学科属性、文献的知识含量、利用率等信息进行调研，建立科学、权威、合理的馆藏资源收藏体系，保证图书馆文献资源建设的质量。调查分析馆藏资源的现实使用率和潜在利用率，对利用率高的部分文献增大采购力度。另外，对馆藏资源的调研，还包括对藏书发展政策的调研，是图书馆对不同学科领域、不同深度和广度的资源做出选择和保存决策的调研。根据调研结果，设计和规定各相关主题领域中现实馆藏和重点收藏的深度和广度，确定中医药图书馆文献资源基本的选书原则和选书标准。对馆藏资源调研，制订完善的藏书发展政策，系统地建立、发展、规划、组织馆藏资源体系。

（四）对文献资源供应商的调研

中医药图书馆文献信息资源具有专业性强、品种多、出版社广等特点。目前大部分图书馆文献信息资源的采购主要是通过图书供应商提供，可以说供应商的能力直接影响到文献采访的质量，图书馆文献资源建设的效果很大程度取决于供应商的综合能力，对供应商的调研和选择极为重要。随着图书市场的扩展，发行商的增多，市场竞争日益加剧，供应商之间的竞争也日益增大。中医药图书馆要想选择一个最优供应商，必须要根据自身特点，对供应商的经营范围、经营特点、资质和业绩、公司信誉、同行评价、加工服务质量、资金情况、价格优势等方面进行调研。调研后选择最有利于本馆文献资源建设的供应商。

第五节　中医药文献信息资源采集的方法

中医药文献信息资源采集的方法主要分为购买和非购买两种方式。前者主要包括订购、现购、邮购、委托代购等方式；后者主要包括交换、受赠、呈缴、征集、网上下载等方式。采集形式又分为联合采集、协作采集。不同类型的文献采集方法不一样，下面主要介绍印本文献、电子资源等的采购方法。

（一）印本文献的采购

印本文献的采购根据种类又分为图书和期刊的采购，图书和期刊的采购方式并不一样。

1. 图书采购

图书是图书馆文献采集的重点，图书的获取方式一般为购买、交换、受赠等，其中购买是大多数图书馆获取图书的主要途径。图书采购的主要方式有书目预定、现场采购、网上采购、专家零星采购、纲目购书和招标[7]。

（1）书目预定：图书目录采购是图书馆采购的传统模式，由图书馆采购人员根据各种纸质图书目录和电子图书目录进行馆藏查重、筛选和预订，再将订单交给经销商，由经销商负责按预订的种类及复本量进行配书、送货上门、后期加工及编目等工作。书目预定方式的优点是信息量大、选择性强，图书馆可根据自己的需要，有计划地选择各类图书。但这种方式由于征订和到书的周期过长、书目和图书内容的不一致等都给图书采购工作带来不便，因此，目前已经不再是图书馆单一采用的购书方式了。

中文图书征订目录主要有：《科技新书目》，是新华书店总店主办、邮局发公开发行的周报，是中医药图书馆采购中文图书最主要的书目；《社科新书目》，是新华书店总店主办、邮局公开发行的周报，主要刊登中央一级直属出版社将要出版的社科图书信息；《全国地方版科技新书目》，是集中介绍、预告并征订全国各省、市、自治区科技出版社及部分地方出版社的新书；征订本地区出版图书的目录，如《北京图书信息报》、《上海新书目》、《天津书讯》、《四川新书评》等；中医药出版社、医学出版社的自编书目，如人民卫生出版社图书目录、中国中医药出版社图书目录、中医古籍出版社图书目录、中国医药科技出版社图书目录、人民军医出版社图书目录等。通过索取和搜集相关出版社自编的书目，是掌握中医药图书最新出版动态的一种重要来源。

外文图书是文献信息的重要载体，外文图书的主要来源是进口图书市场。目前，我国禁止外商投资中国图书出版业务，国外图书只能通过进口贸易或版权引进方式进入中国。国内拥有出版物进出口许可权的公司主要集中在几家大型进口图书商，他们拥有进口图书市场绝大部分份额，其中仅中国图书进出口公司就占有其中 50% 的份额。因此，外文图书的采购方式为书目预定，主要的征订目录有以下几种。

外文图书征订目录主要有：《中图进口新书目录》，是由中国出版集团公司所属中国图书进出口总公司每月定期出版，收录美、英、德、法、日等国家最新出版的新书；《中科进口新书目录》，北京中科进出口公司每月定期出版的国外最新科技资料征订目录，并有针对性地为用户提供专题目录；《中国教育图书进出口公司图书目录》，由中国教育图书进出口公司编印，每月定期出版，收录世界几十家出版商出版的图书；《进口新版图书目录》，由中国国际图书贸易总公司编印，分社科和科技两个专辑，按月出版，收录英文、法文、日文和港、台的各类图书，目录后附有按文字排列的索引；《外国科学技术图书征订目录》，由北京市图书进出口有限公司书店编印，按月出版，收录英文、法文、日文和港、台的各类图书；国外编制的外文书刊征订目录，主要是国外一些著名出版社定期出版的新书预告目录，也是图书馆外文图书采购的重要渠道。

（2）现场采购：图书现场采购是指采访人员定期到各大书店、图书批销中心或图书展销会现场采购图书，或者是图书供应商根据图书馆的要求直接把图书送上门，由采购人员或读者在本校直接选购的一种图书采购模式。由于现场采购时可以直接面对图书，使采访人员能直接了解图书内容及相关信息，提高了图书的采准率，还缩短了图书的到馆周期，提高了图书利用的时效性。现场采购是图书馆根据本馆的学科方向购书的个性化图书需求采购方式。但是，现采方式需要大量的人力物力支持，而且长此以往会导致图书馆文献收藏体系失衡。

（3）网上采购：随着网络技术的不断发展，电子商务开始应用于图书采购领域。网上采购是指图书馆采访人员利用联机计算机下载、查阅、检索网上的书目文献信息，并根据自己的需要在网上完成收集、整理、订购、支付的过程。目前，多数网上书店都开展了团体购书业务，如美国的 Amazon 网上书店，我国的当当网上书店、京东网上书店、北京图书大厦网络书店等。这种采购方式便捷、简单，书源信息丰富、标准。但是目前网上采购方式受到结算方式、物流渠道等主客观因素的影响，没有被大规模使用，只作为了解最新书目信息和购书的补充渠道。

（4）专家零星采购：大部分图书馆都希望专家型的读者参与到馆藏文献建设中来，这样就产生了这种购书方式。一些图书馆允许专家型读者根据自己的科研、教学领域需要购买一些专业图书，然后凭发票到图书馆报销，所购图书作为图书馆的馆藏文献。这种方式采购的图书都是同中医药专业密合度高又是专家急需且馆藏未收录的图书。

（5）纲目购书：最早起源于 20 世纪 60 年代美国，是首先由书商编印出类似图书主题词表，分成各级类目并有一定的参照和注释。主题词外还需要若干非主题参考，如图书的学术水平、读者对象、图书类型、出版社、ISBN 号等信息，同时还可以限定主题词。图书馆根据本馆的服务人群和专业特色选择好限定的主题词和主题参数，制订购书纲目提交给供书商。书商照此纲目把一定时期内符合要求的图书提供给图书馆以供选择。此购书方式优点是专业、订到率高，但应用范围小，目前国内只有很少图书馆采用，更多图书馆还只是在研究探讨阶段。

（6）招标采购：以上几种采购方式各有千秋，正在被图书馆采访人员以一种或几种方式综合使用。为了规范图书采购过程和采购渠道，使图书经费更好地利用，保证图书购书质量，降低图书馆的购书成本，现在许多图书馆采取了采购招标的方法。

图书采购实行公开招标，通过公开竞争和对各书商的公平比较，有利于选择资信良好的图书供应商，保证图书有较高的订到率和到馆率；有利于图书馆获得更高优惠和更好的服务，降低图书采购成本，使文献购置费得到最大限度的利用；有利于将图书采购工作规范化并有效避免腐败现象的产生。但这种方式不可避免地对图书采访工作带来一些负面影响，如重经济效益轻文献质量，重订单轻文献时效，图书供货商的局限等一系列问题。

2. 期刊采购

期刊采购是图书馆文献资源建设的重要组成部分之一。目前，纸质文献仍在中医药图书馆中担当主导地位，它的采集也是期刊工作的重点。

（1）中文期刊采购途径如下所述。

邮局发行期刊：全国各地邮局是中文邮局发行期刊采购的主要渠道。每年邮局会发行《全国报刊简明目录》和《全国邮发报刊目录库》并负责征订。

全国非邮发报刊联合征订服务部：是全国非邮发报刊联合征订历史最久、规模最大、服务最稳定的非邮发期刊发行机构。目前约有 5600 余种期刊全部委托该部收订，发行《全国非邮发报刊联合征订目录》，可通过该部办理订购。

国内图书发行公司（联合征订）：全国各地具有期刊联采业务的图书发行公司也是中文期刊采购的途径之一。

杂志编辑部自办发行期刊：直接通过杂志编辑部订购也是中文期刊订购的渠道之一。

赠阅与交换：接收赠阅和开展期刊交换是丰富馆藏的一条有效途径，是以本单位的期刊或其他特色资料，交换本馆所需的期刊。交换有利于宣传本单位的科研成果，加速信息传递。

图书进出口代理公司：有关港、澳、台地区及海外出版的中文期刊，需要通过国内有图书进出口权的代理公司进行采购，印有《港澳台报刊目录》帮助选购期刊[9]。

（2）外文期刊采购途径如下所述。

中国图书进出口总公司：是从事海外报刊、图书及电子出版物进口业务的专营部门，经营范围涵盖 110 多个国家和地区的 1 万余家出版机构的各类报刊。提供国外期刊目次文摘及全文检索的综合网络服务。

北京中科进出口公司：是中国引进国外科技书刊及其他资料的主要进出口公司之一。

中国教育图书进出口公司：是专门从事境外印刷版报纸、期刊及数据库、电子期刊、缩微文献、多媒体产品等原版报刊进口和电子文献进口业务的部门。

中国国际图书贸易总公司：是中国引进国外科技书刊及其他资料的主要进出口公司之一。

国际期刊交换：利用本单位出版的专业期刊与世界上主要的科研文教机构和图书馆建立良好的期刊交换关系，既节约了期刊经费又能获取国外最近科技信息[9]。

外文期刊赠送：包括国外机关、团体和个人赠书。国外一些社会团体，如大学、出版社或书店，以及海外华侨、校友和专家学者等每年都会向国内科研单位图书馆、高等院校图书馆捐赠图书。

（二）电子资源的采选

近年来电子资源的发展速度越来越快，数量激增种类日益丰富。中医药系统各图书馆都建立了自己的电子资源体系，电子资源建设在中医药图书馆信息资源建设中重要性逐渐加大，采购经费在图书馆资源购置经费中所占比重也越来越大。所以，电子资源的合理采购是中医药图书馆资源建设的重点之一。

电子资源的采购要从图书馆服务对象、重点馆藏、收藏目的、收藏特点等出发，必须与图书馆馆藏建设总原则相符，形成一个与印刷型文献交叉、渗透、互补的完整的文献信息资源保障体系。中医药图书馆电子资源的采购主要为中文、外文数据库采购、电子图书的采购、电子期刊的采购。

1. 常用数据库介绍

（1）中文数据库：中国中医药期刊文献数据库系统（TCMLARS）：是中国中医科学院中医药信息研究所与浙江大学计算机系合作开发的中医药数据库检索系统，目前数据库总数 40 余个，数据总量约 110 万条。它是多类型的中医药数据库，以其充实的数据成为中医药学科雄厚的信息基础。所有的数据库都可以通过中医药数据库检索系统提供中文（简体、繁体）版联网使用，部分数据提供英文版，所有数据库还可以获取光盘版。

链接地址：http：//cowork. cintcm. com/engine/windex. jsp。

中国期刊网系列数据库（CNKI）：是中国学术期刊电子杂志社编辑出版的以《中国学术期刊（光盘版）》全文数据库为核心的数据库，目前已经发展成为“CNKI 数字图书馆”。收录资源包括期刊、博硕士论文、会议论文、报纸等学术与专业资料；覆盖理工、社会科学、电子信息技术、农业、医学等广泛学科范围，数据每日更新，支持跨库检索。

链接地址：http：//www. cnki. net。

万方数据知识服务平台：是中国科技信息研究所万方数据公司开发的，海纳中外学术期刊论文、学位论文、中外学术会议论文、标准、专利、科技成果、特种图书等各类信息资源，资源种类全、品质高、更新快，具有广泛的应用价值。其中，万方中医药知识系统是综合性中医药数据库服务平台。

链接地址：http：//g. wanfangdata. com. cn。

维普中文科技期刊数据库：是科学技术部西南信息中心下属的一家大型的专业化数据公司。重庆维普资讯的主导产品《中文科技期刊数据库》是我国第一个期刊数据库。分三个版本（文摘版、全文版、引文版）和八个专辑（社会科学、自然科学、工程技术、农业科学、医药卫生、经济管理、教育科学、图书情报）定期出版。

链接地址：http：//lib. cqvip. com。

人大复印报刊资料全文数据库：是中国人民大学资料中心主办，有53年历史，精选全国各报刊上所发表的文章，具有很高的学术性和权威性，以其精选、精编的专业化、学术化特点兼具教学和科研双重功能。

链接地址：http：//ipub. zlzx. org。

中国生物医学文献数据库：是中国医学科学院医学信息研究所开发研制的综合性医学文献数据库，收录了1978年以来1600多种中国生物医学期刊，以及汇编、会议论文的文献题录，年增长量约35万条。

链接地址：http：//www. sinomed. ac. cn。

中华医学会数字化期刊：具有很好的学术品牌优势与较高的学术质量，设计的医学学科自成体系，各期刊既紧密联系又相互独立。医学会数字化期刊系统现有由中华医学会主办且享有版权的115种医学期刊。

链接地址：http：//med. wanfangdata. com. cn/MedicalAssociation/Cma。

超星数字图书馆：成立于1993年，是国内专业的数字图书馆解决方案提供商和数字图书资源供应商。提供丰富的电子图书资源，其中包括文学、经济、计算机等五十余大类，数百万册电子图书，每天都在不断地增加与更新。为目前世界最大的中文在线数字图书馆。

链接地址：http：//book. chaoxing. com/。

Apabi数字资源平台：是北大方正阿帕比技术有限公司开发的数字图书系统，平台上拥有数百家出版社出版的高质量电子图书，全部图书通过北大方正排版系统的电子文档转换而来，因此字体和图片的清晰程度完全达到纸质图书的水准，读者通过ApabiReader阅读工具软件可以享受到与原版图书无异的阅读质量和效果。

链接地址：http：//apabi. lib. njit. edu. cn/Default2. asp？lang=gb。

读秀学术搜索：其后台是一个海量全文数据及元数据组成的超大型数据库。还能一站式检索馆藏纸质图书、电子图书、期刊等各种异构资源，几乎囊括了图书馆内的所有信息资源。不论是学习、研究、写论文、做课题，读秀都能够为读者提供最全面、准确的学术资料。

链接地址：http：//www. duxiu. com。

（2）外文数据库：ProQuest 科学期刊全文数据库：提供科学领域基础与应用方面的各类研究信息，到 2012 年 12 月收录了 1600 多种刊物（其中包括 1300 多种全文刊，700 多种含有影响因子），所提供期刊来自 450 多家出版机构。该数据库涵盖科技领域包括生物学、遗传学、医学在内的 100 多个学科。

链接地址：http：//search. proquest. com。

EBSCO 系列数据库：EBSCO 出版公司是世界上最大的全文期刊数据集成出版商，通过 EBSCOhost 平台可以访问超过 375 种全文和辅助研究数据库，从科研院所到公共图书馆用户，从政府部门到企事业单位，从学术、企业、医药研究人员到临床医生，满足成千上万最终用户不同层次的信息需求。每年高达 97. 6% 的用户续订率。内含 Academic Search、ALT HealthWatch、Natural&Alternate Treatments、DynaMed、MEDLINE withFull Text 等数据库。

链接地址：http：//search. ebscohost. com。

Ovid 电子期刊数据库：Ovid Technologies 是全球著名的数据库提供商，在国外医学界被广泛应用。通过 OvidSP 平台可访问 LWW 医学电子书、Ovid 电子期刊全文数据库、循证医学数据库、美国《生物学文摘》、荷兰《医学文摘》及 Medline 等数据库。

链接地址：http：//www. ovid. com。

PubMed/Medline 系列数据库：是美国国立医学图书馆（U. S. National Library of Medicine，简称 NLM）提供的著名生物医学数据库 Medline（联机医学文献分析和检索系统）以及其他几个相关数据库。该系统收录 1950 年以来 1600 万篇生物医学文献题录及文摘。

链接地址：http：//www. ncbi. nlm. nih. gov/sites/entrez。

HighWirePress 数据库：于 1995 年由美国斯坦福大学图书馆创立，是提供免费全文的、全球最大的学术文献出版商之一。截止到 2008 年已收录电子期刊 1170 多种，文章总数已达 482 万多篇，其中超过 193 万篇文章可免费获得全文，这些数据仍在不断增加。收录的期刊覆盖以下学科：生命科学、医学、物理学、社会科学。

链接地址：http：//highwire. stanford. edu/about/。

Springer 数据库：德国 Springer-Verlag 是世界上著名的科技出版集团，通过 SpringerLINK 系统提供学术期刊及电子图书的在线服务。目前 SpringerLINK 所提供的全文电子期刊共包含 441 种学术期刊，其中 390 种为英文期刊，400 种期刊可以进行全文检索和全文下载。按学科分为医学、化学、物理学和天文学等 11 个“在线图书馆”。

链接地址：http：//link. springer. com/。

SCI-Expanded 科学引文索引数据库：是 Thomson Reuters 科技集团为广大科研人员提供的一个被全球学术界广泛使用、最具权威的索引型数据库，包括五大引文库 SCIE、SSCI、A&HCI、CPCI-S、CPCI-SSH 和两个化学数据库（CCR、IC）。内容涵盖全球 10 000 多种各学科中最具声望的研究型期刊及 120 000 多个会议的国际会议录。

链接地址：http：//www. webofknowledge. com。

OCLC World Cat 数据库：创立于 1967 年，总部设在美国的俄亥俄州，是世界上最大的提供文献信息服务的机构之一，它是一个非营利的组织，以推动更多的人检索世界上的信息、实现资源共享并减少使用信息的费用为主要目的。目前有 147 个国家和地区的 72 000多家图书馆使用 OCLC 的服务来查询、采集、编目加工、出借和保存图书馆纸本和电子资料。

链接地址：http：//www. oclc. org/worldcat. en. html。

2. 电子资源采购的特点

电子资源采购模式多种化，产品定价模型复杂。各种采购模式各有优缺点，图书馆需要根据自身情况的不同，采取适合自己的采购方式。在电子资源交易的过程中，又衍生出许多不同的价格模型，比如按并发用户数计价、按上一年度使用量计价、按使用量结合并发数计价等。电子资源采购模式的多样化以及产品定价模型的复杂性，给图书馆的采购带来了更多的不确定性，大大增加了采购的难度和采购的风险。

电子资源采购金额相对巨大。电子资源相对于传统纸质资源来说，所需要的采购费用相对巨大，其购买经费对于大多数图书馆来说都是一笔巨额的花费，而且其更新费用每年还在以一定的额度递增。现在越来越多的高校采取集中采购或者联盟采购的方式来购买数据库，目的就是为了能够在一定程度上分摊巨额的采购费用，减轻图书馆财务压力。电子资源投入还具有持续性。电子资源投入金额的持续性，主要是由于电子资源所提供的内容是需要不断更新的，因此，图书馆每年还要为电子资源的更新支付一定的费用，如果停止资源的更新，则所购买的电子资源很快就会因为所提供的内容和数据陈旧而失去使用价值，甚至因为无法保存原始数据而造成初始投资的浪费。随着各种电子资源的不断扩充，每年所需要负担的更新费用将会不断增加，这对图书馆来说，电子资源采购费是一笔持续的投入。

3. 电子资源采购的原则

目标性原则：中医药系统各图书馆的规模、类型都不一样，所以电子资源的采购要有目标性。既要满足本馆服务的需要，又要针对重点学科、重点专业进行科学筛选，收藏有专业特色的电子资源。每一个馆都有特定的任务和服务对象，因而图书馆在决定采购电子资源时，首先要考虑是否符合本馆的性质、任务，是否符合本馆读者的需求；其次还要考虑到读者对电子文献信息需求的特点，这种需求包括专业性需求与通俗性需求两部分[10]。

系统性原则：是指在馆藏经费预算内，确定各种电子出版物的取舍及采购的比例。这种比例按既定的电子馆藏结构，即学科主题、文献类型、文种、时间与地区等馆藏构成。注意电子馆藏体系内容和形式结构上的系统完整性，以便经过长期积累，形成具有最佳结构和功能的电子馆藏体系[11]；重点和特色电子馆藏要在内容上、数量上、品种上保持一定的系统性与完整性，各种主要的检索工具和全文数据库要收录完整。

效用性原则：图书馆电子资源的采购必须同其他类型的文献统一协调。电子资源种类繁多，对学术性较强、利用率较高的电子产品优先采购。还要定期对本馆订购数据库进行质量效益评估，有计划、慎重地扩充被市场认可的产品。注重学科结构的一致性、等级结构的协调性、知识结构的互补性、类型结构的梯次性，满足读者的文献需求，最大限度地体现电子文献资源的效用性。

实用性原则：指电子资源的采购要立足现实量力而行。在选购时要考虑经济条件，经费预算中不仅要考虑电子出版物自身的投资，还要考虑计算机等配套设备的投资以及通讯费用等，还要考虑设备基础，电子出版物需要计算机等设备才能阅读。看近期内能否提供足够的设备以满足电子资源管理和使用的需要，否则，就无法充分发挥电子出版物的作用，造成资源闲置与浪费[10]。

重点性原则：电子出版物种类繁多。图书馆采访人员在采购电子资源时，要分析其所收集信息的类型、范围及年代，力求使信息达到一定的深度和广度；要仔细研究各种电子产品的内容、功能、特点及适用范围，出版、制作单位的权威性、信誉性，以保证电子资源的质量及售后服务质量；不同类型的电子资源各有优缺点，当图书经费许可且具有良好的网络条件时，应优先选择具有附加价值、范围广、数据更新速度快、检索功能强大的网络版数据库[10]。

4. 电子资源采购模式与途径

电子资源采购以符合本馆文献资源建设政策为前提，以满足用户需求为目标，具有采购模式多样化、产品定价模型复杂、采购金额相对巨大、经费投入具有持续性等特点。电子资源最常用的采购模式为图书馆自主采购、图书馆集团采购。

图书馆自主采购：图书馆根据本单位的学科特色、文献需求，自主地和电子信息资源供应商谈判、签署协议购买所需要的电子资源[12]。图书馆购买的很多电子资源，基本上都是直接与电子资源商联系，图书馆与其签署协议或合同正式购买。就目前我国图书馆数字资源采购实践来看，对于中小型中文数据库、专业性很强的小型外文数据库多采用单位自主采购模式。

图书馆集团采购：由多个图书馆自愿组织成集团，共同推荐谈判代表与电子资源供应商谈判价格与使用条款，最终购买合同由供应商与各加盟馆签订，购买费用各成员馆自行支付给供应商的一种联盟式电子资源购买方式。集团采购按照采购范围分为国家采购、系统采地区/省级采购。对于大型中、外文数据库（如 CNKI、维普、超星、EBSCO 系列数据库等）经常采用以省为单位的地区集团联盟采购模式。

中国高等教育文献保障系统（简称 CALIS）集团采购是目前实施得最成功的高等院校电子资源集团采购实例。作为国家经费支持的中国高校图书馆联盟，在“九・五”期间设在北京大学的项目管理中心联合各参建单位，建设了文理、工程、农学、医学四个全国文献信息中心，华东北、华东南、华中、华南、西北、西南、东北七个地区中心和一个东北地区国防信息中心，发展了 152 个高校成员馆。将全国性质、条件相似的图书馆组成集团，由其中一两家牵头进行电子信息资源的初步评价，选择一些电子信息资源开通免费试用。随后集团成员馆各自进行电子信息资源的试用和评价，最后有意向的图书馆再联合起来，由牵头馆出面谈判，联合采购国外电子资源[12]。

5. 电子出版物的采购

目前，电子出版物的主体一般以较大规模的数据库形式出现，如电子图书数据库、电子期刊数据库等。采购的主渠道是向数据库提供商订购。国内数据库商家大都是中介机构，代理成百上千种电子出版物的发行。国外数据商以出版商为主导，即这些数据商一般就是出版商，发行的期刊大都是自己出版的，有的兼代理出版集团以外的电子出版物的发行。

除了通过数据库商订购外，电子出版物的采购渠道还有以下几种。利用网上电子出版物目录查找、订阅。向电子出版物的出版者订购获取。出版社或研究所、学会、协会自己提供网上电子资源。许多大型出版社和学会都是自己通过互联网直接向订户提供网上电子期刊的检索与全文阅读。这种方式可使出版社对其电子期刊进行完全掌控，并获得其附加价值，不需中间商的介入。免费获取共享的国内期刊信息资源，国内很多图书馆协作建立自己的期刊数据库，并提供网络在线查询。通过搜索引擎或电子邮件获取电子出版物，一般这类数据库是免费的。

电子出版物采购流程[6]如下。

制定电子资源建设方案和原则：根据图书馆的性质和任务，既要注重电子资源数量的采购，又要注重质量指标，进行优化配置资源。

建立对外联系通道，搜集相关信息：与数据库商洽谈了解或征订数据处理。图书馆采访人员要建立采购档案，主动搜集、浏览出版商发布的各种电子出版物征订信息。

电子出版物内容评估和使用评价：通过对电子出版物的数据容量、专业深度、更新频率等进行评价。经过评估后决定是否试用后做出购买意见。

确定购买方式，价格谈判：电子出版物数据库一般价格较贵，需要经过多次谈判和商讨，取得最合理的价格。有时需要联合多个图书馆进行集团采购，以获取优惠价格。

领导审批，签订许可协议或合同：在订购电子出版物时，出版商为了保护其知识产权，并明确双方的权利、义务和责任，通常会与客户签订有关法律合同。

填写订单并结算：签订订购合同后由采访人员填写订单，然后发给数据库商并办理汇款。

执行情况跟踪：跟踪订单的执行情况、发票是否寄出、电子出版物是否发出或数据库是否按时开通等。

6. 网络中医药信息资源的采集

开放存取资源是图书馆电子资源采集的重要组成部分，并呈现不断发展增多的趋势。全面了解开放存取资源的现状以及发展趋势，有效利用开放存取资源，充分发挥了网络开放性效益，可以增强文献保障能力、提高图书馆服务水平、降低用户信息获取成本、提高信息利用价值、使图书馆走可持续发展之路。网络中医药资源采集的途径主要有以下几种。

利用综合性搜索引擎查找。搜索引擎是一种最常见的 Web 检索工具，其优点是数据量大，网页更新快，关键词检索功能强，查全率高，尤其在检索分类不明确的主题或专指的知识点时优势明显。中外文常用的搜索引擎有百度、搜狐、Google、Yahoo 等。使用搜索引擎可采用两种方法。一是利用关键词来检索。直接在检索框内输入检索词，点击“Search”按钮，可进行相应信息检索，并在屏幕上列出检索结果。二是通过学科分类，按目录查找。如在 Yahoo 上查找针灸在国外的信息，点击“Health”下的“Medicine”，出现医学类页面，再点击“Acupuncture”即可查找有关针灸方面的网页。利用这些搜索引擎所搜集到的中医药信息类型丰富，简单易学但专业性差。

利用中医药专业搜索引擎查找。在国内，常用的中医药学专业搜索引擎如下所述。

中医药在线：是在中国中医科学院中医药信息研究所创办的国内第一家提供中医药学信息服务的专业化信息网站。建立了中医药行业中最大的文献数据库；将政府、医疗、科研、教育等中医药动态信息快速准确地在网上传递交流；是中医药行业科技文献及信息资源最丰富的网站之一。

链接：http：//www. cintcm. com。

中医 e 百网：是中医古籍经典文献、国学经典阅读及全文检索免费网站。网站设有专业期刊、中医药学教材、中医古籍、中医药数据库、国学经典、中医药图书信息、文章和专题检索类目，目前该网站开放了634部中医经典古籍的全文检索。

链接：http：//www.tcm100.com。

中医世家：是一个收集、学习中医的全公开免费的资源网站。内容包括业内相关新闻、中医书籍、中药材介绍、中药方剂、名医介绍、医案心得，以及一些与疾病有关的专栏。网站上的书籍、资料均可免费下载。

链接：http：//www.zysj.com.cn。

医乃仁术网：以搜集整理中医药信息资源，传承中医文化为宗旨，聚集大众的力量搜集整理中医药信息资源，提供下载阅读地址。设有方药查询、中医资料分类、中医词条排行、中医资料图片4个检索类目。

链接：http：//www.zhong-e.com。

OALIB-开放存取图书馆：致力于为学术研究者提供全面、及时、优质的免费阅读科技论文。免费使用下载的英文期刊论文，这些论文大部分来自国际知名的出版机构，其中包括Hindawi，PlosOne，MDPI，Scientific Research Publishing和部分来自Biomed的高质量文章等，其论文领域涵盖数学、物理、化学、人文、工程、生物、材料、医学和人文科学等领域。

链接：http：//www.oalib.com。

跟踪中医药学专业网站，这也是一种有效地采集中医药信息资源的方式。

中医药门户网：2006年成立，山西中医学院主办。网站设有中医药论坛、古籍数据库、中药数据库等9个栏目。中医药论坛侧重于学术、临床的在线交流；中医药门户侧重于文化、知识的推广与普及；中医药博客是面向会员的个人主页平台。古籍数据库、中药数据库可以下载中医药文献资源。

链接：http：//www.zhongyiyao.net。

古方中医网：致力于弘扬国医国粹，普及传统中医药知识，推广中医药文化与特色，扩大中医药的影响，推动中医药理论与实践结合，成为弘扬中医药的网络基地。

链接：http：//www.cn939.com。

中医瑰宝苑：是提供中医药专业知识的网站，无偿向社会传播传统中医文化。设有中医经典、伤寒金匮、古今医著、古今医方、医论医话、古今医案、音频视频、中医资讯等栏目。

链接：http：//www.zygby.com。

国医网：由国家工信部（即中华人民共和国工业和信息化部）批准，是国家医学信息对外展示的重要平台，国医网拥有深厚的医疗行业资源。同时也利用自己拥有的医学专家资源及互联网技术向医疗机构提供远程医疗服务和学术交流活动。

链接：http：//www.gyw120.com。

7. 自建数据库

自建数据库是指结合本学科建设重点和馆藏特点，充分利用自身信息资源、人力资源和技术资源自主开发建设的数据库。自建数据库通常分为馆藏书目数据库和特色数据库，后者也被称为专题数据库、特色资源库等。馆藏书目数据库是为了更好地管理馆藏文献资源、代替传统卡片目录检索、用相应系统处理借书还书工作、科学统计流通量等基础数据而建立的；特色数据库是指针对用户的信息需求，对某一学科或某一专题有利用价值的信息进行收集、分析、评价、处理、整合、存储，并按照一定的标准和规范将其数字化，以满足用户个性化需求的信息资源库。随着专业细化、学科交叉、知识爆炸的信息社会的快速发展，特色数据库有助于及时、准确、高效地获取专业信息。特色数据库揭示馆藏特色，反映本学科专业优势，对于图书馆信息资源建设具有重要的意义。

中医药图书馆的特色数据库建设已具规模，通过访问图书馆主页，调查特色数据库建设的现状，可以看出特色数据库主要有以下几种类型。

（1）中医药学科专业数据库：学科特色数据库建设是文献资源建设的重要组成部分，中医药图书馆自建特色数据库的内容多以学科特色为主，各馆依托自身学科特色进行建设，此类型特色数据库最多。如中国中医科学院中医药信息所研制的中医药期刊文献数据库、疾病诊疗数据库、各类中药数据库、方剂数据库、民族医药数据库、中国中医药学主题词表；北京中医药大学图书馆的道藏医药文献数据库；成都中医药大学图书馆的基本药剂库、基本方剂库、中医古籍研究高校特色数据库；南京中医药大学图书馆的中药炮制专题库、气功古籍提要库；江西中医药大学图书馆的中医药内科病案库；广西中医药大学图书馆的抗病毒中药数据库；贵阳中医学院图书馆的黄帝内经数据库。

（2）地域资源数据库：以反映特定地域和历史传统文化，或与地方医疗、文化发展有密切相关的独特资源为对象，构建具有地理或人文特色的数据库。中医学术流派的形成与发展推动了中医药学的发展，地域资源数据库成为中医药图书馆建设特色数据库的首选。如上海中医药大学图书馆的常见病症之沪语表达；成都中医药大学图书馆的巴蜀中医药名家、杏林名师、巴蜀中医药典籍数据库、四川中医骨伤科主要学术流派；南京中医药大学图书馆的江苏特色医学流派专题资源数据库、澄江针灸学派平台；江西中医药大学图书馆的江中学术论文库、江西省道地药材库；安徽中医学院图书馆的新安医学研究信息库；云南中医学院图书馆的云南地产中草药（民族药）数据库、云南少数民族医药单验方数据库；福建中医药大学图书馆的闽港澳台中草药图谱数据库；广西中医药大学图书馆的广西中医药大学教师论文库、壮医壮药数据库；贵阳中医学院图书馆的贵州道地药材数据库、苗族医药文化数据库。

（3）教研成果数据库：主要指采集、加工、整理本单位科研、教职工历年来的科研信息，包括专著、教材、论文、实验报告、发明创造及重大的技术改进项目制作成的特色数据库。这类数据库体现了学术成就的积累。如北京中医药大学图书馆的本校师生著作学术文库；广州中医药大学图书馆的期刊论文库、SCI 论文库、SCI 论文动态；成都中医药大学图书馆的教师论文库；湖南中医药大学图书馆的本校专家学者资源库；辽宁中医药大学图书馆的本校师生著作文库、名医名师库；福建中医药大学图书馆的本校老师著作专题库。

（4）本硕博论文库：这类数据库收集数据简单，加工层次低，建设比较简单，但对于各单位的文献资源的收集和典藏起到很大作用，给教学和科研提供了便利，这类自建数据库也在中医药图书馆中占比较大。大部分中医药各系统图书馆都建立了本单位的博硕论文数据库。

（5）音像视频数据库：为了方便本单位教学和科研的需要，一些中医药图书馆通过多媒体技术以具有馆藏特色的声像资料为对象，构建新颖独特的音像影视数据库。如上海中医药大学图书馆的校内讲座视频库；中国中医科学院图书馆的名老中医经验视频数据库。

（6）其他数据库：包括各类标准规范数据库。如中国中医科学院图书馆的各类国家标准数据库（中医证候治则疾病、药物、方剂）；北京中医药大学图书馆的国外中医药法律法规数据库、中医医德文献数据库；以及大部分图书馆都建有中医古籍资源特色数据库等。

特色数据库建设是在数字环境下文献资源建设的一项重要内容，建设和开发特色数据库，提供特色服务，中医药图书馆才能在信息社会中发挥自己的功能和作用。

（三）特种文献的采选

特种文献是指出版发行和获取途径都比较特殊的科技文献，介于图书和期刊之间。特种文献主要包括会议文献、科技报告、内部资料、专利文献、学位论文、标准文献、科技档案、政府出版物等。特种文献特色鲜明、内容广泛、数量庞大、出版发行无统一规律、参考价值高，是图书馆非常重要的文献资源，具有较高的学术价值，在中医药文献资源中占有重要地位。

1. 特种文献具有的特征

前沿性：信息内容的前沿性是特种文献最为重要的特征。它内容多是该学科中最新研究进展、新成果、新动态，对本领域有重大影响的事件。它专业性强，多在本领域内交流。

灵活性：它的刊期不规律、印刷数量小、信息量大、不拘一格、形式多样，通过非正式渠道发行，流通面窄但内容丰富。

时效性：在现有文献类型等级结构中，特种文献比其他文献传播信息速度更为快捷。它能以方便的形式、快捷的速度将信息传播于有关科研人员和行业内。特种文献在网络环境中表现出的这些特征更为突出[13]。

2. 特种文献的采集

采集方式同图书和期刊相同，分为订购和非订购两种方式。

订购适用于以图书形式出版的国内外大型会议录、论文集，如《全国图书馆古籍工作会议论文集》、《中国图书馆学会年会论文集》等。国外会议论文集一般按照外文图书采购途径获取。

非订购是特种文献采集的主要方式，这类文献大多是内部发行的，出版机构分散，类型复杂，因此采集起来较为困难，一般有以下几种方式。

利用会议现场采集：国内外都有专门报道学术会议的会议记录，科技人员参加专业会议和学术活动都能得到一些难得的会议资料，图书馆可以将它们采集入馆藏。

交换：同其他图书馆、信息机构、大学等建立交换关系，交换获取本单位所需的各种特种文献。

征集：很多会议文献、科技报告、专利文献等只限科研人员本人独有，这些特种文献很宝贵，可通过征集方式索取或复印入馆藏。

呈缴：国内学位论文不公开出版发行，科研院所、高等学校图书馆一般通过呈缴方式采集本单位学位论文。

随着互联网技术的迅猛发展，网络特种文献的生产量和需求量均在急剧增加。由于网络信息资源的获取便利，网上获取逐步成为特种文献主要的检索途径。CNKI、万方等数据库商都建立了“中国优秀博硕士学位论文数据库”、“中国会议论文全文数据库”、“中国专利数据库”、“标准文献数据库”、“国家科技成果数据库”等特种文献的数据库；国家科技图书文献中心 NSTL 外国会议论文库主要收录了1985年以来世界各主要协会、出版机构出版的学术会议论文，学科范围涉及工程技术和自然科学等各专业领域，每周更新；CALIS 会议论文数据库收录来自于全国“211 工程”的61所重点学校每年主持的国际会议的论文，总数可达1.5万多篇，但目前已不再更新。

（段　青）

参考文献

[1] 武德运．图书馆学情报学概要．北京：科学技术文献出版社，1993：49-51.

[2] 刘丹沁．略论文献、信息、情报与图书、资料的关系．阴山学刊（社会科学版），1994（1）：62-66，70.

[3] 许杰，王糯兴，万明明，等．现代信息技术的发展与图书馆文献信息资源建设的研究．农业图书情报学刊，2010，10（22）：57-60.

[4] 湛佑祥，郝继英．军队医学图书馆信息资源的现状及发展趋势．中华医学图书情报杂志，2005，14（1）：1-3.

[5] 付立宏，袁琳．图书馆管理学．武汉：武汉人民出版社，2010：314.

[6] 王细荣．图书情报工作手册．上海：上海交通大学出版社，2009：34，37-39，56.

[7] 湛佑祥，刘传和．医学图书馆学．北京：人民军医出版社，2009：94.

[8] 刘净净．基于体验营销的图书馆数字资源推介．图书馆理论与实践，2013（2）：101-103.

[9] 湛佑祥．医学图书馆理论与实践．北京：人民军医出版社，2007：4，101，105-106，615-617.

[10] 魏贵明．浅谈高校图书馆电子出版物采购工作的原则及策略. 科技信息，2011（13）：255-256.

[11] 齐东峰．浅谈电子资源采选的原则与方法——以国家图书馆为例. 四川图书馆学报，2011（6）：42-45.

[12] 艾华．浅谈高校图书馆数据库的招标采购. 内蒙古科技与经济，2009（1）：130-133.

[13] 杨雯．“特种文献”价值分析. 图书馆界，2004（3）：9-11.

第三章　中医古籍文献资源保护与利用

中医古籍是中医文献的重要组成部分，因此，中医古籍文献资源保护与利用是中医图书馆学的基本内容之一。它涉及中医古籍资源普查、保护、分类、研究、利用等多个方面，并与中医文献学、古籍版本与目录学等学科密切相关。

第一节　中医古籍文献基本状况

中医古籍是我国古籍的重要组成部分。它记录了中医学数千年来积累的丰富理论知识和临床经验，不仅具有珍贵的史学价值，而且具有重要的学术价值。作为中医学术的主要载体，中医古籍不仅是中医学存在和发展的重要基础，也是当代中医学继承和创新工作的重要资源和源头。因此，加强中医古籍文献的保护与利用是中医药传承的重要内容。现将中医古籍文献的基本状况简要概述如下。

一、中医古籍的概念与特点

（一）概念

古籍是指古人写、印的书籍。一般指辛亥革命（1911 年）之前历朝写本、刻本、稿本、拓本等。辛亥革命以后影印、排印的线装书籍（如《四部丛刊》、《四部备要》等）也属古籍[1]。古籍中属中医药类的书籍称中医古籍。

（二）中医古籍文献的特点

1. 中医古籍文献数量众多、收录散杂

中医药的发展贯穿于整个中国古代史，经历了中国五千年文化的变迁，因此其文献数量巨大，收录散杂。据统计，中医古籍的数量在所有古籍中仅次于地方志。2007 年出版的《中国中医古籍总目》收录了中医古籍 8 000 余种。除了专门的中医古籍外，还有不少中医文献包含在非医学文献当中，如历代地方志中就有不少的中医资料，佛教道教的经典著作中也有不少中医内容。

2. 中医古籍文献内容繁杂、实用性强

中医古籍的内容主要包括医经、基础理论、伤寒金匮、诊法、针灸推拿、本草、方书、临证各科（内、外、妇、儿、眼、鼻、喉、口齿等）、养生、医案医话医论、医史、综合性著作十二大类，而且每大类又可以细分为许多小类。

中医古籍文献从古沿用至今，一直为人们的身体健康发挥着无可替代的作用。而其他许多古籍文献在现代科学技术飞速发展的冲击下，已渐渐被束之高阁，但是中医古籍文献的研究则有增无减，不断深入，可见其实用性是很强的。

3. 中医古籍文献版本杂、错讹多

中医古籍文献在长期流传中，辗转传抄与多次翻刻印，或误写、或承前人之误，或为校订人删改，易失原貌。因此，难免以讹传讹。在内容和文字上存在着讹、漏、误、衍现象，在版本上存在着同书异名同版、同书异名异本等现象。

4. 其他特点

中医古籍文献也还具有所有古文都具备的一些特点：第一，单音词占绝大多数，一个字常常就是一个词；第二，古今词义的变化；第三，通假字、异体字大量存在[2]。

二、中医古籍文献的产生与发展

（一）战国、秦、汉至三国时期

此时期是中医基本理论和诊疗体系建立、健全时期。历史断代可定位在宋以前。代表著作：现存最早的医学经典著作《黄帝内经》，现存最早的药学专著《神农本草经》，辨证论治之先河《伤寒论》、《金匮要略》，现存最早的脉学专著《脉经》，现存最早的针灸学专著《针灸甲乙经》，最早的病因病理学专著《诸病源候论》，医学百科全书《备急千金要方》、《千金翼方》。这些著作祖本无法保留至今，多是宋代校订整理后刊行。

（二）宋、金、元时期

此时期雕版印刷术的发明和宋代校正医书局的设立，推动了中医古籍的整理、刊印。一方面整理刊刻宋以前的经典著作，另一方面也涌现了很多古籍文献，譬如：本草类著作，如《开宝本草》、《嘉祐补注神农本草》、《经史证类备急本草》、《大观本草》等；方剂学著作大有发展，如《太平圣惠方》、《圣济总录》等；各科专著相继问世，如内科的《类证活人书》；妇科的《妇人大全良方》；外科的《外科精要》；儿科的《小儿药证直诀》、《幼幼新书》等；金元四大家，如刘完素的《素问玄机原病式》、《宣明论方》、《素问病机气宜保命集》；张从正的《儒门事亲》；李杲的《脾胃论》、《兰室秘藏》、《内外伤辨惑论》；朱震亨的《格致余论》、《局方发挥》等。

（三）明清时期

得益于宋金元时期的良好基础，门类丰富和品种众多构成了现存中医古籍的主体。此时期中医古籍文献的主要特点为：涌现了大量的门径书和体裁多样的医案、医话与医论之作；综述、全书、类书、丛书纷纷问世；温病学著作逐渐崛起，如吴有性的《温疫论》、叶天士的《温热论》、吴瑭的《温病条辨》等；本草学专著，如李时珍的《本草纲目》、赵学敏的《本草纲目拾遗》；对经典著作如《黄帝内经》、《难经》、仲景学说的研究专著；针灸学名著，如陈会的《神应经》、廖润鸿的《针灸集成》与杨继洲的《针灸大成》等；临证各科著作如雨后春笋般涌现，且著作分科越来越细，论述越来越专。

三、中医古籍文献存世概况

西汉至今2000余年，我国历史上共产生了各类文献约计18万种，目前存世的约计10

万余种，而其中就包括了中医文献近万种，约占 1/10。

（一）境内中医古籍资源收藏分布情况

据中国中医科学院图书馆半个世纪以来对全国进行的三次中医古籍资源普查统计，境内 150 家图书馆收藏的中医古籍书目 13 455 种。基本上反映了目前我国中医古籍资源的存世和分布情况。

1. 各省市分布情况

大陆地区，北京、上海中医古籍藏量最多，分别为 14 083 种和 9115 种，然后依次为：江苏、浙江、天津、四川、吉林等。

台湾地区，台湾“中央图书馆”藏中医古籍 286 种，台北“故宫博物院”藏中医古籍 294 种，台湾“中央研究院历史语言研究所”藏中医古籍 52 种，台湾大学图书馆藏中医古籍 24 种，台湾宝礼堂藏宋本中医古籍 3 种。

2. 各类型收藏单位分布情况

中医专业图书馆 39 个，收藏中医古籍 30 995 种；省市图书馆、博物馆 62 个，收藏中医古籍 23 935 种；综合大学、医学图书馆及其他 49 个，收藏中医古籍 13 720 种。

3. 文献分类分布情况

医经类中医古籍 333 种，基础理论类中医古籍 263 种，伤寒金匮类中医古籍 845 种，诊法类中医古籍 496 种，针灸推拿类中医古籍 498 种，本草类中医古籍 867 种，方书类中医古籍 2192 种，临床各科类中医古籍 5230 种，养生类中医古籍 551 种，医案医话类中医古籍 1311 种，医史类中医古籍 346 种，综合性著作 523 种。

4. 古籍版本分布情况

刻本最多，为 14 041 种，占 49. 8%；抄本 6962 种，占 24. 7%；铅印本 3663 种，占 13%；石印本 2502 种，占 8. 9%；其他较少。

（二）境外中医古籍资源收藏分布情况

由于各种历史原因，大批中医古籍流传海外，其中许多国内早已失传，然海外尚存孑遗之本。从 1996 年开始，中国中医科学院正式启动对海外所藏国内失传中医古籍的调查与抢救回归研究。共计查得海外收藏中医古籍达 30 000 余部。经过马继兴、郑金生等中医文献专家的努力，广泛收集了中国大陆之外的 350 余种书目。这些书目分属 26 个国家（包括日本、韩国、美国、加拿大、法国、英国、荷兰、越南、德国、意大利、梵蒂冈、俄罗斯及远东地区）、2 个地区（中国台湾、中国香港）154 个图书馆。

四、中医古籍图书目录

图书目录，简称书目，是记载与检索古籍书名、作者、成书年、版本等相关信息的工具书籍，历来被学问家誉为治学的门径。中医古籍书目随着中医文献的撰著与传承，也随着编订者的搜集和整理而问世。现将几种常见类型的中医古籍书目介绍如下。

（一）综合性图书目录中的中医古籍目录

新中国成立后，各个公藏图书馆先后编撰藏书目录，这其中就包括了中医古籍目录，如《北京图书馆古籍善本书目》、《上海图书馆古籍善本书目》、《天津图书馆古籍善本书目》、《南京图书馆古籍善本书目》、《辽宁图书馆古籍善本书目》、《北京大学图书馆古籍善本书目》、《清华大学图书馆古籍善本书目》、《台湾中央图书馆善本书目》、《台湾故宫博物院善本书目》等。此外，还有全国性的联合目录，如《中国古籍善本书目》、《中国丛书综录》等。

（二）中医古籍专科目录

明代殷仲春所著《医藏书目》成书于1618年，是我国现存最早的中医专科书目。共载医书449种。各函书目著录书名、卷数和作者，无解题。

《中医图书联合目录》由中国中医研究院、北京图书馆编，收集1958年以前出版的中医图书（经整理归并）7661种，分为16大类，书中记有书名、著者、卷数、年代、版本及收藏地。1961年公开印制发行。

《全国中医图书联合目录》（简称《联目》），薛清录主编，收录了全国113家图书馆收藏的1949年以前出版的中医图书12 124种。分为医经、基础理论、伤寒金匮、诊法、针灸按摩、本草、方书、临床各科、养生、医案医话医论、医史、综合性著作12大类。1991年由中医古籍出版社出版。

《中国中医古籍总目》薛清录主编，中国中医科学院图书馆编，沿用1991版《联目》的编写体例，收书13 455种。2007年由上海辞书出版社出版。

《和刻汉籍医书出版综合年表》，由日本学者小曾户洋等编撰，是一部关于日本翻刻中国医药典籍的总目录。

（三）中医古籍考证及内容提要性书目

其主要有：《四库全书总目提要·子部·医案类》、《医学读书志》、《中国医学自修书目》、《医籍考》、《三三医书书目提要》、《中国医学大成总目提要》、《中国医学书目》、《珍本医书集成目录》、《皇汉医学书目一览》、《皇汉医学丛书总目》、《宋以前医籍考》、《四部总录医药编》、《现存本草书录》、《中国医学外文著述书目》、《河北医籍考》、《古今图书集成医部全录》、《三百种医籍录》、《中国医史医籍述要》、《中国分省医籍考》、《中国医籍提要》、《中医学重要著作选介》、《中国医籍通考》、《宋元明清医籍年表》、《郑堂读书记医家类》等。

（四）常用中医古籍文献参考工具书

其主要有：《中国医学大辞典》、《中国药物新字典》、《药性字典》、《标准药性大辞典》、《方剂辞典》、《中国药学大辞典》、《中药大辞典》、《简明中医辞典》、《中医名词术语选释》、《中医学常用名词解释》、《类经》、《素问识》、《素问绍识》、《灵枢识》、《内经难字音义》、《中国医学人名志》、《中国医学源流论》、《中医病名对照表》、《中医文献学》、《中医大辞典》、《中医经典索引》、《中医古籍版本学》、《中医古籍文献学》、《中国医籍大辞典》、《中医常用名词简释》等。

五、中医古籍资源整理出版

中医古籍作为珍稀的中医学术与文化载体，不仅具有研究价值、应用价值，作为历史遗存，还具有文物价值。因此，整理与出版中医古籍对于中医古籍的抢救保护和深度利用具有重要意义。

（一）中医古籍的点校出版

以学科为纲：如医经的整理，《难经校注》、《伤寒论校注》（人民卫生出版社）等。

以医家为纲：如《明清名医全书集成》、《唐宋金元名医全书大成》、《徐大椿医书全集》、《刘纯医学全集》（中国中医药出版社），《张山雷全集》、《丹溪医集》（人民卫生出版社）等。

以版本为纲：如《中医古籍珍稀抄本精选》（上海科学技术出版社）等。

以地域为纲：如《新安医籍丛刊》（安徽科学技术出版社）、《海外回归中医善本古籍丛书》（人民卫生出版社）等。

（二）中医古籍的影印出版

如《中华再造善本》（国家图书馆出版社）、《中医古籍孤本大全》（中医古籍出版社）、《海外回归中医古籍善本集粹》（人民卫生出版社）等。

（三）电子中医古籍的整理出版

1.《中华医典》

《中华医典》是对中医古籍进行全面系统整理而制成的大型电子丛书。最新版本的《中华医典》收录了中国历代医学古籍 1000 部，卷帙上万，4 亿字，汇集了新中国成立前的历代主要中医著作，其中不乏罕见的抄本和孤本，大致涵盖了至民国为止的中国医学文化建设的主要成就，是至今为止规模最为宏大的中医类电子丛书，故被列为“九·五”国家重点电子出版规划项目。《中华医典》按图书馆分类法将收入的 1000 部历代中医古籍分为医经、诊法、本草、方书、针灸推拿、伤寒金匮、温病、综合医书、临证各科、养生食疗外治、医论医案、其他十二个大类，条理清晰、泾渭分明，涉及了中医学的所有学科，大部分有影响的中医古籍均囊括其中[3]。

《中华医典》CD-ROM 光盘由湖南电子音像出版社出版，哈尔滨嘉鸿科技开发有限公司制作。

2.《皇汉医学丛书》

《皇汉医学丛书》是一套日本中医药学者的著作丛书，于 1936 年由香港陈存仁先生编撰刊行，共 72 种，分为 13 类。计总类 8 种，包括《内经》、《难经》等医经注释及考证、传略、目录等著作；内科学 19 种，主要为《伤寒论》、《金匮要略》、《温病条辨》等典籍文献的研究注解；外科学 1 种；女科学 3 种；儿科学 3 种；眼科学 1 种；花柳科学（性传播疾病）1 种；针灸学 4 种；治疗学 1 种；诊断学 1 种；方剂学 10 种，包括名方、验方、家藏方、方剂词典、古方分量考等内容；医案医话类 11 种；药物学 7 种；论文集 1 种[4]。

《皇汉医学丛书》CD-ROM 光盘由湖南电子音像出版社出版，哈尔滨嘉鸿科技开发有限公司制作。

3. 《医方类聚》

《医方类聚》系朝鲜人金礼蒙等收辑 150 余种中国明代以前医籍分类汇编而成，此书在朝鲜早已经散失。约 1852 年，日本人丹波元坚将自己收藏的此书残本（原缺十二卷）请人参考诸书加以补入，刊于 1861 年，即江户学训堂本。

《医方类聚》原书共二百六十六卷，现存二百六十二卷（缺 155 卷、156 卷、209 卷、220 卷），全书约 950 万字，分为九十二门，收方 50 000 余，此书旁征博引历代医学典籍，兼收传记杂说及道藏佛书中有关医药的部分，因此内容极为丰富，对研究整理中华传统医学具有很高的参考价值[5]。

《医方类聚》CD-ROM 光盘由湖南电子音像出版社出版，哈尔滨嘉鸿科技开发有限公司制作。

六、全国主要收藏中医古籍图书馆介绍

（一）中国中医科学院图书馆

中国中医科学院图书馆（原中国中医研究院图书馆）成立于 1955 年，是我国最早成立的中医专业图书馆。因馆藏中医古籍数量众多、内容丰富而闻名于世，在同行业中具有不可替代的重要地位，1958 年即因中医古籍藏书特色而成为全国中心图书馆委员会成员馆；20 世纪 80 年代，曾两届连任中国图书馆学会常务理事、中央国家机关科研系统图书馆学会副理事长、中华医学会信息学会常务理事；1985 年卫生部中医司批准成立“全国中医药图书情报工作委员会”，并成为主任委员单位；同时还是世界卫生组织临床与情报合作中心。2008 年，中国中医科学院图书馆被国务院批准成为全国古籍重点保护单位，2009 年，又先后被文化部批准成为国家级古籍修复中心和全国中医行业古籍保护中心。

目前馆藏的 10 万余册古籍，一部分来源于国家的调拨和 60 多年来几代专家精心求购而得；另一部分则来源于萧龙友、赵燏黄、范行准、黄竹斋、何时希等著名社会贤达与中医学家的无私捐献。在 10 万册古籍馆藏中，包括各类中医古籍 6000 余种，历代版本 8000 余个，约占存世中医古籍品种的 50%。其中，不乏《圣济总录》、《世医得效方》、《本草衍义》、《本草纲目》（明万历金陵胡承龙刻本）、《补遗雷公炮制便览》（宫廷彩绘本）、《古今图书集成》（清雍正四年内府铜活字本）等元、明、清代稀世精品，此外还有不少珍贵的木活字本、刻书底稿、彩绘本、稿本、抄本（包括许多历史上著名中医学家的手稿）等，其中有 43 部入选《国家珍贵古籍名录》。它们不仅具有极高的学术价值，而且是珍贵稀有的文物。这些丰富的中医古籍，在继承发扬祖国医学遗产、振兴中医药事业、促进国内外学术交流中发挥了重大作用。

（二）上海中医药大学图书馆

上海中医药大学图书馆成立于 1956 年，馆藏以中医药文献为主。其中收藏古籍36 663 册件，包括特藏善本 1110 部 6196 册。

藏书主要为与中医药有关的元、明、清各时代的刻本、抄本，包括同时期内日本、朝鲜的各类版本及民国时期中医药书籍和各中医院校的教材。

藏品中有诸如元代刻本《重修政和经史证类备用本草》、明万历二十七年（1599）赵开美校刻本《仲景全书》、明嘉靖汪济川刻本《重刊巢氏诸病源候总论》、清顺治六年（1599）白鹿山房木活字本《李士材先生伤寒括要》、民国时期《章太炎先生手写古医方》等珍品。其中《重刊巢氏诸病源候总论》（明嘉靖汪济川刻本）等 10 部古籍，被选入 2008 年、2009 年、2010 年文化部公布的 3 批《国家珍贵古籍名录》。同时，馆内还有民国时期出版的中医期刊 109 种，各类文史哲线装书、善本书也有一定的收藏。2009 年 6 月被评为“全国古籍重点保护单位”和“上海市古籍重点保护单位”[6]。

（三）南京中医药大学图书馆

其成立于 1958 年，收藏中医古籍 4 万余册，古籍珍善本 280 余种 3000 余册。中医古籍、中国传统文化和中外参考工具、检索工具是该馆藏书的三大特色。为首批“全国古籍重点保护单位”。

（四）安徽中医药大学图书馆

其成立于 1959 年，古籍部珍藏古籍线装书 3.3 万册，并设有安徽首家古籍修复室。2010 年 6 月由全国中医行业古籍保护中心推荐，被国务院批准为“全国古籍重点保护单位”。

（五）中国国家图书馆

中国国家图书馆馆藏丰富，品类齐全，古今中外，集精结粹。中国国家图书馆的藏书可上溯到 700 多年前的南宋皇家缉熙殿藏书，最早的典藏可以远溯到 3000 多年前的殷墟甲骨。国家图书馆的馆藏文献中珍品特藏包括善本古籍、甲骨金石拓片、中国古旧舆图、敦煌遗书、少数民族图籍、名人手稿、革命历史文献、家谱、地方志和普通古籍等 260 多万册（件）。截至 2012 年年底，中国国家图书馆的藏书容量达 3119 万册，其中价值连城的古籍善本就有 200 余万册，著名的《永乐大典》、《四库全书》等举不胜举。其中尤以“四大专藏”即“敦煌遗书”、“赵城金藏”、“永乐大典”和“文津阁四库全书”最受瞩目。中国国家图书馆馆藏中医古籍 7000 部以上，善本藏量最多且版本最为珍贵。

第二节　中医古籍文献的保护

中医药学是中华民族传统文化的重要组成部分。现存数以万计的中医药古籍，是中医药学最主要的文化载体。据不完全统计，存世的中医古籍超过一万种，若包括不同版本在内，数量可达 3 万余个。这些珍贵遗产是中医药学存在和发展的重要基础，也是当代中医药学继承和创新工作的主要资源和源头。因此，中医古籍的保护工作刻不容缓。

国家图书馆李致忠先生于 2003 年在《文汇报》发表谈话，将古籍保护工作分为原生性保护和再生性保护。所谓原生性保护，就是改善藏书环境，或者进行原本脱酸、照原样修复。而再生性保护，就是进行缩微、扫描复制与照原样影印等。再生性保护的最大优点是既能将那些久已绝版而又传世孤罕的古籍化身千百、永无失传之虞，又可使其得以广泛传播，便于读者披览研读[7]。中医古籍文献的保护也包括原生性保护和再生性保护两部分内容。为了更好地推进中医古籍文献保护工作的有序开展，在构建中医古籍保护技术体系的同时，还需要构建中医古籍保护组织体系，这对于实现中医行业内古籍保护工作的标准化、现代化和网络化都具有重要作用。

一、中医古籍文献保护现状

（一）调研情况

据中国中医科学院中医药信息研究所开展的全国中医古籍普查统计，现存中医药古籍的收藏十分分散，全国大型省级综合图书馆虽然都有收藏，但绝大多数保存于全国的中医专业图书馆，包括全国的中医院校图书馆、中医研究单位图书馆等。与全国的大型综合图书馆不同的是，中医专业图书馆普遍条件较差，根本达不到保护古籍的要求。

据中国中医科学院中医药信息研究所承担完成的科技部基础性专项——“1100 种中医药珍籍秘典的整理抢救”2004 年初步调查表明，现存最早的珍贵版本中，有 16 部宋版医书，其残缺率为 18. 7%；43 部元版医书，其残缺率为 6. 9%；381 部明版医书，其残缺率为 2. 3%。而不少珍贵版本已经无法翻动，破损情况触目惊心，令人惋惜。分析其原因，最主要的就是保护环境太差，保护手段和技术严重落后。

科技部基础性专项“中医药古籍保护技术体系研究与利用”对中医古籍资源保存与保护现状调研调查结果进一步显示，目前全国的中医古籍保护工作已经初步开展，但是与公共图书馆相比，仍然存在很大差距，尤其是基础设施配置和修复人员配备方面[8]。

（二）存在的主要问题

1. 中医专业图书馆的古籍保存条件普遍较差

由于藏书量、重视程度、财力和人力等多种因素，各个图书馆对于本馆古籍的保存和保护工作也存在很大的差异。与全国的大型综合图书馆相比，中医专业图书馆古籍藏量少，对于所藏的古籍也不会给予过多的重视，有的甚至是忽视，而且在短期内彻底改善古籍保存环境的可能性也不大。因此，如何解决不同规模图书馆的馆藏条件差异问题，尤其是小型图书馆的古籍保存环境和保护条件，是中医行业古籍保护的一个突出问题。

2. 中医古籍修复人才匮乏

据统计，全国图书馆古籍修复人员有 100 余人。除数量严重不足外，还存在着综合素质低（大都是大专以下文化水平）、具有高级职称人员少、人员年龄偏大（40 岁以下者不足 1/6）等情况。而且古籍修复技术的传承基本也还停留在师徒口手相授的传统形式。这些因素都限制了古籍修复人员队伍的进一步壮大和发展。中医专业图书馆由于规模小、藏书量少，古籍修复人才更为缺乏，以至于损坏的古籍无法及时得到修复，损毁更严重。

3. 中医行业古籍保护工作缺乏统一的规范和组织

中医行业古籍保护工作相对分散，馆际交流比较匮乏，专业的古籍保护人员稀缺，从而导致中医专业图书馆之间保护条件与措施参差不齐。有的馆采用的保护方法简便有效，但是没能推广普及；有的馆采用了错误甚至是有害的保护方法，但是可能还尚未察觉。从根本上来讲，这都与中医行业古籍保护工作缺乏统一的规范和组织有很大关系，是急需解决的重要问题。

总之，中医专业图书馆古籍保护的现状仍然十分危急，迫切需要采取有效的技术和措施加以保护，否则，承载着数千年来不断积累的我国历代医药学家宝贵的医疗经验和方药等科学资料和数据的中医药古籍将继续面临流失、损毁、濒临失传的危险。因此，我们有必要在现有工作基础上，形成一套技术科学、方法先进、管理有效、运行有序、保护得力的中医古籍保护体系，在中医行业内逐渐形成以技术体系为核心、以组织体系为保障的中医行业古籍保护规范，在增强行业自律性的同时，实现对中医古籍的科学保护与深度利用。

二、中医古籍保护体系的框架结构

（一）适用范围

中医古籍保护体系的研究是在中国中医科学院承担的2006年科技部基础性工作专项完成的，主要是针对中医专业图书馆古籍保护条件普遍较差，而且改善能力有限，以及中医行业古籍保护工作缺乏统一的规范和组织等行业内部问题而提出的。因此该体系主要适用于中医行业内部的中小型中医专业图书馆，包括全国的中医院校图书馆、中医研究单位图书馆等；也可供同等规模的综合性藏书机构作为参考，包括中小型综合图书馆、博物馆等。

（二）组成部分及关系

中医古籍保护体系主要由技术体系和组织体系两部分构成。

1. 技术体系

技术体系是指古籍保护工作所必需的各项保护技术的规范体系，包括原生性保护技术和再生性保护技术两个部分。

其中，原生性保护技术主要包括古籍修复、环境与场所、温湿度控制、防火设施、防水设施、防紫外线设施、防盗设施、防酸设施、防虫设施、防潮设施、防尘设施等，是针对古籍原件的理化性质及典藏要求，施以适度的人工干预措施，以尽最大限度地延长古籍寿命，重在藏与存。再生性保护技术主要包括古籍缩微复制技术、数字化处理技术、影印出版技术等，是应用现代化技术手段对古籍原件复制与再加工，以尽最大限度地保存古籍原貌、减少原件流通、扩大与延续古籍利用，重在利用。

2. 组织体系

组织体系是指古籍保护工作所必需的组织机构及相互关系和各自服务职责的体系。主要包括体系构建的目标、已做的工作、努力的方向等方面。

3. 两部分的相互关系

技术体系是整个中医古籍保护体系的核心，主要为各组成单位提供技术规范和具体实施指南。组织体系是技术体系的保障，主要为各组成单位提供统一的组织服务，以保证古籍保护工作有序的实施。两者相辅相成，相互统一。

三、中医古籍保护技术体系的各项规范

（一）原生性保护技术规范

参考中华人民共和国文化行业标准（WH/T23—2006）——“古籍修复技术规范与质量要求”制定。

1. 古籍修复

（1）修复原则：抢救为主，修饰为辅。根据文献纸张的保存现状，分轻、重、缓、急进行重点修复。

整旧如旧。经过修复，尽量保持书籍原貌和装帧特色，并注意保存与原书文物价值、文献价值有关的信息。

整旧如新。仅限于衬纸及全部托、裱后需裁切的书籍，修复后书籍呈现全新的面貌。

（2）修帧保护：古籍的修帧保护就是指古籍借助于装订和修补而采取的防磨、防蠹技术。

对破损古籍的修补装帧。主要是用函套保护，修补破页。古籍大多是线装，书脊较软，极易受虫蠹、潮霉、鼠咬和磨损。对此，可以做纸质和木质的函套加以保护，防止有害生物入侵。对于因虫蛀而形成的残页，在修补中必须遵照“整旧如旧，整旧如新”的原则。在选纸时要注意所选纸的颜色与原书的一致性，它是古籍修补最为重要的一环。

对散轶古籍的重新装订。这是一项极为细致的工作，它要求装订人员对一部具体古籍的构造要有基本的了解。由于古籍所用字皆为繁体字，又没有标点符号，所以对一般装订人员来说，清理散轶书页的前后顺序是件艰难的事。因此装订人员除了具有精湛的技术外，还应具有古籍的基础知识。

以上只是最基本的古籍修复原则和修复方法。在具体实施过程中，各馆修复人员可参照“古籍修复技术规范与质量要求”中相关的规定，并结合本馆藏书的实际情况进行操作。

2. 环境与场所

（1）环境要求：图书馆古籍书库建筑在选址上要远离水塘、江河、湖海等潮湿地带及低洼地带，周围应设置流畅的排水系统，防止雨水和洪水的侵袭。

具体可参照建筑行业标准《图书馆建筑设计规范》（JGJ 38—99）的有关规定。

（2）场所要求：古籍书库应单独设置，并自成一区。库内不应设置其他用房及其通道。

古籍书库最好是地下书库，至少不应设置于建筑物顶层和上层。

古籍书库内应禁止给水管道、排水管道通过，防止因管道破裂而进水。

古籍书库要尽量少设窗户，设小窗户，设多层窗户，以减少库外热量向库内传导。

（3）装具要求：古籍应在能够关闭并具有锁具的装具中保存，如书柜、书箱等。

书柜、书箱应采用阻燃、耐腐蚀、无挥发性有害气体的材料制作，涂覆材料应稳定

耐用。

古籍应制作书盒、函套、夹板等加以保护。善本特藏宜配置木质书盒。

书盒、函套的制作材料和文献包纸应采用无酸纸板或无酸纸张制作，其 pH 应在 7.5~10.0。

书柜、书箱的排列应保证空气能够循环流通。

3. 温湿度控制

古籍书库应设置独立的恒温恒湿中央空调系统或恒温恒湿空调机组，以保证书库温湿度能够控制在标准要求的范围内。

根据温湿度标准的制定原则，规定古籍特藏书库温、湿度的控制标准为：温度 16℃（冬季）~22℃（夏季），相对湿度 45%（冬季）~60%（夏季）。

古籍书库的温湿度应保持稳定，温度日较差不应大于 2℃，相对湿度日较差不应大于 5%。

古籍书库应设置温湿度监测仪器，全年监测和记录温湿度的变化情况。

4. 防火设施

古籍书库应单独设置防火分区。

古籍书库及其内部防火墙上的门应为甲级防火门。

古籍书库应设置火灾自动报警系统和气体灭火系统。

古籍书库灭火器的配置应符合国家标准《建筑灭火器配置设计规范》（GB 50140—2005）的有关规定。

古籍书库要定期检查、维修照明线路开关，严禁在书库使用明火等，及早消除火灾隐患。

5. 防水设施

古籍书库应设置水灾自动报警系统。

6. 防紫外线设施

自然采光的书库，应采用防紫外线玻璃和遮阳措施如窗帘等，防止阳光直射；采用人工照明时宜选用乳白色灯罩的白炽灯。

为尽量减少文献光照的时间，书库照明应分区设置节能型自动开关。

古籍书库的照明和照度应符合国家标准《建筑照明设计标准》（GB 50034—2004）的相关规定。

7. 防盗设施

古籍书库应设置防盗门窗、防盗锁等可靠的防盗设施。

古籍书库入口和库内主要通道应设置电视监控装置。

古籍书库应设置自动防盗报警系统。

8. 防酸设施

对古籍书库采取空气净化措施。可以在空调系统内加装空气净化设备，滤除书库空气中的有害气体，提高书库环境空气质量。我国对此已有比较成熟的技术，只要增加一定的投入就可以很大程度地解决问题。

对一些极为珍贵的古籍文献采取绝氧封存措施。目前主要有除氧封存、氮气库封存等技术，可以使古籍文献与外界环境隔绝，完全与酸性有害气体脱离接触，避免古籍文献的进一步酸化。

一般古籍文献的 pH 低于 6.2 就应进行去酸处理；如果 pH 低于 5.0，就必须进行去酸处理。

9. 防虫设施

古籍书库应在库外适当位置设置文献消毒用房和杀虫设备，用于文献入库前的消毒和杀虫处理。目前最简单、有效的方法是采用低温冷冻法进行杀虫。

在古籍书库内，尤其是书柜或书箱中，放置樟脑精块或使用驱虫喷雾剂等，可以达到较好的防虫效果。

古籍书库需要配置必要的消毒设施，进行新采图书的消毒处理，防止将外面害虫带入库内。

此外，常用的防治虫菌的方法有：化学消毒杀虫灭菌法，如甲醛、还氧乙烷、五氯酚钠等；辐射杀菌如紫外线、X 射线、γ 射线、远红外线、钴-60、微波；臭氧灭霉法；充氮杀虫等。

10. 防潮设施

古籍书库应用定期开窗通风、控制书库温湿度等措施来进行防潮。也可采取一些特殊的方法，如利用真空技术来包装保护古籍，这样既可以防虫，又可以防潮，效果极佳。

11. 防尘设施

古籍书库配备古籍函套、樟木柜、铁皮柜、玻璃柜等设施，还可配置吸尘器，对古籍定期除尘。

古籍书库应保持良好的通风，及时排除室内浮尘；在容易起风扬尘的冬春两季，要保证书库门窗有良好密封防护措施，防止或减少室外灰尘的侵入。

此外，有条件的图书馆还可配置空气净化器、中效过滤器等。

（二）再生性保护技术规范

1. 缩微复制技术

缩微技术是一种涉及多学科、多部门、综合性强且技术成熟的现代化信息处理技术。它采用专门的设备、材料和工艺，把原始信息原封不动地以缩小影像的形式摄影记录在感光材料（通常是胶片）上，经加工制作成缩微品保存、传播和使用。

缩微品是利用摄影的方法将原件上的信息记录在缩微胶片上的信息载体。由于缩微摄影机镜头和缩微胶片都具有良好的成像和记录性能，因而在可见光线下，对于可读的各种中医古籍（文字、图表等）均可适用。缩微影像技术应用于中医古籍保护工作中，由于缩微技术复制了纸质载体的古籍，改变了过去只有翻动原书才可以查找资料的形式，对于减少接触古籍原件及由于翻阅所带来的损坏，具有重要意义。同时，用缩微摄影技术拍摄中医古籍，可将原件的形状、内容、格式、字体以及图形等的原貌忠实地记录在缩微胶片上，形成与原件完全相同的缩小影像。缩微技术有完整的国际国内标准，不仅能保证加工制作的质量，也给广泛应用带来方便。缩微胶片可保存近百年，现在涤纶片的预期寿命可在 500 年以上。即使在使用中损伤胶片如划痕、断裂等，也只是损失有限的画幅，大部分信息不受影响。这是现代数字产品无法替代的。

缩微胶片上的影像可方便地进行拷贝、放大阅读和复印。利用高效能的拷贝机，拷贝一盘胶片只需十几分钟，利用阅读复印机放大复印一张纸印件，也只需几秒钟，并且可以进行多份连续放大复印；也可将胶片经扫描加工成光盘，与现代技术相结合，形成一个兼容并存，介质互换，具有存取、保存、联网、阅读、检索、利用和传输的功能，满足读者及用户的多方面需要。

因此，对古籍进行缩微复制，是再生性保护技术之一，对于在保护古籍原件，减少流通和翻阅的前提下，解决与古籍阅览和利用之间的矛盾，具有重要作用。

（1）选目：即在缩微工作开展之前要先确定缩微保护的具体古籍书目，并初步整理相关信息。按照缩微制品要求，将需要制作标版的书籍按页码和拍照顺序，填好工作单。

（2）制作标版：即将标版制作完成，置于缩微图像之前，用以简述缩微书籍概况。标版包含以下几个方面内容。

1）著者及著作方式。

例如：*本草纲目五十二卷首一卷附图二卷*

（明）李时珍撰

2）丛书标版制作：丛书除首页需标明丛书情况，丛书中的含子书均需另制专有标版置于子书之前。

3）书籍卷数及附图表：可按《中国中医古籍总目》著录信息、残损、补佚者依据实际情况注出，图表可附大小及张数。

4）版本著录：参照《中国中医古籍总目》

2. 数字化处理技术规范

数字化是指利用计算机信息处理技术把声、光、电、磁等信号转换成数字信号，或把语音、文字、图像等信息转变为由 0 和 1 组成的二进制编码，并对它们进行组织、加工、存储的过程[9]。“数字化”技术应用于古籍整理便产生了古籍数字化这一新的研究领域。

结合专家学者的不同认识，可以将古籍数字化定义为：从保护和利用古籍的目的出发，应用现代信息技术将古籍中的文字或图像信息转化为能被计算机识别的数字符号，并使之结构化，从而实现古籍整理、存储、检索、阅读、传输的电子化，是古籍整理和开发的一项系统工作。中医古籍数字化是整个古籍数字化中的重要部分[10]。

（1）选目：现存历代中医古籍品种数量众多，版本和流传情况复杂，因此中医古籍数字化保护技术首先应对其中学术价值高、版本精良的中医古籍进行抢救保护，因此有必要制定中医古籍数字化选目标准。在书目选取时应着重古籍的学术、文献价值，可以从品种和版本两方面体现。入选的古籍应涉及中医学各个学科或具有专科、专题特色，还要考虑到中医古籍保护与利用的双重目的。可以从品种和版本两方面选择：

1）品种选择：①成书年限为民国（1911 年）以前，明代以前者优先选择。②中医学经典名著；在中医学发展过程中具有重要影响力的名著；各中医流派的代表著作。③虽非名著，但属于各类中医古籍的基本文献；或属于某一疾病、某一问题的独有文献，有拾遗补阙意义之作。④具有广泛应用价值，载有独特的诊治疾病和养生保健经验，对中医学理论研究和临床诊疗具有指导意义的基本古籍。⑤专题数据库的书目选取还应注意其在本专科内的学术价值和文献价值。

2）版本选择：中医古籍的研究历来重视版本的选择，版本是否精良，直接影响着古籍的内容质量，版本选择应尽量选取所选中医古籍的较好版本，可从以下方面考虑：①版本年代：尽量选取珍本、善本古籍，首选年代久远者。②版本形式：按稿本、刻本、抄本、影印本、石印本的顺序，依次选择。③同一种古籍，版本较多，一般只选取完本，按照精校本、祖本、通行本的顺序，依次选择。④孤本或刻印较少、流传不多的稀见版本在选取时适当放宽要求。

（2）著录：著录关系到古籍数字化成果的易用性和规范化。目前，中医古籍的分类和著录都没有统一的标准，在对数字中医古籍进行著录时，可参考国家标准化管理委员会 2008 年发布的《古籍著录规则》（GB/T 3792.7-2008）和数字图书馆标准与规范项目（CDLS）成果《古籍元数据著录规则》（CDLS-S05-014）。在著录项的基础上可以增加提要项，详细介绍所选古籍的版本、内容、学术价值、书品状况等，这样不仅利于文献研究和书籍管理，还能提高检索效果。

（3）图文关联：图文关联是中医古籍数字化的较好方式，此种方式可以弥补"图像"在检索和内容编辑上的不足，又可以校对"文本"的准确性，使读者既能看到原书原貌的古籍文献信息，又可以快速准确地查到所需的内容。

1）图像数据的加工：可参考数字图书馆标准与规范项目（CDLS）成果《数字资源加工标准与操作指南》，考虑到保护和利用的双重目的，并保存古籍的完整信息和原图原貌。建议：①图像采集分辨率不低于 300dpi，利用时可根据需求调整分辨率的大小；②色彩模式选用 RGB 全彩，设定后一般不对亮度和对比度进行调节；③文件存储为高品质 TIFF/JPBG 格式；④对图像数据进行纠偏、裁边、去噪等处理，不损坏古籍的完整信息。

2）文本数据的加工：文本数据的准确度是影响用户使用的重要因素。古籍图像采用 OCR 识别，辅以人工校对的方式可以提高文本录入的速度和质量。为达到图文对照和符合现代阅读习惯的目的，文本数据可分为横排、竖排两种版式。OCR 识别辅以人工校对仍不能解决文本数据差错率高的问题，其原因，一是汉字编码字符集问题，一是校对质量问题。

A. 汉字编码字符集：采用国际标准的编码体系、通讯协议，形成通用性、兼容性好、开放式架构的工作平台。如基于 Unicode 统一编码，基于 XML（可扩展标记语言），采用四字节汉字编码技术，解决生僻字的录入和显示问题。

B. 校对：据统计，古籍的 OCR 识别准确率在 93.2% 左右，其余部分则须人工校对。校对的质量与校对软件的选择和校对人员的水平有关。此外，选用合适的校对方式和方法可以提高校对质量。传统的校对方式是在原稿和清样之间比较，查错改错，这种方式使校对者极易疲劳，因而产生较多疏漏。通过古籍的图文关联和版式还原可以实现"图文互校"，图像和文本在同一界面内页对页、行对行、列对列、字对字的校对，减少校对者的视觉疲劳，还可以采用版面校对和对照校对方法。版面校对是根据文字版式上的差异查找不同，发现漏字和衍字。对照校对是字迹与识别所对应的汉字一一对照，发现错误，常用字词的识别错误可在文本中批量更正。

3. 影印出版技术

影印技术是指根据以原书为底本，采用照相或扫描制版的方法复制，再予印刷成书的技术。其目的是利用现代出版印刷技术，把我国珍贵的古籍善本复制出版，合理地保护、开发和利用，"继绝存真，传本扬学"，繁荣学术，传播优秀传统文化。古籍影印版本的选择要求甚高，至少有四个影印标准：①按注简明、扼要而能解决疑难者；②历来读者都认为校注精确者；③校注广征博引而有研究参考价值，有多种注本的重要古籍；④宋、元、明、清善本及名抄本。

达到上述四个标准的版本（以孤本、珍本、善本为限），均以旧纸型及书版格式尽可能保持原古籍的风格宣纸影印线装。改革开放以前，专供图书馆和专家学者研究参考使用，均不广泛发行，故出版册（套）数极为有限，多则数千册（套），少则仅数十册（套）。中国中医科学院图书馆自20世纪90年代起，由中国中医科学院中医药信息研究所组织实施，薛清录教授牵头的孤本医籍的调研和《中医古籍孤本大全》影印出版项目，调研了全国100余家图书馆的2000余种孤本古籍文献，从中遴选出300种，分九批共计影印出版了160种中医孤本古籍，一印200套。2002年5月，国家财政部、文化部联合启动实施“中华再造善本工程”，对国内所藏758种唐、宋、元、明、清时期的珍贵版本，甚至是流失海外的孤本进行仿真影印，印数亦仅有200套。因此，《中医古籍孤本大全》被古籍界和中医文献界专家誉为中医行业的再造善本。2012年，国家古籍保护中心和全国中医行业古籍保护中心又启动了《中华医藏》编纂工程，得到了文化部、国家中医药管理局领导的重视和支持，该项目自启动以来，目前已完成了2500种古籍的选目和出版方案申报工作，项目目前正在进一步推进中。

古籍影印技术是保存与传承中医古籍的最好形式，它不仅保持了原书的原貌，而且使得珍稀品种化身千百，对于古籍的流通与传播起到了重要的推动作用，然而，由于后期制作人工投入较大，做工精细，价格较为昂贵，使得印刷的数量受到了限制。今后仍需探索能够降低成本、节约时间的影印出版技术。

四、中医古籍保护组织体系的构建

（一）构建目标

在现有工作基础上，形成一套以全国中医古籍保护行业中心为领导，各成员单位统一实施、紧密配合的组织管理体系，这必将有利于合理配置和充分利用全国范围内的中医古籍资源，对于推进国家日益重视的中医药古籍保护工作，对于实现中医古籍工作的标准化、现代化、网络化，逐步建立起布局合理、功能齐全、开放高校、体系完备的中医药古籍文献资源保障及网络化服务体系具有重要意义。

（二）努力方向

中医古籍保护组织体系的形成与完善并非一朝一夕之事，其任重而道远。要想进一步完善，应注重以下几个方面的工作。第一，建立、健全各项古籍管理制度。制定一套切实可行的规章制度和健全的管理措施对古籍的保护与利用有着十分重要的意义。古籍管理制度从内容上可大致分为借阅制度和安全保卫制度。这些制度的制定可以大大限制使用者的权限，相应地减少了古籍的破损率。第二，提高资料人员的业务素质，强化敬业精神。任何工作都是由人去做的，无论工作环境及工作条件如何变化，人的素质才是影响工作质量和效率的决定性因素。因此强调提高资料工作人员的素质是十分必要的。必须采取适当的措施，投入一定的资金，重视培养和稳定一支古籍修复队伍，强化他们的敬业精神，用专业化的理念、知识和技能来补救、完善这项工作。

在当前国家重视与支持古籍保护工作的背景下，设立与完善中医行业古籍保护体系，势在必行。既往形成的古籍管理与保护技术或有侧重，但尚未系统化、规范化，从技术体系和组织体系两个方面，形成一套健全的以全国中医行业古籍保护工作委员会为领导的技术科学、方法先进、管理有效、运行有序、保护得力的中医行业古籍保护体系，并在行业内推广与实施，这不但可以规范中医行业古籍保护技术，使中医行业的古籍保护工作走上可持续、良性发展的道路，而且对于中医古籍的开发利用，中医文化的传承与传播，必将起到良好的推动作用，具有重要的现实意义[11]。

五、申报《世界记忆名录》

目前，古籍文献、档案存世以纸质文献为主，保护和避免这些记录人类防病治病经验的科技成果不受岁月的侵蚀和磨损，是世界各国所共有的责任。在此意义上，联合国教科文组织向具备和保留承载人类记忆档案文献的国家发起了《世界记忆名录》申报工程。中医古籍作为承载东方医药学的杰出代表，亦成为保护和申报的重点。

(一) 世界记忆工程简介

世界记忆工程（memory of the world，MOW）是联合国教科文组织 1992 年发起的，目的是实施联合国教科文组织宪章中规定的保护世界文化遗产的任务，促进文化遗产利用的民主化，提高人们对文献遗产重要性的认识。从概念上讲，世界记忆工程是世界遗产项目的延续。

1. 世界记忆工程的目标

世界记忆工程有四个目标，它们不仅同等重要，而且互为补充。

（1）保护：采用最适当的手段保护具有世界意义的文献遗产，并鼓励对具有国家和地区意义的文献遗产的保护。

（2）利用：使文献遗产得到最大限度的，不受歧视的平等利用（这里强调的是利用的民主化，即只要是根据本国档案法可以开放的档案文献，就应该对任何人的利用要求一视同仁，包括外国公民。同时，世界记忆工程强调保护和利用的同等重要性。它们就好比是一枚硬币的两面，保护的目的是提供利用，而利用则是争取政府和社会的支持以及获取资助的最有效的手段）。

（3）产品的销售：开发以文化遗产为基础的各种产品并广泛推销（赢利所得的资金也用于文献遗产的保护）。

（4）认识：提高世界各国对其文献遗产、特别是对具有世界意义的文献遗产的认识。

2. 世界记忆工程的三级管理结构

其主要包括国际咨询委员会、世界记忆工程地区委员会和全国委员会、秘书处。

国际咨询委员会是联合国教科文组织的常设机构，由 14 名委员和一定数量的观察员组成。委员由联合国教科文组织总干事任命，以个人身份参加委员会工作。

世界记忆工程通过鼓励建立地区级和国家级委员会来开展活动。中国世界记忆工程国家委员会是 1995 年成立的，目前参加单位有中国联合国教科文组织全国委员会、国家档案局、国家图书馆、中国科学技术信息研究所和文化部档案处。

3.《世界记忆名录》

其主要收录符合“世界意义入选标准”的文献遗产，是世界记忆工程的主要名录，由秘书处保管，通过联机方式在因特网上公布。

除《世界记忆名录》外，世界记忆工程还鼓励建立地区和国家名录，主要收录具有地区和国家意义的文献遗产。如《亚太地区世界记忆名录》、《中国档案文献遗产名录》[12]。

（二）中医古籍申报意义

1. 站在复兴中华的高度，弘扬传统民族文化

在浩瀚的中华文化长河中，传统医学是一颗璀璨的明珠，它植根于中华文化，在中华文化的浸润哺育下发展壮大，它的理论体系与中华传统文化一脉相承、息息相关，它是数千年来和疾病斗争中遗留下来的文字记载和口头传承的医药经验，是中国档案文献遗产的重要组成部分，也是人类社会共同拥有的一份记忆遗产，它标志着中国传统医学为人类的繁衍昌盛做出了巨大贡献。中医古籍申报“世界记忆工程”，为中国传统医药走向世界、融入世界文化洪流搭建了直接有效的平台，也为我们向世界展现中华文化的博大精深提供了有利的契机。

2. 更好地保护中华传统文化遗产，保护中国传统医药档案文献

保护人类记忆遗产不再遭受自然和人为因素的破坏，是“世界记忆工程”的主要宗旨。而中国传统医药档案文献的安全保管，正面临着来自自然和人为因素的安全威胁。

众所周知，大多数档案文献的载体是纸张等植物纤维，极少数为其他介质，都有一个老化和消亡的过程，加之如潮湿、炎热、灰尘、干燥等不利环境因素的影响，将不断加快档案文献毁坏的速度。因此，必须采取有效措施，利用现代科技手段，延缓档案文献老化过程，改善贮藏保管条件。但令人遗憾的是，大多数中医药档案文献的保管单位，不具备应有的设备条件。

严峻的形势需要强有力的干预与支撑。中医古籍申报“世界记忆工程”，不仅是将其中最珍贵的文献遗产列入《世界记忆名录》，而是将这些档案文献等文化遗产的保护工作提升到历史新高度，这将对中国传统医药档案文献的保护工作起到全面的积极的推动作用。

3. 促进中国传统医药文献的开发和利用

档案文献是历史的记录、知识的载体，蕴藏着大量科技信息，传统医药档案文献记载着我国各族人民和疾病作斗争的经验、理论、发明、创见，至今仍在人们的医疗保健事业中发挥着重要作用，当前的新药开发、新疗法问世，很多都得益于古籍文献的启迪。中医古籍申报“世界记忆工程”，将会进一步促进中国传统医药文献的开发与利用。

4. 增强国内外对中国传统医药文献遗产的认识

中医古籍申报“世界记忆工程”，将有助于提高全社会对中国传统医药文献遗产的认识，引导人们从更高的层面上认识中国传统医药文献是华夏文明的重要组成部分，也是人类多元文化的重要组成部分，有了认识才能有动力，才能焕发解决问题的自觉性，才能将中国传统医药文献的保护和开发利用措施落到实处。

总之，中医古籍申报“世界记忆工程”，可以增进世界各国对中国传统医药的了解，进一步展现中国传统文化的博大精深，让世界更加了解中国，中国更加融入世界。

（三）中医古籍申报成果

2011 年 5 月 25 日，在英国曼彻斯特召开的联合国教科文组织世界记忆工程国际咨询委员会（IAC）第十次会议上，由世界记忆工程中国国家委员会申报的两部“中国传统医药档案文献”《黄帝内经》和《本草纲目》顺利通过评审，并经联合国教科文组织总干事伊琳娜·博科娃批准列入《世界记忆名录》（Memory of the World Register）。

1.《黄帝内经》

《黄帝内经》简称《内经》，是中医学的理论著作。包括《灵枢》和《素问》两部分，各 9 卷 81 篇，共 80 余万言。其中《灵枢》还有《九卷》、《针经》等书名，是现存的早期中医经典著作之一。《内经》并非成自少数人之手，也不是成书于某一时代，它是在长期的流传过程中，经过众多医家之手编撰而成。该书总结了公元前 2 世纪以前中国古代传统医学的实践经验，系统表述了中医学的基础理论和养生保健思想，记载了以经络学说和针灸治疗为代表的诊疗方法，堪称中医学的奠基之作。同时，随着中国文化的对外交流，该书先后传播至日本、朝鲜、越南及欧洲等国家和地区。

此《黄帝内经》申报件是公元 1339 年由胡氏古林书堂印刷出版，为当今世界上保存最早、最完好的版本。

2.《本草纲目》

《本草纲目》是一部集几千年天然药物使用知识和经验的百科全书经典。该书是由中国明朝的医药学家李时珍（1518—1593）花费毕生精力，历时 27 年写成的自然科学巨著。书中首创科学的药物分类法，提高了生物学分类的准确性。其内容涉及医学、植物学、动物学、矿物学、化学等诸多领域。《本草纲目》代表了 16 世纪以前东亚地区的药物学成就和发展，是世界医药学和文化发展的里程碑。《本草纲目》在人类药物学方面的意义和重要性是世界上的任何东西都无可比拟的。英国生物学家达尔文称该书为“中国古代的百科全书”。

《本草纲目》1593 年版，是迄今为止见到的该书最早刻本，是自该书问世以来中外一切翻印、翻译版本的祖本。

（四）中医古籍申报程序

“中国传统医药档案文献”申报《世界记忆名录》的程序，是要在已经入选《中国档案文献遗产名录》的“中国传统医药档案文献”中，由世界记忆工程中国国家委员会评选出符合世界意义标准的档案文献，向世界记忆工程国际咨询委员会提请申报与推荐。

《世界记忆名录》每两年评选一次，每个国家可以申报两项。世界记忆遗产的提名在经过国际咨询委员会评审讨论后，还需要得到联合国教科文组织总干事的批准，才能被正式列入《世界记忆名录》。

中医古籍申报《世界记忆名录》过程如下。

1. 前期工作

调查研究，拟定方案：为保护我国最具中华文化特点的中国传统医药档案文献，中国中医科学院中医药信息研究所成立项目组，对联合国教科文组织（UNESCO）发起的“世界记忆工程”，联合国教科文组织（UNESCO）制定的《世界文化及自然遗产保护公约》和《保护非物质文化遗产公约》的相关文件和情况进行了研究。根据《国务院办公厅关于加强我国非物质文化遗产保护工作的意见》（国办发〔2005〕18号）、《中国档案文献遗产工程总计划》等相关文件精神，以及对我国入选《世界记忆名录》和入选《中国档案文献遗产名录》情况的研究，在开展的中医珍贵古籍资源调查的基础上，起草了“中国传统医药档案文献申报世界记忆遗产的方案”。方案初步阐明了“中国传统医药档案文献”申报《世界记忆名录》的意义，对该项工作的必要性、可行性以及申报工作流程等做了详细的解析与部署。

2. 申报《中国档案文献遗产名录》

（1）申报立项：申报方案制订后，“中国传统医药档案文献”申报世界记忆遗产项目获国家中医药管理局立项，中国中医科学院中医药信息研究所成立了“中国传统医药档案文献”申报《世界记忆名录》项目组和工作办公室。

（2）专家论证：项目组组织召开了“中国传统医药档案文献”申报《中国档案文献遗产名录》、《世界记忆名录》专家咨询会。会议分别就“中国档案文献遗产”名录的收录原则、范围以及国家图书馆“清代样式雷建筑图档案”申报《世界记忆名录》情况做了介绍。专家们对“中国传统医药档案文献”申报《中国档案文献遗产名录》给予了充分肯定与支持，并就具体申报文献的书目提出了建议。

（3）面向全国征集申报文献：项目组向全国51家图书馆、博物馆发出“‘中国传统医药档案文献’申报《中国档案文献遗产名录》征集珍贵中医古籍”的通知。全国有28家中医古籍收藏单位报送中医古籍52种。

（4）评审“中国传统医药档案文献”申报《中国档案文献遗产名录》：由国家中医药管理局国际合作司主持召开了“中国传统医药档案文献”申报《中国档案文献遗产名录》专家评审会。会议推荐《本草纲目》（明・金陵版）、《补遗雷公炮炙便览》（明・内府彩绘本）、《履巉岩本草》（明・彩绘本）、《尊生图要》（明・文徵明稿本）、《重修政和经史证类备用本草》（蒙古定宗・晦明轩刻本）五种中医古籍作为第一批“中国传统医药档案文献”申报《中国档案文献遗产名录》。后根据专家委员会的意见，又增补国家图书馆藏《黄帝内经》一种，共六种。项目组组织完成了第一批“中国传统医药档案文献”申报《中国档案文献遗产名录》的文本撰写及专家推荐工作，报送国家档案局“中国档案文献”申报《中国档案文献遗产名录》办公室。

3. 申报《世界记忆亚太地区名录》

《世界记忆亚太地区名录》是目前世界上唯一的一个地区性名录。该名录在保护和延续珍贵的档案文献方面做出了积极的贡献。“中国传统医药档案文献”经过论证，领导、专家和项目组达成共识，决定正式申报《世界记忆名录》前，先申报《世界记忆亚太地区名录》，并将申报文献增加为两种。

（1）积极完成申报工作：项目组按照《世界记忆亚太地区名录》的申报要求，先后组织了国内中医文献学专家、中国科学院科学技术史专家以及国际上有影响的医学史专家对申报文献进行撰写、推荐与英文翻译。同时，为了配合两种文献申报，还特意聘请了中央电视台“科技探索”栏目拍摄了《本草纲目》、《黄帝内经》的宣传片作为申报附件。经过领导、专家的审查和多次修改，报送到香港“世界记忆工程亚太委员会”秘书处。

（2）申报《世界记忆亚太地区名录》获得成功：2010 年 3 月我国申报的两部中医文献《本草纲目》和《黄帝内经》顺利通过评审，成功入选《世界记忆亚太地区名录》。评审委员会对这两部文献给予了极高的评价。委员会认为：“《本草纲目》代表了当时东亚最先进的科学思想，被认为是该地区科学史领域最重要的参考书目，并强烈推荐将这部文献列入《世界记忆亚太地区名录》”。委员会还一致认为，《黄帝内经》理所当然地是一部珍贵的文献，值得被列入《亚太地区世界记忆名录》。

4. 申报《世界记忆名录》

（1）撰写与修订《世界记忆名录》申报文本：《本草纲目》和《黄帝内经》两部文献申报《世界记忆名录》的文本撰写是一项非常关键的工作。根据世界记忆名录的选择标准，从该文献的世界意义与影响；产生的时间、地域；作者人物在历史发展中的重要性；主题、形式和风格的独特；以及该文献的完整性、稀有性等方面进行阐述，突出文献的文化价值和社会意义与对人类已有的参考价值和利用价值以及开发价值。在撰写过程中，应该注意：①扩大与申报文献有关的参考文献的范围，增加了世界各国与该文献相关的研究论文和专著。②推荐申报该文献的专家，不仅限于邀请国内的专家，还邀请国外专家进行推荐，如德国慕尼黑大学著名中国医学史专家文树德教授撰写了《本草纲目》申报《世界记忆名录》的专家推荐书，增加了该文献的专家推荐分量。③在申报推荐材料中进一步突出了申报文献的世界意义，着重说明了申报文献的世界影响力，并举出丰富的具体事例来阐明该文献对周边国家乃至全世界的影响。更有针对性地从时间、地点和人物三方面来阐明申报文献的世界意义，并增加了具体实例。④申报文稿的英文翻译，首先由中医专业的学者进行翻译和审阅，再请国际精通英文的专家对申报文本的英文版内容、文字予以审定后定稿。

（2）举办《本草纲目》、《黄帝内经》申报世界记忆名录特展和“中华珍贵医药典籍展”：为了更好地宣传《本草纲目》、《黄帝内经》两部文献，与国家图书馆、湖北李时珍纪念馆合作筹备举办以《本草纲目》、《黄帝内经》为主题的医学典籍文化展览。向世界展示了中国传统文化的博大精深，也让联合国教科文世界记忆项目国际咨询委员对申报文献产生更加深刻的印象。

由国家文化部、国家中医药管理局主办，中国国家图书馆（全国古籍保护中心）、中国中医科学院（全国中医行业古籍保护中心）承办的中华珍贵医药典籍展于 2011 年 5 月 18 日~6 月 30 日在中国国家图书馆举办，《本草纲目》、《黄帝内经》申报世界记忆名录成为该展览的重要主题和亮点。

（3）评审过程：首先举行的是巴黎的世界记忆工程“名录小组委员会”，这是联合国教科文组织世界记忆名录申报评审过程中最关键的一个环节。它的程序为，先由主审文献的专家对该申报文献提出是否符合申报标准的意见，并在名录委员会进行讨论，然后得出结论，通知申报国。如果申报文献不符合标准，名录委员会将提出要求修改的意见，或者要求补充相关资料。

名录小组委员会认为合格后，即把此项申请推荐给世界名录。联合国教科文组织总干事将会根据国际咨询委员会（IAC）形成的意见，宣布被列入名录的新项目的评选结果。

（五）“申忆”文献保护现状对古籍保护的启示

此次入选的《本草纲目》为明万历二十一年（1593 年）金陵（现南京）胡承龙刻本，现存于中国中医科学院图书馆善本书库。该文献是 400 多年前用竹纸印刷，目前虽然保管于密闭的樟木书柜内，书库有恒温、恒湿空调。但是，据 2008 年中国中医科学院图书馆对馆藏古籍纸张酸性进行了测试，结果：这部入选《世界记忆名录》的《本草纲目》，其 pH 已经降至 4.64。有专家指出：这表明该文献目前已严重酸化，正在加速自毁，纸张发黄变脆，稍一触碰就会成片掉落。即使静静地躺在书架上，最终也会变成一堆废纸屑。如果照此发展下去，其保存寿命最多也只有 100 年。这并不是耸人听闻，而是摆在我们面前的严酷事实，目前必须采用现代科技手段，延缓勘察老化过程，急需对该文献进行纸张脱酸。

2008 年，中国中医科学院图书馆曾请中国国家图书馆专家对馆藏古籍进行 pH 测试，测试的 pH 具体数据为：元代古籍平均 pH 为 5.9，明代古籍平均 pH 为 5.16，清代善本平均 pH 为 4.56，民国医书平均 pH 为 4.44。科学研究表明，书籍纸张 pH 在 5.0 以下，其保存寿命最多为 100 年。这样看来，如果不采取有效措施，本馆善本古籍最多还能保存 200 年。纸张的酸化与老化是同时进行的，纸张一旦酸化，老化的速度也随之加快。但是，图书纸张去酸是一项耗资巨大的工程，需要投入很大的财力、物力与人力。希望以“申忆”成功为契机，引起有关领导部门对中医古籍保护工作的重视，能够尽快落实到实处。也希望在国家档案局的支持下，进一步加大力度，继续开展中国传统医药档案文献申报《世界记忆名录》的工作。

第三节　中医古籍资源调研与中医书目编纂

一、中医目录学发展概况

中国目录学发展源远流长，自西汉刘向、刘歆父子撰《别录》、《七略》奠定目录学的发展基础以来，至今已有两千多年历史。在《七略》的方技略中已设置有医经、经方的类目，说明在我国最早的目录学著作中，已经有了中医专科目录学的萌芽。其后随着文化发展、学科繁衍、典籍激增，书目的编纂日益引起当时官府和学界的重视，继刘向、刘歆以后，涌现出一批彪炳史册的目录学家，如东汉时期的班固，晋代的荀勗，南北朝的阮孝绪，唐代的魏征，宋代的欧阳修、郑樵，清代的纪昀、黄丕烈等，均为名贯古今的鸿儒巨擘。他们所编的书目如《汉书·艺文志》、《中经新簿》、《隋书·经籍志》、《通志·艺文略》、《崇文总目》、《四库全书总目》等，均为中国目录学史上的扛鼎之作，这些书目全面系统地反映了中国文化发展、学术发展和社会发展的历史面貌，至今仍在国学研究、中华文化传承上发挥着重要作用。

我国的书目资源十分丰富，除当时官府（包括皇家）藏书目录外，还有私家藏书目录、史志目录、寺院藏书目录等，汇聚成一笔巨大的文献记录宝藏，是一笔不容忽视的文化财富。其中很多书目是出自文化大家之手，故在目录的立意、立论、体例结构设计、图书类别划分等方面均反映出作者自身的学养和文化主张，从而产生了一批历史坐标性质的不朽作品，也在目录学领域留下了不同的学术主张或学派。此外，也必须看到，目录学只是中华文化的一个小小分支，它的产生和发展均离不开中华文化发展的大趋势大背景。下面仅从三个方面简单介绍目录学发展的特点和概貌。

（一）目录学理论研究概况

目录学的理论研究相对薄弱。纵观两千多年的目录学发展史，总的发展特点是重书目编纂的实践活动，轻目录学的理论研究。自西汉至清代乾嘉间，长达两千余年的时间里，一般学者只承认有目录，不承认有目录学，直到清代乾隆间王鸣盛在《十七史商榷》中提出“目录之学，学中第一紧要”的论断，目录学在学界才逐步得到认同。此后从晚清至民国间，从事目录学研究的学者在目录学原理的研究上取得长足进步，出版和发表了一批目录学专著、教材和论文。影响较大的有汪国垣著《目录学研究》、姚名达著《目录学》和《中国目录学史》、余嘉锡著《目录学发微》等。但令人惋惜的是，这种正在蓬勃发展的目录学理论研究大好形势随即因抗日战争爆发而中断。1949 年以后，目录学研究工作随着文化教育事业、国学研究的起伏而起伏，断断续续坚守着它的文脉，直到改革开放以后，才回归到正常发展轨道。

（二）书目编纂体例的发展概况

书目编纂体例，是目录学研究的重要内容，也是书目的编者抒发学术主张，展现自身学术功力的主要平台，历来受到学界的重视，并以此作为评判书目优劣的重要标准。经对现存的一些古代主要书目编纂体例进行初步梳理归纳，大体可分为以下三种类型。

第一种类型是将所编之书按内容或形式分为不同的部类，每类之下设类序，每书之下设解题（叙录），通过类序和叙录阐明以下内容：①著录书名与篇目；②审定版本之概况，鉴别书籍之真伪；③介绍作者生平事迹及学术思想；④书籍的内容概要和学术源流；⑤评判书籍的学术价值和社会价值。这种既有类序又有叙录的书目编写体例，是由目录学的开山之作《别录》、《七略》奠定的基础。其后如《群斋读书志》、《崇文总目》、《四库全书总目提要》等均依此例。

第二种类型是在书目的各类设类序，而在各书之下不设解题（叙录）。这一体例的开创者为班固，他在编撰《汉书》时，特设专项，编写《艺文志》，奠定史家目录学基础。《汉志》因袭《七略》体例，每经有一小序，叙述学术源流，说明自成一类的理由，每略后有总序，统论此略学术大势。有评论说：“提要者，专家目录之书也”，《汉志》者，史家目录之书也，是指史家书目是从宏观的角度观察和评价学术的发展，而不拘于一书的利弊得失。在史家目录中，《隋书·经籍志》在编纂体例上和《汉书·艺文志》保持一致，是仅次于《汉书·艺文志》的第二部较早的综合性书目。在时代划分上，《汉志》著录了上古时期的图书，因而保存了《七略》的形制和内容，而《隋志》则著录中古时期的图书，因此，这两部现存最早的书目便成为研究上古时期和中古时期古籍文献的不可或缺的参考工具书。

第三种类型的编纂体例是只著录图书目录，不设类序，也不设解题（即叙录）。这一体例的倡导者和奠基者是宋朝著名史学家目录学家郑樵，他提出“注释无义”的主张，认为凡是通过书名、篇目、著者等项目足以反映内容的书，或根据所属类别序列就能判断内容的书，就不必作“注释”。他在书目的收录范围上主张：“不是记一代藏书，一朝著作，而是记百代之有无，广古今而无遗”。后人对此概括为三点：“通录、记亡、求全”。他的这些目录学主张通过他所编撰的《通志·艺文略》对后世影响很大，大多书目著作均依此例而行，在此不一一列举。

（三）图书分类法研究概况

图书分类法是目录学研究的重要内容，因为书目是引导人读书的门径之书，而分类法正是使书目发挥导读作用的重要手段。我国的第一部图书分类法是“七略分类法”，也是世界上最早的图书分类法。这部分类法最大特点和优点是以学科分类为基础，体现了学术发展的系统性和内在逻辑关系。虽然这部分类法的产生距今已有两千多年的历史，但其立类原则基本符合现代图书分类的理念，说明当时“七略分类法”的作者刘向、刘歆父子治学理念的科学性和超前精神。在“七略分类法”中，设有医经、经方两个医学类目，置于方技略之下，是为二级类目。但到魏晋时期，郑默和荀勖提出了“四部分类法”，取消七略分类的类名，分为甲乙丙丁四部，将六艺略划分为甲部和丙部；诸子、兵书、术数、方技四略合并为乙部；诗赋略改为丁部；这一变化实际上是扩大了六艺略，加强了经学在图书分类法中的地位，压缩和削弱了科技类图书在分类法中的地位。在“四部分类法”产生后的一段时间里，是“七略分类法”和“四部分类法”交替发展时期，依四库分类者多为官府目录，依七略分类者有《七志》、《七录》、《七林》等书目。但这些目录只做了些类目的修补和调整，对图书分类体系的建设和发展均未产生太大影响。直到宋朝郑樵所编《通志·艺文略》问世，才打破了“七略分类法”和“四部分类法”固有框架，继承和发展了《七略》按图书学科内容为主的分类理念，将图书分为十二个大类，医书单独列一大类，提高了医书在图书分类体系中的地位。在医方类下又设二十六个小类，从类目的设置上可以看出，郑樵在医书分类上既注意了以图书学术内容为依据的分类原则，也照顾到文献体裁在图书分类中的作用，如本草音、本草图等类目，即在以学科内容为主的原则下按体裁进行划分的实例。宋代以后，《七略》分类逐渐退出历史舞台，“四库法”得到广泛应用，自《四库全书总目》成书二百多年间，它已成为公私藏书各家书目最具权威的分类法，其影响力一直延续至今。

以上所述，虽是我国普通目录学发展之梗概，但其中已经包括了专科图书之内容。因为综合性书目的特点就是包罗百家，各科兼备，在我国最早的一部综合性书目《七略》中，在其方技略下就设有医经、经方两个类目。在四部分类法中，大都将医书列入子部，可以说，中医目录学的发展，是随着普通目录学的发展而发展的。从历史上看，中医专科书目的编纂长期处于匮乏状态，现存于世的古代医书目录仅见明·殷仲春的《医藏书目》，此书是以他个人藏书为基础编纂的，收书五百余种，按佛家学说分为无上函、正法函、法流函等二十类，每函之前有小序，简介该类划分之依据；至清末，有丁福保编《历代医书书目提要》，收书一千八百九十种，分为素问灵枢、难经、甲乙经、本草、伤寒、金匮、脉经、五脏、明堂针灸、方书等二十二类；此外，还有些书目只见于其他书目的著录，未见原书存世，如《医籍考》所载明·李濂撰《嵩渚医书目录》、改师立撰《医林大观书目》；《医籍通考》所载余鸿业撰《医林书目》、董恂撰《古今医籍备考》等书均属此种情况，因未见原书无法做出评价。与我国的情况相反，日本自18世纪以来，中医专科书目编纂呈快速发展之势，影响最大的当属丹波元胤编纂的《医籍考》。该书收载我国自秦汉以来至清中叶的历代医籍二千八百余种，收集资料系统全面，除医籍外，凡历代史书、方志、笔记杂著、书目文献中对医书的记载均予收集。该书体例严谨、内容翔实，是当代中医目录学著作中的佼佼者，已成为中医药研究、历史文化研究工作者的必备参考工具书。

纵观两千年来中医典籍的产生和发展，可谓源远流长，其数量之多，亦可用汗牛充栋来形容，是当之无愧的中华科技文献宝库。而这样一个伟大宝库竟长期得不到系统全面的研究和梳理，历史上中医专科目录学著作寥若晨星，这种特有的文化现象值得后人深思。同时这一现象也给后人留下一块蕴藏丰富的处女地，有待后人去探索研究，为中医专科目录学的建设发展奉献力量。

二、中医古籍资源调查

（一）中医古籍资源调查的重要性和必要性

中医药学两千多年来世代相传，生生不息，主要依靠两条繁衍传播途径，一条是直接传授技艺、或家传、或师授，这种方式一直延续至今，经久不衰。另一条则是以文献为载体，历代医家通过著书立说，把他们在医疗实践中获取的研究成果、理论总结、真知灼见、心得体会诉诸文字，传播于后世。这些历经千百年积累下来的中医古籍，是真正的知识宝库、信息宝库、文化宝库。今天我们要继承发扬中医药学遗产，就必须两条途径并重，既重视活的经验传承，也重视历朝历代流传下来的中医文献典籍宝库的传承。而这种文献传承，要达到全面、系统、纵览全局的效果，就必须进行深入彻底的中医古籍资源调查，厘清家底，掌握中医古籍的存世状况，特别是那些重要的、有代表性的、有特色的、有文化内涵的医药著作的存世状况和收藏分布情况。只有掌握了资源的实际状况，才能做进一步的分析、评价、整理、推广、开发、应用，才能依据古籍不同的等级价值，提供更好的保管条件，使这一医药宝藏长期保存，为人类保健事业和增强国家文化软实力更好地发挥作用。

（二）资源调查的现状分析

资源调查和书目编纂是一项工作的两个发展阶段，任何书目编纂都必须以资源调查为基础，即使是馆藏书目或私家藏书目录，也必然是以清理、核实馆藏（架藏）为第一步，亦即小规模的资源调查。而书目编纂是资源调查的成果记录，这些记录经过整理研究和目录学技术方法处理，按既定目标要求编纂成册，成为各种类型的图书目录。两者互为依存，相促发展。

1. 资源分布基本情况

根据目前掌握的资料分析，我国中医古籍资源的分布呈现既分散又相对集中的情况。所谓分散，是指在全国各地区（省、市、县、自治区），各系统（公共、科学研究、大专院校、医院、学会、宗教、部队等）的图书馆、博物馆大都或多或少有中医古籍收藏，加之近年来私人藏书发展迅速，中医古籍的收藏面又有扩展的趋势。此外，还有多年来流失海外的医书，不仅收藏于很多国家的图书馆、博物馆，亦有很多为私人收藏家所拥有。凡此种种，说明中医古籍资源的分布相当分散，其涉及面之广，至今尚无确切答案；所谓相对集中，是指中医古籍的收藏面虽广，但它分布的密度并不均衡，无论是从数量上还是从质量上看，绝大多数古籍资源是集中于经济、文化发达地区。从地域上讲，古籍资源最集中的地区是北京，其次是上海；从收藏单位性质上讲，除中医专业图书馆外，中医古籍资源最集中的单位是国家图书馆、发达地区的省市图书馆、综合大学和医学院校图书馆。这种资源相对集中的特点，为调研工作创造了有利条件，如果收藏信息工作做的到位，资源调查可收到事半功倍的效果。

2. 中医古籍资源调查研究概况

据目前所掌握的资料看，民国期间所出版的中医书目，大概有以下几种类型，一是出版企业编纂的本社出版的中医图书目录。如《上海中医书局书目提要》、《千顷堂书局医学书目》等；另一种是丛书书目或书目提要，如《钦定四库全书总目提要医家类》、《三三医书书目提要》、《中国医学大成总目提要》、《珍本医书集成总目》等；还有一种类型是个人藏书目录或社会各类组织机构的医书收藏目录，这种书目，大多为抄本或内部印刷品，收书量极小，影响力不大，在此不一一赘述。1949 年以后，随着国家对中医药学的重视和对古籍资源的调查保护力度不断加强，中医专科书目的编纂和目录学研究也得到相对快速发展，主要表现为以下几个方面：①中医药研究机构和高等院校图书馆编纂的馆藏中医书目，其中收书量较多，影响力较大的是《中国中医研究院图书馆馆藏中医线装书目》和《上海中医学院图书馆馆藏中医书目》；②省、市等地方性中医古籍联合目录，如《浙江中医药古籍联合目录》、《吉林省中医古籍联合目录》、《天津市中医古籍联合目录》等；③省或地区的古籍联合目录，其内容包括了该地区各类图书馆所收藏的中医古籍目录，目前贵州省、东北地区、内蒙古自治区均已出版了综合性的古籍联合目录；④研究考证性的书目，在 20 世纪 80~90 年代，编纂出版了一批这种类型的书目作品，其中具有一定代表性和影响力的有郭霭春主编的《中国分省医籍考》和严世芸主编的《中国医籍通考》等；上述各项中医目录学成果，都是在不同的范围，以不同的形式，从不同的角度和层面为中医古籍资源调查做出了贡献。

而真正以中医古籍存世状况为目标的调查研究工作则始于 1958 年。当时刚成立不久的中医研究院为更好地继承发扬中医药学遗产，需要先摸清家底，掌握中医古籍的存世状况，为继承工作铺路搭桥。据此，得到北京图书馆的支持与合作，两馆联合于 1958 年向全国各地公共图书馆、综合性大学图书馆、医学院校图书馆发出了征集中医图书馆藏目录的函件，开启了第一次全国性中医古籍资源调查。此次调研历时三年，共收到全国 58 家图书馆和 2 家私人藏书提供的中医藏书目录。其后，在 1979~1990 年，2005~2007 年又先后进行了第二次、第三次全国中医古籍资源调查，调研成果全部收录在三本书目中，即 1961 年印行的《中医图书联合目录》（以下称 61 版《联目》）[13]、1991 年中医古籍出版社出版的《全国中医图书联合目录》（以下称 91 版《联目》）[14]、2007 年上海辞书出版社出版的《中国中医古籍总目》（以下称 2007 版《总目》）[15]。现将以上三次中医古籍资源调研的范围、藏书单位、书目数据统计结果列表如下（表 3-1~表 3-3）。

表 3-1　调查地区统计

省市	第一次调查（1959~1961 年）	第二次调查（1979~1990 年）	第三次调查（2005~2007 年）
省	20	24	24
市	34	42	56

表 3-2　收书断代、收书品种统计

年代	61 版《联目》（种）	91 版《联目》（种）	2007 版《总目》（种）
1911 年前出版（古籍）	4424	7510	8663
1911~1949 出版（民国间）		4614	4792
1911~1958 出版	3237		
合计	7661	12 124	13 455

表 3-3　中医古籍收藏单位分类统计

收藏单位		61 版《联目》	91 版《联目》	2007 版《总目》
国家图书馆		1	1	1
省市图书馆		28	35	56
博物馆		2	4	5
大学图书馆	综合	1	6	12
	医学	14	28	31
	中医	5	25	27
研究机构各书馆	综合	1	1	2
	医学	1	4	3
	中医	4	7	9
医院图书馆			1	3
学会图书馆		1	1	1
出版社图书馆				1
私人藏书		2		
合计		60	113	150

根据表 3-1~表 3-3 所统计的数据，清楚地反映出三次中医古籍资源调查在区域范围、藏书单位、新品种发掘等方面都取得了可喜进展。在整个资源调查过程中，始终坚持了“突出重点，兼顾一般”的指导思想。所谓突出重点，即把中医专业图书馆列为调查收录的重点，争取做到全覆盖。同时把收藏中医古籍丰富的非中医专业图书馆也列为调研重点，并争取做到全覆盖。正是因为在实际工作中成功贯彻了这一指导思想，使中医古籍资源调查工作获得了事半功倍的效果。根据以上所列数据，对照现已掌握的各家书目综合分析，可以确认通过三次中医古籍资源调查，基本掌握了中医古籍的存世状况和在各地区各类型藏书单位的收藏分布情况，特别是对刻本医书的调

查和收录，估计收全率可达到90%以上。

（三）资源调查方法

1. 资源调查方式

资源调查方式的选择和设计与调查目标、调查范围和组织者本身所具备的调查能力密切相关。根据已经完成或正在进行的古籍资源调查所取得的经验看，基本上可归纳为以下两种方式。

（1）撒网式调查：这种调研方式基本上是在政府部门的支持督导下进行的，其主要特点是有统一的领导、统一规划、统一的操作方法和技术指标及可靠的保障条件。如20世纪80~90年代进行的全国善本图书普查和当前正在进行的全国古籍普查登记工作均属这种类型。采用这种方式，必须具有一定权威性，否则无法进行。

（2）渐进式调查：这种调查方式具有相对灵活性，可以根据调查的预期目标和调查主体所具备的实施能力，设计和调节可行性方案，以最便捷有效的方式发挥自身优势，获取资源调查的最佳效果。持续进行了半个多世纪的中医古籍资源调查即采取的这种模式。

2. 调研单位的选择

如上文所述，我们所进行的中医古籍资源调查，是以渐进方式进行的，不可能如撒网式一次性完成，必然要遇到如何选择调研单位问题，我们是按照以下原则进行选择的。

（1）先通过各种渠道对藏书单位进行调查了解，把收藏古籍丰富的单位作为优先考虑调研对象。

（2）中医药专业图书馆全部列为调研对象，其所收藏的中医古籍全部收《联合目录》。

（3）具有代表性或权威性图书馆，如中国国家图书馆、国家科学图书馆、中国医学科学院图书馆、全军医学图书馆等，应优先列入调研计划之中。

（4）调研工作既要突出重点，也要兼顾全局，一些偏远欠发达的省、市、自治区图书馆也要纳入调研计划。往往这些图书馆会收藏一些具有地方特点的古医籍。

3. 调研表数据结构设计

调研表的数据结构设计要服务于古籍资源调查目的，也要适用于联合目录编纂著录事项的需求。每项调查数据的确认，都必须有助于对特定古籍书名、作者、版本、成书年、内容分类等项目做出准确判断。例如，有关“书名”的数据，不同的版本有不同的题名，一书的不同部位也有不同的题名，只有将这些同一书的不同题名，在数据结构中做全面反映，才能为以后汇总数据时，在纷繁复杂或似是而非的原始素材中，提供有效线索，以利于做出准确判断。又如有关“作者”的数据，历史上同名同姓的人很多，但同姓名的人往往字、号不同，籍贯不同，所处时代不同，这些数据都是区别同姓名人的佐证，如不参考这些数据，就极易张冠李戴，造成混乱。因此，调研表的数据结构设计是古籍资源调查和目录学研究的基础工作，是对古籍做出正确鉴别和判断的重要依据，必须做到缜密、全面，为资源调查的顺利进行提供可靠的第一手资料。

4. 资源调查的程序设计

进行全国范围的中医古籍资源调查，由于涉及面广、参与人员多、时间跨度大等因素，在工作启动之前，必须做好各方面的准备工作，其中重要的一项就是资源调查的程序设计工作，要为整个资源调查工作制订一个科学有序的工作流程，以保障整个资源调查工作步调一致地向前推进。

调查程序设定大体包括以下几方面内容：

（1）确定调查单位名单，这项工作的内容和程序如下：首先拟定调查单位的入选条件→按条件选出初选名单→对名单中的藏书单位的中医古籍收藏状况和整理编目情况进行调查核实，不符条件者淘汰→落实调查单位名单。

（2）调研工作的案头准备工作

1）拟定发给藏书单位的中医古籍调研信函。

2）设计中医古籍资源调研表，该表格包括了中医古籍资源调查中所需了解掌握的各项数据。

3）编写调研表的填表说明，阐明各项数据填写的基本要求。

4）设计查询单，对所收集的书目数据存在疑问时，向藏书单位做进一步核实时用。

5）设计联系人表格，内容包括联系人姓名、学历、职务、职称、专长等有关信息。联系人负责解决在资源调查中其所在单位提供的书目数据存在的各类疑问。

（3）调研工作实施阶段

1）发调研信函和相关表格及说明。

2）与各相关单位沟通和磨合。

3）回收调研表或藏书单位提供的馆藏中医书目（多数单位不能按要求重新填写书目数据，而是提供现有的馆藏中医书目）。

4）对收到的书目数据进行登记，并加盖收藏馆的标识章。

5）对收到的书目数据进行初审，不符要求的联系修改。

6）凡在调研阶段和各协作单位间有关中医古籍书目数据的咨询、解答、变更等互动关系均做详细记录，保留存档。

（4）汇总调研资料

1）在汇总各藏书单位提供的书目数据之前，需仔细检查是否全部加盖了收藏馆的标识章，如有漏盖，应予补齐。

2）汇总调研资料，先将同一书集中，再将同类书集中，经过初步的整理归纳，资料调查阶段的书目数据收集的基础工作基本完成。

3）在调研过程中发出的查询单收回后，和其他调研资料一起汇总到各类，以供编纂联目时参考。

4）将参加资源调查的藏书单位资料整理汇总，内容主要包括以下项目：单位名称、馆代号、负责人、联系人、地址、邮箱、电话、提供中医古籍条目数量、提供时间等。

三、中医古籍联合目录编纂与目录学研究

以联合目录形式编纂的中医书目，最早的一部仅见中华医学会于1955年印行，由医

史学家李涛教授编辑的《北京五大图书馆现存中医书简目》。但该书目资源调查面很小，收书量也少，著录项目简单，且为机关内部印刷品，其实用性和影响力均有限，故中医图书联合目录的开山之作，应推1958～1961年由北京图书馆和中医研究院联合编著的《中医图书联合目录》。其后，随着社会文化事业和中医事业的发展，于1991年由中国中医研究院图书馆组织编写、薛清录主编、中医古籍出版社出版的《全国中医图书联合目录》问世。进入新世纪后，在中国中医科学院和中医药信息研究所的支持下，在前两部联合目录的基础上，由薛清录主编的《中国中医古籍总目》于2007年在上海辞书出版社出版。在长达半个世纪的时间里，这三部大型中医专科联合目录的出版，使我们基本上了解和掌握了中医古籍两千年来的发展和存世情况，以及当前在全国各地区各系统的收藏分布情况，厘清了家底，填补了编纂大型中医图书联合目录的空白，为中医专科目录学的建立和发展做出贡献。下面仅从几个方面对三部联目的学术思想、技术方法做一扼要阐述。

（一）中医联合目录体例框架的探讨

1. 指导思想

历时半个世纪的中医古籍资源调查，始终朝着一个既定目标前进，那就是为了继承发扬中医药学遗产，必须查清有多少古圣先贤的遗著尚存留于世，收藏于何地、何处，为中医古籍保护、发掘、整理研究、传承做好文献信息基础调查工作。为此，“联合目录”的读者群体应是广泛的、多元的，既适用于研究工作，也适用于医疗、教育、文化、管理等方面的各类人员，让“联合目录”能够更好、更广泛地发挥社会功能。

2. 收书范围

收书范围是编辑“联合书目”所拟定的技术标准之一，是以条款形式将本目录所要收录的图书做出科学的明确的界定。收书范围的制订，是为了保障书目收书质量的科学性、稳定性和一致性。其内容包括收书断代、学科取舍、语言文字限定、文献类型等多方面内容，下面仅就三部《联目》编纂过程中在“收书范围”上的取舍变化做一简单介绍。

（1）断代问题：关于收书的断代，三部《联目》有不同的考虑，61版《联目》收书断代是1958年，也就是1958年以前出版的中医书全部收录；91版《联目》在收书断代上做了调整，考虑到图书本身的时代特征和存量等因素，91版《联目》的收书断代定于1949年；2007版《总目》在收书断代上与91版《联目》基本一致，但工作重点上进行了调整，虽然保留了民国间出版的中医书，但却明确提出调研和收录的重点是1911年以前著作和出版的中医古籍。

（2）边缘学科问题：在《联目》编纂中，遇到的边缘学科问题主要是法医和兽医。61版《联目》收录了这两科的书目，到91版《联目》编写时，出现了不同意见，虽然这两类书的类名都有一个“医”字，但究其内容，应从以下三个方面进行审核认定：①与中医药学的研究对象、研究目的、研究方法是否一致；②和中医学的基础理论、学科体系、逻辑关系是否一致；③和当前通行的古籍分类和现代图书分类法的类目设置是否一致。通过这三把尺子衡量，编写人员一致认为法医和和兽医学著作不应收入中医《联目》，故91版《联目》和2007版《总目》均未收录这方面内容。

（3）晚清出版的西医线装书问题：这个问题从学科划分来说，不应属《中医联目》收录范畴。但这一历史时期恰好是西风东渐，西医传入中国，中西并存交融时期，出现了中西汇通学派的著作。中西汇通是中医发展的一个历史阶段，其著作属中医范畴应予收录，但同一时期西医著作的中译本，虽为线装，亦不能视为中西汇通著作收入《中医联目》。

（4）社会文化因素对收书范围的影响：联合目录是文化产品，它的产生和发展必然受社会文化动态的影响。例如，61 版《联目》第一个类目是“党和政府关于医药卫生的政策决议及有关著作”就带有明显的时代特征。又如 2007 版《总目》把祝由科著作列类收录，并把收集到的中国台湾地区六家藏书单位的中医古籍书目作为附录收入《总目》中，彰显出改革开放以后国家文化政策的多元化和包容性。

3. 编排体例

书目的编排体例，是书目编辑工作的核心问题，是检验书目科学性和实用性的重要依据。历时半个世纪，先后编辑出版的三本“中医联目”在编写体例上是一脉相承的，它的结构序列是依据 61 版《联目》采用的分类编年法确立的，此法是先将图书按内容归类，再按成书年排序。其精神完全符合中国传统目录学“辩章学术，考镜源流”的宗旨。经过半个多世纪的实践检验，此法已为学界和广大读者所认同。但是这一体例在实践中仍然存在不容忽视的弱点，主要问题出在“编年”上，“中医联目”不是研究考证性书目，而是反映大范围古籍资源调查成果的文献检索书目，所收集的书目资料参差不齐，有些书目数据可提供编目参考的信息量太少，很难找到定“成书年”的可靠依据。为解决这一难题，61 版《联目》采取了两项措施：其一是对一部分成书年不详的，依据内容和版本做出推断，在推断年代的后面加一“附”字，以示区别；其二是对实在推断不出年代的，则写上“撰年未详”四字，排在该类的后面。91 版《联目》将这两项措施合并，并将推断年代的“附”字以符号代替，改为“[　]”。随着中医古籍资源调查的深入发展，一部分存疑的成书年，已经逐步获得解决，例如，《青囊萃颖》一书，《总目》著录为著者佚名，参考成书年［1938］，后经调研，证实该书作者为清·刘行周，成书年为 1898 年，遂在《总目》电子版予以改正。但是这种通过调研逐步订正成书年的办法将是一个缓慢的过程，解决大量存疑的成书年，仍是《联目》编纂中的一个难题。

（二）“中医联目”著录事项的确定和标准化探讨

书目的著录事项是向读者揭示、表述书籍内容和特点的文字，一般是有成规的，如古籍书目中的书名、卷数、著者、版本几项都是常规著录项目。但即使是这几项，在著录时也有繁简之分。因此，在着手进行书目编纂之时，首先要把著录项目确定下来，并且确定这些项目的著录要求、著录方法，制定“《XXXXXX》编辑细则”作为全体编写人员的著录依据，以求思想统一、行动统一，避免各行其是，造成混乱。三部“中医联目”在著录项目的选择上具有共同的指导思想，但也有不同的处理方法，因而形成了各自特点，现仅就其主要的几点阐述如下。

（1）指导思想：“中医联目”著录项目的选择确定，主要依据以下几条原则。

1）遵循中国古籍书目的著录项目设置惯例。

2）吸收现代书目索引编排技术，提高书目的检索功能。

3）尽可能向读者提供更多有价值的书目信息。

（2）关于按语和注释项问题：在书目的著录项目中设“按语”和“注释”是61版《联目》的主要特点。它的按语应用范围很广泛，也很灵活，有对类目的说明，也有对某特定书的体例、出处的说明，还有的按语是对著者身份的介绍，以及对确定成书年的依据等；总之凡是编者需要说明的问题均可以按语形式加以阐述。这种著录方式的好处是可以给读者提供很多书目以外的信息资料，具有一定的参考价值，但是不足之处是这种叙述性文字不适用于书目著录。书目的著录语言应是简洁的、规范的、符合古籍著录标准化要求的。因此，在91版《联目》中，把“按语”的著录取消了。而注释项则予以保留，并对其使用范围和注释语言进行了规范。

（3）关于著者籍贯项的取舍问题：在61版《联目》著录项目中，有对著者籍贯的著录。在20世纪80年代修订61版《联目》时，编写人员对这项著录进行了认真讨论，对其必要性和可行性进行了深入分析，一致认为，作为一本工具书，如把著者籍贯列为正式著录项目，就必须做全面、做准确。但中国的地名问题太多太复杂，例如，同一地点古今用名不同，是用今名，还是用古名？一地多名或一名多地怎么认定？同一著者的不同著作所题籍贯不同是照录还是需要进一步研究考证等。若想把此项著录做扎实、准确，确实存在很大难度，也超越了中医联目所承担的主要任务。为将有限的人力、物力集中用于主要项目的调研和整理加工上，决定在91版《联目》中删除“著者籍贯”的著录。

（4）关于同书异名的著录：从61版《联目》开始，对同书异名的著录，就采用交替书名办法解决，交替书名亦收入书名索引，保证读者从任何一个书名入手都能够查到该书。

（5）关于待鉴定本问题：在61版《联目》的版本项中，设置了“待鉴定本”项目，后在联目修订工作中，发现这一项目的设置存在问题，因为版本项主要有四个著录内容，即出版年、出版地、出版者和版本类别。在这四项著录中唯一不能缺少的是版本类别，如果一本书连版本类别都未弄清楚，那么这条著录就无法成立，而前面三项无论缺了哪一项，也都不是完整的著录，都留有“待鉴定”的因素。因此，91版《联目》取消了“待鉴定本”的设置。

（6）关于成书年的号码结构问题：61版《联目》的成书年采用的是汉字和阿拉伯数字的混合号码，分三种写法，具体如下所述。

1）公元前。

2）推断的年份在年代后面加“附”字，如“1911附”。

3）撰年未详。

在《联目》进行修订时，提出一项原则，即成书年具有排序作用，应采用本身具有序列功能的数字和符号做标示，汉字无此功能，不应混用，故在91版《联目》中，删去“撰年未详”字样，一律按参考年号处理，并将“附”字改为“[ ]”。

（三）“中医联目”分类表的制订

1. 意义

图书分类法是目录学研究的核心内容，是使书目达到“辩章学术，考镜源流”的重要手段。中国古代目录学家通过图书分类的立类、类名、类序来表达他们的学术主张，褒贬态度，使书目在读书人中发挥导向性作用。现代图书分类法则是以学科分类为核心组成具有严密逻辑关系的族性分类体系。如果图书分类表的类目间逻辑关系处理失当，必然会在类分图书时出现类列不清、图书混乱问题，从而降低书目的科学性和实用性。因此，在着手进行“中医联目”编纂时，必须要先制订出一个适用的、能够容纳古今中医图书的分类表。

2. “中医联目”分类表的立类原则

(1) 确定以图书内容学科为主的立类原则。在此基础上，可依据图书的文献类型、时代、国别、民族等因素进行细分，但必须厘清各层次类目间的逻辑关系。

(2) 立类要考虑收录文献的实际情况。每个类目下应有一定的文献量，尽量保持各类文献量的平衡，既便于检索，又不失于繁琐。

(3) 对“类名”的基本要求：①类名要有明确的科学内涵；②文字简洁、概括，能覆盖其下子目的外延；③尽量采用中医传统名词术语；④能为多数读者熟悉接受。

3. “中医联目”分类表的体系结构

(1) “中医联目”分类表需能反映中医存世文献之全貌，并以其序列层次表达学科发展的渊源关系。

(2) 对于开创性、奠基性著作，已由单一著作发展成为学科者可单独立类，并在分类体系中适当反映其在学科发展中的重要地位。如将“内经”作为独立类目列为“中医联目”分类表的第一大类，突显《内经》对中医药学发展的开创和指导地位。

(3) 在分类体系中各层次类目序列的排列以统一原则为准，不以类别层次的不同而有所变动，从而保持类目结构的统一平衡。

4. “中医联目”分类表的发展变化

三部“中医联目”分类表编制的指导思想和类目主体结构基本是一致的，一脉相承的。但是随着收书范围的变化和收书规模的扩大，加之编写人员对中医图书分类法的立类原则和体系结构的深入探讨，91 版《联目》和 2007 版《总目》对类目表进行了不同程度的调整和修订，具体修订情况概括介绍如下。

(1) 三部联目分类表类目数字变化概况如表 3-4 所示。

表 3-4 分类表类目数字变化统计

类目	61 版《联目》(类)	91 版《联目》(类)	2007 版《总目》(类)
一级类目	17	12	12
二级类目	67	62	66
三级类目	193	83	81

(2) 一级类目修订情况如表 3-5 所示。

表 3-5 一级类目修订对应表

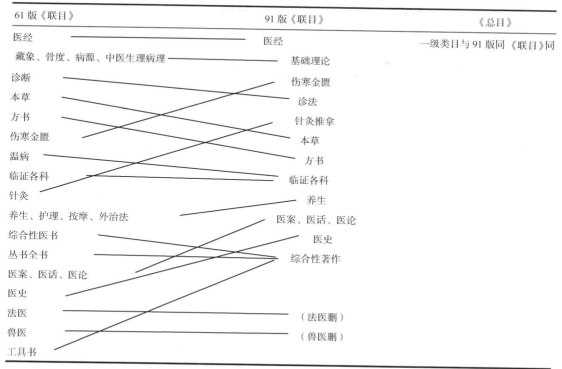

61 版《联目》	91 版《联目》	《总目》
医经	医经	一级类目与 91 版同《联目》同
藏象、骨度、病源、中医生理病理	基础理论	
诊断	伤寒金匮	
本草	诊法	
方书	针灸推拿	
伤寒金匮	本草	
温病	方书	
临证各科	临证各科	
针灸	养生	
养生、护理、按摩、外治法	医案、医话、医论	
综合性医书	医史	
丛书全书	综合性著作	
医案、医话、医论		
医史		
法医	（法医删）	
兽医	（兽医删）	
工具书		

（3）二级三级类目修订情况

1）理顺类目间族系关系：准确反映类目间的族系关系是图书分类法科学性的重要标志，也是提高书目检索效果的重要手段。因此，在修订《联目》时，对分类表类目间的逻辑关系进行了系统的梳理，对逻辑关系混乱的类目进行了调整，下面仅就诊法类二级、三级类目间族系关系调整情况举例如表 3-6 所示。

表 3-6 诊法二三级类目修订举例

修订前	修订后
脉经及诸家脉学	诊法通论
脉经	脉诊
脉诀	脉经
诸家脉学	脉诀
太素脉	诸家脉学
四诊	望诊
四诊八纲	舌诊
望诊	其他诊法
舌诊	
其他诊法	
诊腹	
其他	

2）统一平行类目的分类标准：这项修订措施是为了避免在一个大类之下的平行类目采用不同的分类标准而产生类目间交差重叠、类列不清，从而导致图书分类混乱，降低书目检索的准确性。因此对存在这种问题的类目进行了修订。举例如下（表3-7）。

表3-7 平行类目修订

修订前	修订后
素问	素问
本文	本文
全部的注释	注释
分类摘要注释	发挥
校注	
杂注	
阴阳五行及运气	（阴阳五行及运气移至基础理论类）

3）类目的简化和归并：这项修订措施是为了解决类目设置过细过繁造成各类目下文献量失衡的弊病。例如，第一版分类表的医经类下的二级类目“素灵分类合编”，其下又设了五个三级类目，最小的一类只收录了一种书，最大的类收录了五十种书，收书量极不平衡。第二版分类表撤销了这个二级类目，其下五个小类进行合并，移至“内经”类下设立三级类目，类名“类编与摘编”，既简化了类目，又理顺了族系关系。

4）类目的增补与删除：中医联目分类表类目的增删，主要是依据收书范围的变化和社会文化事业发展形势的影响。例如，在第一版分类表中有法医和兽医两个类目，后经研究，认为这两个学科不属于中医学范畴，应不予收录。又如祝由科著作在第一版没有收录，但在编纂《总目》时，经研究认定“祝由十三科”在医学史上是客观存在的，不应回避，应予收录，故在《总目》中增补了这一类目。

（四）分析参照系统在“中医联目”中的运用

分析参照系统是现代书目索引编辑中所采用的技术方法，目的是从不同角度和层面向读者揭示推荐图书，使书目索引达到最佳检索效果。一般古籍书目很少采用这种方法，而中医联目从61版开始就采用了分析参照的办法，说明中医联目的编辑指导思想是开放的，只要有利于书目的检索和利用，就应充分吸收各家所长。具体做法概括为以下几点。

1. 丛书子目的分析

“中医联目”收录的丛书基本为两类，中医丛书和综合性丛书。前者的书目数据，大多为藏书单位所提供。后者的书目数据多为编者查阅丛书或有关丛书目录所获取。这种间接收集书目数据资料的办法，往往因为书名表达专业性不强而有所遗漏。例如，《一万社草》这样的古籍，如不见原书，又无内容提要，很难判断它是医书。因此，在“中医联目”所收录的综合性丛书的医书子目是否有疏漏，确不易做出定论。不过，不管是中医丛书子目还是综合性丛书中的医书子目，一律都做了子目分析。这些子目分析，凡是有单行本的，一律随单行本归类排序，在该书版本项之后列参见项，凡无单行本的，则视为独立品种，单列条目，归类排序，其版本项仍按参见项格式处理。

例：*洁古家珍一卷*

（金）张元素（洁古）撰

见济生拔粹

事实证明，通过对丛书子目的分析参见著录，不仅拓宽了医学图书的检索途径，也使人们看到了医学图书在社会文化领域的影响和认知。如唐·孙思邈撰《备急千金药方》收入了四种丛书，全部都是综合性丛书，又如宋·董汲撰《旅舍备要方》收入了九种丛书，其中八种是综合性丛书，这种文化现象应该不是偶然的，而是“儒”和“医”一脉相承的文化基因使然。

2. 附录中独立医著的分析

一部独立的医学著作，未能单独刊行，而是附于他书之后，以附录的形式刊刻问世，为了彰显它的位置，引导读者注意它的存在，“中医联目”也采取了丛书子目的分析方法，单列条目，归类排序，其版本项亦按参见项格式处理。

例：*董氏小儿斑疹备急方论*

（宋）董汲撰

见钱氏小儿药证直决（附录）

又有的独立著作，虽然也是附录，但只是该书某一版本的附录，而非全部版本都有此附录，因此在著录上应有所区别。

例：*湿热条辨一卷*

（清）薛雪撰

见医师秘笈（版本附录）

3. 一书有两类以上内容，在有关各类采用“互见”方法

如一书涉及两类以上内容，按其主要内容分类。为了让按类索书的读者在该书其他内容的类里也能找到这本书，联合目录采取了“互见”的著录方法。“互见”即在相关的类目里另立条目，该条目只著录书名、著者，按该书所涉的其他内容分类，并按成书年排序，在版本项位置写明“见”该书实际所处类目名称。这种“互见”条目不给总序号，而用标识符号“＊”代替。例如，91 版《联目》素问发挥类下的一条互见著录：

＊＊＊素问痿论释难

刘复撰

见内科类其他疾病

以上的几项措施，其目的主要是根据中医古籍的特点，从不同角度和层面扩展联目的检索途径，减少检索盲点，把握条目著录的准确性，发掘中医古籍潜在的新品种，不断加强和完善中医联目的检索功能和统计功能。

半个世纪以来，中国中医科学院图书馆组织进行的三次中医古籍资源调查和三部中医联目的编辑出版，是一项有开创性和前瞻性的系统工程。说它有开创性，是因为在此之前没有人做过这件事；说它有前瞻性，是因为在这几十年里，古籍的调研和保护工作长期被忽视，处于低谷，开展古籍工作的客观环境是相当困难的。直到近年，国家重视传统文化的传承和发展，全国古籍保护工作才呈现欣欣向荣之势。中医科学院图书馆在长达半个世纪的时间里，克服了客观环境的诸多困难，始终不渝坚守中医古籍资源调查这个阵地。这种坚守是基于对这项工作重要性的深刻认识，这种认识的前瞻性已为国家政策和文化发展的大趋势所证实。当前国家出台的各项政策，为中医古籍保护工作的发展创造了前所未有的良好条件。时不我待，应抓住这有利时机，在原有古籍资源调查的基础上充实力量，重新定位，在新的起点上做大做强，为中医事业的发展做出新贡献。

四、中医古籍分类方法研究

（一）中医古籍分类方法调研与分析

中医古籍是古籍的重要组成部分，由于实用价值高，至今一直被人们所重视。但是长期以来，中医古籍分类始终没有统一的标准，这使中医古籍在馆内管理和馆间交流上耗费过多的时间和精力，也不便于读者的查找和使用。为扭转这种局面，我们应该从方法上寻找突破点，通过对各种古籍分类方法的全面调研，分析存在的问题，提出具体的对策，为制订统一的中医古籍分类方法做好基础工作。

1. 古代中医文献分类方法调研与分析

（1）综合书目分类方法：西汉刘歆所编《七略》是中国第一部综合性图书分类目录。全书分为七大类：辑略、六艺略、诸子略、诗赋略、兵书略、数术略和方技略。医书收在“方技略”，分为医经、经方、房中、神仙四种。

南朝梁阮孝绪所撰《七录》分内外两篇，内篇分为经典录、纪传部、子兵录、文集录、术技录；外篇分为佛法录、仙道录。医书收在术技录中，分为医经、经方两种。

唐代魏徵等所撰的《隋书·经籍志》是现存最早的一部用经、史、子、集四部区分典籍的完整的史志目录。医书收在“子部医方类”。

宋代郑樵所撰《通志·艺文略》新创12类分类法，医书收在“医方类”，分为脉经、明堂针灸、本草、本草音、本草图、本草用药、采药、炮炙、方书、单方、蓄方、寒食散、病源、五脏、伤寒、脚气、岭南方、杂病、疮肿、眼药、口齿、妇人、小儿、食经、香薰、粉泽二十六种。

清代纪昀等所撰《四库全书总目提要》分为经、史、子、集四部，医书收在“子部医家类”。

古代对于书籍的分类经历了六分法、七分法、四分法等多种分类方法的演变，这是与不同历史时期学术发展水平和书籍内容特点等密切联系的。在这个过程中，中医古籍分类的演变也具有以下两个特点：①由简单到细致，比如从《七略》四种分类到《通志·艺文略》二十六种分类，这体现了学术发展的逐步分化及学科层次的逐步深入；②由仙、巫、医不分到医学独立，比如《七录》将“房中”、“神仙”类书籍从医书中分离出来，《通志·艺文略》将占卜类书籍从医书中分离出来，这体现了学科认识水平的不断发展及人类社会在科学道路上的不断进步。

（2）专科书目分类方法：明代殷仲春所撰《医藏目录》是现存最早的医学专科目录。全书分为20类，即20函，分别称作：无上函（各科医书）、正法函（伤寒类）、法流函、结集函、旁通函、散圣函、玄通函（皆为各科医书）、理窟函（脉学类）、机在函（眼科类）、秘密函（各科医书）、普醍函（本草类）、印证函、诵法函、声闻函（皆各科医书）、化生函（妇产类）、杨肘浸假函（外科类）、妙窍函（针灸类）、慈保函（儿科类）、指归函（各科基础书）和法真函（养生类）。

日本丹波元胤所撰《医籍考》分为医经、本草、食治、藏象、诊法、明堂经脉、方论、史传、运气九类。

清代丁福保所编《历代医学书目提要》是一部中西医汇通的医学专科书目。全书分22类，包括：①《素问》、《灵枢》；②《难经》；③《针灸甲乙经》；④《本草纲目》；⑤《伤寒论》；⑥《金匮要略》；⑦《脉经》；⑧五脏；⑨明堂针灸；⑩方书及寒食散；⑪疾病；⑫妇科；⑬小儿科；⑭疮肿；⑮五官；⑯脚气；⑰杂病；⑱医案；⑲医话；⑳卫生；㉑祝由科；㉒兽医。

中医古籍专科书目的分类基本上都是根据中医学本身的学科分类与中医古籍本身的知识内容和特点来划分的。就以上书目而言，三者的分类方法还是具有较高的一致性的。虽然有个别类目不一致，但这与书目本身的收书量以及所收书籍的内容都有一定的关系。

2. 现代中医古籍分类方法调研与分析

（1）文献学书籍分类方法：《中国丛书综录》包括《汇编》和《类编》两部分。《汇编》分杂纂、辑佚、郡邑、氏族、独撰五类，《类编》按经、史、子、集四部法分类。子部医家类包括内经、难经、伤寒、金匮、总论、内科、外科、伤科、五官科、妇产科、儿科、痘疹、针灸、按摩导引、养生、诊法、藏象、本草、方剂、医案、医话、杂著22大类。

《中国古籍善本书目》编排方法基本按经、史、子、集四部分类法排列，并增设丛书部。子部医家类包括丛编、医经、本草、诊法、方论、针灸、养生、史传8大类。

《中国古籍总目》沿用四部分类法类分古籍，并参酌《中国丛书综录》、《中国古籍善本书目》等增损类目。子部医家类分为丛编、综论、医经、本草、藏象、诊法、方论、针灸推拿、医案医话、养生10大类。

《中华古籍总目》在传统四部分类法的基础上，增加“类丛部”，分为经、史、子、集、类丛五部。子部医家类分为类编、医经、医理、伤寒金匮、诊法、针灸、推拿按摩外治、本草、方书、温病、内科、妇科、儿科、外科、伤科、眼科、喉科口齿、医案、医话医论、养生、综合21大类。

《中国图书馆图书分类法（第五版）》将中国医学又分为中医预防、卫生学、中医基础理论、中医临床学、中医内科、中医外科、中医妇产科、中医儿科、中医肿瘤科、中医骨伤科、中医皮科科学与性病学、中医五官科、中医其他学科、中医急症学、中药学、方剂学、中国少数民族医学等。但是其并不完全适用于中医药古籍本身的分类，在实际应用中也存在一定的困难。

《中国中医古籍总目》是一部大型中医文献检索工具书目。全书分为医经、基础理论、伤寒金匮、诊法、针灸、推拿按摩、本草、方书、临证各科、医案医话医论、养生、综合12大类。

《中国医籍大辞典》共分23个学科类别，包括内难经类、基础理论类、伤寒金匮类、诊法类、本草类、方书类、临证综合类、温病类、内科类、妇科类、儿科类、外科类、伤科类、眼科类、耳鼻咽喉口齿类、针灸类、推拿类、养生类、医案医话类、养生类、综合性著作、其他类、亡佚类。

对比以上几种关于中医古籍分类方法，可以看出各种分类方法的类目设置非常不统一，具体表现在：①类目数量不统一，如《中国古籍善本书目》只分为 8 个大类，《中国丛书综录》则多达 22 个大类；②类目名称不统一，如医经类，《中国古籍善本书目》、《中国古籍总目》、《中华古籍总目》、《中国中医古籍总目》称为“医经”，《中国医籍大辞典》称为“内难经之属”，《中国丛书综录》分别称为“内经之属”、“难经之属”；③类目内容不统一，如同称基础理论类，《中国中医古籍总目》是指阴阳五行、五运六气、藏象骨度、中医生理、病源病机、中医病理等，而《中国图书馆分类法》除包括以上各项内容外，内经、难经、伤寒、金匮等内容均包括在内；④类目顺序不统一，如《中国丛书综录》是将诊法、藏象、本草、方剂等类放在了临证各科类之后，而《中华古籍总目》、《中国中医古籍总目》是将诊法、藏象、本草、方剂等类放在了临证各科类之前。这就给各种书目在对应和交流时带了诸多不便，需要仔细鉴别和灵活应用。

（2）数据库中分类方法：《中华医典》是对中医古籍进行全面系统整理而制成的大型电子丛书。《中华医典》根据图书馆分类法分为医经、诊法、本草、方书、针灸推拿、伤寒金匮、温病、临证、养生食疗外治、医论医案、综合医书十一个大类。

中国中医科学院图书馆建立的数字中医古籍平台——古籍资源数据，使用《中国中医古籍总目》的分类方法。

无论是单机版，还是网络版的中医古籍数据库，其分类虽不尽相同，但是基本上涵盖在《中国中医古籍总目》的分类方法之内，皆是大同小异。这与建立数据库多是采用已有的研究成果有很大关系。

（3）中医专业图书馆古籍分类方法调研：通过回溯以往课题的调研成果、网络调研、实地调研等方式，收集到 25 家中医专业图书馆古籍分类方法的情况。

统计后的调研结果显示：使用《中国图书馆分类法》有 13 家，《四部分类法》8 家，自编分类法 5 家，《中国人民大学图书馆分类法》1 家，其中两家是同时使用两种分类法。这说明：①即使是在收藏中医古籍为主的专业图书馆，在古籍分类方法上也以《中国图书馆分类法》和《四部分类法》为主，这是主张所有图书采用统一分类法和主张古籍采用特有分类法两种学术观点的明显体现；②中医专业图书馆古籍分类不统一，不仅不利于行业内部的古籍交流，也不利于与其他公共图书馆的古籍交流；③现有的主流分类法对于中医古籍分类而言存在不适应的地方，中医古籍分类标准的建立具有必要性和紧迫性。

总之，就中医古籍分类方法而言，目前所面临的主要问题是中医古籍传统分类方法不够科学，现代图书分类也不能适应中医古籍的自身特点，全国中医行业没有完全采用统一的分类法等。为了解决这些问题，使中医古籍分类更加科学，应认真对比分析目前中医古籍分类的利弊得失，从而为新的、统一的分类法问世打下基础。《中华古籍总目分类表》、《中国图书馆分类法（第五版）》、《中国中医古籍总目分类表》，代表了目前最为主要的古籍分类方法，虽未统一，但各家所立的类目大部分相同或相近，这就为统一中医古籍分类法提供了可能，值得重点分析和研究。通过建立三个分类表类目的映射关系，不仅可以有效地提高中医古籍检索的可操作性，大大提高中医古籍的利用率，而且通过三者的对比分析，结合中医学术发展和文献发展的客观规律，可以最终形成一个标准的中医古籍分类表，作为古籍分类交流的语言工具，进而建立中医古籍分类标准体系，促进全国中医古籍分类的标准化进程[16]。

（二）中医古籍分类标准研究制订

1. 适用范围

（1）《中医古籍分类标准》（以下简称《标准》）适用各类型藏书单位类分中医线装古籍，可将其作为传统四库分类表及其他古籍分类表中的子部医家类目使用。

（2）《标准》为适应各藏书单位线装书籍的管理，内容可涵盖建国以后影印出版的线装以及其他古典装帧形式的中医古籍（多数藏书单位都是将线装古籍与平装书籍分别管理的）。

2. 编制原则

（1）完整性：《标准》涵盖中国古代传统医学研究的所有领域，同时对那些虽说属于其他学科，但其内容已经构成中医学的一个重要部分的内容，也把它纳入中医范畴。如道家的内功修炼、炼丹等。

（2）客观性：《标准》尊重中国古代传统医学著作的编著特点，客观地反映中医古籍的实际状况。如中医的温病学说虽然早在《黄帝内经》、《伤寒论》中就已有论述，但一直没有形成独立的学科，直到明末及清中期温病学才成熟起来。

（3）科学性：《标准》在类目设置、类目序列方面强调中医科学的内在逻辑性，充分反映中医科学研究的理论方法上的特点。例 1：诊法是连接理论与临床之间的媒介，所以将其定位于临床部分之首。例 2：温病源于伤寒，且同属外感病，故将其提至伤寒金匮之后。

（4）助记性：《标准》的分类体系以“中医理法方药”理论作为《标准》的分类体系结构。《标准》的类名，以通用、规范为原则。类目关系处理标准与社会流行标准一致。类目入类的主要标准、辅助标准的使用，皆以简捷、易记、易识别作为选择标准。

3. 分类体系结构

（1）六大部类：根据中医古籍内容特点，我们将现存中医古籍分为六大部类。

1）医经医理部：《内经》、《难经》的本文研究，其他研究，及《内经》、《难经》的综合研究。

2）诊法部：《脉经》、历代脉学、脉诊、其他诊法。

3）药治部：利用内服中药治疗疾病的方法。包括：伤寒金匮、温病、方书、临证总论、临证各科、医案等。

4）外治部：通过体表刺激治疗疾病的方法。包括：针灸、推拿按摩、其他外治疗法。

5）养生部：按照治未病理论，通过饮食、气功、广嗣、祝由等方式治病防病的方法。

6）综合部：除中医综合性著作外，主要由以人文科学的理论方法撰写的中医著作为主。如传记、目录、史料、笔记、丛书、合刻合抄等类型著作。综合部的主要作用，是作为一个弘扬中医、宣传中医、促进中医与其他学科进行交流的窗口。

（2）指导理论：《中医古籍分类标准》体系，是以中医的“理法方药”为指导理论建立起来的。将上述各部类按照中医的“理、法、方、药”理论组织起来，就构成了医古标准的分类体系。

1）理：是《内经》研究及其他基本理论研究为主要内容。包括：医经即《内经》、《难经》等；医理：中医与中国古代哲学（周易）、中医与其他科学（五运六气）、藏象、病源病机及其他。

2）法：由四部分构成：一是以《脉经》为首的脉诊，及其他诊法构成的诊断法；二是以伤寒金匮为首，包括方书、临证、医案、本草（属药）的药治法；三是以《针灸甲乙经》为首，包括太乙神针、推拿按摩、其他外治的外治法；四是养生，食疗、气功、内丹、广嗣、祝由等构成的养生法。

3）方、药：方，是法的下位类，是法下的具体实施与方法。

例 1：诊法以脉诊为主，还包括腹诊、色诊、望诊等其他诊法，其中不同的诊法皆属法中之法，每一种诊法又都包含着它们理论方法与技巧，这些具体的方法与技巧就是方。

例 2：药治法下的伤寒金匮至医案，其中的辨证、治法治则、组方原则等具体的理论方法技巧皆属方的范畴。本草是用以治疗的手段，则属药的范畴。

例 3：外治法，与例 1 相似，除针灸、按摩之外还包括很多其他外治方法，所以小法也是法，诸法之下的具体方法与技巧则属方。外治法的具体治疗是通体表部位进行的，所以理法方药，在此又谓为“理法方穴”。诚如经络理论、皮部理论所言，此穴即可是经穴，亦可是效穴；即可是一个点，也可是一条线，或者是一片。

例 4：养生法，与上类似，不同的法，有不同的方与药。食疗的方，就是如何根据本人的具体情况选择具有保健治疗作用的食物的方法与原则，选中的食物即是药，其他可以类推。

4. 类目关系处理原则

类目关系包括：内容与形式、理论与应用、一般与特殊、总论与分论、整体与部分、集中与分散等关系。如何处理这些关系的原则，是图书分类法编制者、图书分类编目人员、分类目录使用者必须遵守的基本原则，是图书分类员与分类目录使用者之间进行交流的重要方式。为确保实现中医古籍分类标准化，不仅需要一个标准化的分类表，同时也需要制订类目关系的处理原则标准，现时中医古籍分类中的同书异类的现象多数都与不能正确运用这一原则有关。

（1）最大用途类原则：这是图书分类最基本的原则，也是最高的原则。其他若内容形式、理论应用、总论分论、一般特殊等原则，都是从其引申衍化出来的，上述诸原则运用的最终结果，都是指向图书最主要论述的部分，最大用途、著者目的所在的类目。例如，明·高濂《遵生八笺》全书十九卷，其中卷十四至卷十六燕闲清赏笺，论述文房四宝、书画古器鉴定赏玩，各种名香及花卉栽培法等。就其内容则分属子部艺术类的书画之属、子部工艺类的文房四宝之属、子部农家农学类园艺之属的花卉之属，只有将其放在《遵生八笺》这部著作中才具有了养生的属性。

（2）内容与形式原则：这是在《标准》表中类目设置上使用较多的一种类目关系。如中医经典古籍《内经》、《难经》、《伤寒论》，就是按照以经典著作为内容，以本文研究的方式（注、疏、串讲等）为形式的关系的原则设置的。《标准》设置了诸如“类编”、“合刻合抄”、“医案”、“笔记”、“传记”、“书目”一类的以著作的形式、体裁为标准的类目。

（3）总论与分论原则：《标准》在方书、医案等类目中，按照总分关系原则，规定总论归所属学科、分论归所论述内容学科。例如，方书，综合性方书属方书，专科方书归临证各科。医案，综合性医案属医案，专述某科病证的医案入临证各科。病源病机，《巢氏诸病源候总论》归医理之病源病机，专论伤寒病的《病机赋》归伤寒。医经，从整体上研究《内经》的（明）张介宾《类经》，“以《素问》、《灵枢》分类相从，一曰摄生，二曰阴阳，三曰藏象，四曰脉色，五曰经络，六曰标本，七曰气味，八曰论治，九曰疾病，十曰针刺，十一曰运气，十二曰会通，共三百九十条”，故归医经之属/内经/本文研究。（宋）刘温舒《素问入式运气论奥》，本书主要论述五运六气及其与疾病的关系，故归医理之属/中医与其他科学/五运六气。

（4）理论与应用原则：归其应用所在学科。在中医古籍分类中主要表现为利用其他学科的理论方法研究解决本学科的问题。例如，在中医古籍中的人物传记、中医古籍目录学、中医历史等学科著作，就是传统经籍中史部研究的理论与方法在中医学科中的研究应用。此外，《黄帝内经》、《伤寒论》一类的经典古籍著作的研究，广泛采用了文字、音韵、训诂、注疏、串讲等古代经学研究的理论方法。

（5）一般与特殊原则：《标准》中的医方、临证综合与医案的关系，就是这样的关系，医方、临证综合都是从临证个案中抽象出来的比较稳定、经过验证的经验，医案则只是临证个案。

（6）整体与部分原则：方书与药，是整体与部分的关系，药是方的一个组成部分，有方无药构不成方，有药无方药非药。当文献中方与药并存的时候，应以方为归类标准。

5. 类目设置方法

（1）类目设置：根据完整、客观、科学、助记性强的编制原则，《标准》参考《中华古籍总目分类表》、《中国中医古籍总目分类表》的类目，下设：类编、医经、医理、诊断、伤寒金匮、温病、方书、临证总论、内科、妇科、儿科、外科、伤科、眼科、耳鼻喉口齿科、医案、本草、针灸、推拿按摩、其他外治、养生、综合，计二十二个二级类目。

（2）类目序例：以中医理法方药理论作为类目序例标准，同时考虑到国内同行的习惯，将类编置于首位。

（3）类目名称：以《中华古籍总目分类表》、《中国中医古籍总目分类表》所用名称为主。对于那些易于引起歧义的类名，将用更加明确的名词来代替。例如，养生之属的炼丹，道家的炼丹分外丹与内丹，外丹系指丹药之丹，内丹属道家内功修炼之内丹，为避免歧义，现将原来的类名“炼丹”更换为“内丹”。

（4）类目调整

1）《标准》将医理之属的阴阳五行与五运六气类目，拆分为“医理之属/中医与古代哲学、医理之属/中医与其它科学”两个类目。《中医古籍总目》及《中华古籍总目》“阴阳五行、五运六气”属同一个类目，分书极不方便，且一个属哲学，一个属自然科学，放在同一条目中是不合适的。另外，用“阴阳五行”作类名，其概念范畴略小，不如用其上属的学科古代哲学作类名，否则像（清）茅松龄《易范医疏》一类的书就没有合适的类可入。

2）《中医古籍总目分类表》原设“医案医话医论”之下设：医案、医话医论、笔记杂录。现在保留“医案”，在分类体系中将其置于临证各科之后。将医话医论并入笔记杂录，作为综合之属的下位类。

《四库全书总目提要》："议论而兼叙述者谓之杂说"，"案：杂说之源，出於《论衡》。其说或抒己意，或订俗讹，或述近闻，或综古义，后人沿波，笔记作焉。大抵随意录载，不限卷帙之多寡，不分次第之先后。兴之所至，即可成编。故自宋以来作者至夥，今总汇之为一类"。本类书籍以论述医家个人学术见解、临证心得、读书心得等内容为主。如（清）史典《愿体医话》、（清）周赞鸿《养新堂医论读本》等。

3）祝由科，《中医古籍总目》属临证诸科/祝由科，其分类依据是元代分医学十三科，其中就有祝由科。《中华古籍总目分类表》将其附推拿按摩之属。《标准》将其归入养生。

祝由一词最早见于《素问》，"黄帝问曰：'余闻古之治病，惟其移情变气，可祝由已。今世治病，毒药治其内，鍼石治其外，或愈或不愈，何也？'岐伯对曰：'往古人居禽兽之间，动作以避寒，阴居以避暑，内无眷慕之累，外无伸官之形。此恬惝之世，邪不能深入也。故毒药不能治其内，鍼石不能治其外，故可移精祝由而已。"唐王冰注："祝说病由，不劳鍼石耳已。"马王堆出土的帛书竹简《五十二病方》、《杂禁方》中也有祝由术的相关记载。"祝由"的概念很广，包括禁法、咒法、祝法、符法，以及暗示疗法、心理疗法、催眠疗法、音乐疗法等。

4）广嗣，一般将其附于妇科，《标准》将其归入养生之属。广嗣研究主旨是繁衍生育和人口健康，研究内容主要是生育原理、孕期调摄保养、胎教等方面内容，与现代的优生学接近，其实质是将人类的养生内容向前推进到人类的出生之前。此类书名多含有"育麟"、"种子"、"广嗣"一类的内容，其中麟、子、嗣才是本类著作的核心内容。

5）中医古籍分类标准表如表 3-8～表 3-10 所示。

表 3-8　子部医家类基本大类（22 类）

类号	类目	类号	类目	类号	类目	类号	类目
1	类编之属	7	方书之属	13	伤科之属	19	推拿按摩之属
2	医经之属	8	临证总论之属	14	眼科之属	20	外治之属
3	医理之属	9	内科之属	15	耳鼻喉科口齿之属	21	养生之属
4	诊法之属	10	妇科之属	16	医案之属	22	综合之属
5	伤寒金匮之属	11	儿科之属	17	本草之属		
6	温病之属	12	外科之属	18	针灸之属		

表 3-9　子部医家类类目表

类号	一级类目	二级类目	三级类目
1	类编之属		
2	医经之属		
2. 1		内经	
2. 1. 1			本文研究

续表

类号	一级类目	二级类目	三级类目
2. 1. 2			其他研究
2. 2		素问	
2. 2. 1			本文研究
2. 2. 2			其他研究
2. 3		灵枢	
2. 3. 1			本文研究
2. 3. 2			其他研究
2. 4		难经	
2. 4. 1			本文研究
2. 4. 2			其他研究
2. 5		通论	
3	医理之属		
3. 1		中医与古代哲学	
3. 2		中医与其他科学	
3. 3		藏象骨度	
3. 4		病源病机	
3. 5		其他	
4	诊法之属		
4. 1		通论	
4. 2		脉学	
4. 3		其他诊法	
5	伤寒金匮之属		
5. 1		伤寒论	
5. 1. 1			本文研究
5. 1. 2			其他研究
5. 1. 3			方论
5. 1. 4			歌括
5. 2		金匮要略	
5. 2. 1			本文研究
5. 2. 2			其他研究
5. 2. 3			方论
5. 2. 4			歌括
5. 3		伤寒金匮	
5. 3. 1			通论
5. 3. 2			本文研究
5. 3. 3			方论歌括

续表

类号	一级类目	二级类目	三级类目
6	温病之属		
6.1		瘟疫	
6.2		痧症	
6.3		疟痢	
6.4		其他	
7	方书之属		
7.1		唐代以前	
7.2		宋辽金元	
7.3		明代	
7.4		清代	
7.5		民国	
7.6		歌括	
7.6.1			清以前
7.6.2			民国
7.7		成方药目	
7.7.1			清以前
7.7.2			民国
7.8		国外方书	
8	临证总论之属		
9	内科之属		
9.1		通论	
9.2		各论	
10	妇科之属		
10.1		通论	
10.2		胎产	
10.3		各论	
11	儿科之属		
11.1		通论	
11.2		痘疹	
11.3		惊风	
12	外科之属		
12.1		通论	
12.2		外科方	
12.3		痈疽、疔疮	
12.4		疯症、霉疮	
12.5		痔瘘	
12.6		其他	
13	伤科之属		
14	眼科之属		
15	耳鼻喉口齿之属		
15.1		咽喉	
15.2		口齿	

续表

类号	一级类目	二级类目	三级类目
15.3		白喉	
15.4		喉痧	
16	医案之属		
17	本草之属		
17.1		神农本草经	
17.1.1			辑本
17.1.2			注释研究
17.2		历代综合本草	
17.2.1			唐代以前
17.2.2			宋辽金元
17.2.3			明代
17.2.4			清代
17.2.5			民国
17.2.6			国外
17.2.7			文献
17.3		本草药性	
17.3.1			歌括
17.3.2			单味药
17.3.3			炮制
17.4		救荒	
17.5		本草杂著	
18	针灸之属		
18.1		针法	
18.2		灸法	
18.3		太乙神针	
18.4		经络腧穴	
19	推拿按摩之属		
20	外治之属		
21	养生之属		
21.1		通论	
21.2		导引、气功	
21.3		内丹	
21.4		食疗	
21.5		广嗣	
21.6		祝由	
22	综合之属		
22.1		通论	
22.2		教材	
22.3		传记	
22.3.1			总传
22.3.2			别传
22.4		史料	
22.5		目录	
22.6		笔记医话	
22.7		合刻、合抄	

表 3-10　子部医家类入类标准

中医古籍分类标准			
ID	类号	类名	入类标准
1		子部/医家类	总叙：子部医家类，以《黄帝内经》为理论指导，研究如何运用内服草药、针灸及体表刺激、养生三种方式治病防病方法，以及应用其他人文科学理论方法研究中医学的相关内容。如史部理论方法指导下的人物传记、史料、书目。子部杂说体裁的医学笔记一类的研究评论性的内容以及与其他人文科学一样的丛书与合刻均属医家类范畴。医家类下设：类编、医经、医理、诊法、伤寒金匮、温病、方书、临证总论、内科、妇科、儿科、外科、伤科、眼科、耳鼻喉科口齿、医案、本草、针灸、推拿按摩、外治、养生、综合之属，计二十二个二级属类
2	1	子部/医家类/类编之属	1. 综合性的中医丛书入此。如（金）李杲辑《东垣十书》。 2. 《中医古籍总目》汇编丛书类，完整的丛书归入类丛部/丛编，如（明）周履靖编《夷门广牍》。仅存中医部分的丛书归入本类
3	2	子部/医家类/医经之属	研究《内经》、《难经》的各类著作。下设：内经、难经、通论三部分。古籍经典著作的研究基本上可分为：本文注释及主旨、专题研究（包括篇目研究或某一主题方面问题的研究）
4	2.1	子部/医家类/医经之属/内经	包括《素问》与《灵枢》的本文注释及各类专题研究，分为本文研究、其他研究两个下位类
5	2.1.1	子部/医家类/医经之属/内经/本文研究	以《内经》本文为研究对象，包括对本文的注释、类编、主旨研究。 1. 《内经》本文注释。如（唐）王冰（启玄子）注《黄帝内经素问灵枢集注》。鉴别要点：以《内经》原文为纲，随文注释，或串讲；书名中多有补注、集注、注释、注疏一类的语词说明其研究方式。 2. 《内经》主旨研究。如（明）张介宾编《类经》，（明）李中梓撰《内经知要》。鉴别要点：著作编排形式多以类编或主题为纲。研究内容是经过研究者精心选择的。书名中多含有类纂、纂要、类抄、精选、摘要、集要、要旨等词语。要点：述而不作，以阐明经旨为主
6	2.1.2	子部/医家类/医经之属/内经/其他研究	研究《内经》心得见解之论著，或谓之“发挥”。如（宋）骆龙吉撰《内经拾遗方论》，（清）罗美撰《内经博议》。参见《中国中医古籍总目》1.14 内经/发挥
7	2.2	子部/医家类/医经之属/素问	研究《素问》的各类型著作，包括：本文注释、类编及主旨研究、其他研究。分为本文研究、其他研究两个下位类
8	2.2.1	子部/医家类/医经之属/素问/本文研究	《素问》的本文注释、类编、主旨研究。如（唐）王冰注《（新刊）补注释文黄帝内经素问》

续表

中医古籍分类标准			
ID	类号	类名	入类标准
9	2.2.2	子部/医家类/医经之属/素问/其他研究	《素问》的其他研究著作，以阐述著者个人见解的研究发挥为主。如（金）刘完素撰《素问玄机原病式》
10	2.3	子部/医家类/医经之属/灵枢	研究《灵枢》的各类型著作，包括：本文注释、类编及主旨研究、其他研究。分为本文研究、其他研究两个下位类
11	2.3.1	子部/医家类/医经之属/灵枢/本文研究	《灵枢》的本文注释、类编、主旨研究。如（宋）史崧音释《黄帝内经灵枢》，（明）马莳注《黄帝内经灵枢注证发微》
12	2.3.2	子部/医家类/医经之属/灵枢/其他研究	《灵枢》的其他研究著作，以阐述著者个人见解的研究发挥为主。如（明）胡文焕撰《灵枢心得》
13	2.4	子部/医家类/医经之属/难经	研究《难经》的各类型著作，包括：本文注释、类编及主旨研究、其他研究。分为本文研究、其他研究两个下位类
14	2.4.1	子部/医家类/医经之属/难经/本文研究	《难经》的本文注释、类编、主旨研究。如（三国）吕广注《黄帝八十一难经》，（宋）王惟一编《王翰林集注黄帝八十一难经》
15	2.4.2	子部/医家类/医经之属/难经/其他研究	《难经》的其他研究著作，以阐述著者个人见解的研究发挥为主。如（清）王三重撰《难经广说》
16	2.5	子部/医家类/医经之属/通论	通论《内经》、《难经》的著作，包括：本类丛书、合刻、合抄一类的著作。如（清）黄元御编《黄氏遗书三种》，蔡陆仙撰《内难概要》
17	3	子部/医家类/医理之属	论述阴阳五行、五运六气、藏象骨度、病源病机及其他以中医理论探讨的著作。分为中医古代哲学（周易、阴阳五行）、中医其他科学（五运六气）、藏象骨度、病源病机、其他五个下位类。 《中医古籍总目》及《中华古籍总目》“阴阳五行、五运六气”属同一个类目，分书极不方便，且一个属哲学，一个属自然科学，放在同一条目中是不合适的。另外，用“阴阳五行”作类名，其概念范畴略小，不如用其上属的学科古代哲学作类名，否则像（清）茅松龄撰《易范医疏》一类的书就得采用其他的方式入类，《中医古籍总目》就是这样做的。因此，我们将原“医理之属/阴阳五行”归入“中医与古代哲学”
18	3.1	子部/医家类/医理之属/中医与古代哲学	根据中国古代哲学理论，如《周易》中的八卦、阴阳、五行等理论研究中医的医理类著作。原《中医古籍总目》及《中华古籍总目》“阴阳五行”入此。如（清）茅松龄撰《易范医疏》，（清）唐宗海撰《医易通说》
19	3.2	子部/医家类/医理之属/中医与其他科学	运用其他科学理论研究的中医著作。如根据古代气象学的运气理论研究“五运六气”与人体患病之间的规律的“运气学说”。如（唐）王冰撰《元和纪用经》，（唐）王冰撰《天元玉册》

续表

中医古籍分类标准			
ID	类号	类名	入类标准
20	3.3	子部/医家类/医理之属/藏象骨度	论述人体解剖结构，脏腑形态功能生理作用等方面的著作，其内容涉及现代医学解剖、生理等学科范围。如原题（汉）华佗编《华佗玄门脉诀内照图》，（明）王宗泉传《脏腑证治图说人镜经》，（清）沈彤撰《释骨》
21	3.4.	子部/医家类/医理之属/病源病机	论述人体发病原因、发病机理的著作，古代谓为“病因病机”或“病源”。如（隋）巢元方等撰《巢氏诸病源候论》
22	3.5	子部/医家类/医理之属/其他	综合论述中医基础理论的著作、其他研究中医基本理论的著作。如（汉）华佗撰《中藏经》
23	4	子部/医家类/诊法之属	论述各种中医诊法的著作，以脉诊为主，兼及其他诊法，如望诊、腹诊等。分为通论、脉学、其他诊法三个下位类
24	4.1	子部/医家类/诊法之属/通论	总论四诊及其他诊法的著作。如（清）王宏翰撰《四诊脉鉴大全》
25	4.2	子部/医家类/诊法之属/脉学	论述脉诊及脉诀的著作，以及历代医家编着的脉诀一类的著作。如（晋）王熙撰《脉经》，（宋）崔嘉彦撰《紫虚崔真人脉诀秘旨》，（宋）刘开撰《刘三点脉诀》
26	4.3	子部/医家类/诊法之属/其他诊法	脉诊之外的诊法著作，主要包括望诊、色诊、舌诊，腹诊以及太素脉之类（有些学者认为，太素脉，以脉测人之寿夭吉凶、富贵、前程，属荒诞无稽，不属医书）。如（元）敖氏原撰《敖氏伤寒金镜录》，（清）汪宏撰《望诊遵经》，杨百城编《五色诊钩元》
27	5	子部/医家类/伤寒金匮之属	《伤寒论》、《金匮要略》的本文注释、类编及其他类型的研究著作。分为伤寒论、金匮要略、综合三类，每类下再分为本文研究、其他研究、方论、歌括四个下位类
28	5.1	子部/医家类/伤寒金匮之属/伤寒论	研究《伤寒论》的各类型著作，包括：本文注释、类编及主旨研究、其他研究。分为本文研究、其他研究两个下位类
29	5.1.1	子部/医家类/伤寒金匮之属/伤寒论/本文研究	以《伤寒论》本文为研究对象的研究著作，包括对本文、异本的注释、主旨等方面的研究。本文注释，如（金）成无己注《注解伤寒论》，（明）方有执撰《伤寒论条辨》；异本，如（宋）林亿校《金匮玉函经》
30	5.1.2	子部/医家类/伤寒金匮之属/伤寒论/其他研究	作者研究伤寒论的心得见解的著作。与上述本文研究的区别：伤寒论/本文，研究的重点是阐述张仲景的伤寒病理论方法；伤寒论/研究，阐述研究者的伤寒病理论方法。如（宋）韩祇和撰《伤寒微旨论》，（金）成无己撰《伤寒明理论》。 《伤寒论》其他方面研究，包括《伤寒论》的目录学、版本学以及其他方面的专题研究。如（日）伊藤馨撰《伤寒论文字考》，（日）沅真赖撰《张仲景用药分量考》

续表

中医古籍分类标准			
ID	类号	类名	入类标准
31	5.1.3	子部/医家类/伤寒金匮之属/伤寒论/方论	研究《伤寒论》方论的著作。如（明）许宏撰《金镜内台方议》
32	5.1.4	子部/医家类/伤寒金匮之属/伤寒论/歌括	伤寒歌括。如（宋）许叔微撰《伤寒百证歌》，（元）吴恕撰《伤寒活人指掌图》
33	5.2	子部/医家类/伤寒金匮之属/金匮要略	研究《金匮要略》的各类型著作，包括：本文注释、类编及主旨研究、其他研究。分为本文研究、其他研究两个下位类
34	5.2.1	子部/医家类/伤寒金匮之属/金匮要略/本文研究	以《金匮要略》本文为研究对象的注释、主旨等方面的著作。如（宋）林亿校《金匮要略方论》
35	5.2.2	子部/医家类/伤寒金匮之属/金匮要略/其他研究	阐述作者研究《金匮要略》的心得见解的著作，以及对《金匮要略》其他方面的研究，包括《金匮要略》的目录学、版本学以及其他方面的研究。如（清）韩善征撰《金匮杂病辨》
36	5.2.3	子部/医家类/伤寒金匮之属/金匮要略/方论	研究《金匮要略》方论方面的著作。如（清）杨希闵撰《金匮百七十五方解略》，（清）苏国梁撰《金匮方解》
37	5.2.4	子部/医家类/伤寒金匮之属/金匮要略/歌括	《金匮要略》方歌。如（清）陈元犀撰《金匮方歌括》，（清）戴心田撰《金匮汤头歌》
38	5.3	子部/医家类/伤寒金匮之属/伤寒金匮	研究伤寒金匮的各类型著作，包括：丛编、合刻、合抄、本文注释、类编及主旨研究、其他研究。分为通论、本文研究、其他研究三个下位类
39	5.3.1	子部/医家类/伤寒金匮之属/伤寒金匮/通论	伤寒金匮的丛编、合刻、合抄。如（明）赵开美编《仲景全书》，（明）不着编者《伤寒全书》
40	5.3.2	子部/医家类/伤寒金匮之属/伤寒金匮/本文研究	伤寒金匮本文、注释及研究的著作。如余道善编《仲景大全书》
41	5.3.3	子部/医家类/伤寒金匮之属/伤寒金匮/方论歌括	伤寒金匮方论、歌括。如（日）佐藤正昭撰《古方通览》，（清）黄钰撰《经方歌括》
42	6	子部/医家类/温病之属	温病是由温邪引起的急性热病的总称，风温、春温、秋燥、冬温、暑温、瘟疫等均属温病的范畴。分为瘟疫、痧症、疟痢、其他四个下位类
43	6.1	子部/医家类/温病之属/瘟疫	论述瘟疫病源、病机、诊断、治疗的著作。如（明）吴有性撰《瘟疫论》，（清）戴天章撰《广瘟疫论》
44	6.2	子部/医家类/温病之属/痧症	论述各种痧症的病因病机、证治方药的著作。如（清）郭志邃撰《痧胀玉衡》，（清）王凯撰《痧症全书》
45	6.3	子部/医家类/温病之属/疟痢	论述疟痢、痢疾病症的著作。如（明）郑全望撰《瘴疟指南》，（清）吴道源撰《痢症汇参》
46	6.4	子部/医家类/温病之属/其他	论述其他温病病症的著作。如（清）叶桂撰《温热论》，（清）王士雄撰《温热经纬》

续表

中医古籍分类标准			
ID	类号	类名	入类标准
47	7	子部/医家类/方书之属	以类书形式编纂，汇集历代医家治疗各科疾病方法的著作。方书以病证为纲，论述病证的病因病机、诊断辨证分析、治法治则、组方遣药等。以中药方剂治疗为主，间或涉及针灸、食疗等疗法，是中医理法方药知识的综合运用。其范畴基本上与《汉书·艺文志》的"经方"相类。分为唐代以前、宋辽金元、明代、清代、民国、歌括、成方药目、国外方书八个下位类
48	7.1	子部/医家类/方书之属/唐代以前	唐代以前方书。如（晋）葛洪撰《肘后备急方》，（唐）孙思邈撰《千金要方》、《千金翼方》，（唐）王焘撰《外台秘要》
49	7.2	子部/医家类/方书之属/宋辽金元	宋辽金元方书。如（宋）王怀隐撰《太平圣惠方》，（宋）苏轼沈括撰《苏沈良方拾遗》，（宋）陈师文等校《太平惠民和剂局方》、（元）危亦林撰《世医得效方》
50	7.3	子部/医家类/方书之属/明代	明代各类方书，单方验方等。如（明）朱棣编《普济方》，（明）张时彻撰《摄生众妙方》，（明）张介宾撰《古方类聚》
51	7.4	子部/医家类/方书之属/清代	清代各类方书，单方验方等。如（清）汪昂撰《医方集解》，（清）宋良弼撰《医方小品》，（清）鲍相璈撰《验方新编》，（清）丁福保撰《实用经验良方详解》
52	7.5	子部/医家类/方书之属/民国	民国以后的各类方书、单方验方等。如吴克潜撰《古今医方集成》，蔡陆仙撰《经方学》
53	7.6.	子部/医家类/方书之属/歌括	清以前、民国的歌括。分为清以前、民国两个下位类
54	7.6.1	子部/医家类/方书之属/歌括/清以前	清代及清以前歌括。如（清）汪昂《医方汤头歌》，（清）陈念祖《处方学歌括》等
55	7.6.2	子部/医家类/方书之属/歌括/民国	民国歌括。如陈景岐撰《汤头入门》，张钟沅撰《医方汇选》
56	7.7	子部/医家类/方书之属/成方药目	清以前、民国的成方药目。分为清以前、民国两个下位类
57	7.7.1	子部/医家类/方书之属/成方药目/清以前	清代及清以前医药机构编纂的成药配方目录。如（清）眉寿堂编《眉寿堂丸散集录》，（清）乐凤鸣编《同仁堂药目》
58	7.7.2	子部/医家类/方书之属/成方药目/民国	民国成方药录类方书。如奚升初编《奚氏丸散集》，曹炳章编《丸散膏丹方集》
59	7.8	子部/医家类/方书之属/国外方书	外国人撰写的中医方书。如（日）丹波康赖撰《医心方》，（朝）金礼蒙撰《医方类聚》
60	8	子部/医家类/临证总论之属	论述内科、外科、伤科、妇科、儿科、眼耳口鼻喉科等中医临证各科中两种以上学科有关临证诊断和治疗等方面的著作。如（明）王纶撰《明医杂着》，（清）陈士铎撰《辨证录》

续表

中医古籍分类标准			
ID	类号	类名	入类标准
61	9	子部/医家类/内科之属	论述各种内科疾病，如中风、中暑、感冒、咳嗽、头痛、呕吐、心痛、胸痛、腰痛、水肿、消渴、虚劳、鼓胀、遗尿、便秘、失眠、遗精等的病因、病机、症状、诊断以及治疗等各方面内容的著作。书中如涉及一些其他学科的内容，但是只作为附属内容列出，仍然归入此类。需与临证总论相鉴别
62	9.1	子部/医家类/内科之属/通论	总论内科疾病的诊断、治疗及方药的著作。如（明）王灵撰《内科正宗》，（清）文晟撰《内科摘录》
63	9.2	子部/医家类/内科之属/各论	论述具体内科病证治疗的著作。如（清）熊庆笏撰《中风论》，尤学周撰《虚痨五种》，胡家骅撰《反胃噎膈治法》，陈庆魁撰《肺痨概论》，（日）橘元周撰《脚气说》，（清）高思敬撰《逆证汇录》
64	10	子部/医家类/妇科之属	论述妇女的生理、病理、经带胎产等各种妇科疾病的病因、病机、症状、诊断以及治疗等各方面内容的著作。其中某些妇科类著作中也包含了一些诸如儿科中的一些内容，若其仅属本书附录内容时，根据按图书最大用途分类的原则，我们在分类时将忽略那些不太重要的附录部分。题名含育麟、种子、广嗣一类的书，根据分类体系，我们将其归入养生之属/广嗣类
65	10.1	子部/医家类/妇科之属/通论	总论妇科疾病的诊断、治疗及方药的著作。如（宋）齐仲甫撰《女科百问》，（清）何涛撰《女科正宗》等
66	10.2	子部/医家类/妇科之属/胎产	论述妇女胎前产后疾病，如妊娠杂病、难产等疾病，以及养胎方法、安胎方法、产后防护方法等内容的著作。如（元）朱震亨撰《胎产秘书》，（清）傅山撰《产后编》
67	10.3	子部/医家类/妇科之属/各论	针对妇科疾病（除了胎产疾病）中的一种或者一类相似疾病的进行论述的著作。如（日）华冈震撰《乳岩辨》
68	11	子部/医家类/儿科之属	论述小儿的生理、病理、痧痘惊疳等各种儿科疾病的病因、病机、症状、诊断以及治疗等各方面内容的著作
69	11.1	子部/医家类/儿科之属/通论	总论儿科疾病的诊断、治疗及方药的著作。如（宋）钱乙撰《钱氏小儿药证直诀》，（明）鲁伯嗣撰《婴童百问》
70	11.2	子部/医家类/儿科之属/痘疹	论述小儿痘疹疾病，如水痘、疮疹等疾病的著作。如（元）王好古撰《癍论萃英》，（明）聂尚恒撰《痘疹活幼心法》
71	11.3	子部/医家类/儿科之属/惊风	论述小儿急慢惊风类疾病的著作。如（清）李扩知撰《慢惊论》，中华卫生教育会编《婴儿惊风症》
72	12	子部/医家类/外科之属	论述各种外科疾病，如疮疡、痈疽、中毒、虫咬等疾病的病因、病机、病位、症状、诊断、治疗、禁忌以及预后等各方面内容的著作。书中如涉及一些其他学科的内容，但是只作为附属内容列出，仍然归入此类。需与临证总论相鉴别

续表

中医古籍分类标准			
ID	类号	类名	入类标准
73	12.1	子部/医家类/外科之属/通论	总论外科疾病的诊断、治疗及方药的著作。如（明）陈实功撰《外科正宗》，（清）祁坤撰《外科大成》
74	12.2	子部/医家类/外科之属/外科方	论述各种外科疾病治疗方剂的著作。如（明）周文采撰《外科集验方》，（清）汪启贤撰《外科应验良方》
75	12.3	子部/医家类/外科之属/痈疽、疔疮	论述痈疽、疔疮类外科疾病的著作。如（明）陶华撰《痈疽神秘验方》，（清）刘士浚撰《外科疔疮辑要》
76	12.4	子部/医家类/外科之属/疯症、霉疮	论述疯症、霉疮类外科疾病的著作。如（明）陈司成撰《霉疮秘录》，（清）罗豹成撰《疠疯秘方》
77	12.5	子部/医家类/外科之属/痔瘘	论述痔疮、瘘疮类外科疾病的著作。如（清）马国杰撰《马氏痔漏科七十二种》，曹炳章撰《痔疮证治》
78	12.6	子部/医家类/外科之属/其他	论述外科疾病（除了痈疽、疔疮、疯症、霉疮、痔瘘）中的一种或者一类相似疾病的病因、病机、病位、症状、诊断、治疗、禁忌以及预后等内容的著作。如（清）胡廷楠撰《猘犬录》，吴九言撰《瘰疬秘传》
79	13	子部/医家类/伤科之属	论述各种外伤科疾病，如骨折、跌打损伤、金刃损伤等疾病的病因、病机、病位、症状、诊断、治疗、禁忌以及预后等各方面内容的著作。书中如涉及一些其他学科的内容，但是只作为附属内容列出，仍然归入此类。需与临证总论相鉴别。如（唐）蔺道人撰《理伤续断方》，（清）甘边撰《甘氏伤科方论》
80	14	子部/医家类/眼科之属	论述眼部的生理、病理，各种眼科疾病，如内障、外障等疾病的病因、病机、病位、症状、诊断、治疗、禁忌以及预后等各方面内容的著作。书中如涉及一些其他学科的内容，但是只作为附属内容列出，仍然归入此类。需与临证总论相鉴别。如（明）傅仁宇撰《审视瑶函》，（清）陈国笃撰《眼科六要》
81	15	子部/医家类/耳鼻喉口齿之属	论述耳鼻、咽喉、口齿部位的生理、病理，各种疾病的病因、病机、病位、症状、诊断、治疗、禁忌以及预后等各方面内容的著作。书中如涉及一些其他学科的内容，但是只作为附属内容列出，仍然归入此类。需与临证总论相鉴别
82	15.1	子部/医家类/耳鼻喉口齿之属/咽喉	论述咽喉类疾病的诊断治疗及方药的著作，包括耳鼻喉科口齿通论。如（清）尤乘撰《尤氏喉科秘书》，（清）张宗泉撰《喉科指掌》
83	15.2	子部/医家类/耳鼻喉口齿之属/口齿	论述口齿类疾病的诊断治疗及方药的著作。如（明）薛己撰《口齿类要》
84	15.3	子部/医家类/耳鼻喉口齿之属/白喉	论述白喉类疾病的诊断治疗及方药的著作。如（清）张绍修撰《白喉证论》、（清）耐修子撰《白喉治法忌表抉微》
85	15.4	子部/医家类/耳鼻喉口齿之属/喉痧	论述喉痧类疾病的诊断治疗及方药的著作。如（清）曹心怡撰《喉痧正的》

续表

中医古籍分类标准			
ID	类号	类名	入类标准
86	16	子部/医家类/医案之属	医案，古称“诊籍”，是医家临证治疗的记录，包括医家对各种疾病诊疗经历的总结。如（明）李中梓撰《李中梓医案》，（清）叶桂撰《临证指南医案》
87	17	子部/医家类/本草之属	以传统中草药为研究对象，论述中药产地、形态、采集加工、性味归经、功效主治、用量用法等方面内容的著作。分为神农本草经、历代综合本草、本草药性、救荒、杂着五个下位类
88	17.1	子部/医家类/本草之属/神农本草经	针对已佚的本草学经典著作《神农本草经》所做的辑录复原或者在此基础上所做的考证注释研究的著作
89	17.1.1	子部/医家类/本草之属/神农本草经/辑本	针对已佚的本草学经典著作《神农本草经》所做的辑录复原的著作。如（明）卢复撰《神农本草经》，（清）孙星衍撰《神农本草经》
90	17.1.2	子部/医家类/本草之属/神农本草经/注释研究	针对已佚的本草学经典著作《神农本草经》在其辑本基础上所做的考证注释研究的著作。如（明）缪希雍撰《本草经疏》，（清）徐大椿撰《神农本草经百种录》
91	17.2	子部/医家类/本草之属/历代综合本草	论述各个朝代医家对各种中药产地形态、采集加工、性味归经、功效主治、用量用法等内容的著作
92	17.2.1	子部/医家类/本草之属/历代综合本草/唐五代以前	论述唐五代以前医家对各种中药产地形态、采集加工、性味归经、功效主治、用量用法等内容的著作。如（魏）吴普撰《吴氏本草》，（唐）苏敬撰《新修本草》
93	17.2.2	子部/医家类/本草之属/历代综合本草/宋辽金元	论述宋辽金元时期医家对各种中药产地形态、采集加工、性味归经、功效主治、用量用法等内容的著作。如（宋）寇宗奭撰《本草衍义》，（元）王好古撰《汤液本草》
94	17.2.3	子部/医家类/本草之属/历代综合本草/明代	论述明代医家对各种中药产地形态、采集加工、性味归经、功效主治、用量用法等内容的著作。如（明）李时珍撰《本草纲目》，（明）卢之颐撰《本草乘雅半偈》
95	17.2.4	子部/医家类/本草之属/历代综合本草/清代	论述清代医家对各种中药产地形态、采集加工、性味归经、功效主治、用量用法等内容的著作。如（清）郭佩兰撰《本草汇》，（清）吴仪洛撰《本草从新》
96	17.2.5	子部/医家类/本草之属/历代综合本草/民国	论述民国时期医家对各种中药产地形态、采集加工、性味归经、功效主治、用量用法等内容的著作。如丁泽周撰《药性辑要》，王治华撰《药物学讲义》
97	17.2.6	子部/医家类/本草之属/历代综合本草/国外	外国人撰写的本草著作。如（日）深江辅仁编《本草和名》，（日）曲直濑匹绍撰《宜禁本草》
98	17.2.7	子部/医家类/本草之属/历代综合本草/文献	非医书中收录的有关本草的文献著作。此类著作分为药名考订、地方药志、生药学研究等内容。如（晋）嵇含撰《南方草木状》

续表

中医古籍分类标准			
ID	类号	类名	入类标准
99	17.3	子部/医家类/本草之属/本草药性	专论本草药性的各种著作
100	17.3.1	子部/医家类/本草之属/本草药性/歌括	以歌括、诗赋等形式对各种中药的性味归经、功效主治、用量用法等内容进行论述的著作。如（明）龚廷贤撰《药性歌》，（清）李桂庭撰《药性诗解》
101	17.3.2	子部/医家类/本草之属/本草药性/单味药	针对一种中药或者一类相似中药的产地形态、采集加工、性味归经、功效主治、用量用法等内容进行论述的著作。如（唐）李翱撰《何首乌录》，（清）黄叔灿撰《参谱》
102	17.3.3	子部/医家类/本草之属/本草药性/炮制	论述药物炮制方法的著作。如（明）缪希雍撰《炮炙大法》
103	17.4	子部/医家类/本草之属/救荒	针对可食用或者救荒使用的中药产地形态、采集加工、性味归经、功效主治、用量用法等内容进行论述的著作。如（明）朱橚撰《救荒本草》
104	17.5	子部/医家类/本草之属/本草杂著	包括：有关本草的药话，如（清）叶炜撰《煮药漫抄》；本草著作的考订研究，如（清）郑奋扬撰《伪药条辨》；药物辞典，以及以文学体裁编写的本草著作。如佚名撰《药王宝卷》，（清）去间子撰《草木春秋》
105	18	子部/医家类/针灸之属	论述针灸疗法的著作，分为通论、针法、灸法、太乙神针、经络腧穴五个下位类
106	18.1	子部/医家类/针灸之属/针法	1. 通论针灸的著作，如（晋）皇甫谧撰《针灸甲乙经》，（宋）王执中撰《针灸资生经》，（明）高武撰《针灸聚英》。通论针灸的合刻、合编著作，如（元）窦桂芳编《针灸四书》。 2. 论述针刺手法及用针技巧等方面的著作，如（元）张璧撰《云岐子论经络迎随补泻法》。 3. 针灸临床应用著作
107	18.2	子部/医家类/针灸之属/灸法	论述采用艾灸烧灼方法治疗疾病的著作，如（宋）闻人耆年撰《备急灸法》
108	18.3	子部/医家类/针灸之属/太乙神针	太乙神针，又名雷火针，是应用药物艾条施灸穴位以治疗疾病的一种方法，论述用药灸方面的著作入此类。如（清）孔广培参订《太乙神针集解》
109	18.4	子部/医家类/针灸之属/经络腧穴	论述经络穴位，以及穴位主治等方面的著作。如（宋）王惟一撰《铜人腧穴针灸图经》。此外有关经络穴位及穴名考证，经络图等皆入此类
110	19	子部/医家类/推拿按摩之属	论述推拿按摩等手法治疗各类疾病的著作。如（明）周于蕃撰《小儿推拿秘诀》
111	20	子部/医家类/外治之属	论述通过体表皮肤贴敷熏洗等方式治疗疾病的著作。如（清）吴师机撰《理瀹骈文》

续表

中医古籍分类标准			
ID	类号	类名	入类标准
112	21	子部/医家类/养生之属	养生是中医治未病理论指导下的一种治病防病方法。主旨是顺应自然之道，远离对人健康有害的因素，通过各种有利于身心健康的活动及锻炼方法，达到尽终天年的目的。分为通论、导引气功、炼丹、食疗、广嗣、祝由六个下位类
113	21.1	子部/医家类/养生之属/通论	综合论述养生的理论方法的著作。如（宋）周守忠撰《养生类纂》，（明）高濂撰《遵生八笺》，（明）万全撰《养生四要》
114	21.2	子部/医家类/养生之属/导引、气功	论述导引、气功在日常保健中应用的著作。如（明）胡文焕撰《养生导引法》，（清）潘霨撰《内功图说》
115	21.3	子部/医家类/养生之属/内丹	道教修炼方法，源于行气、导引、胎息等术，以天人合一的思想为指导，以人体为鼎炉，精气神为药物，而在体内凝练结丹的修炼方式。内丹之名，始见于隋代。但隋唐之际，外丹盛行，内丹不著。至南宋，全真道南北二宗皆斥外丹。此后内丹术一直作为全真道之主要修炼术行世。如（东汉）魏伯阳撰《周易参同契》，（宋）张伯端撰《悟真篇》，（宋）紫阳真人撰《金丹四百字》
116	21.4	子部/医家类/养生之属/食疗	论述利用日常饮食治病防病方法的著作。如（唐）孟诜撰《食疗本草》，（元）忽思慧撰《饮膳正要》，（清）章穆撰《调疾饮食辨》。 要点： 1. 对治病防病有治疗作用的食物； 2. 利用食物来达到治病防病的方法
117	21.5	子部/医家类/养生之属/广嗣	此类研究主旨是有关繁衍生育，内容包括：生育原理、孕期调摄保养、胎教等方面内容，与现代的优生学接近，其实质是将人类的养生内容向前推进到人类的出生之前。如（清）王宏翰撰《性原广嗣》，（明）张介宾撰《宜麟策》。凡书名含有“育麟”、“种子”、“广嗣”一类的著作皆可酌情收入此类
118	21.6	子部/医家类/养生之属/祝由	论述利用“符录”、“咒禁”的方式，进行治疗疾病的著作。元代十三科中就有“祝由”科。如佚名撰《天医符箓》，（明）徐景辉撰《祝由科治病奇书》
119	22	子部/医家类/综合之属	主要是以人文科学的理论方法撰写中医的著作，如源于史部的传记类、目录类及其他类型史籍的理论方法，形成了中医人物传记，中医的文献目录；源于子部杂家类中的杂说等，形成中医的医话医论与医学笔记类的著作。从编、汇刻、合刻也是其他各学科所共有的文献编纂形式。所以本类的主要功能不是研究如何防病治病，而是让这个窗口起到弘扬中医传与其他学科进行交流的作用。分为通论、教材、传记、史料、目录、笔记医话、合刻合抄七个下位类

续表

中医古籍分类标准			
ID	类号	类名	入类标准
120	22.1.	子部/医家类/综合之属/通论	中医学通论性质的著作，是对中医理法方药的综合论述。如（明）李梴撰《医学入门》，（清）刘仕廉撰《医学集成》
121	22.2.	子部/医家类/综合之属/教材	作为各个中医学科的教科书使用的著作。如秦伯未撰《国医讲义六种》，浙江中医专校编《浙江中医专校讲义八种》
122	22.3	子部/医家类/综合之属/传记	论述中医人物传记方面的著作，下设总传、别传两类
123	22.3.1	子部/医家类/综合之属/传记/总传	凡汇编医家传记资料之书入此类。如（明）熊均撰《历代名医考》，（清）王宏翰撰《古今医史》
124	22.3.2	子部/医家类/综合之属/传记/别传	凡单独记载先秦时期医家生平事迹之书入此类。如（西汉）司马迁撰《扁鹊仓公列传》，张骥撰《史记扁鹊仓公传补注》、《左氏秦和传补注》
125	22.4	子部/医家类/综合之属/史料	史料是指有裨于医史研究的各类资料。包括： 1. 医史事件，如“中医废存之争”产生的一系列重要文档文件。如张赞臣撰《废止中医案抗争之经过》，恽铁樵撰《国医馆与恽铁樵往来之文件》，萧龙友撰《整理中国医学意见书》。 2. 中医研究及中医教育机构所产生的各类档案文献，如相关单位的职员录、成绩考核表等一些有助于研究中医历史的第一手资料。如杨彦和编《全国医药团体总联合会会务汇编》，上海市国医公会编《上海市国医公会会员录》，上海新中国医学院编《上海新中国医学院第一、二、三届毕业纪念刊》。 3. 其他医学史料。如（汉）郑玄注《周官医职》，（元）葛乾孙撰《官药局示谕》
126	22.5	子部/医家类/综合之属/目录	有关中医古籍目录学研究的著作。包括： 1. 各种官私家藏中医书目。如（明）殷仲春撰《医藏书目》。 2. 医籍考、书目提要一类的著作。如（日）丹波元胤撰《医籍考》。 3. 其他中医古籍目录学研究著作。如（清）曹禾例撰《医学读书志》
127	22.6	子部/医家类/综合之属/笔记医话	笔记杂录、医论医话入此类。《四库全书总目提要》：“议论而兼叙述者谓之杂说”，“案：杂说之源，出于《论衡》。其说或抒己意，或订俗讹，或述近闻，或综古义，后人沿波，笔记作焉。大抵随意录载，不限卷帙之多寡，不分次第之先后。兴之所至，即可成编。故自宋以来作者至伙，今总汇之为一类”。是指书籍内容主要包括医家个人学术见解的专门论述（医论）或者医家对治病的研究心得、读书的体会、传闻的经验以及对医学问题的考证等的记录（医话）。如（清）史典撰《愿体医话》，（清）周赞鸿撰《养新堂医论读本》

续表

中医古籍分类标准			
ID	类号	类名	入类标准
128	22.7	子部/医家类/综合之属/合刻、合抄	由两种以上独立的医学书籍组成，重新进行刻印和抄录的著作。如（明）李维桢编《合刻二种医书》，（清）石顽编《石室丛抄医书十七种》
129		子部/农家农学类/农艺之属/烹调	凡膳食烹调之书。如（清）朱本中撰《饮食须知》，（清）黄云鹄撰《粥谱》。皆可归入农艺之属的烹调类

附表　中医古籍分类标准表与《中国中医古籍总目》《中华古籍总目》《中国图书馆分类法》分类映射表

中医古籍分类标准表	《中国中医古籍总目》分类表	《中华古籍总目》分类表	《中国图书馆分类法》（第五版）
1 子部/医家类/类编之属	12.3 综合性著作 中医丛书	子部/医家类/类编之属	R2-51 中医学丛书、文集、连续出版物 中医学丛书
1 子部/医家类/类编之属	12.4 综合性著作 汇编类丛书中的中医著作	子部/医家类/类编之属	R2-51 中医学丛书、文集、连续出版物 中医学丛书
2 子部/医家类/医经之属	1 医经	子部/医家类/医经之属	
2.1 子部/医家类/医经之属/内经	1.1 医经 内经	子部/医家类/医经之属/内经	R221 中医基础理论 内经
2.1.1 子部/医家类/医经之属/内经/本文研究	1.11 医经 内经 本文	子部/医家类/医经之属/内经	
2.1.1 子部/医家类/医经之属/内经/本文研究	1.12 医经 内经 注释	子部/医家类/医经之属/内经	R221.02 中医基础理论 内经 注解
2.1.1 子部/医家类/医经之属/内经/本文研究	1.13 医经 内经 类编、摘编	子部/医家类/医经之属/内经	R221.3 中医基础理论 内经 素问、灵枢分类合编
2.1.2 子部/医家类/医经之属/内经/其他研究	1.14 医经 内经 发挥	子部/医家类/医经之属/内经	R221.09 中医基础理论 内经 研究
2.2 子部/医家类/医经之属/素问	1.2 医经 素问	子部/医家类/医经之属/内经	R221.1 中医基础理论 内经 素问
2.2.1 子部/医家类/医经之属/素问/本文研究	1.21 医经 素问 本文	子部/医家类/医经之属/内经	R221.1 中医基础理论 内经 素问
2.2.1 子部/医家类/医经之属/素问/本文研究	1.22 医经 素问 注释	子部/医家类/医经之属/内经	R221.1 中医基础理论 内经 素问
2.2.2 子部/医家类/医经之属/素问/其他研究	1.23 医经 素问 发挥	子部/医家类/医经之属/内经	R221.1 中医基础理论 内经 素问
2.3 子部/医家类/医经之属/灵枢	1.3 医经 灵枢	子部/医家类/医经之属/内经	R221.2 中医基础理论 内经 灵枢

续表

中医古籍分类标准表	《中国中医古籍总目》分类表	《中华古籍总目》分类表	《中国图书馆分类法》（第五版）
2.3.1 子部/医家类/医经之属/灵枢/本文研究	1.31 医经 灵枢 本文	子部/医家类/医经之属/内经	R221.2 中医基础理论 内经 灵枢
2.3.2 子部/医家类/医经之属/灵枢/本文研究	1.32 医经 灵枢 注释	子部/医家类/医经之属/内经	R221.2 中医基础理论 内经 灵枢
2.3.3 子部/医家类/医经之属/灵枢/其他研究	1.33 医经 灵枢 发挥	子部/医家类/医经之属/内经	R221.2 中医基础理论 内经 灵枢
2.4 子部/医家类/医经之属/难经	1.4 医经 难经	子部/医家类/医经之属/难经	R221.9 中医基础理论 难经
2.4.1 子部/医家类/医经之属/难经/本文研究	1.41 医经 难经 本文	子部/医家类/医经之属/难经	R221.9 中医基础理论 难经
2.4.2 子部/医家类/医经之属/难经/本文研究	1.42 医经 难经 注释	子部/医家类/医经之属/难经	R221.9 中医基础理论 难经
2.4.3 子部/医家类/医经之属/难经/其他研究	1.43 医经 难经 发挥	子部/医家类/医经之属/难经	R221.9 中医基础理论 难经
2.5 子部/医家类/医经之属/通论	1.5 医经 内经难经合类		
3 子部/医家类/医理之属	2 基础理论	子部/医家类/医理之属	R22 中医基础理论
3.1 子部/医家类/医理之属/中医与古代哲学	2.2 基础理论 阴阳五行、五运六气	子部/医家类/医理之属/阴阳五行、五运六气	R226 中医基础理论 中医阴阳五行、运气学说
3.2 子部/医家类/医理之属/中医与其他科学	2.2 基础理论阴阳五行、五运六气	子部/医家类/医理之属/阴阳五行、五运六气	R226 中医基础理论 中医阴阳五行、运气学说
3.3 子部/医家类/医理之属/藏象骨度	2.3 基础理论 藏象骨度	子部/医家类/医理之属/藏象骨度	R223.1 中医基础理论 中医生理学 脏腑学说 R223.7 中医基础理论 中医生理学 脏腑学说
3.3 子部/医家类/医理之属/藏象骨度	2.4 基础理论 中医生理	子部/医家类/医理之属/藏象骨度	R223 中医基础理论 中医生理学
3.4 子部/医家类/医理之属/病源病机	2.5 基础理论 病源病机	子部/医家类/医理之属/病源病机	R228 中医基础理论 中医病理学
3.4 子部/医家类/医理之属/病源病机	2.6 基础理论 中医病理	子部/医家类/医理之属/病源病机	R228 中医基础理论 中医病理学
3.5 子部/医家类/医理之属/其他	2.1 基础理论 理论综合	子部/医家类/医理之属/综合	
4 子部/医家类/诊法之属	4 诊法	子部/医家类/诊法之属	R241 中医临床学 中医诊断学

续表

中医古籍分类标准表	《中国中医古籍总目》分类表	《中华古籍总目》分类表	《中国图书馆分类法》（第五版）
4.1 子部/医家类/诊法之属/通论	4.1 诊法 诊法通论		
4.2 子部/医家类/诊法之属/脉学	4.2 诊法 脉诊		R241.1 中医临床学 中医诊断学 脉学
4.2 子部/医家类/诊法之属/脉学	4.21 诊法 脉诊 脉经	子部/医家类/诊法之属/脉经脉诀	R241.11 中医临床学 中医诊断学 脉学 脉经
4.2 子部/医家类/诊法之属/脉学	4.22 诊法 脉诊 脉诀	子部/医家类/诊法之属/脉经脉诀	R241.13 中医临床学 中医诊断学 脉学 脉诀
4.2 子部/医家类/诊法之属/脉学	4.23 诊法 脉诊 诸家脉学	子部/医家类/诊法之属/历代脉学	R241.19 中医临床学 中医诊断学 脉学 其他
4.3 子部/医家类/诊法之属/其他诊法	4.3 诊法 望诊	子部/医家类/诊法之属/其他诊法	R241.24 中医临床学 中医诊断学 四诊 色诊
4.3 子部/医家类/诊法之属/其他诊法	4.4 诊法 舌诊	子部/医家类/诊法之属/其他诊法	R241.25 中医临床学 中医诊断学 四诊 舌诊
4.3 子部/医家类/诊法之属/其他诊法	4.5 诊法 其他诊法	子部/医家类/诊法之属/其他诊法	R241.29 中医临床学 中医诊断学 四诊 其他
5 子部/医家类/伤寒金匮之属	3 伤寒金匮	子部/医家类/伤寒金匮之属	R222 中医基础理论 伤寒、金匮（伤寒杂病论）
5.1 子部/医家类/伤寒金匮之属/伤寒论	3.2 伤寒金匮 伤寒论	子部/医家类/伤寒金匮之属/伤寒论	R222.2 中医基础理论 伤寒、金匮 伤寒论
5.1.1 子部/医家类/伤寒金匮之属/伤寒论/本文研究	3.21 伤寒金匮 伤寒论 本文	子部/医家类/伤寒金匮之属/伤寒论	R222.22 中医基础理论 伤寒、金匮 伤寒论 注解（附本文）
5.1.1 子部/医家类/伤寒金匮之属/伤寒论/本文研究	3.22 伤寒金匮 伤寒论 别本	子部/医家类/伤寒金匮之属/伤寒论	R222.22 中医基础理论 伤寒、金匮 伤寒论 注解（附本文）
5.1.1 子部/医家类/伤寒金匮之属/伤寒论/本文研究	3.23 伤寒金匮 伤寒论 注释	子部/医家类/伤寒金匮之属/伤寒论	R222.22 中医基础理论 伤寒、金匮 伤寒论 注解（附本文）
5.1.2 子部/医家类/伤寒金匮之属/伤寒论/其他研究	3.24 伤寒金匮 伤寒论 发挥	子部/医家类/伤寒金匮之属/伤寒论	R222.23 中医基础理论 伤寒、金匮 伤寒论 发挥（不附本文）
5.1.2 子部/医家类/伤寒金匮之属/伤寒论/其他研究	3.27 伤寒金匮 伤寒论 杂著	子部/医家类/伤寒金匮之属/伤寒论	R222.25 中医基础理论 伤寒、金匮 伤寒论 杂论
5.1.3 子部/医家类/伤寒金匮之属/伤寒论/方论	3.25 伤寒金匮 伤寒论 方论	子部/医家类/伤寒金匮之属/伤寒论	R222.26 中医基础理论 伤寒、金匮 伤寒论 方论
5.1.4 子部/医家类/伤寒金匮之属/伤寒论/歌括	3.26 伤寒金匮 伤寒论 歌括（图表入此）	子部/医家类/伤寒金匮之属/伤寒论	R222.27 中医基础理论 伤寒、金匮 伤寒论 歌括

续表

中医古籍分类标准表	《中国中医古籍总目》分类表	《中华古籍总目》分类表	《中国图书馆分类法》(第五版)
5.2 子部/医家类/伤寒金匮之属/金匮要略	3.3 伤寒金匮 金匮要略	子部/医家类/伤寒金匮之属/金匮要略	R222.3 中医基础理论 伤寒、金匮 金匮要略
5.2.1 子部/医家类/伤寒金匮之属/金匮要略/本文研究	3.31 伤寒金匮 金匮要略 本文、注释	子部/医家类/伤寒金匮之属/金匮要略	R222.32 中医基础理论 伤寒、金匮 金匮要略 注解（附本文）
5.2.2 子部/医家类/伤寒金匮之属/金匮要略/其它研究	3.32 伤寒金匮 金匮要略 发挥	子部/医家类/伤寒金匮之属/金匮要略	R222.33 中医基础理论 伤寒、金匮 金匮要略 发挥（不附本文）
5.2.3 子部/医家类/伤寒金匮之属/金匮要略/方论	3.33 伤寒金匮 金匮要略 方论	子部/医家类/伤寒金匮之属/金匮要略	R222.36 中医基础理论 伤寒、金匮 金匮要略 方论
5.2.4 子部/医家类/伤寒金匮之属/金匮要略/歌括	3.34 伤寒金匮 金匮要略 歌括	子部/医家类/伤寒金匮之属/金匮要略	R222.37 中医基础理论 伤寒、金匮 金匮要略 歌括
5.3 子部/医家类/伤寒金匮之属/伤寒金匮	3.1 伤寒金匮 伤寒金匮合编	子部/医家类/伤寒金匮之属/综合	R222.1 中医基础理论 伤寒、金匮本文合编
5.3.1 子部/医家类/伤寒金匮之属/伤寒金匮/通论	3.11 伤寒金匮 伤寒金匮合编 合刻、合编	子部/医家类/伤寒金匮之属/综合	R222.1 中医基础理论 伤寒、金匮本文合编
5.3.2 子部/医家类/伤寒金匮之属/伤寒金匮/本文研究	3.12 伤寒金匮 伤寒金匮合编 注释发挥	子部/医家类/伤寒金匮之属/综合	R222.12 中医基础理论 伤寒、金匮 注释 R222.13 中医基础理论 伤寒、金匮 本文合编 发挥
5.3.2 子部/医家类/伤寒金匮之属/伤寒金匮/本文研究	3.14 伤寒金匮 伤寒金匮合编 杂著	子部/医家类/伤寒金匮之属/综合	R222.15 中医基础理论 伤寒、金匮 本文合编 杂论
5.3.3 子部/医家类/伤寒金匮之属/伤寒金匮/方论歌括	3.13 伤寒金匮 伤寒金匮合编 方论歌括	子部/医家类/伤寒金匮之属/综合	R222.16 中医基础理论 伤寒、金匮 本文合编 方论 R222.17 中医基础理论 伤寒、金匮 本文合编 歌括
6 子部/医家类/温病之属	8.1 临证各科 温病	子部/医家类/温病之属	R254.2 中医内科学+⑨ 外感病证+⑨ 温病+⑨
6.1 子部/医家类/温病之属/瘟疫	8.12 临证各科 温病 瘟疫	子部/医家类/温病之属/瘟疫	R254.3 中医内科学+⑨ 外感病证+⑨ 瘟疫+⑨
6.2 子部/医家类/温病之属/痧症	8.14 临证各科 温病 痧胀霍乱鼠疫	子部/医家类/温病之属/痧症	R254.7 中医内科学+⑨ 外感病证+⑨ 霍乱+⑨ R254.8 中医内科学+⑨ 外感病证+⑨ 鼠疫+⑨
6.3 子部/医家类/温病之属/疟痢	8.13 临证各科 温病 疟痢	子部/医家类/温病之属/疟痢	R254.5 中医内科学+⑨ 外感病证+⑨ 疟疾+⑨ R254.6 中医内科学+⑨ 外感病证+⑨ 痢疾+⑨

续表

中医古籍分类标准表	《中国中医古籍总目》分类表	《中华古籍总目》分类表	《中国图书馆分类法》（第五版）
6.4 子部/医家类/温病之属/其他	8.11 临证各科 温病 四时温病	子部/医家类/温病之属/其他温疫病证	R254.2+1 中医内科学+⑨ 外感病证+⑨ 温病+⑨ 暑温+⑨ R254.2+2 中医内科学+⑨ 外感病证+⑨ 温病+⑨ 湿温+⑨ R254.2+3 中医内科学+⑨ 外感病证+⑨ 温病+⑨ 风温+⑨ R254.2+4 中医内科学+⑨ 外感病证+⑨ 温病+⑨ 冬温+⑨ R254.2+5 中医内科学+⑨ 外感病证+⑨ 温病+⑨ 春温+⑨
7 子部/医家类/方书之属	7 方书	子部/医家类/方书之属	R289 方剂学
7.1 子部/医家类/方书之属/唐代以前	7.1 方书 晋唐方书	子部/医家类/方书之属/历代方书	R289.3 方剂学 各代医方
7.2 子部/医家类/方书之属/宋辽金元	7.2 方书 宋元方书	子部/医家类/方书之属/历代方书	R289.3 方剂学 各代医方
7.3 子部/医家类/方书之属/明代	7.3 方书 明代方书	子部/医家类/方书之属/历代方书	R289.3 方剂学 各代医方
7.4 子部/医家类/方书之属/清代	7.4 方书 清代方书	子部/医家类/方书之属/历代方书	R289.3 方剂学 各代医方
7.4 子部/医家类/方书之属/清代	7.41 方书 清代方书 清代一般方书	子部/医家类/方书之属/历代方书	R289.3 方剂学 各代医方
7.4 子部/医家类/方书之属/清代	7.43 方书 清代方书 清代单方、验方	子部/医家类/方书之属/单方验方	R289.5 方剂学 验方与单方
7.5 子部/医家类/方书之属/民国	7.5 方书 近代方书	子部/医家类/方书之属/历代方书	R289.3 方剂学 各代医方
7.5 子部/医家类/方书之属/民国	7.51 方书 近代方书 近代一般方书	子部/医家类/方书之属/历代方书	R289.3 方剂学 各代医方
7.5 子部/医家类/方书之属/民国	7.53 方书 近代方书 近代单方、验方	子部/医家类/方书之属/单方验方	R289.5 方剂学 验方与单方
7.6 子部/医家类/方书之属/歌括			R289.4 方剂学 方歌
7.6.1 子部/医家类/方书之属/歌括/清以前	7.42 方书 清代方书 清代方书歌括、便读		R289.4 方剂学 方歌
7.6.2 子部/医家类/方书之属/歌括/民国	7.52 方书 近代方书 近代方书歌括、便读		R289.4 方剂学 方歌
7.7 子部/医家类/方书之属/成方药目		子部/医家类/方书之属/成方药目	R286 中药品

续表

中医古籍分类标准表	《中国中医古籍总目》分类表	《中华古籍总目》分类表	《中国图书馆分类法》（第五版）
7.7.1 子部/医家类/方书之属/成方药目/清以前	7.44 方书 清代方书 清代成方药目	子部/医家类/方书之属/成方药目	R286 中药品
7.7.2 子部/医家类/方书之属/成方药目/民国	7.54 方书 近代方书 近代成方药目	子部/医家类/方书之属/成方药目	R286 中药品
7.8 子部/医家类/方书之属/国外方书	7.6 方书 国外方书		R289（31）方剂学 东亚
	8 临证各科		
8 子部/医家类/临证总论之属	8.0 临证各科 临证综合		
9 子部/医家类/内科之属	8.2 临证各科 内科	子部/医家类/内科之属	R25 中医内科学+⑨
9.1 子部/医家类/内科之属/通论	8.21 临证各科 内科 内科通论		
9.2 子部/医家类/内科之属/各论	8.22 临证各科 内科 风痨臌膈	子部/医家类/内科之属/中风	R255.1 中医内科学+⑨ 一般病证+⑨ 中风+⑨
9.2 子部/医家类/内科之属/各论	8.22 临证各科 内科 风痨臌膈	子部/医家类/内科之属/虚劳	R255.5 中医内科学+⑨ 一般病证+⑨ 虚劳+⑨
9.2 子部/医家类/内科之属/各论	8.23 临证各科 内科 其他内科疾病	子部/医家类/内科之属/其他内科病证	R255 中医内科学+⑨ 一般病证+⑨ R256 中医内科学+⑨ 脏腑病证+⑨
10 子部/医家类/妇科之属	8.3 临证各科女科	子部/医家类/妇科之属	R271 中医妇产科学+⑨
10.1 子部/医家类/妇科之属/通论	8.31 临证各科 女科 女科通论	子部/医家类/妇科之属/通论	
10.2 子部/医家类/妇科之属/胎产	8.32 临证各科 女科 产科	子部/医家类/妇科之属/产科	R271.4 中医妇产科学+⑨ 产科病+⑨
10.3 子部/医家类/妇科之属/各论			R271.1 中医妇产科学+⑨ 妇科病+⑨
11 子部/医家类/儿科之属	8.4 临证各科 儿科	子部/医家类/儿科之属	R272 中医儿科学+⑨
11.1 子部/医家类/儿科之属/通论	8.41 临证各科 儿科 儿科通论	子部/医家类/儿科之属/通论	R272.1 中医儿科学+⑨ 新生儿疾病+⑨ R272.5 中医儿科学+⑨ 小儿时疫+⑨ R272.6 中医儿科学+⑨ 小儿杂病+⑨
11.2 子部/医家类/儿科之属/痘疹	8.42 临证各科 儿科 痘疹	子部/医家类/儿科之属/痘疹	R272.2 中医儿科学+⑨ 痘疹、麻疹+⑨

续表

中医古籍分类标准表	《中国中医古籍总目》分类表	《中华古籍总目》分类表	《中国图书馆分类法》（第五版）
11.3 子部/医家类/儿科之属/惊风	8.43 临证各科 儿科 惊疳	子部/医家类/儿科之属/惊风	R272.3 中医儿科学+⑨ 惊风+⑨ R272.4 中医儿科学+⑨ 疳积+⑨
12 子部/医家类/外科之属	8.5 临证各科 外科	子部/医家类/外科之属	R26 中医外科学+⑨
12.1 子部/医家类/外科之属/通论	8.51 临证各科 外科 外科通论	子部/医家类/外科之属/通论	
12.2 子部/医家类/外科之属/外科方	8.52 临证各科 外科 外科方	子部/医家类/外科之属/外科方	
12.3 子部/医家类/外科之属/痈疽、疔疮	8.53 临证各科 外科 痈疽、疔疮	子部/医家类/外科之属/痈疽、疔疮	R261 中医外科学+⑨ 痈疽+⑨ R262 中医外科学+⑨ 疔毒+⑨
12.4 子部/医家类/外科之属/疯症、霉疮	8.54 临证各科 外科 疯症、霉疮（皮肤病入此）	子部/医家类/外科之属/疯症、霉疮	R275 中医皮肤科学与性病学+⑨
12.5 子部/医家类/外科之属/痔瘘	8.55 临证各科 外科 痔瘘	子部/医家类/外科之属/其他外科病证	R266 中医外科学+⑨ 肛门病+⑨
12.6 子部/医家类/外科之属/其他	8.56 临证各科 外科 其他外科疾病	子部/医家类/外科之属/其他外科病证	R263 中医外科学+⑨ 瘰疬+⑨ R264 中医外科学+⑨ 创伤+⑨ R265 中医外科学+⑨ 瘿瘤+⑨ R268 中医外科学+⑨ 其他+⑨
13 子部/医家类/伤科之属	8.6 临证各科 伤科	子部/医家类/伤科之属	R274 中医骨伤科学+⑨
14 子部/医家类/眼科之属	8.7 临证各科 眼科	子部/医家类/眼科之属	R276.7 中医五官科学+⑨ 眼科学+⑨
15 子部/医家类/耳鼻喉口齿之属	8.8 临证各科 咽喉口齿	子部/医家类/喉科口齿之属	R276 中医五官科学+⑨
15.1 子部/医家类/耳鼻喉口齿之属/咽喉	8.81 临证各科 咽喉口齿 咽喉通论	子部/医家类/喉科口齿之属/通论	R276.1 中医五官科学+⑨ 耳鼻喉科学+⑨
15.2 子部/医家类/耳鼻喉口齿之属/口齿	8.84 临证各科 咽喉口齿 口齿		R276.8 中医五官科学+⑨ 口腔科学+⑨
15.3 子部/医家类/耳鼻喉口齿之属/白喉	8.82 临证各科 咽喉口齿 白喉	子部/医家类/喉科口齿之属/白喉	
15.4 子部/医家类/耳鼻喉口齿之属/喉痧	8.83 临证各科 咽喉口齿 喉痧	子部/医家类/喉科口齿之属/喉痧	
	10 医案医话医论		R249 中医临床学 医案医话（临床经验）
16 子部/医家类/医案之属	10.1 医案医话医论 医案	子部/医家类/医案之属	R249 中医临床学 医案医话（临床经验）
17 子部/医家类/本草之属	6 本草	子部/医家类/本草之属	R281 中药学 本草

续表

中医古籍分类标准表	《中国中医古籍总目》分类表	《中华古籍总目》分类表	《中国图书馆分类法》（第五版）
17.1 子部/医家类/本草之属/神农本草经	6.1 本草 本草经	子部/医家类/本草之属/神农本草经	R281.2 中药学 本草 本草经
17.1.1 子部/医家类/本草之属/神农本草经/辑本	6.11 本草 本草经 本经辑本	子部/医家类/本草之属/神农本草经	R281.2 中药学 本草 本草经
17.1.2 子部/医家类/本草之属/神农本草经/注释研究	6.12 本草 本草经 本经注释	子部/医家类/本草之属/神农本草经	R281.2 中药学 本草 本草经
17.2 子部/医家类/本草之属/历代综合本草	6.2 本草 综合本草	子部/医家类/本草之属/历代综合本草	R281.3 中药学 本草 综合本草
17.2.1 子部/医家类/本草之属/历代综合本草/唐五代以前	6.21 本草 综合本草 唐五代以前本草	子部/医家类/本草之属/历代综合本草	R281.3 中药学 本草 综合本草
17.2.2 子部/医家类/本草之属/历代综合本草/宋辽金元	6.22 本草 综合本草 宋金元本草	子部/医家类/本草之属/历代综合本草	R281.3 中药学 本草 综合本草
17.2.3 子部/医家类/本草之属/历代综合本草/明代	6.23 本草 综合本草 明代本草	子部/医家类/本草之属/历代综合本草	R281.3 中药学 本草 综合本草
17.2.4 子部/医家类/本草之属/历代综合本草/清代	6.24 本草 综合本草 清代本草	子部/医家类/本草之属/历代综合本草	R281.3 中药学 本草 综合本草
17.2.5 子部/医家类/本草之属/历代综合本草/民国	6.25 本草 综合本草 近代本草	子部/医家类/本草之属/历代综合本草	R281.3 中药学 本草 综合本草
17.2.6 子部/医家类/本草之属/历代综合本草/国外	6.26 本草 综合本草 国外本草		R281.3 中药学 本草 综合本草
17.2.7 子部/医家类/本草之属/历代综合本草/文献	6.7 本草 本草谱录		R281.3 中药学 本草 综合本草
17.3 子部/医家类/本草之属/本草药性		子部/医家类/本草之属/本草药性	R281.3 中药学 本草 综合本草
17.3.1 子部/医家类/本草之属/本草药性/歌括	6.3 本草 歌括、便读	子部/医家类/本草之属/本草药性	R281.3 中药学 本草 综合本草
17.3.2 子部/医家类/本草之属/本草药性/单味药	6.5 本草 单味药专类药研究	子部/医家类/本草之属/本草药性	R282.7 中药学 中药材 各类药物
17.3.3 子部/医家类/本草之属/本草药性/炮制	6.6 本草 炮制	子部/医家类/本草之属/本草药性	R282.4 中药学 中药材 药材的采集、加工
17.4 子部/医家类/本草之属/救荒	6.42 本草 食疗本草 救荒		R281.5 中药学 本草 食物本草
17.5 子部/医家类/本草之属/本草杂著	6.8 本草 杂著	子部/医家类/本草之属/本草杂著	R281.3 中药学 本草 综合本草

续表

中医古籍分类标准表	《中国中医古籍总目》分类表	《中华古籍总目》分类表	《中国图书馆分类法》（第五版）
18 子部/医家类/针灸之属	5 针灸	子部/医家类/针灸之属	R245 中医临床学 针灸学、针灸疗法
18.1 子部/医家类/针灸之属/针法	5.1 针灸推拿 针灸通论	子部/医家类/针灸之属/通论	R245-0 中医临床学 针灸学、针灸疗法 一般理论与方法
18.1 子部/医家类/针灸之属/针法	5.3 针灸推拿 针灸方法	子部/医家类/针灸之属/针法灸法	
18.1 子部/医家类/针灸之属/针法	5.31 针灸推拿 针灸方法 针法	子部/医家类/针灸之属/针法灸法	R245.3 中医临床学 针灸学、针灸疗法 针法
18.1 子部/医家类/针灸之属/针法	5.4 针灸推拿 针灸临床	子部/医家类/针灸之属/针法灸法	R246 中医临床学 针灸疗法临床应用
18.2 子部/医家类/针灸之属/灸法	5.32 针灸推拿 针灸方法 灸法	子部/医家类/针灸之属/针法灸法	R245.8 中医临床学 针灸学、针灸疗法 灸法
18.3 子部/医家类/针灸之属/太乙神针	5.33 针灸推拿 针灸方法 其他针法	子部/医家类/针灸之属/针法灸法	R245.31+9 中医临床学 针灸学、针灸疗法 针法 各种针刺疗法 其他
18.4 子部/医家类/针灸之属/经络腧穴	5.2 针灸推拿 经络孔穴	子部/医家类/针灸之属/经络腧穴	R224 中医基础理论 经络、孔穴
19 子部/医家类/推拿按摩之属	5.5 针灸推拿 推拿按摩	子部/医家类/推拿按摩外治之属	R244.1 中医临床学 外治法 推拿、按摩、捏积
20 子部/医家类/外治之属	5.6 针灸推拿 外治法	子部/医家类/推拿按摩外治之属	R244 中医临床学 外治法
21 子部/医家类/养生之属	9 养生	子部/医家类/养生之属	R212 中医预防、卫生学 养生
21.1 子部/医家类/养生之属/通论	9.1 养生 养生通论		
21.2 子部/医家类/养生之属/导引、气功	9.2 养生 导引、气功	子部/医家类/养生之属/导引、气功	R214 中医预防、卫生学 气功
21.3 子部/医家类/养生之属/内丹	9.3 养生 炼丹		
21.4 子部/医家类/养生之属/食疗	6.4 本草 食疗本草	子部/医家类/本草之属/食疗本草	R247.1 中医临床学 其他疗法 食养、食疗
21.4 子部/医家类/养生之属/食疗	6.41 本草 食疗本草 食疗	子部/医家类/本草之属/食疗本草	R247.1 中医临床学 其他疗法 食养、食疗
21.5 子部/医家类/养生之属/广嗣	8.33 临证各科 女科 广嗣	子部/医家类/妇科之属/广嗣	R169.1 生殖健康与卫生 健康教育与管理
21.6 子部/医家类/养生之属/祝由	8.9 临证各科 祝由		B992.5 术数、迷信 巫医、巫术

续表

中医古籍分类标准表	《中国中医古籍总目》分类表	《中华古籍总目》分类表	《中国图书馆分类法》（第五版）
22 子部/医家类/综合之属	12 综合性著作	子部/医家类/综合之属	
22.1 子部/医家类/综合之属/通论	12.1 综合性著作 通论	子部/医家类/综合之属/通论	
22.2 子部/医家类/综合之属/教材	12.5 综合性著作 教材		R2-52 中医学丛书、文集、连续出版物 中医学全书
22.3 子部/医家类/综合之属/传记	11.3 医史 传记	史部/传记类	R-092 中国医学史
22.3.1 子部/医家类/综合之属/传记/总传	11.31 医史 传记 汇传	史部/传记类/总传之属/技艺	R-092 中国医学史
22.3.2 子部/医家类/综合之属/传记/别传	11.32 医史 传记 先秦医家传	史部/传记类/别传之属	R-092 中国医学史
22.3.2 子部/医家类/综合之属/传记/别传	11.33 医史 传记 秦汉至隋医家传	史部/传记类/别传之属	R-092 中国医学史
22.3.2 子部/医家类/综合之属/传记/别传	11.34 医史 传记 唐宋元医家传	史部/传记类/别传之属	R-092 中国医学史
22.3.2 子部/医家类/综合之属/传记/别传	11.35 医史 传记 明清及近代医家传	史部/传记类/别传之属	R-092 中国医学史
	11 医史		R-092 中国医学史
22.4 子部/医家类/综合之属/史料	11.1 医史 通史	子部/医家类/综合之属/杂著	R-092 中国医学史
22.4 子部/医家类/综合之属/史料	11.2 医史 专史	子部/医家类/综合之属/杂著	R-092 中国医学史
22.4 子部/医家类/综合之属/史料	11.4 医史 史料	子部/医家类/综合之属/杂著	R-092 中国医学史
22.4 子部/医家类/综合之属/史料	11.6 医史 杂著	子部/医家类/综合之属/杂著	R-092 中国医学史
22.5 子部/医家类/综合之属/目录	11.5 医史 书目、索引、表谱	子部/医家类/综合之属/杂著	R-092 中国医学史
22.6 子部/医家类/综合之属/笔记医话	10.3 医案医话医论 笔记杂录	子部/医家类/综合之属/杂著	R249 中医临床学 医案医话（临床经验）
22.6 子部/医家类/综合之属/笔记医话	10.2 医案医话医论 医话医论	子部/医家类/医话医论之属	R249 中医临床学 医案医话（临床经验）
22.7 子部/医家类/综合之属/合刻、合抄	12.2 综合性著作 合刻、合抄	子部/医家类/综合之属/合刻、合抄	R2-51 中医学丛书文集、选读出版物 中医学丛书
子部/农家农学类/农艺之属/烹调	6.43 本草 食疗本草 饮馔	子部/农家农学类/农艺之属/烹调	R247.1 中医临床学 其他疗法 食养、食疗

第四节　海外中医古籍调研与回归现状

由于各种历史原因，古代大批中医古籍流传海外，其中包括许多现今国内早已失传、然海外尚存孑遗之本。抢救回归国内失传、散失于海外的中医善本古籍，近百年来一直受到学术界的重视。虽然清末中国学者与使臣曾从日本购买回归部分珍稀中医古籍，但此后该工作停滞不前，直到日前，仍有大量国内失传的中医古籍流落海外。

一、海外中医古籍的普查与调研

为将这批宝贵的遗产全部迎回故里，从1996年开始，中国中医研究院（现更名为中国中医科学院）正式启动对海外所藏国内失传中医古籍的调查与抢救回归研究。该项研究首先从日本开始，进而扩大到对收藏有中医古籍的其他国家地区进行调查。该项课题先后得到中医科学院院长基金、日本国际交流基金亚洲中心、国家中医药管理局、国家科技部的大力支持，经过18年的努力，广泛收集了350余种书目。这些书目分属26个国家（日本、韩国、美国、加拿大、法国、英国、荷兰、越南、德国、意大利、梵蒂冈、俄罗斯及远东地区）154个图书馆。共计查得海外收藏中医古籍达30 000部。又经亲赴相关国家实地考察，确定海外尚存国内失传中医古籍（约成书于300年前）的种类与珍善版本500余种。这批失传中医古籍不仅数量多（约占国内现存同期著作的15%），且成书年代早、学术价值高。为弥补当代中医学术研究基础文献方面的这一大缺陷和损失，填补继承祖国医学遗产的这块空白，经过十余年的努力，将500种国内失传中医古籍全部复制回归，其中失传的书种190种，珍稀刻本或抄本270种，总计约30万页。该项目在世界范围内开展中医古籍普查，不仅前无古人，而且在当代其他国家（如日本、韩国等）也没有过类似的研究。

依据对日本及世界其他国家考察调研中医古籍收藏现状，以及对国内失传中医古籍进行文献学研究的结果，已先后撰写成《日本现存中国散逸古医籍》（3期）《海外回归中医善本古籍研究文集》、《海外收藏古代中医文献研究》（见《马继兴医学文集》），以及《欧美收藏中医古籍联合目录》、《欧美收藏稀见中医古籍及研究》等著作。该项目为世界范围的中医文献资源的信息共享提供了条件，为中医学术研究及临床运用提供了大量重要文献。此外，该项目在国内外刊物发表了学术论文30余篇，扩大了回归中医古籍的影响。这一研究发表之后，得到学界与社会的一致好评，全国20余家报刊予以报导。

二、海外回归中医古籍的保存与整理

为了使复制回归的海外收藏中医善本古籍能永久保存，在科技部的支持下，开展了“海外回归中医善本古籍的整理研究与电子版保存”课题，课题将全部30余万页回归中医古籍制作成电子光盘版，提供图书馆对外开放阅览。

此外，为了让从海外复制回归的大批中医善本古籍能尽量多地为当代中医发展服务，从1998年开始，遴选学术价值较高者，分批采用影印或校点的形式将复制回归中医古籍善本整理出版。已经出版的此类影印书籍有《日本现存中国稀觏古医籍丛书》（含子书 15 种）、《海外回归中医古籍善本集粹》（21 种）、《珍版海外回归中医古籍丛书》（20 种），校点出版了《海外回归中医善本古籍丛书》（61 种）及其“续集”（26 种）。此项研究发挥了“继绝存真，传本扬学”的作用，不仅保护了中医珍善本古籍，而且使之在当代发挥促进行业发展的作用。

其中《海外回归中医善本古籍丛书》由于校点水平较高，每一子书均有详细的校后记，介绍了作者整理研究的新成果。这些研究成果表明，回归医书中有多种具有重要学术意义的中医古籍。例如，发现了现存最早的元代本草歌诀《图经备要本草诗诀》、最早的明代血症专著《血症全集》、最早的明代军阵外科书《军门秘传》、最早的明代草药专著《草药便览》、最早的清代望诊专著《望色启微》等；还从回归中医古籍中发掘佚存书 3 种（2 种为重要的宋代脉书、1 种为明代草药专著）。此外依靠研究回归医书，解决了若干中医理论研究、版本学、医学史等方面的疑难问题。

（李鸿涛　张伟娜　佟　琳）

参考文献

[1] 诸伟奇. 古籍整理研究丛稿. 合肥：黄山书社，2008：291.

[2] 张伟娜，刘国正，符永驰，等. 试论自由标引在中医古籍图像文献标引中的应用. 国际中医中药杂志，2008，30（2）：101-102.

[3] 中华医典［EB/OL］. http：//www. tcmbook. cn/doc-view-79979. html.

[4] 皇汉医学丛书[EB/OL]. http://baike. baidu. com/link？ url = Ef0Te9MDq9nQo6X3YMWltsjsNumwhs_sYCGjltr-ZCGQm3LFkBfsgjiK-WQD9P-Tu_3mlvicURrW_2RPycsFlDa.

[5] 医方类聚[EB/OL]. http://baike. baidu. com/link？ url = CFd0i2mkh7YhVq1ymM90yP_AviyMaSeCHOrnFdaI-KlEqVS2Rj6ExZXX191_cKpwIHiYk02qqESg3Fp7pzKt2Z_.

[6] 上海中医药大学图书馆[EB/OL]. http://lib. shutcm. edu. cn/columnpage. aspx？ columnid = 41.

[7] 裘俭. 中国中医科学院图书馆中医古籍保护工作述要. 图书馆工作与研究，2008，5：61-63，71.

[8] 张伟娜，裘俭，刘国正，等. 全国中医古籍保存与保护现状调查分析. 中国中医药信息杂志，2009，16（6）：1-4.

[9] 毛建军. 古籍数字化的概念与内涵. 图书馆理论与实践，2007（4）：82-84.

[10] 符永驰，刘国正，李斌，等. 中医古籍数字化研究. 中国中医药信息杂志，2004，11（6）：563-564.

[11] 李鸿涛，裘俭，张伟娜. 中医专业图书馆古籍保护体系及规范的研究. 国际中医中药杂志，2009，31（6）：544-547.

[12] 世界记忆工程［EB/OL］. http：//baike. baidu. com/link？ url = cpJDnh5Dofg4XsLSjsENwiPGKeqrhN8zx8JJhDPrkn1-VPRRCjVLfko3YPRbjXl9-pBzp4sPDGjGsFcx3de2TbK.

[13] 中医研究院，北京图书馆. 中医图书联合目录. 北京：北京图书馆，1961.

[14] 薛清录. 全国中医图书联合目录. 北京：中医古籍出版社，1991.

[15] 薛清录. 中国中医古籍总目. 上海：上海辞书出版社，2007.

[16] 张伟娜，佟琳，刘培生，等. 中医古籍文献分类方法梳理与分析. 国际中医中药杂志，2015，37（8）：680-682.

第四章　中医药多媒体资源建设

随着数字化、网络化、信息化时代的到来，信息技术和多媒体技术已经渗透到人类生活的各个领域，由此而产生的多媒体信息资源得到了飞速发展，人们所能获取和利用的文献信息资源也正从传统的、单一的纸质文献向数字的、多媒体的信息资源转变。随着多媒体技术的广泛应用，中医药领域的多媒体信息资源也在快速增长，如何系统地开展中医药多媒体信息资源建设值得深入的研究和探讨。本章将从中医药多媒体资源的概念及范畴、采集与管理、分类与标注、数据库构建以及多媒体技术的应用几方面对中医药多媒体资源的建设进行论述。

第一节　中医药多媒体资源的概念及范畴

一、中医药多媒体资源的概念

多媒体又称多重媒体，可以理解为直接作用于人感官的文字、图形图像、动画、声音和视频等各种媒体的统称，也可理解为是多种信息类型的综合，而这些多重媒体和信息的载体就是多媒体资源。随着数字化、网络化、大数据时代的到来，信息技术和多媒体技术已经渗透到人类生活的各个领域，人们所能获取和利用的文献信息资源从传统的、单一的纸质文献向数字的、多媒体的资源转变[1]。

多媒体资源融合了图像、视频、音频、动画、文本等多种媒体信息而具有生动、直观、多方位、多容量等特点，这些使得多媒体资源受到越来越多的关注，尤其在教育、医疗、图书档案、文艺娱乐、通讯等领域得到广泛的利用。由于多媒体资源在传播、利用过程中具有纸质文献不可比拟的优势，多媒体资源已逐渐成为一种重要的知识载体形式。据统计，多媒体文献资源已占全球出版物总量的三分之一以上，且将以高速的增长率发展，在出版物中所占的份额也将越来越大[2]。同时，关于多媒体资源的数据库也越来越多，如新东方网络课程、爱迪科森网上报告厅、KUKE 数字音乐图书馆、“知识视界”视频教育、“好医生”医学点播课堂等。随着具有文献和学术价值的多媒体资源的日渐丰富，其在社会各个领域中的影响和作用将逐步加大。

中医药多媒体资源是中医药文献信息资源的重要组成部分，是指融合了图片、音频、视频等多重媒体且与中医药理论、知识及应用相关的多媒体资源。随着多媒体信息技术的发展，中医药领域内的多媒体资源同样增长迅速，各种中医药的声像资源和多媒体电子制品成倍增加，尤其是网络上的中医药多媒体资源的增长更是一日千里。中医药多媒体资源包含的内容广泛，除了普遍应用于中医药教学、科普宣传、信息数字化和数字图书馆建设等方面，还逐渐应用于中医远程诊疗、中医电子病历、智能中医专家系统和虚拟现实等方面，而这些都需要中医药多媒体信息资源的支撑[3]。从技术的发展和社会进步的趋势来看，只提供文字信息的单一媒体的信息服务已经不能满足人们的信息需求，多媒体信息将逐渐成为信息服务的主流，因而社会对多媒体资源的需求将会不断增加，中医药行业的多媒体资源也必然得到相应的发展。

二、中医药多媒体资源的范围

按照信息的载体形式，一般可将信息资源分为纸质资源和非纸质资源两类。非纸质资源又可以划分为以电子或数字形式的信息资源和以其他载体类型存在的信息资源，如胶片、录音带、录像带、缩微胶片、光盘、磁带等。多媒体资源属于非纸质信息资源的类型，既包括以电子或数字形式的信息资源，也包括以其他载体形式存在的信息资源，按照常用的多媒体类型的分类方法，一般将多媒体资源分为电子文本资源、图片图像资源、音频资源、视频和动画资源几类。

中医药多媒体资源包含的内容广泛，包括中药、舌、脉、经穴等各种图谱；中医学教学、学术音视频资料；病例、病案等中医临床诊疗资料；中医药图书、科普宣传等音像资料；中医药电子出版物等，尤其是载有名老中医临床诊疗经验及实用中医药诊疗方法的多媒体资源更是珍贵，一些早期拍摄的系列名医诊疗经验的声像资料，如《杜自明按摩手法》、《卢英华按摩经验》、《杨甲三取穴经验》等，都具有较高的学术和文献价值。这些重要的多媒体资源都值得我们采集、整理、保护和利用。中医药学科领域内所涉及的多媒体资源同样可划分为文本、图片、音频、视频和动画几种类型。

（一）电子文本资源

电子文本资源主要包括各类能够被计算机读取的数字格式的电子文本文件，包括中医药相关的电子图书、电子期刊、学术著作、课件、幻灯、电子病历等各类型的电子文档，主要格式包括 TXT、RTF、DOC、WPS、PDF、EXE、CHM、HTML、PPT、XLS 等。

（二）图片图像资源

图片图像资源主要包括各种数字和非数字形态存在的图形、图像资源，如中药图谱、经穴图谱、望诊图谱、脉象图、舌象图、名医图片、中医诊疗图片等。非数字形态的图片资源主要包括各类型的照片、图谱、图集、画册等。数字形态的图片资源的主要格式包括 JPG、TIF、BMP、GIF、PNG、PCX、PSD、WMF、CDR、TGA、SVG 等。

（三）音频资源

音频资源主要包括各种数字和非数字形式存在的中医药相关音乐、音效、语音等，如中医药主题音乐、中医药养生音乐、闻诊声音、教学录音、讲座录音、中医药音效等。非数字形态的音频资源的存储介质主要包括唱片、磁带、光盘等。数字形态的音频资源主要格式包括 WAV、MID、MP3、CD、MOD、WMA、AU、VOC、ASF、RA 等。

（四）视频资源

视频资源主要包括各种数字和非数字形式存在的中医药相关影片、录像片及数字视频资源，如随书光盘、中医药教学片、学术讲座、中医诊疗视频、名老中医视频、中医药科普宣传片、中医药纪录片、中医药相关新闻片等。非数字形态的视频资源的存储介质主要包括电影胶片、录像带、DV 带、光盘等。数字形态的视频资源的主要格式包括 AVI、DAT、MPG、MOV、RM/RMVB、ASF、WMV、WKV、3GP、FLV、VOB 等。

（五）动画资源

动画资源可以部分包含在视频资源内，但有自己的特征，主要包括中医药相关的动漫、动画资源，如中医理论的动画展示、中医经穴动画、中医文化宣传展示、中医科普宣传、中医典故、动漫游戏等。主要的动画格式包括 SWF、GIF、FLC、FLA、AVI、MOV、QT 等。

三、中医药多媒体资源的发展阶段

随着现代信息技术和声像技术的发展，多媒体的载体类型经历了胶片、磁带、磁盘、光盘、数字化和网络化媒体等发展过程，在不同的发展阶段而产生了不同类型的多媒体资源。根据多媒体资源的不同发展阶段，中医药多媒体资源的主要来源和形式可以分为以下方面。

（一）电影胶片

电影从诞生到现在，已经走过了一百多年的历程。对于人类历史，一百年不过是短暂的一瞬，而就现代社会而言，可说是一个相当长的时间了。最早拍摄的电影，不管娱乐片或是稍后的叙事片、纪录片，其传播的速度、震撼的效果，生动的画面等都是其他媒介难以企及的。电影发展经历了黑白胶片、彩色胶片，电影发挥着越来越强大的媒介传播功能，如电影《生命的世界》融汇了从动物到人的生命历程，从孕育胚胎到初具形状，形象生动地再现了自然界的变化规律，这种功能在电影发展早期是其他媒介方式所不能替代的。从默片到声片，从黑白到彩色，从标准银幕到宽银幕立体声，还有光学镜头、感光胶片、机械性能等或大或小的改进和变革，都给电影的创造开拓了新的天地，尤其是 20 世纪 70 年代后期以来，计算机、视频、激光灯新的高科技在电影上的应用，更扩大了银幕的创造力，使其形象、语言焕然一新。电影也成为中医药行业人员记录中医药发展、宣传和推广中医药的手段。自 20 世纪 60 年代开始，就产生了一些中医药电影资料，如《杜自明正骨经验》、《卢英华按摩经验》、《杨甲三取穴经验》、《中西医结合治疗白内障》、《中国医学史》、《上海各老中医荟萃》等，还包括一些中医药相关的电影片，如 35mm 老电影胶片拍摄的《中医药走向世界》、电影《李时珍》、《春苗》等。由于技术条件的限制，现存的中医药相关的电影资料并不是很多，但却是记录中医药理论知识和发展历程的重要文献资料。

（二）磁带磁盘

20 世纪八九十年代，声像技术的发展空前活跃，声像资料的载体介质经历了录像带、数字磁带、光盘等发展阶段。在此过程中，较早使用的是 3/4 英寸的录像带，分低带和高带两种类型，分别为 U-matic VO（低带）和 U-matic BVU（高带）；后来发展到大量用于家庭录像机的大 1/2 英寸录像带，主要格式为 VHS（家用录像系统）；到 21 世纪初，DV 格式的小型数字磁带成为记录多媒体视频的主要形式。在这一阶段产生了大量的有关中医药的录像资料，如《中国针灸学系列》30 集、《中国中医药获奖科技成果集锦》等。随着技术的发展，磁带和磁盘形式的多媒体资料的采集和存储方式已经逐渐成为历史，但却保留了大量的中医药声像资料，成为我们的宝贵文献资源。

（三）光盘

随着数字技术的成熟普及，很多声像资料已制作成数字光盘。光盘是利用激光原理进行读、写的设备，是迅速发展的一种辅助存储器，可以存放各种文字、声音、图形、图像和动画等多媒体数字信息，可以分为不可擦写光盘，如 CD-ROM、DVD-ROM 等；可擦写光盘，如 CD-RW、DVD-RAM 等。数字光盘的产生极大地方便了多媒体资料的存储，容量、质量、存储时间等方面都得到了发展。光盘也为大量的中医药多媒体资料的记录和存储提供了便利，各类中医药图书、图片、声像资料的光盘也大量产生，成为中医药多媒体文献资料的重要组成部分。

（四）数字多媒体资源

数字化是多媒体资源发展的新阶段。数字多媒体资源是指经过数字化处理，可以在计算机及网络环境下运行的多媒体材料。按其呈现方式可以划分为数字化文本、数字化图片、数字音频、数字视频、数字课件等。与传统的多媒体资源存储方式相比，数字多媒体资源有以下几个方面的特点：①处理技术数字化。是将声音、文本、图形、图像、动画等信息转化为数字记载的、计算机可读的信号。②处理方式多媒体化。与传统的纯文本处理信息的方式相比，经多媒体技术处理的资源更加丰富多彩。③资源传输的网络化。数字媒体资源可以通过网络实现远程传输，方便资源的获取和传播。中医药数字媒体资源是多媒体资源数字化的产物，随着多媒体技术的发展和中医药的广泛传播，产生了海量的中医药数字多媒体资源。

四、中医药多媒体资源的来源

（一）出版发行的中医药声像资料

随着中医药的发展和人们对健康认识的提高，中医药相关的音像制品成为各大出版社的重点方向和热点产品之一，正式出版发行的中医药音像资料不断增加。出版中医药音像制品较多的是中华医学音像出版社，代表性制品如《中国针灸学》30 辑，《中国骨伤学》15 辑，《中国肛肠病学》5 辑，《家庭中医》4 辑等。其他出版中医药音像制品较多的还包括人民卫生电子音像出版社、中国中医药出版社、二十一世纪环球中医药网络教育中心等。

（二）单位制作的中医药声像资料

20 世纪 80 年代前后，随着声像技术的发展和应用的普及，各中医院校及科研单位大都成立了电教室或声像室，摄制了大量的中医药相关的声像资料片。中国中医科学院中医药信息研究所（时称中国中医研究院图书情报中心）曾于1984年至1987年利用电影和录像方式总结和摄制了上海、浙江、江苏、广东等地60多位著名中医的学术思想和治疗经验，制成“名医荟萃”系列电影、录像片，这些全国著名的老中医如叶桔泉、邹云翔、邱茂良、黄耀燊、梁乃津、司徒玲、刘树农、顾步华、董庭瑶等大部分已谢世，这些电影、录像资料已成为珍贵的文献资源。其他很多中医药院校及科研单位也摄制了大量的名老中医经验、专科专病、学术讲座、会议专题等声像资料片。随着声像及多媒体技术的发展和普及，各中医药院校大都成立了现代教育技术中心等相关机构负责利用多媒体技术服务于中医药教学，这不但促进了中医药教育技术的发展，也由此产生了大量的中医药教学资料片、课件等中医药多媒体资源。单位制作的中医药声像资料也成为中医药多媒体资源的重要组成部分。

（三）广电节目中的中医药多媒体资料

另外一种数量较多的中医药多媒体资源是我们在生活中经常接触到的，也就是广播电视节目中的中医药资料。在我国电视事业的发展过程中，以医学健康为专题的电视节目一直是广电节目中的重要组成部分，例如，中央电视台从建台之初就有《医学顾问》节目，随后又有《卫生常识》、《卫生与健康》等节目。医学与健康节目关乎百姓健康，以广播电视这种现代化的手段进行健康知识的传播，其所产生的显性和隐性的社会价值是无可估量的。随着经济的发展和人民生活水平的提高，人们对健康的关注越来越多，社会医学模式也在逐渐改变。中医药在这种大健康战略背景下的作用也逐渐凸显，尤其是中医养生越来越成为热门话题。因此，很多电视台纷纷推出医学健康类的专题栏目，中医类的栏目也日渐增多和成熟。如中央电视台的《中华医药》、《健康之路》，北京电视台的《养生堂》、《健康北京》、《黄帝内经》、《从头到脚》等都是广为传播和深受百姓欢迎的中医药电视专题栏目，这些资源也是中医药多媒体资源中非常宝贵的组成部分。

（四）网络中医药多媒体资料

互联网的发展使信息的产生、获取、传递进入电子化、数字化、网络化的崭新历史时期。网络多媒体资源数量迅猛增长，中医药相关的多媒体资源也在飞速增长，其增长速度可以用爆炸式增长来形容。网络中的中医药图、文、声、像资源极其丰富，包罗万象，对中医药网络多媒体资源的收集、整理已经成为中医药院校、研究机构的图书情报部门一项新的、重要的工作内容。

五、中医药多媒体资源的调研

多媒体信息资源是随着现代信息技术和声像技术发展而产生的，经历了胶片、磁带、磁盘、光盘、数字化媒体等发展过程，历史不长，但发展迅速。要想全面、系统地开展多媒体资源建设首先要开展多媒体资源的调研，摸清其数量、分布、类型、保存情况。只有了解了中医药多媒体资源存在和分布状况，才能更好地制订规划，有计划地开展工作。资源调研是资源整合、开发和利用的基础，只有基础性工作做好了，才能使资源更好地发挥作用。由于中医药多媒体资源的自身特点，其调研应侧重于对正式出版的音像资料，有学术和文献价值的声像资料，中医药的教学、讲座、会议资料的调研。

中医药多媒体资源的调研可以涵盖各种类型的资源，既可以包含胶片、录像带、光盘等非数字的资源，也可以包含各种类型的数字和网络形式的资源，还可以包括采购、单位自制、交换、受赠和电视网络采集等各种方式获取的资源。调研的内容要注意了解资源的数量、分类、格式、保存现状、来源等；调研的对象要涉及图书馆、出版社、各高校和科研院所、医院等，尤其是中医药行业单位，还应特别重视广播电视节目和网络中中医药相关的资源。调研的方法可以是问卷调查形式，也可以是实地考察，还要充分利用电话、网络、新媒体等多种方式以获取更多的信息。

以北京地区的中医药视频资源调研为例，我们通过发放调研表、实地调查、电话和网络调研等方式调研了北京地区的中医药院校、中医科研机构、公共图书馆及综合大学图书馆所藏的视频资源，调研的内容涉及资源的名称、数量、分类、载体、格式、来源、保存现状、是否数字化等方面。通过调研，我们初步了解了北京地区中医药视频资源的现状，收集了北京地区中医药视频资源数据 2084 条，其中各单位馆藏 1654 部，出版发行物 430 部。通过分析发现中医高校、科研机构以讲座、课件类视频居多，且各单位以本单位自行拍摄制作的视频为主，购买音像制品为辅，较少从电视或网络等其他途径获取中医药视频，研究还发现有近一半的资源是以录像带的形式保存于各个单位，需要及时进行数字化格式转换。在调研的 138 家出版社中，只有 8 家出版过中医药音像制品，出版数量较多的包括人民卫生出版社、中华医学电子音像出版社、金盾出版社、中国中医药出版社，发行的内容侧重于针灸、推拿按摩、养生、气功、食疗等几个方面。

据初步了解，目前全国有大量的、散在的中医药多媒体资源无法很好地得到利用和保护。除了广播电视部门拍摄中医药相关的节目，各中医院校和科研机构也都拍摄过大量的声像资料，这些资料的拍摄花费了大量的人力、物力和财力，虽然有的已经出版为音像制品，但绝大多数都分散在各个单位，缺乏有效的管理和组织，失去了其原有的学术价值和应用价值。尤其是早期的一些珍贵的声像资料，由于设备老化和升级等因素，正面临着无法播放和利用的局面，亟需进行整理抢救和数字化转换。只有进行深入的调研，才能了解这些资源的保存现状，以便及时地保护和整理这些珍贵的资料。同时，资源的调研也能够促进各单位之间的信息交流，互通有无，从而为资源的共建、共享提供基础。

第二节　中医药多媒体资源的采集与管理

一、中医药多媒体资源的采集和处理

资源的采集是中医药多媒体资源建设的基本任务，应该根据中医学的学科特点、服务需求、学术和实用价值等，有计划、有针对性、多渠道地采集、开发和引进中医药多媒体资源。首先，可以根据需求和经费情况购置专业的音像出版社出版的中医药多媒体资源，或购置市场上已有的商业性多媒体数据库。其次，要加强单位自身的各类多媒体资源的采集，如中医学精品课程、名老中医诊疗经验及学术讲座、高水平的学术会议、中医专科专

病诊疗的多媒体资料等。同时，要注意特色的多媒体资源的采集，如中医药古籍图像资源等。再次，要重视电视、网络等开放性的中医药多媒体资源的收集，这类资源增长迅速，同时在质量和价值上参差不齐，采集时应注意选择和甄别[4]。

此外，应特别重视早期资源的数字化，包括老照片、磁带、录像带、胶片等，这些资料的特殊性在于它们的读取需要借助于相应的硬件设备，如磁带需要录音机、录像带需要录像机等。随着技术和设备的不断更新和换代，这部分资料将有可能由于设备的淘汰而丧失价值，因此要及时对这类资料进行数字化处理，并妥善保存[4]。

中医药多媒体资源同样涉及电子文本、图片、音频、视频、动画等类型，下面分别简要地介绍如何采集和处理这些资源。

（一）电子文本资源

在各种多媒体信息中，文本格式是最基本的信息资源，其获取、处理方法很多，技术也最为成熟。文本信息的获取除最常见的键盘输入以外，还可用语音识别输入、光学字符识别（OCR）输入及手写识别输入等。常用的文本编辑软件有 Notebook、Microsoft Word、Adobe Acrobat 等，排版软件有 Adobe 公司的 PageMaker 等。文本类型资源应用最为广泛，在此不做过多介绍。

（二）图片资源

数字图片资源可分为矢量图（vector-based image）和位图（bit-mapped image）两种形式。两者的区别在于：位图由像素构成，分辨率的大小决定图像的大小，低分辨率的图像放大后会模糊不清。矢量图是用数学方式绘制的曲线和其他几何体组成的图形，矢量图可随意放大而不改变清晰度。

1. 图片资源的采集

图片资源一般可以通过扫描仪、数码相机采集，绘图软件绘制、截屏软件抓取、网上下载等方式获取。

（1）扫描、拍摄采集：图片采集最主要的方法是利用扫描仪和数码相机。可以利用扫描仪将书籍、杂志等平面素材转成数字图像。通常扫描仪带有扫描驱动程序和应用软件，可以在扫描软件界面对扫描参数进行设置。可以使用 Photoshop、Acdsee 等软件进行批处理扫描。利用数码照相机可以直接将事物转成图像素材，调整数码相机的参数可以得到想要的图像效果，比通过扫描仪获取图像要更为方便。通过数码照相机获取的数字图像通常放在相机存储卡内，再通过数据线将其输入到计算机中使用。

（2）软件绘制：可以使用的绘图软件有很多，简单的如 Windows 自带的绘图软件，高级的包括 Photoshop、CorelDraw、Adobe Illustrator 等。通过绘图软件制作出来的图形图像一般可以在输出的时候选择保存为所需要的格式。

（3）图片抓取：可以使用专门的抓图软件对图片进行抓取，这些软件包括 HyperSnap-DX，Captuer Profession，SnagIt 以及键盘上的 Print Screen 键等。显示在电脑屏幕上图像都可以用抓图软件抓取，抓取的图像可以复制、粘贴、存储到计算机中。对于视频中的画面可以使用播放软件中的截屏工具。

（4）网络采集：另一个获取图片的重要途径是通过网络采集和下载，网络上有丰富的图片素材，通过 Internet 可以搜索到各类型的图片。在网页中找到所需的图片后，通过复制或“图片另存为”命令即可保存，也可通过下载工具进行批量下载。

（5）此外，购买图片素材库光盘是获取特定专业类别相应图片素材的途径。

2. 图片资源的处理

图片采集成功后通常要对图片进行编辑处理，常用的图像处理软件包括 Photoshop、Acdsee、CorelDraw 等。Photoshop 功能强大，是图像处理和图形制作的专业级软件，可以完美地处理位图图像。CorelDraw 是杰出矢量绘图软件之一，它融合了绘图、文本操作、图片处理等应用程序。图形图像的处理主要有以下两个方面，一是利用图形图像进行编辑；二是转换图片格式，可以利用图形图像编辑软件打开图形后另存成其他格式，也可以利用专门的图片压缩软件进行格式转换。

以 Photoshop 为例，它不仅能绘制位图图像，还能够进行图像编辑、图像合成、校色调色及特效制作。图像编辑是图像处理的基础，包括对图像做各种变换如放大、缩小、旋转、倾斜、镜象、透视等，也可进行复制、去除斑点、修补残损、修饰等。图像合成是利用图层和相应工具将不同的图像合成完整的、传达明确意义的新图像。校色调色可以快捷地对图像的色调、饱和度、亮度、色相、色阶等进行调整和校正。此外，Photoshop 具有强大的滤镜功能，可以制作出各种想要的特技效果图。

图形图像处理技术广泛应用于信息技术、广告宣传、印刷出版、艺术设计等各个专业领域。在实际应用中可以根据需要利用图形图像处理技术对图片进行编辑、处理。例如，可以根据需要改变图像分辨率的大小，根据不同的用途选择位图或矢量图，对图像要求质量较高的可采用无压缩的 Tiff 或 Bmp 格式，而对图像质量要求不高又想节省存储空间则采用 JPBG 格式，Photoshop 专用的 PSD 格式可以实现图像分图层保存，但会占用一定的存储空间，以上这些都可以在实际应用中灵活掌握。

（三）音频资源

1. 音频资源的采集

音频文件是多媒体资源中又一重要组成部分，包括音乐和音效两类。采集音频资源也主要有以下几种途径。

（1）音频录制、合成：声音素材的录制可以通过计算机声音录制和合成，也可借助录音笔或具有录音功能的数码设备来完成。只要计算机中安装了麦克风，就可利用音频处理软件的录制功能进行音频采集了。常用的处理软件如 Soundforge、Goldwave、Wavelab Cool Edit、Wavecn、Nuendo 等。另外，还可以利用音乐制作软件合成数字音乐。ProTools、Logic Audio、Cubase SX、Cakewalk（Sonar）是几款非常优秀的音乐制作软件。

（2）CD 转换和采集：CD 光盘上的音乐格式为 CDA，这种格式并不能直接保存在硬盘上，可以利用音频编辑软件的 CD 抓轨功能直接把 CD 光盘上需要的音乐转换成 WAV 或 MP3 格式，并保存在计算机上。同样可以利用软件将视频中的声音采集为音频文件保存。

（3）Windows 捕捉：Windows 可以利用录制软件同步录制其他程序或软件中的声音。同样，如果准备录制磁带上的音乐，则可以用一根双头音频线连接声卡接口和磁带的耳机接口，磁带播放的同时启动录音软件进行录音，这样就可以把磁带上的音乐录制到计算机中来。

（4）网上下载：声音文件可以从网上下载，而且随着网络资源的极大丰富，越来越多的音频文件可以从网上采集到。

（5）购买音频素材库光盘：可以通过各种渠道购买现有的音频素材。

2. 音频资源的处理

对音频文件进行编辑和处理主要是利用专业音频编辑软件对声音素材进行音频的截取、去噪、混合、调频、特效等相关功能。利用多媒体制作软件本身自带相关音频工具也可以对音频文件进行简单处理。常用的音频处理软件如 GoldWave、Sound Forge、CoolEdit 等，都可以根据需求选择使用。

音频素材经过处理后可以录制 CD 光盘、在互联网上传播，但应用最多的还是作为音乐文件保存，在音乐播放器中播放。在实际应用中也可以根据需要选择不同的格式，如 WAV 用于保存 Windows 平台的音频信息资源，支持广泛，声音保真度高；MP3 格式是 MPEG 标准中的音频部分，是一种有损压缩，但其文件尺寸小，音质好，是网络上音频文件的主流；WMA 格式虽然也是压缩格式，但音质强于 MP3，同样适合在网络上播放；MIDI 格式是数字合成音乐，主要用于作曲领域。

（四）视频资源

通常把快速连续地随着时间变化的一组图像称之为视频。在多媒体资源中，视频文件是集合了文字、图像、声音的高级媒体形式，常见的视频文件格式有 AVI、DAT、MPG、MOV、RM/RMVB、ASF、WMV、3GP 等。视频格式大致可以分为两大类，即影像格式和流媒体格式。所谓流媒体是指采用流式传输的方式在 Internet 播放的媒体格式，其中 RM、ASF、MOV 就是流媒体的代表性文件格式。视频文件一般较大，需要占用较大的硬盘空间，在对视频文件进行编辑、存储时也需要占用较大内存，因此视频信息的采集、加工和存储对计算机配置要求较高。

1. 视频信息的采集

（1）摄像机采集：利用数码摄像机或摄像头拍摄所需要的视频素材是最直接的视频采集方法。拍摄的素材可以利用视频采集卡转换为相应格式的视频文件存储到计算机中。摄像机的普及及手机摄像功能的发展为视频资源的采集带来了极大的方便。视频资源也可通过采集压缩卡来采集，把模拟信号转换成数字化信号，也有专门用于视频创作和编辑的软件，通过软件可以把图像、动画和声音有机地结合成为视频文件。

（2）其他介质资源的数字化转换：可以借助专门设备和视频采集卡对胶片、录像带等介质中所记录的影像资料进行数字化转换，形成数字视频文件。存储视频资源的数字光盘也是视频资源采集的重要来源。

（3）网络采集：网络上有丰富的视频信息资源，可以在线播放采集，也可以使用下载工具下载。一般在网上可以直接播放的都是压缩比较高的流媒体格式，下载后的视频文件一般需要进行格式转换。

（4）广电节目的采集：可以从丰富多彩的电视节目中采集中医药视频资源。利用可录电视、硬盘录像机等可以录制实况电视节目；还可以在计算机上安装电视显示卡将实况电视节目接收到计算机中并录制；此外，“网络电视”软件可以很方便地播放和录制包括电视节目在内的视频内容，该方法恰好可以弥补在电脑上安装电视显示卡才能获得视频素材的缺陷。

（5）购买音像电子产品或多媒体视频资源库：购买已有的资源也是视频资源采集的重要渠道。

另外可以利用 Hypercam 捕获计算机屏幕上的画面，生成视频文件。Hypercam 软件小巧玲珑，简单易用，操作方便，可将屏幕上任何动作记录下来，最后生成一个 AVI 格式文件。

2. 视频信息的处理

视频信息的处理主要包括视频编辑和格式转换。视频编辑是对视频所含内容进行剪辑、特技处理、音效处理、字幕编辑等。视频格式转换通常需要借助于视频转换软件，根据不同的格式转换需求选用专门的压缩软件可以提高视频转换的质量。常用的视频编辑软件有 Premiere、Ulead VedioStudio 等，专业的视频编辑一般采用非线性编辑系统来完成。非线性编辑系统可以轻松完成视频剪辑、视频叠加、视频和音频同步及添加特殊效果，其主要流程可以分成素材采集与输入，素材编辑，特技处理，字幕制作，输出与生成五个步骤。在视频编辑过程中，可以打破时间顺序，非常方便地对素材进行预览、查找、定位、设置出点及入点；添加转场、特效、合成叠加等丰富的特技；制作出各种字幕、音频、视频效果，在编辑的同时还可以进行“预览”，随时查看编辑的结果。节目编辑完成后，可以生成各种格式的视频文件，发布到网上或刻录 VCD 和 DVD 等。目前，非线性编辑已经成为视频编辑的主要方式，其数字化的记录方式、强大的兼容性使其在影视节目制作、教育、数字图书馆等领域广泛应用，为专业人员和非专业人士提供便利。

视频信息实时性强，承载数据量大，对计算机处理能力要求高。网络上传播的视频文件大多为流媒体格式，流媒体格式采用流式传输技术，用户不必等到全部文件下载完毕便可以利用解压设备对视频文件进行播放。而近年来发展起来的视频点播系统则不受视频格式的限制，拥有完整的视频服务系统。在应用视频文件时也可以根据需要选择不同的格式：AVI 格式，即音频视频交错格式，图像质量好，可以跨平台使用，但缺点是体积过于庞大，且压缩标准不统一；MPEG 格式采用了有损压缩方法减少运动图像中的冗余信息，有多种压缩标准，可以有效地节省存储空间；MOV 格式具有较高的压缩比和较完美的清晰度，而且可以跨平台使用；RM/RMVB、ASF、FLV、WMV 等都是常见的流媒体格式，适合在网络上传播与应用。

（五）动画资源

动画资源数量相对较少，其主要的采集途径包括：①自行创作：常见的动画创作工具有 Flash、Animator Pro、Director、3DS Max、3DS4、Vector3D 等。②购置动画素材库光盘。③链接、引用（调用）已知网址的网页动画。④从网上搜集和下载。

二、多媒体资源的科学保存

对多媒体资料进行科学化保管，是保证多媒体资源能够安全、正常使用的重要方面。由于多媒体资源的特殊性，对于非数字的多媒体资源，如光盘、磁盘等，要符合其介质的特性，妥善保管，避开强光、强磁场，保持相对温湿度，并做好防火、防尘、防水等措施，还应特别重视老照片、磁带、录像带、胶片等早期资源的数字化处理；对于数字化的多媒体资源要保证其数据安全，及时做好备份。同时，还要做好业务管理，基础设施和条件建设[5]。

对于非数字的多媒体资源，其保存常需要特殊的条件要求。其保存可参照《照片档案管理规范》（GB/T 11821-2002）、《磁性载体档案管理与保护规范》（DA/T 15-1995）等相关标准和规范执行。下面简要介绍胶片、磁性介质及光盘多媒体资源的保管要求。

（一）胶片资源的保管

（1）库房条件方面：防止阳光照射；保持库内清洁；库内空气净化；注意预防火灾。

（2）温湿度标准：保存一般胶片适宜的温度为 14°～24°，相对湿度为 45%～60%；保存母片适宜温度 13°～15°，相对湿度为 35%～45%。

（3）防止受污染防止底片受酸、碱等有害物质的破坏。

（4）接触底片时防止汗污渍。

（5）尽量选择占用存放器具，竖立放置，定期检查。

（二）磁性介质资源的保管

（1）适宜的温湿度，磁性资料库内温度保持在 15～25℃，相对湿度保持在 45%～60%为宜。

（2）防光、防尘、防磁，有条件的单位使用防磁柜存放。

（3）做好防抹措施。

（4）竖立放置，保持清洁。

（5）定期检查、复制。

（三）光盘的保管

（1）要采取有效措施，尽量减少光盘的直接使用，延长光盘寿命。

（2）防止空气污染物。光盘保存环境要注意远离氟化氢（HF）、氯化氢（HCl）气体、海盐（NaCl）微粒等物质使用，必要时须采用空气过滤措施。

（3）适宜的空气温湿度。光盘保存比较适宜的温度范围是 14～24℃，较适宜的相对湿度范围是 45%～60%。

（4）保持信息读取面的清洁。在每次拿取光盘时，只能接触光盘的内外沿，不能触摸光盘的数据区，以免油渍、汗渍和指纹落在读取面的数据读取区，使用完毕后，应将光盘立即放回到盘盒中，避免灰尘、异物的污染。

（5）防止标记面的机械损伤。信息记录的坑点只能约 30μm，即使轻微的划伤都有可能大面积地破坏信息记录的坑点，导致原记录信息的不可纠正性的损坏。因此绝对禁止在标记面上进行任何形式的书写、划伤，以免造成信息记录层不可挽救的损坏。

（6）定期检查。

三、多媒体资源管理系统

随着各类数字化多媒体信息内容的不断丰富，迫切需要针对多媒体资料进行统一的、科学化的管理和利用的工具，媒资管理系统应运而生。媒体资产管理（media asset management，MAM）是对各种类型的多媒体资料数据，如音视频资料、电子文本、图片等进行全面管理的解决方案，能够实现对各种类型媒体资料进行数字化存储，编目管理，检索查询，非编素材转码，信息发布及固定资产管理等功能。建立 MAM 的目的是建立一个完善的系统，便于保存、管理和利用多媒体资料，使之创造良好的经济效益和社会效益[6]。

媒资管理系统为数字形式的多媒体资源的存储、著录、管理、检索等提供了系统的平台。

利用媒资管理系统可以针对中医药多媒体资源进行统一的管理，建设成中医药多媒体资源库。在媒资管理系统中，可以良好地解决多媒体资料的输入、著录、管理和输出的问题，能够将电子文本、课件、图集、相片、音视频资料等整合在一起进行管理。利用系统提供的编目和检索功能，能够很好地满足标准的资源编目及标准流程，同时，还可以根据用户的不同需求进行个性化设置。

媒资管理系统的核心，即多媒体资源的存储、编目、检索等的技术的设计及实施，都应以实现多媒体内容的最大使用价值为目的。其设计一般包括以下的功能模块：

（1）媒资的存储模块：作为多媒体资料的归档、检索和利用的存储中心，为各种业务数据提供安全可靠的集中保存空间。提供在线与近线的归档、迁移功能和相应的任务管理、分配、审核功能，提供音视频检索存储访问。

（2）编目/著录模块：对媒资库中的资料进行分类编目及著录。可按资源的总体情况计划并分配编目任务，对媒资系统中的各种类型文件进行一次编目、二次编目、著录标引等。还可对编目、著录所描述的信息进行审核、修改。

（3）检索/浏览模块：可实现对媒资库中资料的发布、调用，并提供用户的检索浏览。可提供多种方式的检索浏览机制，包括浏览器方式的检索和流媒体形式的浏览，还可用于资源管理员对资源管理的检索浏览。

（4）下载服务模块：主要指针对传统介质（或视频信号）的编码信号的处理，使之生成数字化视频文件，并能够有效管理客户的下载请求，提供用户所需的多媒体资料。

（5）内容筛选/整理模块：是对媒资系统的资源进行归档，主要的功能是为媒资系统提供内容进行筛选、审核、整理、归类、迁移等。

（6）转码/处理模块：该模块可以对指定的图片、音视频资料集进行转码处理，将源音视频文件转成目标格式，还可实现音视频资料片段的剪辑、合并。

（7）后台管理模块：指对整个媒资系统后台的管理功能，包括权限管理、版权管理、内容管理、信息统计、系统安全管理、管理流程设置、编目/著录设置、个性化功能设置等。

基于以上的功能模块，媒资管理系统基本上可以满足了对各种类型多媒体资源的存储、管理、检索和利用。应用在中医药领域时，要考虑其系统的功能架构符合中医药学科特点和资源的特点，进行个性化的定制和改进以更好地实现中医药多媒体资源的管理需求。

第三节 中医药多媒体资源的分类与标注

一、概念与现状

中医药多媒体资源的分类与标注是指运用图书和知识管理的方法，在一定的原则指导下，按照内容、形式、载体等对中医药图、文、声、像等各种类型的多媒体资源进行科学、有效的分类与著录，目的是实现中医药多媒体资源管理的科学化、规范化，方便各种类型中医药多媒体资源的分类、编目、检索和利用[7]。

科学的分类与标注是中医药多媒体资源建设与利用的重要基础。关于多媒体资源的分类，一般按照资源的介质类型分为文本、图形图像、动画、视频和音频等，而单纯通过多媒体类型的分类无法细化，不能实现资源的有效管理和查询。因此，基于内容的分类与标注是多媒体资源科学管理与高效利用的必要手段。基于内容的多媒体资源组织方式一般包括：一种主要依赖于基于内容的多媒体检索技术，而这类技术目前还不十分成熟。另一种是基于多媒体信息的外部特征的组织方式，如标题、责任者、主题词、格式等，主要通过资源的元数据来实现[8]。

国内外关于多媒体资源的分类、著录及元数据相关研究不是很多。国外起步较早，1999 年欧洲标准化委员会发布了一项多媒体信息元数据模型，该元数据模型包括三部分：元数据类、角色和行为。元数据类有 9 个，用来描述多媒体信息的特征，如标识、标题、责任者、格式、大小、位置、获取方式、数据安全等；角色有 3 个：创建者、服务提供者和使用者。对每种角色规定了特定的行为。除此之外，还有专门针对某一媒体类型的元数据标准，如描述图像信息的元数据标准有 MOA2（The Making of America Ⅱ）、ISO/CLIR/RLG Technical Metadata for Images 等，描述音频信息的元数据标准有 Core Metadata set for Radio Archives 等[9]。其他涉及多媒体资源的元数据规范还包括美国高等教育协会 IMS 提出了学习资源元数据规范，国际电气和电子工程师协会学习技术标准委员会 IEEELTSC 制定的 LOM 学习对象元数据模型，还有影响较大的都柏林 Core 元数据标准等。我国在 2002 年启动了数字图书馆标准规范建设项目，针对数字图书馆系统的数字资源建设与服务，制定我国数字图书馆建设标准规范发展战略与标准规范框架，制定数字图书馆核心标准规范体系。内容包括数字图书馆标准规范总体框架，数字资源加工规范，基本元数据规范，专门元数据规范，唯一标识符与应用机制，数字资源检索与应用标准，元数据开放登记系统，数字图书馆标准规范开放建设机制等。其中含有多项涉及多媒体资源的元数据、加工及应用规范。此外，国家教育部教育信息化技术标准委员会也在 2002 年颁发了《中国现代远程教育资源建设技术规范》试行标准。

国内关于多媒体资源的分类标准，包括有国家标准《中国标准录音制品编码》（GB/T—2009）、国家新闻出版行业标准《音像出版物图书、音像制品、电子出版物营销分类法》（CY/T 51-2008）等。关于多媒体资源的编目与著录，国家广播电影电视总局分别于 2004 年和 2007 年施行了《广播电视音像资料编目规范，第 1 部分：电视资料》（GY/T 202. 1-2004）和《广播电视音像资料编目规范，第 2 部分：广播资料》（GY/T 202. 2—2007）行业标准。此外，还有现行的《音像资料著录标准》（GY 47—1987）和《广播电视音像资料叙词表》（GY 58-2010）等。

中医药多媒体资源有其自身的学科属性和资源特点，尤其是涉及临床诊疗、图谱、学术资料等多媒体资源都具有较高的文献和应用价值。但目前，尚没有专门的中医药多媒体资源的相关分类与元数据著录标准。随着多媒体技术在中医药领域的广泛应用，中医药媒体资源也在快速增长，但是中医药多媒体资源建设和应用相对薄弱，其中一个原因就是缺乏科学、实用的分类编目体系和元数据规范，如何建立合理的中医药媒体资源分类体系和元数据规范值得深入的研究和探讨。

二、中医药多媒体资源的分类

分类是多媒体资源资源建设的重要方面。由于多媒体资源的特殊性，尤其是大量数字媒体资源的产生，使得媒体资源的分类比较复杂。目前，可参考的中医药媒体信息资源的分类方法包括按类型、主题、图书和学科分类等方法。单纯用介质分类无法实现资源的有效管理和查询，按主题分类则可能无法实现多重属性和通用素材的归类。中图法和学科分类比较成熟，但是用于媒体资源分类时则较为宏观，无法细化，而媒体资源的属性较为宽泛，尤其海量的数字化媒体资源的产生，使得图书和学科分类法亦不完全适合。要实现对中医药媒体资源的有效管理、查询和利用，就要建立科学、合理、实用的分类体系。为此，根据各类中医药多媒体资源的特点，我们研制了中医药图片及音频资源、视频资源的分类体系，包括分类主表（表4-1～表4-4）和复分表（表4-5）。

（一）分类原则

1. 科学性

遵循文献分类的原理，采用学科和主题相结合的分类方法，科学、合理地设置各级类目，依据多媒体资源特点及中医药特色作为分类的基础，使类目能够覆盖全面、区分明确、良好兼容，使类目体系既具有学科的系统性，又具有主题的直接性。

2. 实用性

在保证科学性的前提下，中医药多媒体资源的分类要以面向应用为原则，能够明确区分各类中医药多媒体资源的特征，方便各种资料的归类、查询、检索。

3. 系统性

类目设置采取从总到分、从一般到具体的层级分类方法，由主表和复分表共同构成完整类目体系，同时力求一级、二级类目基本稳定，避免经常性修改。

4. 可扩展性

中医药多媒体资源的分类框架要借鉴《中国图书馆图书分类法》、学科分类法等一些较为成熟、公认度较高的分类体系的特点，尽量与习惯性用法相一致，同时针对新媒体资源和公共媒体素材能够具有一定的可扩展性。

（二）分类表

1. 中医药图片资源分类表

本部分包括中医药图片资源的分类简表（表4-1）和主表（表4-2）。简表主要设定了中医药图片资源分类的一级、二级类目，并对具体的类目进行了分类的说明，主表详细列出了中医药图片资源分类的各级类目设置。

表 4-1　中医药图片资源分类简表

一级类目及代码	二级类目及代码	说明
P01 中医学理论	P01. 01 内经	《内经》的理论图解、图谱等入此
	P01. 02 伤寒金匮	《伤寒论》、《金匮要略》有关的图解、图示、图注等入此
	P01. 03 阴阳五行运气学说	阴阳五行学说的图解、演示图片资料入此
	P01. 04 藏象	中医藏象形态图片、理论图解，包括各类文献的析出图片入此
	P01. 05 气血津液	气血津液理论的图解、演示图片资料入此
	P01. 06 经络骨度	中医经络人体分布、骨度分寸等有关图片入此
	P01. 07 病因病机	病因病机理论的图解、演示图片资料入此
	P01. 08 治则治法	治则、治法理论的图解、演示图片资料入此
	P01. 09 其他	其他于中医药理论知识有关的图片资料入此
P02 中医诊断	P02. 01 诊法	一般普适性的诊查方法，不涉及具体诊查内容
	P02. 02 望诊	各部位的望诊色彩、形态、图示等入此
	P02. 03 脉诊	脉诊的手法、脉象图等入此
	P02. 04 按诊	按诊手法、操作、部位、图示等相关图片入此
	P02. 05 辅助检查	现代诊查仪器及结果相关图片资料入此
	P02. 06 辨证	中医辨证相关演示图片资料入此
	P02. 07 其他诊法	其他未分类的中医诊断相关图片
P03 中药学	P03. 01 中药图谱	各种植物药、动物药及矿物药的图谱入此
	P03. 02 中药饮片	经炮制的中药饮片图谱入此
	P03. 03 中药炮制、制剂	中药炮制器具、方法及剂型等有关图片资料
	P03. 04 中药化学、药理	中药化学结构图、药理实验图片等入此
	P03. 05 中成药	中成药的包装、简介、宣传册等相关图片资料
	P03. 06 其他	其他中药学有关的图片资料入此
P04 临证各科（各科疾病的诊断图谱、病例图、诊疗图示等入此）	P04. 01 中医内科	中医内科疾病的诊断图、病例、诊疗图示等入此
	P04. 02 中医外科	中医外科疾病的诊断图、病例、诊疗图示等入此
	P04. 03 中医妇产科	中医妇产科疾病的诊断图、病例、诊疗图示等入此
	P04. 04 中医儿科	中医儿科疾病的诊断图、病例、诊疗图示等入此
	P04. 05 中医骨伤科	中医骨伤疾病的诊断图、病例、诊疗图示等入此
	P04. 06 中医眼科	中医眼科疾病的诊断图、病例、诊疗图示等入此
	P04. 07 中医五官科	中医五官疾病的诊断图、病例、诊疗图示等入此
	P04. 08 中医皮科	中医皮科疾病的诊断图、病例、诊疗图示等入此
	P04. 09 临床其他学科	其他分科的疾病诊断图谱、病例、诊疗图示等入此

续表

一级类目及代码	二级类目及代码	说明
P05 针灸（临床应用应归类于“P06 中医疗法”）	P05.01 一般理论与方法	针灸学的一般理论演示、图册资料等入此
	P05.02 经络	人体经络巡行及分布，针灸铜人、经络穴位挂图及画册相关图片入此。注意与 P01.06 区别
	P05.03 穴位	人体穴位的部位、取穴、子午流注等相关图片资料入此
	P05.04 耳穴	耳穴的穴位分布图片资料入此
	P05.05 针灸器械与仪器	各种针灸器具、辅助仪器的照片、图片资料入此
	P05.06 其他	其他针灸理论知识有关的图片资料入此
P06 中医疗法（中医疗法的临床应用及演示）	P06.01 药物疗法	药物、汤剂、煎煮有关的照片、图片资料入此
	P06.02 外治法	中医外治法有关手法、器械、操作展示等图片入此
	P06.03 针法	各种针法、手法、临床操作相关图片资料入此，各种针灸器械入 P05.05 类下
	P06.04 灸法	各种灸法、临床操作的相关图片资料入此
	P06.05 刮痧	刮痧手法及临床操作展示的相关图片资料入此
	P06.06 拔罐	拔罐手法及临床操作展示的相关图片资料入此
	P06.07 推拿	推拿手法及操作展示的相关图片资料入此
	P06.08 埋藏疗法	埋藏疗法的操作、展示相关图片资料入此
	P06.09 导引气功	以治病为目的的导引法图片资料入此
	P06.10 其他疗法	中医药其他疗法的图片、图示资料入此
P07 医史文献	P07.01 医学史	医学史有关的图片、档案、画册资料入此
	P07.02 古籍	中医古籍图片、古籍内的析出图片等入此（与其他分类有交叉宜划入具体分类）
	P07.03 文物遗迹	历代中医文物、遗迹有关的照片、画册等资料入此
	P07.04 图书期刊	中医现代图书、期刊的照片、图片资料入此
	P07.05 书画题字	有关的书画作品、题辞等照片、图片资料入此
	P07.06 其他	其他文献、档案类有关图片入此
P08 养生保健	P08.01 导引气功	养生作用的气功、武术、保健操等相关图片资料入此。注意与 P06.09 区分
	P08.02 饮食疗法	饮食疗法相关图片资料入此
	P08.03 其他	其他养生保健入此
P09 民族医学	P09.01 藏医	藏医学相关图片资料入此
	P09.02 维医	维医学相关图片资料入此
	P09.03 蒙医	蒙医学相关图片资料入此
	P09.04 其他	其他民族医学图片资料入此

续表

一级类目及代码	二级类目及代码	说明
P10 医学人物	P10.01 古代医家	古代医学人物的画像、图片资料入此
	P10.02 近现代医家	近现代名老中医的照片、图片、画册资料入此
	P10.03 其他中医人物	中医临床医生之外的其他中医药相关人物的照片、图片、画册资料入此
P11 中医药实体	P11.01 医疗机构	各级医院、门诊部、诊所的照片、图片资料入此
	P11.02 文化教育机构	各级学校、教育、文化、培训机构的图片资料入此
	P11.03 科研机构	中医药科研院所相关的照片、图片资料入此
	P11.04 学术团体	各级学会、协会及团体组织的照片、图片资料入此
	P11.05 产业实体	企业、公司及其他产业单位的照片、图片资料入此
	P11.06 基础设施及诊疗设备	中医药基础设施与设备的照片、图片资料入此
	P11.07 其他实体	不属于上述机构的其他单位的照片、图片资料入此
P12 中医事件	P12.01 公共卫生事件	中医药行政管理或应对公共突发卫生事件的照片、图片资料入此
	P12.02 新闻报道	报纸、网络新闻媒体有关报道的图片入此
	P12.03 重要活动	中医药各类活动的照片入此
	P12.04 会议	各种中医药会议照片、宣传画册等入此
	P12.05 其他	其他中医药相关事件的图片资料入此
P13 中医药文化	P13.01 文化科普	中医药文化科普有关的照片、展板、画册资料入此
	P13.02 非物质文化遗产	中医药非物质文化遗产项目的图片资料入此
	P13.03 其他	其他的中医药文化相关图片入此
P14 其他		不适宜归入以上大类的其他图片资源入此

表 4-2　中医药图片资源分类主表

P01 中医学理论
- P01.01 内经
- P01.02 伤寒金匮
- P01.03 阴阳五行运气学说
- P01.04 藏象
- P01.05 气血津液
- P01.06 经络骨度
- P01.07 病因病机
- P01.08 治则治法
- P01.09 其他

P02 中医诊断
- P02.01 诊法
- P02.02 望诊
  - P02.02.01 色诊图谱
  - P02.02.02 舌诊图谱
  - P02.02.03 全身望诊图谱
  - P02.02.04 局部望诊图谱
  - P02.02.05 望形态
  - P02.02.06 望络脉
  - P02.02.07 其他
- P02.03 脉诊
  - P02.03.01 脉象图
  - P02.03.02 切脉部位及手法
  - P02.03.03 其他
- P02.04 按诊
  - P02.04.01 按肌肤
  - P02.04.02 按胸腹
  - P02.04.03 按经络腧穴
  - P02.04.04 其他
- P02.05 辅助检查

续表

P02.06 辨证
P02.07 其他诊法
P03 中药学
P03.01 中药图谱
P03.01.01 植物药
P03.01.02 动物药
P03.01.03 矿物药
P03.01.04 海洋药物
P03.02 中药饮片
P03.03 中药炮制、制剂
P03.03.01 药物采集加工
P03.03.02 炮制技术
P03.03.03 炮制器具
P03.03.04 各种剂型
P03.04 中药化学、药理
P03.04.01 中药化学结构图谱
P03.04.02 中药实验数据图
P03.04.07 其他
P03.05 中成药
P03.06 其他
P04 临证各科
P04.01 中医内科
P04.01.01 外感病证
P04.01.02 一般病证
P04.01.03 肺系病证
P04.01.04 心系病证
P04.01.05 脾胃系病证
P04.01.06 肝胆系病证
P04.01.07 肾系病证
P04.01.08 其他
P04.02 中医外科
P04.02.01 痈疽
P04.02.02 疔毒
P04.02.03 瘰疬
P04.02.04 创伤
P04.02.05 瘿瘤
P04.02.06 肛门病
P04.02.07 其他
P04.03 中医妇产科
P04.03.01 妇科病
P04.03.02 产科
P04.04 中医儿科
P04.04.01 新生儿疾病
P04.04.02 麻疹痘疹
P04.04.03 惊风
P04.04.04 疳积
P04.04.05 小儿杂病
P04.04.06 其他
P04.05 中医骨伤科
P04.05.01 骨折
P04.05.02 脱位
P04.05.03 其他损伤性疾病
P04.06 中医眼科
P04.07 中医五官科
P04.07.01 耳鼻喉
P04.07.02 口齿
P04.08 中医皮科
P04.08.01 疥癣
P04.08.02 麻风
P04.08.03 梅毒
P04.08.04 其他皮肤病、性病
P04.09 临床其他学科
P05 针灸
P05.01 一般理论与方法
P05.02 经络
P05.03 穴位
P05.04 耳穴
P05.05 针灸器械与仪器
P05.06 其他
P06 中医疗法
P06.01 药物疗法
P06.02 外治法
P06.03 针法
P06.03.01 毫针
P06.03.02 三棱针
P06.03.03 皮肤针、皮内针
P06.03.04 温针、火针
P06.03.05 头针
P06.03.06 耳针
P06.03.07 其他
P06.04 灸法
P06.04.01 艾灸
P06.04.02 药灸
P06.04.03 其他灸法
P06.05 刮痧
P06.06 拔罐
P06.07 推拿
P06.08 埋藏疗法

续表

P06.09 导引气功	P09.02 蒙医
P06.10 其他疗法	P09.03 其他
P07 医史文献	P10 医学人物
P07.01 医学史	P10.01 古代医家
P07.02 古籍	P10.02 近现代医家
P07.03 文物遗迹	P10.03 其他中医人物
P07.03.01 文物	P11 中医药实体
P07.03.02 遗迹	P11.01 医疗机构
P07.03.03 其他	P11.02 文化教育机构
P07.04 图书期刊	P11.03 科研机构
P07.04.01 现代图书	P11.04 学术团体
P07.04.02 期刊	P11.05 产业实体
P07.04.03 其他	P11.06 基础设施及诊疗设备
P07.05 书画题字	P11.07 其他实体
P07.05.01 书画	P12 中医事件
P07.05.02 题字	P12.01 公共卫生事件
P07.05.03 其他工艺作品	P12.02 新闻报道
P07.06 其他	P12.03 重要活动
P08 养生保健	P12.04 会议
P08.01 导引气功	P12.05 其他
P08.02 饮食疗法	P13 中医药文化
P08.03 其他	P13.01 文化科普
P09 民族医学	P13.02 非物质文化遗产
P09.01 藏医	P13.03 其他
P09.02 维医	P14 其他

2. 中医药音频、视频资源分类表

该部分包括中医药音、视资源的分类简表（表4-3）和主表（表4-4）。简表主要设定了中医药音频资源、视资源分类的一级、二级类目，并对具体的类目进行了分类的说明，主表详细列出了中医药音频资源、视资源分类的各级类目设置。

表4-3　中医药音频资源、视频资源分类简表

一级类目及代码	二级类目及代码	说明
M01 中医学基础（中医基础学科的课件、学术讲座、音视频资料等）	M01.01 中医基础理论	中医基础理论相关的课件、讲座等音频、视频资料入此
	M01.02 内经	《黄帝内经》相关课件、讲座等音频、视频资料入此
	M01.03 伤寒金匮	《伤寒论》与《金匮要略》相关课件、讲座等音频、视频资料入此
	M01.04 温病学	温病学相关课件、讲座等音频、视频资料入此
	M01.05 中医诊断学	中医诊断学相关课件、讲座、临床诊断病例等音频、视频资料入此
	M01.06 方剂学	方剂学相关课件、讲座等音、视频资料入此
	M01.07 其他	其他中医基础学科的音视频资料入此

续表

一级类目及代码	二级类目及代码	说明
M02 中药学（中药学有关课件、学术讲座、音视频资料等）	M02.01 本草	关于本草学相关学术讲座、科普宣传片等资料入此
	M02.02 中药学基本理论	有关中药学基本理论的课件、讲座等音频、视频资料入此
	M02.03 药用植物学	药用植物学的课件、讲座等音频、视频资料入此
	M02.04 中药化学	中药化学课件、讲座、实验等音频、视频资料入此
	M02.05 中药药理学	中药药理学课件、讲座、实验等音频、视频资料入此
	M02.06 中药鉴定学	中药鉴定学课件、讲座等音频、视频资料入此
	M02.07 中药炮制学	中药炮制学课件、讲座、方法展示等音频、视频资料入此
	M02.08 其他	其他中药学相关音频、视频资料入此
M03 中医临床各科（中医临床各科疾病的课件、学术讲座、病例研讨、音视频资料、记录宣传片等）	M03.01 中医内科	中医内科相关疾病的课件、讲座、病例研讨等相关音频、视频资料入此
	M03.02 中医外科	中医外科相关疾病的课件、讲座、病例研讨、手法操作等相关音频、视频资料入此
	M03.03 中医妇产科	中医妇产科相关疾病的课件、讲座、病例研讨等相关音频、视频资料入此
	M03.04 中医儿科	中医儿科相关疾病的课件、讲座、病例研讨等相关音频、视频资料入此
	M03.05 中医骨伤科	中医骨伤科相关疾病的课件、讲座、病例研讨、正骨手法等相关音频、视频资料入此
	M03.06 中医眼科	中医眼科相关疾病的课件、讲座、病例研讨等相关音频、视频资料入此
	M03.07 中医五官科	中医五官科相关疾病的课件、讲座、病例研讨等相关音频、视频资料入此
	M03.08 中医皮科	中医皮科相关疾病的资料入此
	M03.09 临床其他学科	其他未划入以上分科的疾病有关课件、讲座、病例研讨等音频、视频资料入此
M04 针灸推拿（针灸推拿专业有关课件、学术讲座、音视频资料等）	M04.01 针灸学	针灸学一般理论与方法的课件、学术讲座等入此
	M04.02 经络学	经络学课件、讲座，经络循行视频资料等入此
	M04.03 腧穴学	腧穴学课件、讲座，腧穴定位与取穴视频资料等入此
	M04.04 推拿学	推拿学课件、讲座、推拿手法与临床应用相关音频、视频资料入此（手法与应用亦可划入 M05.07）
	M04.05 其他	其他针灸推拿学科相关音频、视频资料入此
M05 中医疗法（中医疗法的临床应用讲座、教学演示等音频、视频资料等）	M05.01 药物疗法	药物疗法的应用、讲座等音频、视频资料入此
	M05.02 外治法	各种外治法的临床应用、手法操作、教学演示等相关音频、视频资料入此
	M05.03 针法	各种针刺、取穴手法的临床应用、教学演示等相关音频、视频资料入此
	M05.04 灸法	各种灸法的临床应用、教学演示相关音频、视频资料入此
	M05.05 刮痧	刮痧疗法的临床应用、教学演示相关音频、视频资料入此
	M05.06 拔罐	拔罐疗法的临床应用、教学演示相关音频、视频资料入此

续表

一级类目及代码	二级类目及代码	说明
M05 中医疗法（中医疗法的临床应用讲座、教学演示等音频、视频资料等）	M05.07 推拿	推拿手法的临床应用、教学演示相关音频、视频资料入此
	M05.08 埋藏疗法	埋藏手法的临床应用、教学演示相关音频、视频资料入此
	M05.09 导引气功	以治疗为目的的导引法、气功、保健操等相关的音视频资料入此（可与M09.01互参）
	M05.10 其他疗法	中医药其他疗法的相关音频、视频资料入此
M06 中西医结合	M06.01 中西医结合基础	中西医结合基础学科相关的课件、讲座、实验等音频、视频资料入此
	M06.02 中西医结合临床	中西医结合临床学科相关的课件、讲座、临床诊疗等音频、视频资料入此
M07 民族医学	M07.01 藏医	藏医学相关音频、视频资料入此
	M07.02 维医	维医学相关音频、视频资料入此
	M07.02 蒙医	蒙医学相关音频、视频资料入此
	M07.03 其他	其他民族医学学科的音频、视频资料入此
M08 中医医史文献（中医医史文献有关的课件、讲座、视频资料、记录宣传片等）	M08.01 中医古籍	中医古籍有关讲座、宣传、纪录片等资料入此
	M08.02 医古文	医古文有关课件、讲座等音频、视频资料入此
	M08.03 中国医学史	医古文有关课件、讲座、科普宣传片、纪录片等音频、视频资料入此
	M08.04 中医文献学	中医文献学有关课件、讲座等音频、视频资料入此
	M08.05 中医药信息与文献检索	中医药信息与文献检索有关的课件、讲座等音频、视频资料入此
	M08.06 其他	其他有关中医医史文献学科的音频、视频资料入此
M09 养生保健	M09.01 导引气功	与养生有关的外功、气功、导引法、保健操等教学片资料入此
	M09.02 养生讲座	有关中医养生、保健、治未病等相关内容的学术、科普讲座入此
	M09.03 其他	其他如饮食、按摩等养生保健法的视频资料入此
M10 中医人物	M10.01 古代医家	古代医学人物的纪录片、资料片入此
	M10.02 近现代医家	近现代名老中医的音频、视频资料入此
	M10.03 其他中医人物	中医临床医生之外的其他中医药相关人物的音频、视频资料入此
M11 中医药实体（中医药机构有关的宣传片、纪录片、音视频资料等）	M11.01 医疗机构	各级医院、门诊部、诊所的音频、视频资料入此
	M11.02 文化教育机构	各级学校、教育、文化、培训机构的音频、视频资料入此
	M11.03 科研机构	中医药科研院所相关的音频、视频资料入此
	M11.04 学术团体	各级学会、协会及团体组织的音频、视频资料入此
	M11.05 产业实体	企业、公司及其他产业单位的音频、视频资料入此
	M11.06 基础设施及诊疗设备	中医药基础设施与设备的视频资料入此
	M11.07 其他实体	不属于上述机构的其他单位的音频、视频资料入此

续表

一级类目及代码	二级类目及代码	说明
M12 中医事件（有关中医药事件的会议、新闻、音视频资料、记录宣传片等）	M12.01 医疗卫生管理	医政、药事、科研教育管理等有关的音频、视频资料入此
	M12.02 公共卫生事件	有关中医药参与的公共卫生事件的音频、视频资料入此
	M12.03 新闻报道	中医药有关的电视、网络新闻报道视频资料入此
	M12.04 重要活动	中医药各类活动的资料片、新闻片、纪录片资料入此
	M12.05 会议	中医药有关的各种会议音频、视频资料入此
	M12.06 其他	其他中医药相关事件的音频、视频资料入此
M14 中医药文化	M14.01 科普文化宣传	中医药科普文化讲座、宣传片、资料片入此
	M14.02 中医药非物质文化遗产	中医药非物质文化遗产项目相关资料片、纪录片、宣传片及其他音频、视频资料入此
	M14.03 中医药影视	中医药有关影视资料片入此
	M14.04 其他	其他有关中医文化的音频、视频资料入此
M15 其他		不适宜归入以上大类的其他音频、视频资料入此

表 4-4　中医药音、视频资源分类主表

M01 中医学基础
- M01.01 中医基础理论
- M01.02 内经
- M01.03 伤寒金匮
- M01.04 温病学
- M01.05 中医诊断学
- M01.06 方剂学
- M01.07 其他

M02 中药学
- M02.01 本草
- M02.02 中药学基本理论
- M02.03 药用植物学
- M02.04 中药化学
- M02.05 中药药理学
- M02.06 中药鉴定学
- M02.07 中药炮制学
- M02.08 其他

M03 中医临床各科
- M03.01 中医内科
  - M03.01.01 外感病证
  - M03.01.02 一般病证
  - M03.01.03 肺系病证
  - M03.01.04 心系病证
  - M03.01.05 脾胃系病证
  - M03.01.06 肝胆系病证
  - M03.01.07 肾系病证
  - M03.01.08 其他
- M03.02 中医外科
  - M03.02.01 痈疽
  - M03.02.02 疔毒
  - M03.02.03 瘰疬
  - M03.02.04 创伤
  - M03.02.05 瘿瘤
  - M03.02.06 肛门病
  - M03.02.07 其他
- M03.03 中医妇产科
  - M03.03.01 妇科病
  - M03.03.02 产科
- M03.04 中医儿科
  - M03.04.01 新生儿疾病
  - M03.04.02 麻疹痘疹
  - M03.04.03 惊风
  - M03.04.04 疳积
  - M03.04.05 小儿杂病
  - M03.04.06 其他
- M03.05 中医骨伤科
  - M03.05.01 骨折
  - M03.05.02 脱位
  - M03.05.03 其他损伤性疾病
- M03.06 中医眼科
- M03.07 中医五官科
  - M03.07.01 耳鼻喉

续表

M03.07.02 口齿
M03.08 中医皮科
M03.08.01 疥癣
M03.08.02 麻风
M03.08.03 梅毒
M03.08.04 其他皮肤病、性病
M03.09 临床其他学科
M04 针灸推拿
M04.01 针灸学一般理论与方法
M04.02 经络学
M04.03 腧穴学
M04.04 推拿学
M04.05 其他
M05 中医疗法
M05.01 药物疗法
M05.02 外治法
M05.03 针法
M05.03.01 毫针
M05.03.02 三棱针
M05.03.03 皮肤针、皮内针
M05.03.04 温针、火针
M05.03.05 头针
M05.03.06 耳针
M05.03.07 其他
M05.04 灸法
M05.04.01 艾灸
M05.04.02 药灸
M05.04.03 其他灸法
M05.05 刮痧
M05.06 拔罐
M05.07 推拿
M05.08 埋藏疗法
M05.09 导引气功
M05.10 其他疗法
M06 中西医结合
M06.01 中西医结合基础
M06.02 中西医结合临床
M07 民族医学
M07.01 藏医
M07.02 维医
M07.02 蒙医
M07.03 其他
M08 医史文献
M08.01 中医古籍
M08.02 医古文
M08.03 中国医学史
M08.04 中医文献学
M08.05 中医药信息与文献检索
M09.06 其他
M09 养生保健
M09.01 导引气功
M09.02 饮食疗法
M09.03 养生讲座
M09.04 其他
M10 中医人物
M10.01 古代医家
M10.02 近现代医家
M10.03 其他中医人物
M11 中医药实体
M11.01 医疗机构
M11.02 文化教育机构
M11.03 科研机构
M11.04 学术团体
M11.05 产业实体
M11.06 基础设施及诊疗设备
M11.07 其他实体
M12 中医事件
M12.01 医疗卫生管理
M12.01.01 医事管理
M12.01.02 药事管理
M12.01.03 科研教育管理
M12.01.04 其他
M12.02 公共卫生事件
M12.03 新闻报道
M12.04 重要活动
M12.05 会议
M12.06 其他
M14 中医药文化
M14.01 科普文化宣传
M14.02 中医药非物质文化遗产
M14.03 中医药影视
M14.04 其他
M15 其他

3. 复分表

复分表的设定可以解决多媒体资源分类过程中内容的交叉性和多重属性的问题。为此，在分类表中可以设定复分表对资源进行分类，如中医药学科复分表（表4-5）、载体类型复分表（表4-6）、语种复分表（表4-7）、中国年代复分表（参照《中国图书馆分类法》第五版）、中国地区表（参照《中国图书馆分类法》第五版）等。

表4-5 中医药学科复分表

-01	中医基础理论	-24	中医护理学
-02	内经学	-25	中医全科医学
-03	伤寒学	-26	针灸学
-04	金匮要略	-27	推拿学
-05	温病学	-28	中药资源学
-06	中医各家学说	-29	中药鉴定学
-07	中医史学	-30	中药炮制学
-08	中医文献学	-31	中药药剂学
-09	古汉语与医古文	-32	中药化学
-10	方剂学	-33	中药分析学
-11	中医诊断学	-34	中药药理学
-12	中医内科学	-35	临床中药学
-13	中医外科学	-36	民族医学（藏蒙维傣等）
-14	中医骨伤科学	-37	民族药学（藏蒙维傣等）
-15	中医妇科学	-38	中西医结合基础
-16	中医男科学	-39	中西医结合临床
-17	中医儿科学	-040	中医络病学*
-18	中医眼科学	-041	中医药信息学*
-19	中医耳鼻喉科学	-042	中医药工程学*
-20	中医急诊学	-043	中医心理学*
-21	中医养生学	-044	中医传染病学*
-22	中医康复学	-045	中医预防医学*
-23	中医老年医学	-046	中医文化学*

注：学科复分表参考国家中医药管理局中医药重点学科建设专家委员会中医药学科建设规划指导目录（暂行）中的二级学科列表，标＊为二级培育学科，代码前加0

表4-6 载体类型复分表

[01]	数字格式	[0206]	其他纸质
以电子文件形式存在的媒体资源		[03]	磁带
[02]	纸质	[0301]	录音带
[0201]	照片	[0302]	录像带
[0202]	画册	[0303]	DV带
[0203]	挂图	[04]	光盘
[0204]	图谱	[0401]	CD
[0205]	图书中析出图片	[0402]	MD

续表

[0403] LD	[05] 缩微制品
[0404] VCD	[0501] 缩微胶卷
[0405] DVD	[0502] 数字缩微制品
[0406] 其他光盘	[06] 其他载体
蓝光光盘、交互式光盘等	丝绸、金属、石刻等

表 4-7 语种复分表

/Ar 阿拉伯语	/De 德语
/Zh 汉语	/Fr 法语
/En 英语	/It 意大利语
/Ja 日语	/He 希伯来语
/Ko 朝鲜语	/Kk 哈萨克语
/La 拉丁语	/Eo 世界语
/Bo 藏语	/Ru 俄语
/Ug 维吾尔语	/Sa 梵语
/Za 壮语	/Es 西班牙语
/Mo 蒙古语	/Pt 葡萄牙语

注：本表类目名称和代码参照《GB/T 4880. 1-2005 语种名称代码第 1 部分：2 字母代码》，本表仅列出中医药相关的常见语种，如需本表外其他语种，请参考《GB/T 4880. 1-2005 语种名称代码第 1 部分：2 字母代码》

（三）分类表说明

1. 分类依据

按照各类型多媒体资源的特征和中医药学科的特点综合考虑中医药多媒体资源的分类，以便揭示资源的主要内容特征，目的是方便资源的分类和使用者的检索。因此，要以最能反映资源本质的属性作为分类的主要依据，根据不同类型资源的特征划分类目，按照不漏不重的原则，系统规划各层次类目。类目的层级设置一般为二级到三级，可根据实际需要增减，但类目设置不宜过粗，亦不宜过细，过粗则影响实用性，过细则不便使用。

2. 分类表说明

分类表由主类表和复分表构成，主类表和复分表均由类目代码和类目名称组成。主类表为类目划分的主体，为分类的基本序列。由于多媒体资源在分类过程中存在集中与分散、交叉与重复的问题，各类目之间可能存在错综复杂的关系。

3. 代码设置

参照国家标准《信息分类编码的基本原则与方法》（GB/T7027-2002）中对信息分类的基本原则和方法，分类表的类目代码采用字母与数字混合标记法。考虑到类目划分的可扩展性，在类目代码中预留一些未用号码，以便需要时扩充代码使用。主类表中代码设置字母代表资源类型，之后为非固定数字位数表示的层次码，每层次码为 2 位数字，不足 2 位的前端补“0”，各层次码之间用“.”分隔，一级类目代码由第一层次码表示，其他类目代码由其上一层级类目代码和本级代码共同组成。复分表的类目代码已有相关标准代码的采用原有代码，无相关代码的同主类表代码设置方法。

4. 分类表的使用

在使用分类表进行分类编目时，首先应全面了解分类表的体系、结构、类目名称、代码设置及分类说明，了解复分表的使用。以分类表为依据，应根据多媒体资源的内容和其他属性进行分类标引，具有多主题、多重内容属性的多媒体资源分类时应对资源的内容进行深入分析，选择最能代表该资源的主题或在使用中其主要作用的特征进行分类标引。交叉主题的多媒体资源可适当进行多重分类。应用时可根据具体情况对分类表进行细化和扩充，如对分类表主表中某一级类目作为单独的分类类目表，或对某一类目做进一步扩充，也可根据实际需要选择适合本单位的复分表，确定使用复分表的层级。

三、中医药多媒体资源的标注

基于内容的多媒体信息检索技术尚不成熟，所以目前对图片、视频等多媒体资源的检索主要靠对资源的标注实现，因此对于如何科学、合理、有效地对多媒体资源的内容进行标注，使标注内容能够尽量完整、全面、准确地反映资源所包含的信息是多媒体资源研究的重要内容。元数据可以对多媒体资源的标注起到规范的作用，而单纯使用元数据则无法对多媒体资源的内容进行深层次的描述和检索。因此，需要结合多媒体资源的内、外部特征全面、合理地进行标注。为此，我们定义了中医药图片资源和视频资源的元数据项，并在此基础上制订了中医药图片和视频资源的标注规范。

（一）中医药多媒体资源标注原则

1. 实用性

中医药多媒体信息资源元数据的设定目的是想充分地揭示信息资源，以面向用户需求为原则，在元数据结构与格式的设计、元素的增加与取舍、语义规则的制定等方面，要尽可能地从用户的角度出发，方便用户的利用及媒资系统管理。

2. 简单性

元数据的设计过于复杂会给应用带来较大的工作量，造成实际编目工作开展困难，因此元数据设定过程中就考虑在编目、著录实践中应较为简单，易于掌握，尤其要方便著录人员的理解和使用。但一味追求简单性，易导致标引不够精确，会降低查询、检索结果的准度和精度，因此在元数据设定过程中要注意简单性和标引有效性的结合。

3. 可扩展性

由于各单位的实际和业务需求上有一定差异，因此元数据的设定只能提供一些具有广泛意义上的描述，一些特殊性质的内容，并不纳入，但一些具体应用可能会要求更为细致精确的描述，应允许使用者在不破坏已规定的标准内容，如元素的语义解释的条件下，扩充一些元素、子元素或属性值。同时要考虑到不同资源类型用元数据描述的灵活性和媒资系统设计的数据易交换性。

（二）中医药图片、视频资源的元数据

依据都柏林核心元数据元素集 ISO Standard 15836-2003 版本标准草案中的 15 项元素为

基本的多媒体资源对象描述元数据核心集。在15项核心元素的基础上，我们根据各类多媒体资源的类型和特点，分别设定中医药图片、视频资源的元数据核心元素集、元素修饰词和扩展元素集（表4-8，表4-9）。

表4-8 图片资源元数据

元素名称	元素修饰词	定义	参考编码体系修饰词
图片资源核心元素（15个）			
名称（title）		赋予图片资源的名称	
	交替名称	可代替该图片名称的其他任何题名	
主要责任者（creator）		创建图片资源的主要责任者	
	并列责任者	参与图片资源创建的其他责任者	
	责任方式	责任者与电子文档之间的责任关系	
主题（subject）		描述图片主题内容的受控或非受控词汇，最好取自于受控词表或规范的分类体系	LCSH、MESH、DDC、LCC、UDC、CT、CLC、LASC
描述（description）		对图片的内容的说明	
	实体	图片中主要包含的实体、人物等	
	时间	图片中事件发生的时间	
	地点	图片中事件发生的地点	
	附注	图片中所包含的其他需说明的信息	
制作者（publisher）		使图片成为可取或可利用状态的责任者	
	制作地	对图片冲洗、印刷或以其他制作方式加工的所在地	
其他责任者（contributor）		对图片做出贡献的主要责任者之外的实体	
	责任方式	责任者与图片之间的责任关系	
日期（date）		指与图片生存期内某一事件的相关日期	Period、WDCDTF
	保管期限	图片以某一形式存在的时间，入藏时间或编目时间	
	创建日期	图片创建的日期	
资源类型（type）		有关图片的特征和类型	DCMIType
格式（format）		图片的物理或电子形态	MIME
	文件格式	图片的保存格式或压缩格式	
	文件大小	图片的存储容量	
	色彩	图片的色彩模式	
	图片分辨率	图片的分辨率大小或尺寸	
	载体类型	图片存在或来源的载体类型	
	技术环境	使用时所需的硬件或软件要求	

续表

元素名称	元素修饰词	定义	参考编码体系修饰词
标识符（identifier）		确认图片资源的唯一标识	URI、ISBN、DOI
来源（source）		图片资源的获取方式	URI、ISBN、DOI
语种（language）		图片资源所涉及的文字语种	ISO639-2、RFC1766
关联（relation）		与著录图片相关联的其他资源	URI、ISBN、DOI
	组成部分	说明图片在物理或逻辑上是其他资源的一部分	
	参照	说明该图片参照、引用或其他方式指向另一资源	
	被参照	另一资源参照、引用或其他方式指向本图片	
	版本继承	说明另一图片与本图片的版本继承关系	
	版本关联	说明与图片内容完全相同或派生的其他不用资源存在形式	
时空范围（coverage）		图片内容的时间、空间特征	Period、WDCDTF、point、ISO3166
	时间范围	图片内容的时间特征	
	空间范围	图片内容的空间特征	
权限（rights）		图片本身所有的或被赋予的权限信息	IPR
	密级	图片含有规定的保密信息，说明其等级	
	保密期限	保密信息的保密时间范围	

表 4-9 视频资源元数据项

元素名称	元素修饰词	定义	参考编码体系修饰词
		视频资源核心元素（15 个）	
名称（title）		赋予视频资源的名称	
	交替名称	可代替该视频资源正式名称的任何其他名称	
主要责任者（creator）		创建视频资源内容的创作有主要责任的实体	
	责任方式	责任者创建视频资源内容或对该内容做出贡献的责任关系	
其他责任者（contributor）		对视频资源的内容做出贡献的除主要责任者外的实体	
	责任方式	责任者创建视频资源内容或对该内容做出贡献的责任关系	
主题（subject）		描述视频资源内容的受控或非受控词汇，最好取自于受控词表或规范的分类体系	LCSH、MESH、DDC、LCC、UDC、CT、CLC、LASC

续表

元素名称	元素修饰词	定义	参考编码体系修饰词
描述（description）		对视频资源的内容的说明	
	内容简介	对视频资源内容的概述	
	实体	视频中主要包含的实体、人物等	
	时间	视频中事件发生的时间	
	地点	视频中事件发生的地点	
	附注	视频中所包含的其他需说明的信息	
出版者（publisher）		制作、出版、发行视频资源的实体	
	制作者	制作该视频资源的实体	
	出版地	出版者的所在地	
日期（date）		指与视频资源生存期内某一事件的相关日期	Period、WDCDTF
	创建日期	创建视频资源的日期	
	出版日期	该视频资源的出版、发行日期	
	保管期限	视频以某一形式存在的时间，入藏时间或编目时间	
资源类型（type）		视频资源内容的属性或类别	DCMIType
格式（format）		视频资源的物理或电子形态	IMT
	文件格式	视频资源的保存格式或压缩格式	
	文件大小	视频资源的存储容量	
	色彩	视频资源的色彩模式	
	原始载体	视频资源的原始载体类型	
	声音	视频资源的声音质量	
	画面分辨率	视频资源的图像分辨率	
	画面宽高比	视频资源的图像宽度和高度的比例	
	制式	创建视频资源时采用的制式	
	视频码率	创建视频资源时设定的码率	
	采样格式	创建视频资源时设定的采样格式	
	编码格式	视频资源的编码格式	
标识符（identifier）		在特定环境中确认视频资源的唯一标识	URI、ISBN、DOI、国际标准音像制品编码
来源（source）		用以指明衍生出本视频资源的另一资源的参照	URI、ISBN、DOI、国际标准音像制品编码
	获取方式	获取视频资源的方式和途径	
语种（language）		表达视频资源内容的语言	ISO639-2、RFC3066
	声道语言	表达视频中声音内容的语言	
	字幕语言	表达视频中字幕信息的语言	

续表

元素名称	元素修饰词	定义	参考编码体系修饰词
相关资源（relation）		用以指明相关资源的参照	URI、ISBN、DOI
	组成部分	说明该视频在物理或逻辑上是其他资源的一部分	
	参照	说明该视频参照、引用或其他方式指向另一资源	
	被参照	另一资源参照、引用或其他方式指向本视频	
	版本继承	说明另一视频与本视频的版本继承关系	
	版本关联	说明与视频内容完全相同或派生的其他不用资源存在形式	
时空范围（coverage）		视频资源内容的时间、空间特征	Period、WDCDTF、point、ISO3166
	时间范围	视频内容的时间特征	
	空间范围	视频内容的空间特征	
权限（rights）		视频资源内容本身所拥有的权利	
版本		指明视频资料的版本信息	
视频资源扩展元素（3个）			
		表现视频资源内容的背景	
背景	背景时间	表现视频资源内容的时间	W3CDTF
	背景地点	表现视频资源内容的地点	
受众		利用视频资源的各类实体	
源载体		当视频资源转换自其他载体时说明源载体的特征	

（三）多媒体资源的属性特征

多媒体资源的属性标注是对多媒体信息资源内容描述的方法和途径，通过内、外部属性特征对多媒体资源进行描述，形成资源属性与描述信息之间的检索链，从而实现对多媒体资源的有效管理和检索。因此需要按照实用、合理、有效的原则对中医药多媒体资源属性特征进行设计、规范。根据多媒体资源自身特点，将中医药多媒体资源属性特征分为归属性、描述性、技术性、辅助性4类（图4-1），其中归属性特征主要用于反映信息资源的学科归属、专业归属、单位归属、版权所有等；描述性特征主要用于概略反映信息资源包含的信息内容，如名称、主题、内容简介、关键词等；技术性特征用于反映信息资源的技术指标和技术特征，如文件名、数据量、数据格式、采样频率、声道、持续时间、分辨率数、运行环境和要求等；辅助性特征用于反映研制、权限、密级、时间及版本标识等信息。

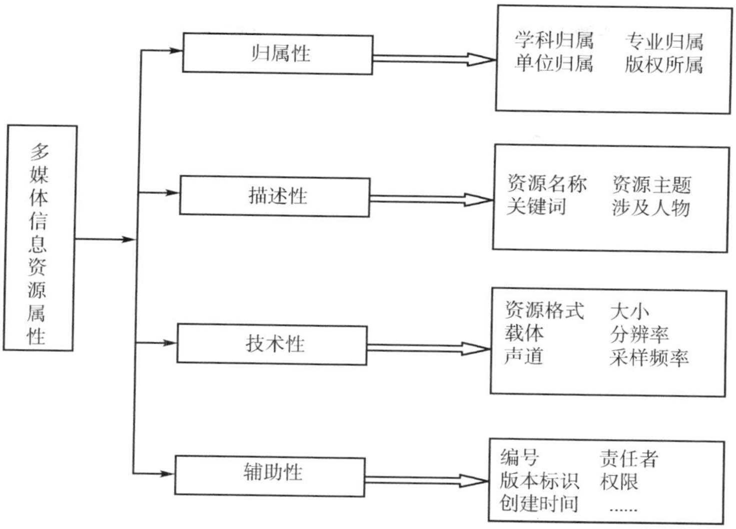

图 4-1 多媒体资源的属性特征

（四）多媒体资源的描述分级

在分类基础上，对属性特征的重要性和实用性进行分析，综合考虑资源本身的检索意义、获取难易程度和资源标注的工作效率因素，可以将其应用过程中描述的层次分为“必须标注、尽量标注、需要标注、视情标注”，共 4 级[9]。将能够反映资源的关键属性信息的特征划分为“必须标注”，是构成资源在利用时最基本和最关键的检索链接；将反映资源的重要属性信息并使用频度较高的特征分级为“尽量标注”，是构成资源在利用时较为重要的检索链接；将反映资源的一般属性信息的特征划分为“需要标注”，其他要素和可由系统生成的技术性表征要素划分为“视情标注”，以上两个层次构成资源在利用时的扩展检索链接。通过属性特征分类和分级，在实际应用过程中能够有的放矢，在保证资源标注的全面、准确、方便的情况下，提高工作效率。

（五）中医药图片、视频资源标注规范

在元数据基础上，我们制订了中医药图片和视频资源标注的规范（表4-10，表4-11），包括标注项目的分类、具体的标注项目、标注说明及标注分级，能够为中医药多媒体资源建设和管理过程中的标注和检索利用提供参考。

表 4-10 中医药图片资源属性标注及说明

分类	编号	标注项目	说明	标注分级	备注 可参考规范
归属性	1	创建者	创建该图片的主要责任者，如拍摄者、绘制者等，可以是个人或组织机构	需要标注	
	2	其他责任者	创建或以其他责任方式使图片成为可利用状态的责任者，如扫描、加工、印刷等，可以是个人或组织机构	视情标注	
	3	分类	图片主要特征的分类属性	需要标注	
	4	类型	图片的内容特征和类型，如照片、图形、图谱、图表等	视情标注	
	5	来源	图片原始出处，可以是拍摄、扫描或析出于某一其他资源	视情标注	
	6	版权归属	拥有该图片的知识产权、版权或其他形式的产权的个人或组织机构	视情标注	
描述性	7	名称	赋予图片的名称或本身的文件名	必须标注	
	8	主题	描述图片主题内容，如人物、事件、物体等，可以是受控或非受控的词或短语	尽量标注	MESH、中医药主题词表
	9	关键词	有关图片内容的关键词描述，可以是非受控的词或短语	必须标注	GB/T20348-2006、GB/T16751-1997
	10	内容描述	有关图片的主题内容介绍或概要说明，可以是语句或段落	需要标注	
	11	实体	图片中所涵盖的核心的实体要素，包括人、物、事件、组织结构等	尽量标注	
	12	时间	图片中事件的时间因素	需要标注	DCMI period
	13	地点	图片的产生地点或图片中事件发生地点	需要标注	DCMI Point
	14	语种	图片中所涉及的文字语种，可以为空	视情标注	ISO 639-2 RFC 1766
	15	附注	对图片内容需要附加的解释和说明	视情标注	
技术性	16	格式	图片的载体形式或存储压缩格式，通常与文件扩展名相同	需要标注	CELTS-42、CDLS-s03-003、CDLS-s03-001
	17	大小	指明图片的尺寸或数据量大小（字节数）	需要标注	
	18	分辨率	图片的长度/宽度（像素）	需要标注	
	19	精度	图片扫描时使用的清晰度（DPI）	视情标注	
	20	色彩模式	图片的色彩模式	视情标注	
	21	色彩数/灰度值	图片的色彩位数或灰度等级（位）	视情标注	
	22	技术环境	图片产生或利用时的系统环境，包括设备、软件、硬件条件	视情标注	
辅助性	23	标识符	赋予图片的唯一标识码，亦可由系统生成	必须标注	DOI
	24	生存时间	图片的创建时间或开始保存的时间	视情标注	ISO 8601
	25	权限	图片本身所有的或被赋予的权限信息，如保密、公开或受限	视情标注	

表 4-11　中医药视频资源属性标注及说明

分类	编号	标注项目	说明	标注分级	备注 可参考规范
归属性	1	创建者	创建及制作该视频资源的主要责任者，如导演、策划、编辑、摄像等，可以是个人或组织机构	需要标注	
	2	其他责任者	出版、出品或以其他责任方式使视频资源成为可利用状态的其他责任者，可以是个人或组织机构	视情标注	
	3	分类	能够正确表达视频资源主要内容范围的类目信息	需要标注	
	4	类型	描述视频资源的内容特征、类型、风格等，包括分类范畴、功能、特性或集合层次的术语	视情标注	
	5	来源	视频资源的原始出处、获取途径或提供者信息	视情标注	
	6	版权归属	拥有该视频资源的知识产权、版权或其他形式的产权的个人或组织机构	视情标注	GBZ 25101-2010
描述性	7	名称	创建者或出版者赋予该视频资源的正式名称信息	必须标注	
	8	主题	描述视频资源的主题特征的规范化的词或词组	尽量标注	MESH、中医药主题词表、GY/T 58-1989
	9	关键词	能够正确描述视频资源主要内容且具有检索意义的词或词组，可以源自受控或非受控的词或词组	必须标注	GB/T20348-2006、GB/T16751-1997
	10	内容描述	有关视频资源的主题内容介绍或概要说明，可以是语句或段落	需要标注	
	11	实体	视频中所涵盖的核心的实体要素，包括人、物、事件、组织结构等	尽量标注	
	12	时间	视频资源中所表述的内容的时间信息	需要标注	DCMI period
	13	空间	视频资源中涉及的主要地点及空间信息	需要标注	DCMI Point
	14	语种	视频资源描述内容中的声音及字幕的语种信息	需要标注	ISO 639-2 RFC 1766
	15	附注	对视频内容需要附加的解释和说明	视情标注	
技术性	16	格式	视频资源的载体形式或编码、压缩格式，通常与文件扩展名相同	需要标注	CELTS-42、CDLS-s03-002、GY/T 202.1-2007
	17	大小	视频资源的数据量大小（字节数）	需要标注	
	18	分辨率	视频资源最大帧的长度与宽度，以像素为单位计	视情标注	
	19	采样频率	视频数据码流的每秒传输比特率（kHz）	视情标注	
	20	采样格式	视频资源的采样类型、编码类型	视情标注	
	21	声道	视频资源中声音的采样声道数	视情标注	

续表

分类	编号	标注项目	说明	标注分级	备注 可参考规范
技术性	22	色彩数	视频资源的颜色数级	视情标注	
	23	画幅宽高比	视频资源画面宽度与高度的比例	视情标注	
	24	持续时间	视频资源在指定速度下连续运行所需要的时间	视情标注	ISO 8601：2000
	25	技术环境	视频资源产生或利用时的系统环境，包括设备、软件、硬件条件	视情标注	
辅助性	26	标识符	赋予视频资源的唯一标识码，亦可由系统生成	必须标注	DOI、GB/T 13396-1992
	27	生存时间	视频资源的录制、出版、或开始保存的时间	视情标注	ISO 8601：2000
	28	权限	视频资源本身所有的或被赋予的权限信息，如保密、公开或受限	视情标注	GBZ 25101-2010

四、小　结

中医药多媒体资源的建设和应用，应有统一、规范、实用的分类、标注体系作为指导。因此，有必要建立中医药多媒体资源的分类框架和属性标注规范以实现资源的合理分类、著录，促进中医药多媒体资源的建设和管理。通过规范的分类和标注可以实现实现资源的统一管理、有效检索，同时也为中医药媒体资源数据库和管理系统的设计和开发提供指导。

第四节　中医药多媒体数据库建设与应用

一、多媒体数据库建设概况

多媒体数据库技术日趋成熟，为建立中医药多媒体数据库创造了条件。目前，ORACLE、SQL Server 等大型数据库都能够支持多媒体数据，不仅能存储多媒体数据，而且可对这些数据进行查询等操作。建立多媒体数据库可以整合已有的图片、视频、音频等多种媒体资源，实现多媒体资源方便快捷的检索、利用，并能够通过网络实现发布和共享，基于这些优势，建立特色的中医药多媒体资源数据库是中医药多媒体资源建设的重要方向。国内现有的多媒体数据库也越来越多，如新东方网络课程、爱迪科森网上报告厅、KUKE 数字音乐图书馆、“知识视界”视频教育、“好医生”医学点播课堂等，而随着具有文献和学术价值的多媒体资源的日渐丰富，其在教学科研领域的影响和作用也在逐步加大。多媒体数据库也成为各大图书馆学术资源的重要组成部分，如国家图书馆购置和自建的多媒体数据库就包括国图讲座、YALE 经典影院数据库、龙源期刊有声阅览室、国际数字视频图书馆、宝成多媒体外语学习平台、搜音客有声图书馆、天方有声数字图书馆、库客数字音乐图书馆、多媒体光盘管理系统、万方视频数据库、新东方多媒体学习库、知识视界视频图书馆、网上报告厅、文津讲坛在线讲座视频库、音视频数字化资源库、VOD视频点播等大量资源。

目前，中医药行业的图书馆自建的多媒体数据库还很少，中医药相关的数据库多为以文本型数据为主，很少涉及多媒体数据。中医药院校的电教室大多只负责自身的课件、媒体系统和教学资源的管理，而数据库的建设也相对不足。目前已有的多媒体数据库大多为中医药院校建立的教学资源库，如天津中医药大学、南京医科大学、云南中医学院、北京中医药大学等建设的多媒体教学课件及视频资源库。此外，还有科研单位建设的小型的图片库，如中药的图谱数据库、中草药化学结构图谱库等。这些虽然是有益的尝试，但是相对于多媒体资源发展的整体形势，中医药多媒体信息资源的建设是不足的。

二、中医药多媒体数据库介绍

1. 综合的多媒体数据库介绍

（1）“畅想之星”随书光盘数据库：是针对图书馆、档案馆、电子阅览室等部门的随书光盘资料管理的平台，该平台把各种媒体资源加工、发布、浏览等功能高度融合一起，对随书光盘资料进行高效地管理和利用。主要功能有：资源的分类浏览、资源总览、资源检索、对各种资源可以直接利用（在线运行、收看、收听、阅读、下载、请求光盘资源等）。其中包括中医药类的随书光盘 712 种。

（2）超星学术视频数据库：是由超星自主版权、自主拍摄的学术视频库，授课老师多为各相关领域的学术权威和研究专家，内容涉及哲学、经济、法律、历史学、文学、理学、工学、医学、教育学、农学众多领域。授课形式包括精品课程、特色专题讲座及大师访谈等，其中聚集了一大批相关领域的大师级人物，比如杨振宁、余英时等。目前已有超过 1 万部视频、2000 门网络课程，其中涉及中医学学术视频 120 种。

（3）“知识视界”视频教育资源库：侧重于海外教育类视频节目，资源内容涉及自然科学、工程技术、医学保健、人文与社会科学等诸多领域。“知识视界”多媒体网络平台实现了视频、音频、文本、图片等多种资源的互通互联。其中涉及医学健康类视频 1200 余种。

（4）新东方多媒体学习库：以新东方的师资为基础制作的精品网络课程，涉及 400 多门精品课程，包含留学考试、学历考试、英语充电、职业教育、多语种等英语类和非英语类课程，其中涉及中医药执业医师考试等相关内容。

（5）“爱迪科森”网上报告厅：包含高校版和公众知识版两个不同资源库，内容涵盖医学、理工、经管、党政、文史、农林等 20 余个系列的讲座，目前已有超过 30 000 余学术视频。

（6）万方视频数据库：该库是以科技、教育、文化为主要内容的视频知识服务系统，收录节目 3000 多部，其中包含中医学相关视频 100 余部，采用视频影像与图文相结合的展现形式。

（7）正保远程教育多媒体资源库：内容涵盖外语考试、研究生入学考试，会计考试、公务员考试、司法考试、医学考试、各类从业资格考试等两千多门网络课程，以帮助高校师生顺利通过各种考试、提升专业能力、增强就业实力为目的。

（8）好医生医学点播课堂：该数据库是好医生医学教育中心开发的医学教育专题数据库，包括中外文两大系列八大专题，内容涵盖了国外现场手术演示及点评，医学基础，医疗技术，临床理论、技术等多方面的内容。外文多媒体课程有国外手术大观；中文多媒体课程包括名医讲坛、医与法、住院医师、医学护理、急诊急救、艾滋病专项、医学教育与管理。

2. 中医药专业多媒体数据库介绍

（1）天津中医药大学中医药多媒体数据库（http：//cloud. tjutcm. edu. cn/）：是天津中医药大学现代教育技术中心建设的中医药多媒体数据库，内容包括中医药教材、幻灯、课件、电子书、动画、图库、音频、视频等类型的多媒体资源，设有名老中医、院士专家、名师授课、珍本古籍、针刀医学、针灸数字人、针灸铜人、中医舌诊、中药饮片、中医科研、诊疗技术、分子生物学、人体解剖、国术太极、美容美体、养生保健等栏目。

（2）成都中医药大学教学视频资料库（http：//zyzx. cdutcm. edu. cn/）：中医药教学视频资料库于2004年建立运行，库中包含药学、针灸、西医基础、中医基础、社科、公共课、军教以及专家讲座片等共计2000多部。目前仍在继续建设中。

（3）南京医科大学医学多媒体数据库（http：//zyw. njmu. edu. cn/）：是综合的医学多媒体数据库，可以通过网络公开检索，包含医学图片2796张、医学动画355个动画、医学视频322个、医学课件481个、网络课程74种、医学电子书127本、医学考试158种，其中也涉及很多中医药相关资源。

（4）云南中医学院教学资源学习共享平台（http：//210. 40. 176. 126/）：内容包括国医讲坛、中医养生、中医西传、云中教学、精品公开课等视频资源，可以通过网络进行在线学习，目前有教学视频资源119条。

（5）北京市中医药网上博物院（http：//www. tcm-china. info/）：北京市中医管理局主办、中国中医科学院和北京中医药大学专家团队负责制作的北京中医药数字博物馆，内容包括总馆、中药馆、名医馆、宫廷医学馆、医疗馆、教育馆、科技馆、养生保健馆及数字典藏馆等，以现代网络为载体，采用虚拟与实际相结合的多媒体手段展示和传播中医药文化。该项目还获得了2011世界信息峰会大奖，为促进中医药文化的交流和传播起到了积极的作用。

（6）首都医科大学中医药文化教育资源库（http：//tcm. sres. bjedu. cn/）：该资源库是介绍中医药文化常识、提供相关多媒体教学与研究资料的公益性网络信息平台。该平台由不同的主题资源组成，有生命的认知、走近中成药、方剂探秘、中药识别、杏林春秋、本草汤液、养生调神等二十余个主题资源，目前已包含图片5万多张，音视频资源近300小时，并免费向公众开放。

此外，其他各中医院校和科研院所也在积极地开展中医药多媒体数据库的建设，如中国中医科学院名老中医多媒体数据库、中国中医科学院中医药文化影视和非物质文化遗产多媒体数据库、上海中医药大学图书馆的在线教育视频平台、北京中医药大学的视频资源库、贵州中医药多媒体特色数据库等，这些数据库的不断建设将为我们提供更多、更好的中医药多媒体信息资源。

第五节 多媒体技术在中医药领域中的应用

多媒体技术在中医药领域地应用广泛，除了普遍地应用于中医药教学、中医药信息数字化、中医药宣传、数字图书馆建设、名医经验传承和专科专病整理等方面，还逐渐被应用于中医药远程诊疗服务、中医电子病历、虚拟现实等方面。下面就多媒体技术在中医药领域的应用做以简要介绍。

一、中医药教学

教育是多媒体技术应用最为直接、最为广泛的领域。由于中医药学的诸多特点，如具有丰富的图形、图像信息，抽象的辨证思维，还具有针灸、推拿等直观的诊疗方法，更适合于以多媒体的方式表述。中医药教学中医的四诊合参、辨证论治以及现代医学中各种先进诊断技术；中药学对中草药植物、药物鉴别、炮制方法、工艺流程的学习；针灸学中针刺方法、穴位分布以及外科手术、骨伤科中的推拿手法等各科都必须以多感官学习为主要的手段，而多媒体技术可以同时提供声音、图像和文字信息，能够将教室、实验室和诊所结合为一体，图文并茂，生动形象，充分开发和利用学生的视听功能，加速和改善学生的理解，特别适用于中医药学教育，可以说多媒体技术在中医药教育中发挥的作用较之其他学科更为明显[10]。

中医教育还可以利用网络和多媒体技术开展远程教育，也可以通过 CAI（computer assist instruction）课件或多媒体光盘等电子出版物方式开展中医药教育。另一方面利用多媒体创作工具进行多媒体教育产品的创作。多媒体创作工具是电子出版物、多媒体应用系统的软件开发工具，它提供组织和编辑电子出版物和多媒体应用系统各种成分所需要的重要框架，包括图形、动画、声音和视频的剪辑等。用多媒体创作工具可以制作各种电子出版物，如各种教材、参考书、常见病诊疗、难治病研究、名医经验介绍、养生防病等，还可以开发多媒体应用系统、多媒体演示系统、信息查询系统、培训和教育系统等。多媒体著作创作工具代表软件包括 Action、Autherware、IconAuther、ToolBook、Hypercard、北大方正开发的方正奥斯和清华大学开发的 Ark 创作系统等[3]。

二、中医药数字图书馆

信息数字化和数字图书馆建设是当前中医药图书馆工作的主要发展方向。中医文献资源的数字化、数字共享平台的建设、中医多媒体电子信息资源的开发利用都需要多媒体技术的支持。一些中医药特色资源的数字化工作，如中医古籍的数字化加工处理也需要利用多媒体技术。中医药数字图书馆建设是发挥多媒体技术优势的广阔天地。

三、中医药多媒体数据库

随着信息技术的发展和多媒体资源的广泛利用，建立中医药多媒体数据库势在必行。

中医药多媒体数据库涉及内容很多，如名医图片资源库、中医院图片资源库、中医文物资源图片库、中药图片资源库、视频资料库、中医古籍图像库以及诊疗方法、舌象图谱、脉象图形、病例、病案的多媒体数据库等。如由世界针灸联合会推出的多媒体光盘数据库“中华针灸大成”就首开中医药领域应用多媒体技术的先河[10]。中医药多媒体数据库的建设也将为中医药教育、临床、科研等方面提供更好的服务，如中医病案多媒体数据库的建设，必将为中医临床诊疗体系的发展带来新的气息。

四、利用多媒体技术整理名医经验

将名医的学术思想和治疗经验总结、保存、推广应用，是我国当代中医药科技开发创新极为重要的基础性工作。对老中医学术经验的继承和总结工作，可以说是有喜有忧，喜的是用传统的方法培养出了一批师承子弟，名师后继有人；忧的是这些名中医的学术经验虽有各种形色的整理，但由于管理、经费和技术水平、整理方法和工作条件等诸多因素，很多名医独特的临床治疗经验还是处于“独特”状况。名老中医的学术经验的总结，目的是为了推广应用，我们不但要使名医后继有人，更重要的是使其学术思想或独特的诊疗方法广为弘扬。以往的继承整理方法，大多将名医的学术思想和经验整理成单一的文献形式，这一古老的形式，已远远不能适应现代的传播推广。

多媒体技术能综合处理各种信息，以文本、图片、视频、动画等方法，全方位的总结、研究这些学术思想和经验。视频、动画的形式，可以将名医的诊疗特色，一些难于用文字表达的诊治方法，更加形象、生动、真实地记录表达。计算机技术多媒体交互技术的综合利用，可模拟名老中医的学术经验，建立起名医的诊疗系统。综合地利用多媒体和网络技术抢救整理和推广全国著名老中医经验，将对中医药事业的发展创新起到极大的推动作用。

五、专科专病及特色诊疗技术整理

中医药具有许多具有治疗优势的专科、专病及特色疗法，如中国中医科学院西苑医院应用活血祛瘀的方法治疗心脑血管疾病、中国中医科学院广安门医院采用中西医结合方法治疗糖尿病、北京中医药大学东直门医院诊治脑病（中风）的方法、广州中医药大学第一附属医院治疗妇科先兆流产和不孕症、黑龙江省中医药科学院治疗肾衰竭、成都骨科医院利用传统推拿手法治疗腰肌筋膜炎及运动性肌损伤疾病等都有较好的疗效。宣传推广应用这些先进的中医药诊疗方法与技术，将会推动中医药事业的发展。采用什么方法进行专科专病学术成就和诊疗经验整理和总结推广值得思考，写一篇论文、开一次会议或再加上出一本书，这些是不够的。充分利用多媒体技术将更加有利于这些项目的整理和推广应用。如一个患者治疗前后的形态及自我表述，视频资料所起的效果就远远超过单纯的文本或简单的图文形式。一些诊疗和实验的原理，用动画的形式表述能更生动，用文本、图片、视频、动画等方法，综合整理可以发挥出最佳效果。

多媒体技术可整合包含文献、图像、视频以及动画手段构建模拟诊疗系统，同时利用网络技术，建立专门传播推广平台，将更能快速推广有效的疗法。可以说，多媒体方式是当前总结、展示、传播专科专病特色中医诊疗方法和研究成果的有效的方法。除此之外，我们还可以建立专科专病及特色中医诊疗方法的多媒体数据库，建立相应的演示应用系统及进行开发研究，这将更加有利于中医药专科专病及特色诊疗方法的推广应用。

六、中医药远程诊疗

远程诊疗指医生和患者相距甚远的情况下，利用多媒体计算机和互联网络相互传递信息进行诊疗活动。通过医院里多媒体计算机网络终端配置远距离多功能生命传感器、微型遥测装置，并通过电视图像传输系统，将望、闻、问、切四诊收集的疾病信息及各种理化检查结果，通过信息高速公路传递给远方医师，医师据此在千里之外为患者进行诊疗，提供医疗服务。同时，患者还可通过家用多媒体终端与地区网络相联，随时进行远程医疗咨询，得到健康教育和医疗指导等，通过远程医疗咨询，患者可直接对异地的中医专家咨询相关的日常保健事宜，如药膳食疗、按摩手法、针灸取穴、中草药用药等。

多媒体技术应用于远程诊疗的另一方面就是构建智能中医专家系统，可以利用电子计算机的优势，将名老中医对疾病的诊断和用药经验存储在计算机中，通过人机对话方式输入四诊资料，计算机对数据智能化综合处理，很快输出处理结果及处方用药。利用这一方法一次建立中医专家信息系统后便可大范围推广使用，对继承和推广名老中医的疾病诊疗经验有着十分重要意义。

七、中医电子病历

从当前医疗信息种类及其媒介多样化而言，中医病历是一个真正多媒体医学文件。由于多媒体技术的应用，电子病历应运而生，人们可以采取更快捷、更可靠的手段来保存、传输医疗记录。电子中医病历（electronic TCM record）也叫计算机中医病案系统或称计算机化患者记录，它是利用电子设备对患者的医疗记录进行保存、管理、传输和重现数字化，从而取代手写纸张病历。在医院信息系统中，电子中医病历将以电子邮件的方式传递和被调用处理，其准确而形象化地传输患者信息，为医生诊疗决策提供极大便利，突破了时间和空间的限制，为患者提供高质量的服务奠定了基础。

综上所述，多媒体技术的发展及其在中医药领域工作中的全面应用，将会从多个方面促进中医药临床诊疗、教育及科普宣传形式的革新，并将对中医药的发展产生积极的影响。

（李　兵　符永驰）

参考文献

[1] 屠顶荣，章丽华．中医药科研信息资源建设浅识．大学图书情报学刊，1995，3：38-39，42.
[2] 李杨．高校图书馆开展多媒体资源服务的新思路．图书馆学研究，2010（2）：76-77.
[3] 符永驰，孙海舒，李斌，等．多媒体技术在中医药信息工作中的应用．中国中医药信息杂志，2006，13（12）：

103-104.
[4] 李兵，符永驰，孙海舒，等．浅谈中医药多媒体信息资源建设．西部中医药，2011，24（11）：47-49.
[5] 李丽晶．图书馆多媒体馆藏资源管理及利用探讨．情报探索，2006（7）：111-112.
[6] 汪屿龙．多媒体资源管理系统的设计与实现．大众科技，2011（12）：1-3.
[7] 李兵，张华敏，符永驰，等．中医药多媒体资源的分类规范研究．中医药导报，2014（2）：146-148.
[8] 韩圣龙．多媒体数字资源的开发和利用．数字图书馆论坛，2006（10）：72-78.
[9] 郭光友，曾令涛．教学多媒体信息资源表征及应用研究．电化教育研究，2002（11）：16-20.
[10] 张小青．多媒体技术及其在中医药领域的应用．中国中医药信息杂志，1995（9）：44-45.

第五章　中医药文献信息资源的组织

科学技术迅猛发展，一方面导致人类对信息资源需求越来越迫切，另一方面导致信息资源的利用更加困难。信息资源的迅速增长、载体多样化、重复性大、信息质量良莠不齐等特点，增加了信息资源的无序化程度。信息资源组织就是将杂乱无章的信息资源进行有序化的过程，从而解决信息资源需求与信息资源利用困难之间的矛盾，这是信息资源组织的根本动力所在。同时，信息资源组织也是信息资源管理的重要环节、信息检索利用的基础；信息资源组织可为信息资源的分析研究打下基础，从而实现信息资源的增值。

第一节　概　　述

文献信息资源是现代图书馆赖以生存的物质基础，中医药图书馆的馆藏资源主要是以中医药文献信息为核心，兼收部分西医内容的文献信息，同时收集一些与中医药密切相关的其他学科的文献信息资源以满足中医药机构的科研、临床及教学要求。

随着中医药科学技术的迅速发展，中医药文献信息资源的数量迅速增长，给用户利用带来了极大不便。因此，科学规范地组织中医药文献信息资源成为中医药图书馆的重要工作内容之一。

一、中医药文献信息组织的概念

文献信息组织，也称信息组织，即信息有序化或信息整序，是指根据信息资源检索的需要，以文本及各种类型的信息资源为对象，利用一定的科学规则和方法，通过对信息外在特征和内容特征的描述，实现无序信息流向有序信息流的转换，从而保证用户对信息的有效获取和利用及信息的有效流通和组合[1]。信息组织的目的，是建立起信息资源收藏系统和检索工具，从而方便用户对信息的内容进行有效获取和利用。信息组织的对象是指图书馆所收藏的各类文献信息资源，既包括传统纸本资源，如图书、期刊、报纸、学位论文、会议论文、专利、标准等；也包括非纸本资源，如各种缩微文献、视听文献、电子文献及网络信息资源等。

中医药文献信息组织就是根据中医药信息检索的需要，以文本及各种类型的中医药及其相关的信息资源为对象，利用一般文献信息的组织方法和规则及中医药文献信息特有的规范及规则，通过对信息的外部特征及内容特征进行分析、选择、著录、标引、存储、排序，使无序的信息成为有序化信息集合的活动，其目的是建立起中医药信息资源收藏系统和检索工具，从而方便用户对中医药信息的内容进行有效获取和利用。

二、中医药文献信息组织的特点

中医药文献信息组织除具有其他一般信息组织特征外，还具备以下显著特点。

（一）突出中医药内容特色

中医药图书馆馆藏资源侧重在中医药及其相关学科，这是由中医药图书馆的服务对象决定的。中医药图书馆的服务对象主要是从事中医药科学的研究、教学及医疗实践活动等工作人员及在校大学生、研究生等，他们的工作范围及学习内容决定了他们的文献信息需求，因此图书馆在信息组织方面上尽可能地揭示中医药信息内容。随着中医药现代化研究的不断深入和发展，以及对中医药文化内涵研究的加强，中医药与相关学科的关系越来越密切，为了有效支撑中医药的发展，中医药图书馆将会形成以中医药文献信息为核心的多元化馆藏信息资源体系。

（二）组织方法有自身特点

在中医药文献信息标引实践过程中，中国中医科学院中医药信息研究所信息工作人员根据中医药的特点，研制了《中国中医药学主题词表》。该词表的研制起步于 20 世纪 70 年代，发展于 80~90 年代，其前身是《汉语主题词表》的中医药学部分。第一版于 1987 年问世，当时全称是《中医药学主题词表》；于 1996 年出版了修订版（即第 2 版），并以机读版和印刷版两种形式出版，更名为《中国中医药学主题词表》，仍保持和《汉语主题词表》以及美国国立医学图书馆《医学主题词表》（MeSH）相兼容，保证了其自身的科学性和使用上的适用性，成为目前使用最广泛、影响最大的一部中医药学专业主题词表，它既适用于中医药学文献数据库的标引、检索和组织手工检索主题索引，也适用于中医药学书籍的主题编目，还可起到专业汉英词典的作用。医学及中医药学领域的大型文献数据库也均用该词表标引。

三、中医药文献信息组织的作用

（一）增加文献信息资源的有序化，有利于文献信息的有效利用

信息资源组织的重要任务是控制信息的流速和流向，以便使信息能够在适当的时机有针对地传递给用户，从而建立起信息资源与用户的联系。中医药图书馆文献信息资源组织是中医药图书馆各项业务工作的基础，它将大量杂乱无序的中医药及相关学科的文献信息按照形式特征和内容特征，依据一定的规则并结合中医药学的特点，为中医药信息检索系统提供规范数据，从而使用户能够快速有效地获取所需要的信息。

（二）提高文献信息产品的质量和价值，为用户提供增值服务

信息资源组织过程也是信息产品开发与加工过程。中医药图书馆信息资源组织活动可以加深信息资源揭示的层次，开发出新的信息产品，为用户提供新的增值服务。

（三）建立信息产品与用户的联系，是信息资源检索的基础和前提

中医药图书馆文献信息资源组织的最终目的，是为了方便用户检索与利用，提高图书馆服务水平和质量。因此，信息资源组织与信息资源检索两者相互作用，信息资源组织是信息资源检索的基础和前提；反过来，信息资源检索是信息资源组织的出发点和归宿，是信息资源组织的真正原因。

四、中医药文献信息组织的原则

（一）客观性原则

中医药信息组织过程中对信息资源特征的描述和揭示必须客观准确，要以信息资源本身为基本依据，不能毫无根据地、人为地添加一些不准确的思想和观点。

（二）系统性原则

系统性原则是指在中医药信息组织过程中要把握好宏观信息组织与微观信息组织的关系、信息组织部门与其他部门的关系、信息组织工作各个环节之间的关系、不同信息处理方法之间的关系。

（三）目的性原则

中医药信息组织具有鲜明的目的性，要充分围绕用户的信息需求开展工作；充分注意信息资源市场需求状态及其变化特征。

（四）现代化原则

其主要体现在中医药信息组织思想观念现代化及技术手段现代化两个方面。思想观念现代化要求信息组织在标准化方面达到信息组织工作的统一性、信息组织方法的规范性、信息组织系统的兼容性及信息组织成果的通用性。包括基本术语标准、有关信息技术标准、信息组织技术标准及其他相关标准等。现代化的技术手段代替传统的手工方式，工作效率和工作质量大大提高，用户多样化的信息需求得以更好满足。

第二节　中医药文献信息分类标引及其工具

分类体系具有物以类聚、触类旁通的作用，可以把内容庞杂、种类繁多的文献信息资源系统组织起来，用户能很方便和有效地系统掌握与利用某个学科或专业范围或主题领域的知识和信息。即使未掌握检索原理与技巧的用户，也能从大类到小类到细目的逐层深入，比较容易检索到与其检索目标相一致的信息。

19 世纪末 20 世纪初，由于西学东渐和新的科学文献的大量涌现，中国传统的四分法已不能适应文献的需要，于是出现了许多种过渡性的文献分类法。新中国成立后，以《中国图书馆图书分类法》应用得最为广泛。

一、概　念

文献信息资源分类标引，是从文献信息的内容、性质分门别类地组织和揭示文献的方法。中医药文献信息资源分类标引是指依据一定的分类法，对中医药文献信息资源的内容特征进行分析、判断、选择，并赋予分类标识的过程。分类标引实质上是对文献进行分类，也称分类。分类工作是对文献信息资源进行分类组织，对于文献信息的科学管理、有效开发及利用具有重要意义。首先，便于组织分类排架和编制分类目录；其次，有助于藏书统计，研究藏书的特点，科学合理地补充馆藏，提高藏书质量；再次，有助于开展读者服务工作，如参考咨询，指导阅读，宣传与推广馆藏资源，编制分类检索工具等。

二、分类标引原则

（一）学科属性原则

中医药文献分类标引首先必须以其内容的学科或专业属性为主要分类标准。只有按文献学科内容分类不适用时，才能按文献其他特征分类。

（二）专指性原则

中医药文献分类标引必须符合专指的要求，即应把文献归入最恰如其分的类目，而不能归入大于或小于文献内容的类目，只有当分类法中无专指类目时，才能归入范围较大的类目或与文献内容最接近的类目。

（三）实用性原则

中医药文献分类标引要根据读者的需要将文献分入最大用途的类，使文献尽其用。对于交叉学科、或是内容涉及多个学科的文献，应利用互见分类、分析分类等方法，对重要的分类检索点，予以充分揭示。此时应优选一类号作为主要分类号。

（四）一致性原则

中医药文献分类标引要求把主题内容相同的文献归入相同的类，即前后归类一致。

（五）系统性原则

中医药文献分类标引必须体现分类法的系统性、等级性和次第性。凡能归入某一类的文献，必带有其上位类的属性。也就是说，凡能归入某一类的文献，一定也能归入其上位类。

三、中医药文献分类标引的工作程序

（一）查重

即查清待分类的文献本馆是否已入藏，是否为已入藏文献的复本、不同版本，或多卷书的不同卷次或续编，或不同载体形式等。查重目的是为了使同一种文献的分类标引前后一致，避免同书异号。如果是复本，则可用已有文献的索书号；如为不同版本、不同卷次的文献，则在原有索书号的基础上加上相应的区分号。否则应作新书处理。

（二）主题分析

通过分析题名（包括书名、刊名、篇名），浏览目次、文内标题、图表、数据、实例、参考文献目录、甚至涉猎全文，了解该文献所研究的学科或专业内容，以及作者的写作目的、读者对象等。切忌只凭文献题名进行主题分析。

（三）归类

根据主题分析结果，查阅分类法，找到与之相符的类目，将分类号赋予该文献。如需要进行复分、仿分、组配的，还需要进一步细分。必要时，应给出互见分类号或分析分类号，以充分揭示文献内容。

（四）给索书号

某一文献分类号确定之后，为了区别同类书，还要为该文献编制区分号。当一种文献有几个分类号时，选择主要分类号作为排架分类号，排架分类号和区分号构成分类索书号。区分号可按种次号或著者号编码。种次号是按同类书到馆的先后顺序取号的，著者号是按著者的姓氏名称根据著者号码表取号的。目前图书馆界使用较多的中文著号码表是武汉大学图书馆编的《汉语拼音著者号码表》和北京大学图书馆学系王凤翥先生编的《笔划笔形著者号码表》。

（五）审核

审核文献的分类检索标识是否正确，以保证文献分类标引质量。内容包括：文献主题分析的正确性、充分性，给号的准确性。此外，还要核对索书号是否有异书同号现象。审核是保证文献分类标引质量、减少标引误差的重要步骤，通常由经验丰富、标引水平高的工作人员担任。

四、中医药文献分类标引工具

分类法是按一定的思想观点，以科学分类和知识分类为基础，并结合文献的特点，对概括文献情报内容特征及某些外表特征的概念或术语，进行逻辑划分和系统排列而形成的类目一览表。分类法一般包括类目表和分类规则，它是类分文献、编制分类检索工具的工具。

《中国图书馆分类法》（原称《中国图书馆图书分类法》）是新中国成立后编制出版的一部具有代表性的大型综合性分类法，是当今国内图书馆使用最广泛的分类法体系，简称《中图法》。《中图法》初次出版于 1975 年，并于 1980 年、1990 年、1999 年、2010 年分别修订出版了第 2、3、4、5 版。《中图法》（第 5 版）是适应信息环境、技术环境和社会环境的变化对第 4 版做的修订，其新增类目大约 1600 多个，修改类目约 5200 多个，停用、删除了大约2500多个类，补充了新主题、新概念，调整完善了类目体系，增加了复分标记等，将类表的科学性、实用性有机地统一起来，充分反映和体现了信息组织、知识组织、文献组织的工具性，更好地满足文献标引、信息、知识、文献的检索需求。

《中图法·医学专业分类表》是一部以《中图法》为基础的医学专业分类表。随着科学技术的不断发展、当代医学模式的转变以及医学与其他学科相互交叉渗透，综合性分类法越来越难以满足医学（包括中医药学）专业图书馆的类分医学文献的需求。为了适应社会发展与医学文献处理科学化、标准化的迫切要求，在《中图法》编委会的批准及主持下，中国医学科学院医学信息研究所组织10所有代表性的医学、中医药学专业图书馆及信息研究所的专家、学者，经过两年的努力，在修订《中国图书馆图书分类法》（第3版）的基础上，编制了这部《中图法·医学专业分类表》，并于1999年10月由北京图书馆出版社出版。

《医学专业分类表》与《中图法》的标记符号、标记制度及使用方法基本相同，因此下文主要介绍《中图法》及其使用。

（一）《中图法》的类目体系

《中图法》以科学分类为基础，结合图书资料的内容和特点，分门别类组成的综合性分类表。根据毛泽东关于“什么是知识”的论断，该分类法将知识门类分为“哲学”、“社会科学”、“自然科学”三大部类。马列主义、毛泽东思想、邓小平理论是指导我们思想的理论基础，作为一个基本部类，列于首位。对于一些内容庞杂、类无专属，无法按某一学科内容性质分类的图书，概括为“综合性图书”，作为一个基本部类，置于最后。哲学是关于自然科学和社会科学的概括和总结，因此将其列为第二部类，排在“社会科学”和“自然科学”的前面，这是符合图书分类法从一般到具体的序列原则。在图书分类系统中，首先反映社会科学，然后是自然科学。这样在5个基本部类的基础上，形成22个基本大类的知识分类框架，序列如表5-1所示。

表5-1 《中图法》的类目体系

基本部类	基本大类
马克思主义、列宁主义、毛泽东思想、邓小平理论	A 马克思主义、列宁主义、毛泽东思想、邓小平理论
哲学、宗教	B 哲学、宗教
社会科学	C 社会科学总论
	D 政治、法律
	E 军事
	F 经济
	G 文化、科学、教育、体育
	H 语言、文字
	I 文学
	J 艺术
	K 历史、地理

续表

基本部类	基本大类
自然科学	N 自然科学总论 O 数理科学和化学 P 天文学、地球科学 Q 生物科学 R 医药、卫生 S 农业科学 U 交通运输 V 航空、航天 X 环境科学、安全科学
综合性图书	Z 综合性图书

（二）《中图法》的结构

《中图法》的结构分为宏观结构和微观结构。宏观结构是指它的各个组成部分及其之间的组织方法、相互联系和作用的方式；微观结构是指它的类目构成要素及其组织。

1. 宏观结构

（1）编制说明：对分类法编制的理论、编制原则、结构体系、主题范畴和适用范围、标记制度，以及编制经过等有关事项的总体说明。

（2）基本大类表：分类法一级类目组成的一览表，揭示分类法的基本学科范畴和排列次序。

（3）基本类目表（简表）：由基本大类及二三级类目所组成，是分类法的类目体系框架。

（4）主表（详表）：是各级类目组成的一览表，是文献分类标引的依据。主表按功能分为术语（类名）系统、标记系统、注释系统。

（5）附表（辅助表）：由分类法的 8 个通用复分表组成，是主表类目进行总论复分、地区复分、时代复分、民族和种族复分、通用时间地点复分的依据。

（6）索引：是分类法从字顺途径按类目名称、事物主题查找类目的工具。

（7）使用手册：是详细阐述分类法的编制理论与技术、各类文献分类规则与方法，指导用户正确使用分类法的权威性指南（图 5-1）。

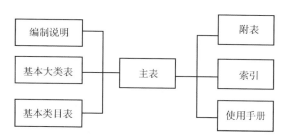

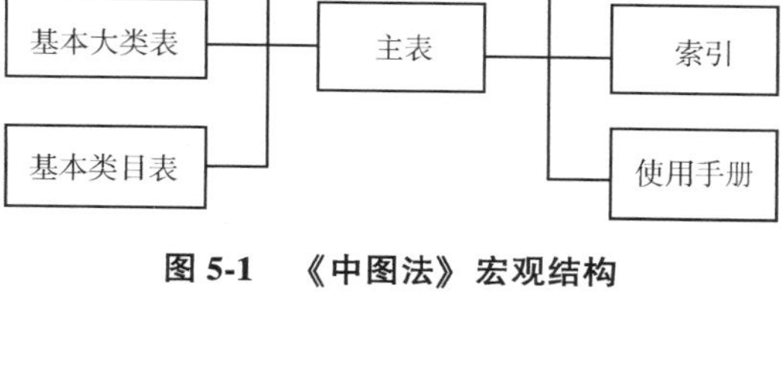

图 5-1　《中图法》宏观结构

2. 微观结构

类目是构成分类法主表的最基本要素，是由类号、类名、类级、注释和参照组成。《中图法》的类目结构如图 5-2 所示。

R289　　方剂学

R289.1　　方论

　　　　中药的配伍与方剂的组成变化入此

R289.2　　医方汇编

　　　　各代医方汇编入R289.3

R289.3　　各代医方

　　　　依中国时代表分

……

图 5-2　《中国法》的类目结构

类号：是类目的标引符号，决定类目在分类体系中的位置。文献经过分类标引后，作为文献分类排架的排架标识、组织分类文献检索工具的检索标识。如 R289、R289. 1、R289. 2、R289. 3。

类名：是类目的名称。如“方剂学”、“方论”、“医方汇编”、“各代医方”。

类级：是类目的级别。在印刷版中用排版的缩格和字体表示，代表该类目在分类体系中的等级，显示类目间的等级关系。如“R289 方剂学”是上一级类目，“R289. 1 方论”、“R289. 2 医方汇编”、“R289. 3 各代医方”等为下一级类目。

注释和参照：对类目的含义及内容范围、分类方法、与其他类目的关系等进行说明。如“中药的配伍与方剂的组成变化入此”、“各代医方汇编入 R289. 3”、“依中国时代表分”等小字内容。

(三)《中图法》的标记符号及编号制度

《中图法》的标记符号采用拉丁字母与阿拉伯数字相结合的混合号码，以拉丁字母标记基本大类，基本大类是《中图法》的第一级类目，并以此为基础展开全部类目。字母之后用数字表示下属各级类目，数字依小数制升序排列。从左边起，每三位数字用间隔符号点“.”隔开。分类标记采用点分隔，目的在于使号码段落清晰、醒目、易读。

《中图法》的编号制度采用基本的层累制。层累制是根据类目的不同等级，配以相应不同位数号码的编号方法，类目的等级与其号码位数是相对应的。层累制的号码可以无限纵深展开，可充分满足类目体系层层展开配号的需要，同时又有良好的表达性（图 5-3）。

(四)《中图法》R2 大类的编列特点

“R2 中国医学”是类分中医药文献信息的主要依据。作为中华民族瑰宝的中医药，在我国医疗卫生保健体系中占有重要地位，考虑到中医药学与现代医学体系的不同，《中图法》将“中国医学”单独列类，作为“R 医药卫生”类目下的二级类目，下列 16 个三级类目，编列如图 5-4 所示。

R2　中国医学
R22　中医基础理论
R221　内经
R221.02　注解
R221.09　研究
R221.1　素问
R221.2　灵枢
R221.3　素问、灵枢分类合编
R221.9　难经
R222　伤寒、金匮（伤寒杂病论）
R222.1　本文合编
R222.12　注解（附本文）
R222.13　发挥（不附本文）
R222.14　辑要分类汇编
R222.15　杂论
R222.16　方论
R222.17　歌括
R222.18　图谱
R222.19　研究
R222.2　伤寒论
R222.3　金匮要略
…… …… ……

图 5-3　《中国法》的编号制度

R2　中国医学
　R21　中医预防、卫生学
　R22　中医基础理论
　R24　中医临床学
　R25　中医内科学
　R26　中医外科学
　R271　中医妇产科学
　R272　中医儿科学
　R273　中医肿瘤科学
　R274　中医骨伤科学
　R275　中医皮科学与性病学
　R276　中医五官科学
　R277　中医其他学科
　R278　中医急症学
　R28　中药学
　R289　方剂学
　R29　中国少数民族医学

图 5-4　《中图法》R2 大类的编列

五、中医文献分类要点及其注意事项

（一）古代医籍不能只凭书名进行分类

古代医籍的分类存在一定难度，其原因是古代医籍书名蕴含着浓厚的文化色彩，书籍命名规则复杂，有简洁明快的、有含义深刻的、有含蓄典雅的、有神秘色彩的等。大致分为：以圣贤命名：如《黄帝内经》、《神农本草经》；以典故命名：如明代黄承昊《折肱漫录》、清代柯琴《伤寒来苏集》；以祝愿命名：如明代龚廷贤《万病回春》、《寿世保元》；以珍秘之辞命名：如唐代孙思邈《备急千金要方》；以指点之辞命名：如明代龚居中《红炉点雪》；以纪事命名：如明代李预亨《推蓬寤语》；以姓氏命名：如南北朝南齐医家褚澄《褚氏遗书》、明末医家裴一中《裴子言医》、清代乾隆名医沈金鳌《沈氏尊生书》；以书室命名：如明代缪希雍《先醒斋医学广笔记》、王旭高《西溪书屋夜话录》、清代尤怡《静香楼医案》、张志聪《侣山堂条辨》；以编撰刊行时的年号命名：如《开元广济方》为唐玄宗李隆基于开元 11 年（公元 723 年）主持撰成，《太平圣惠方》是北宋翰林医官王怀隐等奉诏于太平兴国 8 年开始编撰的一部大型官修方书，《太平惠民和剂局方》编成刊行于宋徽宗大观年间，故又称《大观方》。

中医古籍与中国传统文化的形成与发展，一脉相承，息息相关。古代医籍的书名也体现了古人尊经崇古、重道轻器、儒家伦理等观念，如《黄帝内经》、《杏林碎锦》、《医津一筏》、《和缓医风》、《儒门事亲》等。虽然书名韵味无穷，体现中国传统文化的博大精深，但书名的表达形式却不能直观地体现出书籍的内容，这种信息障碍给分类工作带来许多困难，所以中医古籍分类编目工作者，除了具备中医知识外，还要有广博的中国传统文化知识背景。

（二）现代总论性中医药文献的分类

运用现代科学理论与技术研究中医的总论性文献入 R2-03，专论入中医学各科。总论中西医结合的理论文献入 R2-031，专论入中医学各科。关于中医治疗各种疾病的文献入 R24/278 中医有关各科。中医药图书馆为了集中管理中医药相关文献，通常将有关中西医结合治疗各种疾病的文献，也归入 R24/278 中医有关各科。举例如下。

《中医现代化发展研究报告》、《中医药科研设计与统计分析》、《当中医走到今天》、《中医系统论》分类号均为 R2-03。

《中医技法治百病》、《家庭常见病简易中医疗法》、《中医治法精华》、《慢性顽疾的中医综合治疗》、《活血化瘀疗法临床实践》等分类号均为 R242。

《中西医结合防治老年心血管病》分类号为 R259. 4。

《中西医结合防治急性脑血管病》分类号为 R277. 733。

《中西医结合防治老年皮肤病》分类号为 R275. 9。

《中西医结合防治女性衰老》分类号为 R271. 1。

《中西医结合防治萎缩性胃炎》分类号为 R256. 33。

（三）现代医学疾病的中医理论及治疗文献的分类

有关现代医学疾病的中医理论和治疗的文献分别入中医各科类的“现代医学××科疾病”，再仿相应的现代医学类分。举例如下。

《中医治疗病毒性肝炎的研究与实践》分类号为 R259.126。

《马氏中医治疗股骨头坏死》分类号 R274.918。

《脑出血病的中医治疗》分类号为 R277.733.4。

（四）气功的理论研究、流派、气功锻炼方法等文献的分类

有关总论性文献入“R214 气功”类，有关气功疗法的文献入 R247.4，有关养生的综合性文献入 R212，各科疾病的气功疗法入中医各类。举例如下。

《中国古代秘传养生功》、《武当道教养生长寿功》、《瑜伽功法全书》、《少林六合功养生与搏击秘传》、《太极棒气功》分类号均为 R214。

《近视眼的气功疗法》分类号为 R247.468.2。

《常见病实用气功疗法》、《气功疗法与保健》、《导引养生功》分类号均为 R247.4。

《近视眼的气功疗法》的分类号为 R247.468.2。

《道家秘传养生长寿功法》、《中国古代养生之道》、《中医养生学》、《名老中医谈养生》、《古今男女养生精要》分类号均为 R212。

（五）中医诸家医案、医话文献的分类

医案、医话分类汇编和合刻本均入 R249.1；个人综合性医案、医话汇编入 R249.2/.7，并依中国时代表分；凡属专科医案、医话，无论个人或诸家合刻均入“R25/278 中医临床各科”，但如愿集中，亦可启用交替类目“[R249.8] 专科医案、医话”，并仿 R25/278 细分。举例如下。

《当代名医证治汇粹》、《中医病案分析》、《清宫医案研究》分类号均为 R249.1。

《唐福舟医验汇粹》、《张生甫医书合集》分类号均为 R249.2。

《奇效医述》、《李时珍医案医话录》、《崇尚温补的赵献可》分类号均为 R249.48。

《华廷芳医案选》分类号为 R249.7。

《何氏虚痨心传》分类号为 R255.5。

（六）综合性本草的分类

综合性本草文献入 R281 各类，本草各论入 R282.7；中药品入 R286/287，并可仿 R97、R98 细分。举例如下。

《本草纲目》、《汤液本草》、《本草蒙筌》分类号均为 R281.3。

《滇南本草》、《云南中草药选》、《云南重要天然药物》分类号均为 R281.474。

《中国药茶》、《人参的研究》、《天麻的人工栽培》分类号均为 R282.71。

《实用伤科中药与方剂》、《伤科跌打验方》分类号均为 R287.2。

第三节 中医药文献信息主题标引及其工具

随着计算机、网络技术的迅速发展，用主题语言作为文献的检索语言得以广泛应用。与分类语言相比，主题语言不是表现为抽象、难记的号码系统，而是一种“以自然语言的字符为字符，以规范化或未经规范化的名词术语为基本词汇，以概念之间的形式逻辑作为语法和构词法，用一组词语作为文献检索的检索语言”。用主题词组织检索工具或检索系统，更符合广大用户的检索习惯。

一、概　　念

文献主题：文献所具体论述与研究的对象或问题。

主题词：从自然语言中优选出来并经过规范化的、表达各种概念的语词。主题词通常通过主题词表进行管理，在标引与检索文献时用于表达各种主题概念。主题词又称叙词，包括正式主题词和非正式主题词，正式主题词通常简称主题词。

非正式主题词：主题词的同义词或准同义词，但不作为文献标引用词，只起引导作用。非正式主题词又称入口词。

自主词：未收录在主题词表中、未经规范化处理的自然语言词。

标引词：赋予一篇文献作为主题检索标识的语词，一般包括主题词和自由词。

相关词：不具有上位词与下位词关系的其他两个关联概念的主题词。在主题语表中表现为参项。

主题词表：自然语言中优选出来的规范化、动态性、语义相关的术语所组成的词典。主题词表是将文献作者、标引人员以及检索用户使用的自然语言转换为统一的主题检索语言的术语控制工具。

主题标引：分析文献主题，依据特定主题词表和标引规则，赋予文献主题检索标识的过程。

中医药文献主题标引：即在文献主题分析的基础上，以一定的词表或标引规则为依据，将中医药文献中具有检索意义的主题概念（关键词）转换成相应的规范词，并将其组织成表达信息资源内容特征标识的过程。

和分类标引一样，主题标引也是文献加工的重要环节，其目的是通过对文献进行主题分析，从文献中客观、全面、准确地提炼出主题概念，然后借助主题词表和标引规则，把主题概念转换成标引词，从而建立主题检索系统，便于从主题词途径查找文献。

二、中医药文献信息主题标引步骤

中医药文献主题标引的主要步骤有选择标引方式、文献主题分析、主题概念转换成主题词、标引工作记录、标引结果审核等。

1. 选择标引方式

标引方式是根据文献类型特点和使用需要确定的标引和揭示文献主题的形式。标引方式主要分为整体标引、全面标引、重点标引（也称对口标引）、补充标引、综合标引与分析标引等。不同的标引方式体现着不同的标引深度和文献的组织方式，影响着标引质量和检索效率。

2. 文献主题分析

通过文献审读进行主题分析，确定文献的主题内容；分析主题的类型、主题结构及构成要素。

3. 主题概念转换成主题词

把文献主题阶段选定的表达主题内容的概念转换成主题词表中的主题词或主题词的组配形式。

4. 标引工作的记录

对标引中遇到的重要问题及处理结果加以记录以备查，如主题词的增、删、改的记录，上位词标引、靠词标引、自由词标引的记录等。

5. 标引结果审核

为保证文献标引的质量、减少标引误差，必须对主题标引的各个环节及最后结果进行审核。通过审核以保证标引方式符合文献类型、主题词选择正确全面、标引符合词表规定及标引规则等，并避免标引不足、过度标引、标引不一致等问题。

三、中医药图书主题标引工具及其标引要点

（一）主题标引工具

中医药文献主题标引的主要依据是中华人民共和国国家标准《文献主题标引规则》（GB/T 3860—2009），采用《中国中医药学主题词表》（2008 年版），并以《医学主题词》中文版作补充，按中医药文献主题标引一般规则与细则进行主题标引。

1. 中华人民共和国国家标准《文献主题标引规则》（GB/T 3860—2009）

该标准 2009 年颁布，2010 年 2 月实施，代替《文献叙词标引规则》（GB/T 3860—1995）。其内容包括：前言、范围、规范性引用文件、术语和定义、主题标引的目的与步骤、标引方式的选择、文献审读和主题分析、标引词选定、主题标引质量管理、附录 A（规范性附录）文献主题标引工作流程图、附录 B（规范性附录）主题词修订建议卡、附录 C（资料性附录）建立机读目录的主题标引。

2.《医学主题词表》

《医学主题词表》（Medical Subject Headings，MeSH®，简称 MeSH 词表）是美国国立医学图书馆编制的大型医学受控词表，该词表问世于 20 世纪 60 年代，1962 年起每年修订再版一次。MeSH 是一部规范化的可扩充的动态性主题词表，是世界上最具权威性的医学主题词表，已被全世界广泛采用。MeSH 词表主要由主题词、副主题词、补充概念名词三部分组成。词表涵盖了生物医学领域的各个方面，也包括与相关学科的相关概念。《中文医学主题词表》（Chinese Medical Subject Headings，简称 CMeSH）是中国医学科学院医学信息研究所出版的《医学主题词表》（Medical Subject Headings，MeSH）中文本，用于中文医学文献的标引、编目和检索。

MeSH 词表收录了少量与中医药学相关的术语，分别归于“补充医学疗法”、“文化”及“药物”类目下。主要有：①中医学相关词汇：包括“医学，中医传统”、“阴阳”、“阴虚”、“阳虚”、“医学、西藏传统”、“医学，草药”、“气”等；②针灸相关词汇：包括“针刺”、“针刺疗法”、“针刺镇痛”、“针刺麻醉”、“耳针”、“针刺穴位”、“穴位按压”、“电针”、“灸法”、“经络”、“按摩”等；③中药相关词汇：主要有“中草药”和“植物，药用”。此外，近年来 MeSH 词表中还增加了大量植物类词汇，其中包括许多中草药的基原种属。在 MeSH 词表的补充物质名词中，也不断新增大量中药化学成分或中药方剂名词，但这类词汇并非正式主题词。

3. 《中国中医药学主题词表》

《中国中医药学主题词表》是我国第一部中医药专业词表，被国内外医学及中医药学信息界广泛采用。本词表以其科学性、适用性以及与 MeSH 词表的兼容性获得使用者的好评。第一版于 1987 年问世，此后经过数年的实践与应用，在对近 30 万篇中医药学文献标引与检索应用的基础上，于 1996 年以机读版和印刷版形式出版了词表的修订版，更名为《中国中医药学主题词表》。2004 年 12 月，国家中医药管理局将修订 1996 年版《中国中医药学主题词表》列为标准化研究项目，经过广泛调研国内外医学主题词表的理论、方法和经验，进行了大量的词频分析及用户反馈意见分析后，出版了 2008 版《中国中医药学主题词表》。本词表由字顺表（又称主表）、树形结构表（又称范畴表）和副主题词表三部分组成。

2008 版《中国中医药学主题词表》收录了 13364 条主题词（正式主题词 8878 条，入口词 4286 条），对所有的主题词重新审定词义、英译名、注释，使主题词均有明确的定义、标引注释、历史注释、检索注释和编目注释；调整了部分树型结构设置使之更趋于科学合理，经过五年的使用与实践，2013 年中国中医科学院中医药信息研究所启动了《中国中医药学主题词表网络版研制与修订》项目，建立中医药学主题词表在线管理系统，实现网络发布，预计将于 2015 年投入使用。

（二）主题标引要点

1. 标引内容

必须依据图书的内容，客观地反映出它所论述的事物或研究的对象与问题。

2. 标引深度

在一般情况下，主题词不超过 10 个。

3. 标引方式

（1）单本图书：一般采用整体标引，适当以补充标引作辅助标引。整体标引也称浅标引或概括标引，它是以一册图书或一篇文献作为一个标引单元，只概括揭示文献基本主题内容或整体主题的标引方式，对于文献的从属主题、局部主题一般不予揭示。整体标引通常用 1~5 个主题词标引，提供文献主题的主要检索途径。整体标引的标引深度最浅、标引词数量最少，主要适用于普通图书的主题标引。补充标引作为一种辅助标引方式，是指在整体标引的同时，根据某种特定需要，再对文献中局部的重要主题进行标引，以提高整体标引的深度。

（2）丛书及多卷书：一般采用综合标引与分析标引相结合的方式。综合标引是指以整套文献（如丛书、多卷书、论文集、会议录）为标引单元的标引方式。综合标引便于把某种整套文献或某专题文献集中排列（对于藏书组织）、集中揭示，提供从文献整体特征进行检索的途径。分析标引是以整套文献中的某一册、某一卷为标引单元进行的标引，也称分散标引；也指以整本文献的某一篇章、某一段落、某一附录等为标引单元进行的标引。

第四节　分类标引与主题标引的比较

主题标引是依据一定的主题词表或主题标引规则，赋予文献语词标识的过程。分类标引是依据一定的分类表和分类标引规则，对文献给予分类号标识的过程。分类法和主题法作为两种不同的检索途径，两者具有相互渗透、互为补充的特点。分类标引和主题标引作为两种不同的标引方法，两者也存在着密切的联系，既有相同点，又有不同之处。

一、分类标引与主题标引的相同点

（一）标引对象相同

分类标引和主题标引都是以文献的内容为主要对象，必要时才对国别、时代、文献类型等信息进行标引。两者都是依据书名页、版权页、提要、目次、正文等获取标引所需的信息特征。

（二）标引要求基本相同

分类标引和主题标引都是编制检索工具的手段。分类标引的结果可用于组织文献分类排架和编制分类目录；主题标引则主要用于编制主题目录。两者对文献的标引均要求：对文献内容的揭示要正确，对相同内容的文献标引要一致，要充分揭示具有检索意义的内容信息，标引结果要适合用户需要并符合检索工具的特点，避免出现错误标引、过粗标引、过度标引、标引不足等影响标引质量的现象。

（三）标引方式基本相同

分类标引和主题标引都可以根据对文献内容的揭示程度和特点，采用整体标引、全面标引、重点标引（也称对口标引）、补充标引、综合标引与分析标引等不同的标引方式。一般都以图书为单位进行概括性的整体标引，适当采用补充标引和分析标引；两者对丛书均同时采用综合标引和分析标引；对多卷书、论文集、会议录等则采用综合标引的同时，除多卷书有必要外，一般不作分析标引。

（四）标引过程基本相同

分类标引和主题标引程序大体相同，都需要经过查重、主题分析、利用标引工具进行主题概念转换及复核等基本步骤。

二、分类标引与主题标引的不同点

（一）主题分析的角度不同

虽然分类标引和主题标引都是从内容角度标引文献的，但分类侧重于从学科角度进行组织和揭示，除需确定待标的内容对象外，一般还必须进一步弄清其研究的学科角度；主题标引则不必考虑文献的学科属性，可以直接根据文献的内容对象进行标引。例如，《老中医论治胃病》，该书是关于胃病的中医药疗法，分类标引时，须首先确定该书的学科属性为中国医学，《中图法》应入 R2 类，再逐级浏览至 R25（中医内科），才能找到与该书接近的类目 R256.3（脾胃系病证），根据分类标引规则，R256.3 即为该书最合适的类目。而主题标引，不必确定其学科归属，直接找到与胃病对应的主题词“胃疾病”即可。

（二）主题转换方式不同

首先，分类标引以分类法为工具，必须通过分类体系层层查找；主题标引则以主题词表为工具，以其字顺系统为主要查找途径。其次，两者的组配方式不同，分类标引使用的《中图法》，属于等级列举式分类表，类目列举详尽，标记采用先组、定组方式，可以直接从表中查找相应类目加以标引，转换明确、直观；主题标引使用的《中国中医药学主题词表》，属于后组式检索语言，词表只列出标引使用的基本概念，必须根据收词情况对概念进行分解转换，标引过程抽象，有时必须反复查找，难度较大。

（三）标识不同

首先，标识成分不同。分类标引的标识是分类号，主题标引的标识是主题词。其次，标识构成方式不同。《中图法》采用整组号码表达文献主题，配号次序由分类法预先规定，形式比较固定；《中国中医药学主题词表》采用散组方式表达文献主题，转换结果按主题概念之间关系组织成标题，须经过选择主标题，确定主题词的排列次序等步骤，形式灵活多变，必须熟练掌握组配技术。

（四）标引的专指度不同

分类法以学科体系作为类目展开的基础，子目的列举受体系束缚，加上采用先组方式，因此分类标引对主题内容的揭示一般比较概括，对专指的研究对象，只能按所属学科归入范围较大的类目；而主题标引时主题词的选择则不必受体系的限制，可以通过组配方式充分表达主题，因此揭示主题往往比较专指。

分类标引与主题标引之所以有上述的相同点及不同点，这是由分类法和主题法的各自特点决定的，同时也与《中图法》和《中国中医药学主题词表》组配方式上的差异有关系。分类法与主题法两者都是从内容角度类集并揭示文献主题，但两者的组织方式不同，因此决定了分类标引和主题标引既有相同点，也有不同之处。目前，分类法和主题法的结合使用，体现了检索系统发展的潮流。

第五节　中医药文献编目与著录

远在公元前 1 世纪甚至更早，人类社会就有了文献编目活动，例如，中国汉代刘向（公元前 77~前 6 年）在整理校勘宫廷藏书的过程中编撰了《别录》，其子刘歆（约公元前 53~公元 23 年）又在《别录》的基础上编成了中国第一部综合性分类目录《七略》。随着文献数量的不断增加，文献类型的多样化以及科学技术的发展，文献编目的职能、对象、方法、手段及组织方式等都发生了变化。古代编目的主要职能是对文献进行整理和记录，编目成果一般为回溯性的分类目录。而现代的编目活动则主要是为了宣传报道和检索利用文献，编目成果为多种类型、多种载体的目录，以满足读者的不同检索要求。编目的对象，最初是单一的文献类型，即手写本和印刷本书籍；后来随着各种文献类型的陆续出现，而扩展到报纸、期刊、地图、乐谱、特种技术资料，以及非印刷型的"非书资料"，如缩微胶卷和缩微平片、唱片和录音磁带、电影片和录像带、电子文献以及网络文献等。

一、概　　念

传统的文献编目是指依据一定的规则和科学方法，对馆藏文献资源的内容及形式特征进行分析、选择、做出记录，并将其组织成目录的过程。包括文献著录和目录组织两个过程。

文献著录是指按照一定的规则对文献内容与形式特征进行分析、选择、记录的过程。文献著录的结果产生款目，也称目录卡片，实现计算机编目后称为"MARC 记录"。

目录组织是指按照一定的次序将各类著录完成的款目排列起来组成目录的过程，目的是方便读者检索。传统图书馆手工编目时代需要组织"读者目录"、"公务目录"、"书名目录"、"著者目录"、"分类目录"等。计算机编目后，读者可通过联机公共查询目录（online public access catalog，OPAC）进行各种途径的检索，手工的目录组织逐渐停止使用。

计算机编目是一种现代化的编目方法，是将书目信息输入到电子计算机中，在程序的自动控制下处理书目数据，生成目录产品的过程。

文献编目需遵循客观性、实用性、规范化及制度化原则。其中"规范性原则"，即图书情报机构在对文献进行标引、著录以及目录组织时必须按照统一的标准、规则进行，这一点在编目工作中尤为重要。

二、编目的工作方式

根据编目数据来源和编目工作的互动性不同，目前编目工作分为以下三种方式。

（一）原始编目方式

原始编目是图书馆利用本馆的编目软件，直接根据文献信息的特征所进行的编目。这是一种自给自足、各自为政的工作方式，传统图书馆大多数采用此种编目方式。这种方式工作效率低，而且受管理系统功能和编目人员技术水平的影响，形成的书目记录质量通常不是很好。

(二) 集中编目方式

集中编目是指以国家或地区信息组织中心提供的书目数据为基础，根据本馆的编目原则和文献实体所进行的编目。集中编目可避免重复劳动，提高书目数据的质量，统一著录格式，有利于文献资源共享。如果信息中心的书目数据有限时，不能套录到相近或相似记录时，需要采取原始编目方式。

(三) 联机合作编目方式

联机合作编目是指利用计算机和网络环境，由多个图书馆共同编目，合作建立具有统一标准的文献信息联合目录数据库，并在此基础上实现联机共享编目成果。此种方式是上面两者方式的综合利用。图书馆在进行编目时，首先在国家或地区的信息组织中心联合目录数据库中进行查重，如果查到所需的书目记录，就将数据下载到本馆的书目数据库中，并对其进行适当修改；如果没有查到，则需要自己对文献进行原始编目，并将原始编目数据上传到信息中心数据库，这样此条编目数据就可以被其他成员馆共享使用。联机合作编目具有交互性，实现了成员馆之间的数据共享。其优点：降低编目成本，提高书目质量，分享专业知识和技能，提高编目效率。因此，越来越多的图书情报机构加入到联机编目中心，参与资源共建共享。

美国联机计算机图书馆中心（OCLC）是世界上最早、最著名的联机编目机构。目前我国主要有两家联合编目机构：即全国图书馆联合编目中心（OLCC）和中国高等教育文献保障系统（CALIS）。OLCC 是公共图书馆联合编目机构，由国家图书馆牵头组织。CALIS 是高校图书馆联合编目机构，由北京大学图书馆牵头组织。

三、CALIS 联合目录编目中心

CALIS 联机合作编目中心是中国高等教育文献保障体系的两大服务中心之一，其秉承“实现信息资源共建、共知、共享，发挥最大的社会效益和经济效益，为中国的高等教育服务”的宗旨，致力于 CALIS 联合目录数据库的建设，并提供相关服务。

CALIS 联合目录数据库建设始于 1997 年，到 2011 年 6 月为止，联合目录数据库已经积累了 489 万余条书目记录，馆藏信息达 3500 万余条。目录数据库涵盖印刷型图书和连续出版物、电子期刊和古籍等多种文献类型；覆盖中文、西文和日文等语种；书目内容囊括了教育部颁发的关于高校学科建设的全部 71 个二级学科，226 个三级学科（占全部 249 个三级学科的 90.8%）。

2000 年 3 月，CALIS 联机合作编目系统正式启动，以联合目录数据库为基础，以高校为主要服务对象，开展了联机合作编目、编目数据批量提供、编目咨询、培训与编目员资格认证等业务，方便了成员馆的编目工作，提高了书目数据库建设效率。在成员馆的共同努力下，CALIS 联合目录以其实时性强、数据质量高享誉图书馆业界。

CALIS 联机合作编目中心到 2012 年 12 月已有成员馆 1000 余家，包括所有进入“211 工程”的高校和其他协议馆，已经形成了相对稳定的数据建设队伍。随着队伍的壮大和用户发展委员会的组建，联机合作编目中心将进一步强化管理，规范运作，更快、更好地为广大用户提供优质服务。

CALIS 的管理中心设在北京大学，还建立了文理、工程、农学、医学 4 个全国文献信息中心、7 个地区中心以及 1 个国防信息中心。

CALIS 正在努力，将一个以印刷型书刊书目记录为主流的产品，扩展到包括电子资源、古籍善本、非书资料、地图等书目记录，能连接图片、影像、全文数据库的多媒体联合数据库。

联合目录数据库为实现联合采编、联机书目检索、馆际互借及原文传递等网络服务提供了必要条件，是网络环境下最基础、最急需而又最见效益的高校联合目录数据库。

联合编目是图书馆自动化发展的高级阶段，而标准化和规范化是建立高质量书目数据库的重要保障。CALIS 为严格控制书目数据质量，采取了多种措施，除成立专家组、质量控制组及限定成员馆的权限外，还制订了一套成员馆必须遵循的统一著录标准和统一编目规则。此外，CALIS 还致力于编目理论的研究，注重对编目员的业务培训工作，开展编目工作研讨会，交流工作经验，以促进编目工作的发展和进步。

CALIS 所采用的著录标准与编目条例有：《国际标准书目著录》（ISBD）、《英美编目条例》（第 2 版修订版）（AACR2R）、MARC21、《中国文献编目规则》（第 2 版）、《中国机读目录通讯格式》、《西文文献著录条例》（2003 年修订扩大版）、《汉语主题词表》、《中国分类主题词表》、《美国国会图书馆标题表》、《医学主题词表》（MeSH）、《CALIS 联机合作编目手册》、《CALIS 中文图书著录细则》、《CALIS 西文图书书目记录编制要点》、《CALIS 西文授权重印版图书著录要点》、《中文图书著录细则》、《中国图书馆分类法》等。

四、中医药文献的著录项目

著录项目是指揭示文献信息的形式与内容特征的记录事项。2005 年出版的《中国文献编目规则》（第 2 版），它结合我国中文文献著录的特点，根据 ISBD 和《英美编目条例》（AACR2）最新版本，对原《中国文献编目规则》进行全面修订。在具体项目修订中对规定信息源、版本信息选取、特殊文献著录对象确立、分析著录的不同类型等著录项目进行了修改；同时对部分文献类型，如电子资源、连续性资源、测绘制图数据等章节做了补充与修改。

《中国文献编目规则》（第 2 版）规定的著录内容包括下列八个著录项目，每个项目又分为若干单元。

1. 题名与责任说明项

（1）正题名。

（2）一般文献类型标识。

（3）并列题名。

（4）其他题名信息。

（5）责任说明。

（6）无总题名文献。

2. 版本项

（1）版本说明。

（2）并列版本说明。

（3）与版本有关的责任说明。

（4）附加版本说明。

（5）附加版本说明的责任说明。

3. 文献特殊细节项

4. 出版、发行项

（1）出版地或发行地。

（2）出版者或发行者。

（3）出版日期或发行日期。

（4）印制地、印制者、印制日期。

5. 载体形态项

（1）数量及特定文献类型标识。

（2）图及其他形态细节。

（3）尺寸。

（4）附件。

6. 从编项

（1）丛编正题名。

（2）丛编并列题名。

（3）丛编其他题名信息。

（4）丛编责任说明。

（5）丛编国际标准连续出版物号。

（6）丛编编号。

（7）分丛编。

（8）其他丛编事项。

7. 附注项

8. 标准编号与获得方式项

（1）标准编号。

（2）识别题名。

（3）获得方式和（或）定价。

（4）附加说明。

以上 8 个著录项目适用于各类型文献。不同类型文献由于自身特点不同，著录项目可做适当增减。

五、机 读 目 录

机读目录的英文名称 machine-readabe catalogue，简称 MARC，是计算机编目的产品。它是一种以代码形式和特定结构记录在计算机存贮载体上，可由计算机自动控制、处理和编辑输出的目录。MARC 是一种详细的、严谨的、专业性要求高的元数据，通过计算机识读的代码、字段、子字段、指示符等方式，实现文献信息资源的描述、表达、存储、显示、检索、交换、控制与传输。

1. MARC 的主要特点

（1）一次输入，多项检索。

（2）一次输入，可输出多种载体的款目。

（3）网上传输，可实现合作编目和联机检索。

MARC 最早是由美国国会图书馆（LC）于 1965 年研制推出的，常被称为 LCMARC，后来改称为 USMARC。另外还有其他 MARC 格式，如 UKMARC（英国）、JMARC（日本）、CNMARC（中国）等。由于各国 MARC 记录格式不一，无法实现相互交换，1977 年国际图书馆协会联合会（IFLA）主持制定了通用机读目录格式，即《国际机读目录格式》（*Universal MARC Format*）简称 UNIMARC。

2. MARC 记录举例

按照字段名称、字段标识符、字段指示符及子字段标识符及其内容的顺序列出。

（1）中文图书《黄煌经方使用手册》的 CNMARC 记录，如表 5-2 所示。

表 5-2　中文图书 CNMARC 示例

记录标识	001		202011095519
处理时间	005		20110224155813. 0
ISBN	010		■a978-7-5132-0081-3■dCNY23. 00
处理数据	100	0	■a20101126d2010 em y0chiy50 ea
作品语种	101	0	■achi
出版国别	102		■aCN■b110000
编码数据	105		■ay z 000yy
形态特征	106		■ar
题名责任	200	1	■a 黄煌经方使用手册■Ahuang Huang Jing Fang Shi Yong Shou Ce■f 黄煌编著
出版发行	210		■a 北京■c 中国中医药出版社■d2010
载体形态	215		■a169 页■d19cm
提要文摘	330		■a 本书是黄煌教授二十年来积累的经方现代应用研究的一些经验体会，也是作者常用的经方使用常规。本手册收集的处方以汉代医学典籍《伤寒论》、《金匮要略》为主
普通主题	606	0	■a 经方-手册
中图分类	690		■aR289. 2-62
人名等同	701	0	■a 黄煌■AHuang Huang■4 编著
记录来源	801		■c20110224
馆藏信息	905		■aCATCM■b4250019-23■dR289. 2-62■e573■f5

（2）西文图书 *The Location of Acupoint* 的 USMARC 记录，如表 5-3 所示。

表 5-3 西文图书 USMARC 示例

记录控制	001		0196000033
记录版次	005		20030113155031. 2
定长数据	008	95	0710s1990 enka b 00110 eng
ISBN	020		■a7-119-01368-8■c ¥ 60. 00
登录号	035		■a1008838-39■a1007382-83
语种代码	041		■aEnglish
中图分类	091		■aR224-65
索书号	099		■dR224-65■eS797
团体名称	110	20	■aThe Institute of Acupuncture and Moxibustion of CATCM
翻译题名	242		■a 中医针灸经穴部位标准化
题名责任	245	01	■aThe Location of Acupoints■bState Standard of the People's Republic of China■d 中医针灸经穴部位标准化■cThe Institute of Acupuncture and Moxibustion of CATCM
出版发行	260		■aBeijing■bForeign Languagesc1990
载体形态	300		■a276p. ■bill. col. ■c27cm
一般附注	500		■atran, from Chinese
合订附注	501		■aInclude appendices.
论题主题	650	4	■a 针刺穴位-英语
馆藏信息	905		■aCATCM■dR224-65■eS797
	-09		zyl0001184

六、DC 元数据

元数据（metadata）是一种有关数据的数据，它在不同领域有着不同的格式。DC 和 MARC 是在图书馆界应用较为广泛的两种元数据格式。

DC 元数据是都柏林核心元数据集（Dublin core）的简称，它是描述、提供某种资源的有关信息的结构化数据，就是关于其他数据的数据。主要用于描述网络信息资源，加强对网上信息资源的发现、开发、组织和利用。DC 信息资源著录格式简洁有弹性，非图书馆专业人员也可轻易掌握和使用，因此它是当前图书馆界应用最广、影响最大的标准化元数据。

DC 元数据由 OCLC 首倡于 1994 年，因创始地在美国俄亥俄（Ohio）首府都柏林而得名。其维护机构为 DCMI：Dublin Core Metadata Initiative。DC 元数据规范最基本的内容是包含十五个元素的元数据元素集合，用以描述资源对象的语义信息。

作为网络时代一种新型的信息资源描述工具，DC 元数据正在为越来越多不同专业领域以及不同语种、不同文化背景的国家和地区所接受。目前已成为 IETF RFC2413、ISO15836、CEN/CWA13874、Z39. 85、澳大利亚、丹麦、芬兰、英国等国际、国家标准。这十五个元素是：题名 title ；创建者 creator；日期 date；主题 subject；出版者 publisher；类型 type；描述 description；其他责任者 contributor；格式 format；来源 source；权限 rights；

标识符 identifier；语种 language；关联 relation；覆盖范围 coverage。

目前 DC 元数据已包括由一系列扩展元素、元素修饰词、编码体系修饰词、抽象模型、应用纲要等规范组成的标准体系，成为一般性资源描述、特别是互联网语义信息描述（semantic web）的基础性规范。这套体系还在不断地发展、完善中。

DC 有简单 DC 和复杂 DC 之分。简单 DC 是指 DC 的 15 个核心元素如题名、主题等，与复杂的 MARC 格式相比，DC 只有 15 个基本元素，较为简单，而且根据 DC 的可选择原则，可以简化著录项目，只要确保最低限度的 7 个元素（题名、出版者、形式、类型、标记符、日期和主题）就可以了。复杂 DC 是在简单 DC 基础上引进修饰词的概念，如体系修饰词（SCHEME）、语种修饰词（LANC）、子元素修饰词（Subelement），进一步明确元数据的特性。特别是通过体系修饰词，把 MARC 的优点和各种已有的分类法、主题词表等控制语言吸收进去。

科技部课题“我国数字图书馆标准规范建设”，制定了一批数字图书馆建设的核心标准规范，其中包括：基本元数据标准、专门数字对象元数据规范标准，如古文献（古籍、拓片、家谱、地方志、舆图）、论文（学位论文、会议论文、期刊论文）、图书（电子图书）、原生数字资源（网络资源）等。

2008 年 10 月，中国中医科学院中医药信息研究所开始参与 ISO/TC215 传统医学信息标准化工作，对 ISO/TC215 传统医学信息标准化的动态进行了密切关注，提交了中医药信息国际标准提案“中医文献元数据标准”。2012 年 5 月 ISO 对“中医药文献元数据”这项标准正式立项，这是我国中医药信息标准在 ISO 首次立项。《中医药文献元数据》规定了中医药文献元数据标准化的基本原则和方法，覆盖中医药学领域具有共性的全部元数据内容，为中医药学的文献资源提供了一套通用的描述元素。它能够规范、科学、合理地描述中医药学文献，提供有关中医学科学文献的标识、内容、分发、质量、限制和维护信息，以支持中医药文献的收集、存储、检索和使用，促进中医药文献资源的交流与共享。

第六节　中医药图书馆数字资源整合

随着网络化、数字化技术不断发展，数字资源建设已成为图书馆文献信息资源建设的重要组成部分。图书馆数字资源数量虽呈增长趋势，但因其整体的无序化，内容组织程度不高，数字资源间交叉关联程度较低，用户需要在不同的数据库或系统平台之间穿梭漫游，需要在不同的信息空间来回切换，需要掌握不同检索系统的使用方法。从某种意义讲，数字资源数量越大，给用户造成的负担也就越重。如果不对数字资源进行合理有效的整合，势必影响用户对图书馆数字资源的有效利用。理想的整合应该是把所有的信息资源无缝透明地链接在一起，使用户在一个统一的界面中检索不同来源、不同类型的文献信息。整合的目的旨在促进合理有效地整合异构资源，为用户提供一种集成各种分布式数字信息资源的一站式检索服务平台，使用户获得便捷高效的知识服务。

一、概　　念

数字资源整合就是运用各种集成技术和系统把各种类型的数字资源透明无缝地连在一

起，同时把整合的数字资源纳入到统一的信息服务体系中，做到资源与服务的无缝结合，使用户能够方便快速地利用资源，获得高效、个性化的知识服务[2]。

中医药图书馆数字资源整合就是将众多自建的中医药数字资源和引进的商业数字资源通过整合，集成各种检索功能，实现各种检索平台、各种数据库及各种内容的数字资源无缝连接，建立一个新的信息资源体系，促进数字资源的有效利用，发挥文献信息对中医药科研、教学及临床的支撑作用。

二、数字资源整合对象

随着网络化、数字化的飞速发展，中医药图书馆通过自建特色数字资源、引进各种中外文商业数据库及收集网络免费资源，已经形成了大量的数字资源库，这些庞大的数字资源成为图书馆资源整合的对象。具体包括：基于 OPAC 的书目信息和电子图书、电子期刊的整合；各种类型数据库的整合；图书馆内部资源和外部资源之间的整合。

数字资源整合是一种信息组织方法，包括数据库的整合、系统整合、检索方式整合、技术整合、协议标准整合等内容。数字资源整合不但包括引进、自建共建的特色数据库，还应包括网络信息资源；不但整合书目数据库、文摘型数据库，还应整合全文数据库；可将文献传递服务、参考咨询服务嵌入到整合系统中，实现资源与服务的整合，真正实现“一站式”的知识服务平台。目前许多商业化的整合系统都可实现传统馆藏文献与馆藏数字化资源的整合。例如，中国中医科学院图书馆引进超星百链系统实现了馆藏纸本资源与已购数字资源的有效整合，建立了图书馆资源的一站式检索服务平台。利用该平台用户可以检索馆藏纸本资源及电子资源，该馆已购的数字资源可直接下载全文，未购资源可利用文献传递功能获取全文，极大方便了用户便捷高效地检索及利用图书馆的信息资源。

三、数字资源整合模式

国外对数字资源整合的研究始于 20 世纪 90 年代中后期，而我国图书情报界直到 2000 年才开始对“整合检索”进行研究。至目前为止，数字资源整合主要经历了三个阶段：萌芽阶段、自身发展阶段、引进融合阶段。按整合内容及揭示程度不同，可概括为五种模式：OPAC 模式、跨库检索模式、资源导航模式、超级链接模式、发现系统模式。从整合模式的发展来看，数字资源的整合正在由对资源的整合逐步扩展到对应用程序、服务等功能的整合；由本地资源的整合走向网络资源的整合；知识整合是主流趋势。

1. OPAC 模式

基于 OPAC 系统的整合是数字资源整合的萌芽阶段。OPAC 模式可分为馆内整合及馆外整合。馆内整合是指将本馆的数字资源与纸本资源进行整合，主要是在 MARC 记录里增加 856 字段（电子资源定位与检索字段），记录被著录的数字资源的存取地址和存取方式，实现在实体馆藏中揭示并链接全文电子文献的目的。馆外整合实质是通过 Z39. 50 协议聚合不同图书馆的异构 OPAC 数据库，建立联合馆藏书目查询系统，如 CALIS 联合目录公共检索系统等。OAPC 模式是以书目数据作为整合的核心，是图书馆对信息资源整合最基本的方式，一般以纸质文献为主，电子文献为辅，揭示资源至书目级别。

2. 跨库检索模式

由于各种类型的数据库不断涌现，而且某一学科的文献往往分布在不同的数据库中，用户需要在多个数据库中反复检索，极大地浪费了用户的时间和精力，于是出现跨库检索平台，实现异构数据库的“一站式”检索，实现在一个统一检索平台下对不同数据库异构数据的检索利用。跨库整合检索可分为两个层次：第一层次是检索界面整合；第二层次是实现数字资源系统间的分布式异构跨库整合检索。跨库检索系统的优势：可以为用户提供统一的检索界面，实现“统一检索”，大大提高用户对信息资源获取的效率。但跨库检索系统也有其局限性：其检索速度受网络传输和数据源平台的制约，影响了用户体验；检索结果存在去重和排序问题。

中国中医科学院中医药信息研究所研制开发的中医药多库融合平台是检索中医药文献常用的平台，该平台融合了中医药期刊文献数据库、疾病诊疗数据库、各类中药数据库、方剂数据库、民族医药数据库、药品企业数据库、各类国家标准数据库（中医证候治则疾病、药物、方剂）等异构数据库 40 余个，可以实现单库与多库检索。多库可以实现跨库检索，其检索界面见图 5-5。

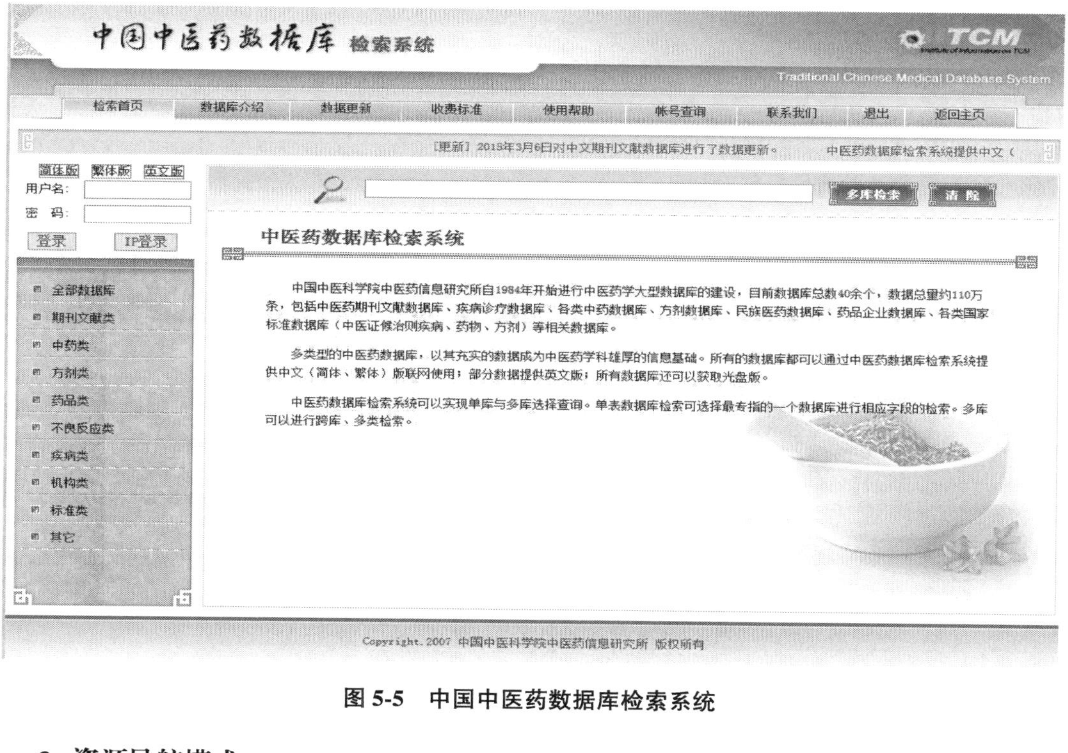

图 5-5　中国中医药数据库检索系统

3. 资源导航模式

资源导航模式是指将从相关网站上全面收集、整理、归类的信息资源的检索入口整合在一起，建立数字信息资源导航库，提供按资源名、关键词、资源标识等获取数字信息资源的途径，方便用户查询和导航链接的服务，主要有机构导航、重点学科导航、期刊导航、数据库导航等。数字信息资源内容揭示的详细程度决定了导航系统的功能。期刊导航系统要揭示刊名、关键词、学科分类、语种分类、出版商、ISSN、期刊的 URL、出版商的

URL、全文起始年限、期刊详细介绍等相关信息。一般信息导航都有字顺浏览功能、分类浏览功能、关键词检索 3 个基本功能，以帮助用户迅速找到信息资源。

4. 超级链接模式

利用超文本链接的功能，将有关文献的知识点链接在一起，形成数字资源知识链接，为用户呈现具有内部联系的信息知识网络。如 CNKI 平台某篇论文的引文网络，见图 5-6。

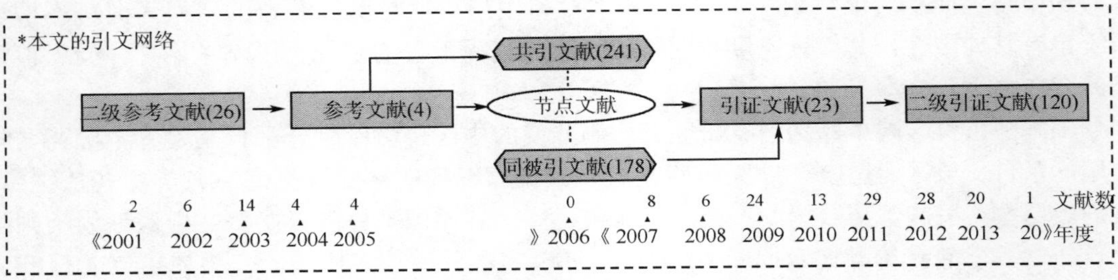

图 5-6　CNKI 平台链接整合的文献网络示意图

5. 发现系统模式

近几年，随着数字资源的海量增长，开放、协作、共享理念深入人心，一些资源供应商迫于 Google Scholar 的竞争压力，开始同意开放自己的元数据甚至全文信息，这样一些资源商与一些软件商联手合作，推出网络级资源发现系统，这是一种基于元数据仓储及云技术的信息资源整合新模式。网络级资源发现系统被定义为：一种能够快速且无缝地对一系列跨越本地及远程、并且经过预收割及索引的内容进行检索，并把结果按照相关性排序，呈现为信息搜寻者所期望的一种直观界面的系统。通过对元数据的预收割和中央索引，网络级资源发现系统能为用户提供有效的知识发现和文献传递服务。

网络级资源发现系统不同于联邦跨库检索对异构、分布数据库进行实时查询的方式，它是统一的规范化的海量元数据预索引仓储，其系统逻辑结构由下至上包括：基于商业协议约定下从分布异构系统中获取的海量数据集合层；对收集到的数据进行规范合并、去重预处理形成的有序数据层；对数据采用分面展示、可视化技术等呈现的有序展示层；针对不同的资源类型给出获取方式的有效关联层[3]。基于这样的逻辑结构，网络级资源发现系统能够对资源进行深度揭示和融合，在检索范围、效率、结果质量等方面有很大提高。网络级发现系统的出现，促使信息资源整合迈上更高的台阶，成为了图书馆界应用的新热点。

目前国外的网络级资源发现系统主要有：Summon、Primo、EDS、WorldCat Local、Encore 5 种。以上系统具有丰富的外文数据资源，但缺乏中文数据资源。国内数据商如超星、万方及维普，凭借着各自的资源及技术优势，相继研制出自己的中文资源发现系统，如超星学术发现系统、万方数据一站式检索集成发现系统、维普智立方知识发现系统。发现系统可以让资源更有序，让检索变得更简便，让知识关联变得更直观。

四、超星发现系统简介

超星发现系统以各类结构化、半结构化和非结构化数据为底层基础，通过先进的数据仓储、数据挖掘以及搜索引擎等技术手段，全面揭示馆藏内及馆藏以外的各种学术文献的应用、管理，并深入挖掘大量数据资源背后的信息，为用户和图书馆提供知识发现服务。其整体框架见图 5-7。鉴于目前许多中医药图书馆引进了超星发现系统，因此本节以此系统为例，介绍网络级发现系统的特点及功能。

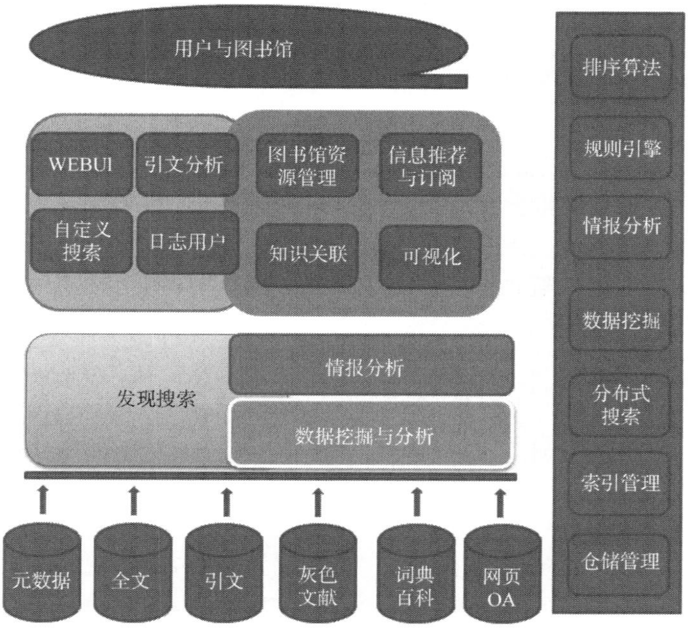

图 5-7　超星发现系统整体框架

（1）系统特点

1）巨大数据量的数据集成：经过长期的数字化积累，超星公司掌握了海量的中文数据，截止到 2014 年 12 月，其数据量达 2.4 亿多条，其中囊括了 516 万多册图书、8577 万多篇期刊论文、1.1 亿多篇报纸文章、454 万多篇学位论文、472 万篇会议论文、128 万多条标准文献、1099 万多项专利、162 万多部视频、102 万多条科技成果、337 万多条法律法规、1023 万多条信息资讯、131 万多条特色库等资源。数据以每周两次的更新频率增长。应该说，海量的资源基础使超星做到最大程度地整合中文资源，为用户全面地“发现”奠定了基础。

2）基于元数据索引：超星发现与国外的网络级资源发现系统一样，是基于元数据索引仓储的，因此相比联邦跨库检索来说能获得较好的响应速度和检索质量。

3）专业级强大词表库支持更精准智能发现：超星发现系统内置了 42 万主题词表、610 万作者库、33 万机构库、8 万同义词表、3500 条学科分类表、20 万刊名表、600 个数据收录来源表、2500 万学术专业词库。专业词表的引入可以实现同义词匹配扩检、辅助实现智能检索、规范标引、避免检索中自由词的非规范性导致的漏检等，从而更全面准确地命中检索结果，保证检索的质量。

4）集成多种相关技术：超星中文发现系统利用了数据仓储、知识挖掘、数据分析、文献计量学模型、资源整合等多种相关技术，来解决复杂异构数据库的集成整合，实现统一高效的资源搜索，进而通过分面聚类、知识关联分析及可视化等方式将“发现”的结果呈现给用户。

（2）系统特色功能

1）分面筛选，精准搜索，提供最优化、最精确的资源信息。

空查询：可以进行空检索，方便查看各文献信息的全貌，全局把握知识的现状与发展信息。

快速检索：帮助读者像利用搜索引擎一样检索学术资源。

高级检索：完善的全文检索和高级检索，支持精准发现。

专业检索：支持布尔表达式的逻辑组配检索。

分面筛选：提供精炼检索、文献类型、关键词、年代、重要期刊等多个分面搜索；提供图书、期刊的作者、作者机构的分面搜索；可以根据自己的需要，自主选取不同的分面进行删选；可以通过分面，随时扩大和缩小结果范围；同一分面中，以及不同分面之间，可以通过分面内容复选来控制结果范围。

精炼检索：提供只检索学术文章、排除报纸文章、只检索本馆馆藏、排除同位词等，让检索结果更加精准化。

2）检索结果排序、可视化知识关联图谱，揭示学术发展趋势，提供辅助分析功能工具。

排序：检索结果可按照默认、馆藏优先、出版日期升序降序、本单位产出、学术性、相关性排序显示，并提供趋势图展示。如用关键词“中医药图书馆”检索，检出4465条信息，从其相关论著发文量趋势图（图5-8）可反映学术发展趋势，为预测该学术未来发展趋势提供帮助。

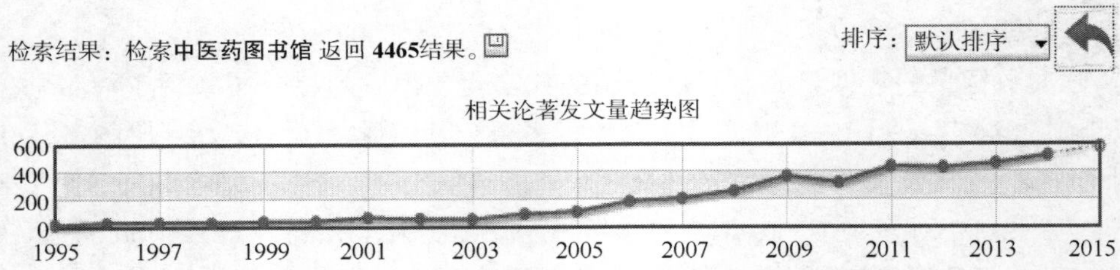

图5-8 “中医药图书馆”相关论著发文量年代趋势图

可视化显示：读者可根据检索关键词的类型、时间、作者、学科、学术价值等要素，对得到的检索结果进行统计分析聚合后，查看图表统计结果，并可以对检索结果进行下载、打印等操作。可呈现知识点与知识点的关联、知识点与人的关联、人与人的关联等，提供学术辅助分析功能，如“中医药图书馆”的相关知识点关联图谱（图5-9）、与“中医药图书馆”相关作者关联图谱（图5-10）；还可对比反映同一检索主题下的各类文献的数量随时间的分布规律。通过单向或双向线性知识关联构成的链状、网状结构，形成主题、学科、作者、机构、地区等关联图，从而反映出学术思想之间的相互影响和源流，便于考镜学术源流。

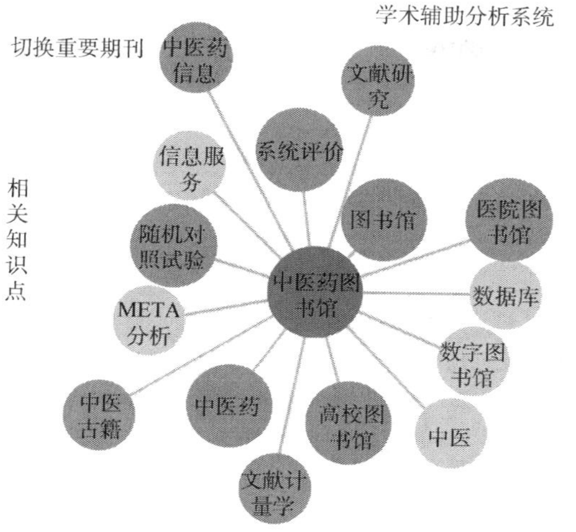

图 5-9 “中医药图书馆”的相关知识点关联图谱

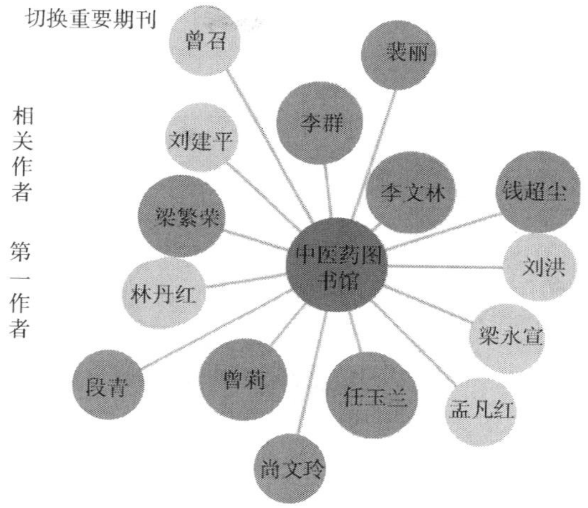

图 5-10 与“中医药图书馆”相关作者关联图谱

3）立体引文分析，揭示学术源流关系，评价文献学术性价值。

提供期刊和图书类型的相互参考与引证关系；提供两个层次的引证关系（参考、共引；引证、共被引）数量图示；提供参考与引证文献列表与链接跳转；唯一拥有中文图书引证，实现图书、期刊、学位、会议之间立体引用分析（图 5-11），方便用户全面掌握文献信息的引用及被引关系。

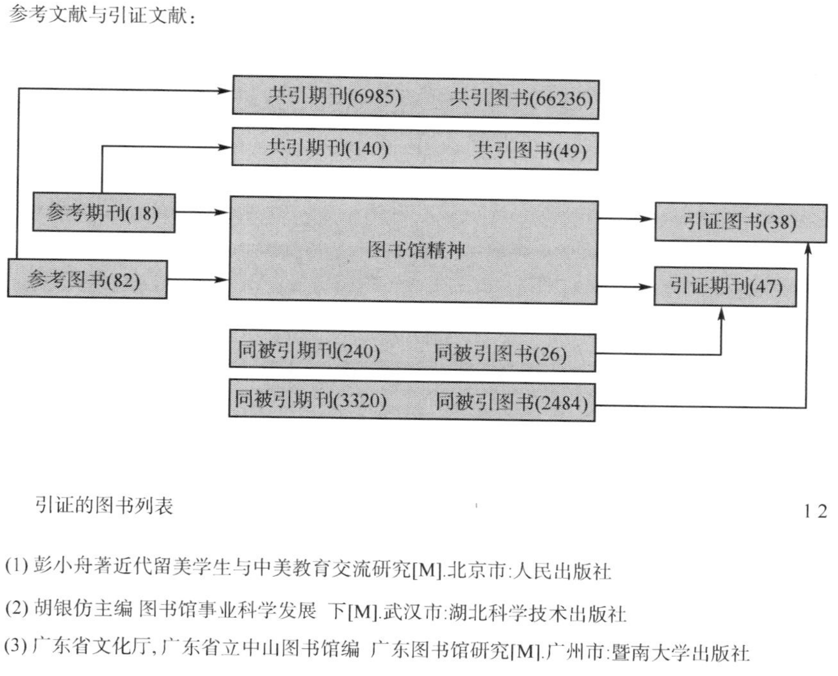

图 5-11 期刊、图书等各类文献相互参考与引证关系

引文分析能够帮助学者通过文献的引用频率的分析研究测定某一学科或作者影响和重

要性。通过文献间的相互引证关系，分析某学科（或专业）文献的参考文献的来源和学科特性，不仅可以了解该学科与哪些学科有联系，而且还能探明其信息的来源及分布特征，从而为制订本学科的信息管理方案和发展规划提供依据。另外可以通过被引用率与引用率来研究文献老化规律。可根据某著者被别人引用的程度衡量该文献学术价值和影响。

4）与全文获取系统的无缝对接，方便用户获取全文。

提供与 OPAC 对接，方便用户了解本馆收藏情况；提供与本馆引进的数据库对接，如 CNKI、万方、维普、方正等，方便用户获取全文；与超星读秀对接，方便用户通过邮箱接收图书全文，对图书馆来说，可起到图书补缺功能；与百链对接，方便用户通过邮箱接收期刊论文全文，对图书馆来说，可起到期刊补缺功能。

5）基于关联规则的扩展发现，实现多角度的相关和“发现”呈现。

每一结果条目详细页面提供相关文献、相同作者文献、相同单位文献、相关网页搜索列表（各 10 条）及链接；相同导师指导的其他学位论文；研究者的导师、师兄弟关系图，见图 5-12。

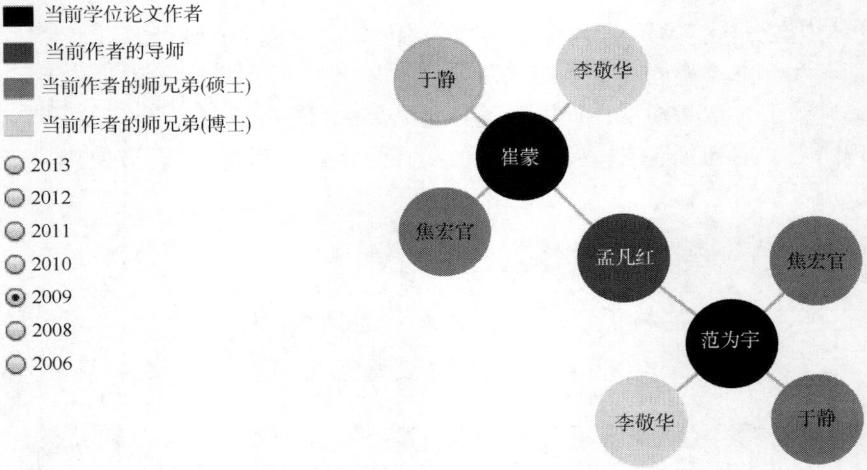

图 5-12　研究者与导师及其他学者的关系图

超星发现提供了海量数据的一站式高效检索，多维分面聚类组合精炼，多角度排序功能让用户可以筛选及快速定位有价值的目标信息，并获取全文的链接和传递；还提供了一些海量数据的分析工具和基于信息之间关联的“发现”，从而揭示出隐含的有潜在价值的信息和知识。可以说，超星发现系统是一种信息知识关联网络发现工具。

（孟凡红）

参 考 文 献

[1] 辛万鹏．高校信息素质教育基础教程．兰州：兰州大学出版社，2006：36.
[2] 许萍华．国内数字资源整合理论研究和工作开展的现状分析．图书情报工作，2005，49（12）：120-122.
[3] 窦天芳，姜爱蓉．资源发现系统功能分析及应用前景．图书情报工作，2012，56（7）：38-43.

第六章 中医药数字图书馆建设

近20多年来，随着计算机技术和网络技术的飞速发展，传统图书馆已经不能满足读者的不断变化的信息需求，传统图书情报领域进入了一个崭新的时代——数字图书馆时代。数字图书馆既可指包括数字资源加工系统、用户服务系统和图书馆数字化管理系统等全面支持图书馆数字化建设的综合系统，也可指使用数字技术采集、存储和保存信息，并提供信息存取服务的特定图书馆，其相关理论及应用自20世纪90年代起受到了国内外学者的广泛关注，研究主要从数字图书馆所涉及的技术、服务方式、管理模式等多方面展开，研究对象及方法多种多样。在中医药领域，中医药数字图书馆的建设也取得了很大成就。

本章在介绍数字图书馆基本概念、概念的演变、面临的挑战和发展趋势的基础上，介绍了中医药数字图书馆的概念，中医药数字图书馆建设的现状和趋势，并详细介绍了中医药数据库建设的进展，中医药古籍数字图书馆建设进展和中医药民国图书期刊数字化的研究进展。

第一节 中医药数字图书馆概述

一、数字图书馆概念与发展

自从“数字图书馆（Digital Library，DL）”一词问世以来，各方的研究人员就从各自不同的角度给予其各种不同的理解和解释：计算机专家更多地将数字图书馆理解为网络环境中的信息系统，研究的重点在于相关的系统、平台、软件、工具等技术开发；网络服务提供商则更加注重其网络特征，认为数字图书馆是一个虚拟的网络信息资源中心，强调数字信息资源的发现和传播；而图书馆研究人员则更多地从图书馆的本质——收集、整理、组织加工和传递信息资源的角度出发，研究其如何在网络环境中发挥传统图书馆在支撑用户高效获取和利用所需信息、知识的功能，并探索如何通过网络环境中的数字图书馆拓展传统图书馆的功能。由于对数字图书馆概念的理解不同，导致目前关于数字图书馆的研究和实践活动有着各种不同的模式，也出现了“网络图书馆”、“电子图书馆”、“虚拟图书馆”、“复合图书馆”、“门户图书馆”、“未来的图书馆”、“没有围墙的图书馆”等不同的名称，其相应的开发机构也各不相同，包括传统图书馆、政府机构、大学、商业机构等[1]。

（一）数字图书馆的定义

数字图书馆的概念起源于20世纪80年代后期，是图书馆自动化技术发展到信息时代的产物。1994年美国的数字图书馆创始工程（Digital Library Initiative，DLI）中比较正式地使用了“数字图书馆”一词，在当前计算机通讯网络技术高度发展的时代，数字图书馆已经成为了各国图书馆和图书情报领域研究热点。由于研究和阐述的角度不同，对数字图书馆的概念理解与定义也就不同，迄今为止，国内外学者关于数字图书馆的定义已经不下百余种，但尚无公认的确切定义。

近几年来，国内外研究机构或研究人员对“数字图书馆”的概念进行了多方面的阐释，有学者对此进行了总结和比较[2,3]，梳理出比较有代表性的定义包括以下几个方面。

1. 国外研究机构或研究人员对数字图书馆的定义

（1）美国数字图书馆创始工程定义：美国数字图书馆创始工程（DLI）第一期工程 DLI-1 研究人员认为，从因特网上获取的信息源是数字图书馆的组成部分。这是比较早的对数字图书馆的理解，该项目研究规模大，涉及单位多，而且相应的第二期工程 DLI-2 投资更大。DLI 并没有定义“数字图书馆”，而是采取宽泛、模糊的处理，以便容纳多方面的可能方法和领域。因此，该工程（特别是 DLI-2）包含了多种多样的课题，将数字图书馆的含义延伸到（且不限于）数字化的方方面面[4]。

（2）美国高校和研究图书馆委员会（ACRL）定义：美国图书馆协会（American Library Association，ALA）高校和研究图书馆委员会（Association of College and Research Libraries，ACRL）提供了若干定义，供专业人员考虑什么是数字图书馆：①数字化的或经过编码的资料集合，以便进行电子传输；②拥有或控制这种资料的组织或机构；③将提供利用电子信息、制订价格、提供查找帮助和保护版权限制的各现有机构联系起来的机构；④将各机构汇聚起来的联合体；⑤对所有资料进行扫描、输入和编码的图书馆，使全部馆藏可以在任何地方进行电子存取；⑥可以进行因特网存取和拥有光盘馆藏的图书馆[5]。

（3）美国数字图书馆联盟定义：数字图书馆联盟（Digital Library Federation，DLF）认为数字图书馆是一种提供信息资源的机构，可以是软硬件、网络或专业人员，以标准的、永久的方式，将数字化馆藏进行选择、组织、提供检索、解释、传播及完全保存，以便于这些数字信息可以迅速、经济地提供给特定的社区或用户使用。这个定义比较全面地概括了数字图书馆的属性和特征，突出了有组织的信息存储、信息利用等内容[6]。

（4）加州大学洛杉矶分校 C. L. Borgman 教授定义：C. L. Borgman 教授在 1999 年提出了一个较为复杂的数字图书馆的定义，可以认为是学术界的定义与实践界定义的桥梁：①数字图书馆是以生成、检索和利用信息为目的的海量电子资源与相关技术，是对处理各种载体的数字化数据的信息存贮与检索系统的延伸与强化；②数字图书馆是用户构建、收集和组织的数字资源，并提供给用户使用，作用是满足用户的信息需求和信息利用[7]。

（5）康乃尔大学教授、D-Lib 杂志主编 William Y. Arms 教授定义：W. Y. Arms 提出了所谓的非正式定义：数字图书馆是经过处理的信息集合，并提供相关的服务，其信息以数字形式存储，通过网络存取。他认为，数字图书馆是以数字化形式进行存储、并通过网络进行访问、有组织的信息馆藏及相关服务。该定义首先明确了馆藏是经过组织的，同时明确了数字化信息、通过网络进行访问等特征。管理包括信息的选择、组织、保存等整体信息处理过程[8]。

（6）大英图书馆研究人员定义：大英图书馆的 G. Jefcoate 认为，数字图书馆是指图书馆使用数字技术来采集、存储和保存信息并提供信息存取和访问服务。这个定义强调的是新型信息技术在图书馆或类似机构中的应用。

2. 国内研究机构或研究人员对数字图书馆的定义

（1）吴慰慈定义：吴慰慈等于 1992 年在《图书馆概论》一书中将数字图书馆定义为：保存数字格式存贮的电子文献并通过计算机和网络传递所藏数字化信息，同时对网上信息进行虚拟链接并提供服务的信息机构[9]。

（2）周敬治定义：周敬治 1997 年的论文指出，数字图书馆是指图书馆所有的工作流程都基于计算机，而且馆藏资源都实现数字化。这个定义比较早，没有强调出通过网络服务的特点[10]。

（3）杨向明定义：杨向明 1997 年的论文提出，数字图书馆一般而言是指利用当今先进的数字化技术，通过诸如 Internet 国际互联网等计算机网络，使人数众多且又处在不同地理位置的用户能够方便地利用大量的、分散在不同储存处的电子物品的全部内容。这些电子物品包括网络化的文本、地图、图表、声频、视频、商品目录，以及科学、企业、政府的数据集，还包括超媒体和多媒体等[11]。

（4）孙坦定义：从社会需求和技术条件分析，数字图书馆的核心和本质是利用现代信息技术，以计算机网络为基础平台，构建一个有利于产生影响新知识的资源、工具和合作环境。这种作为环境的数字图书馆不仅仅局限于网络数字信息资源的开放利用，更是一个促进信息获取、传递、交流的知识网络[1]。

（5）刘炜定义：刘炜在《数字图书馆引论》中提出，数字图书馆是社会信息基础机构中信息资源的基本组织形式，这一形式满足了分布式面向对象的信息查询的需要。其中，分布式是指跨地区、跨物理形态；而面向对象是指直接获取一次文献而不是获取一次文献的线索[12]。

（6）王大可定义：王大可在《数字图书馆》一书中给出的定义认为，数字图书馆是一种拥有数字化信息资源，能为用户方便、快捷提供信息的高水平服务机制，从技术角度，它是通过 Web 发布数字化信息的网上图书馆；从图书馆角度，它是传统图书馆功能的扩展[13]。

（7）奉国和定义：数字图书馆是对以数字化形式存在的信息进行收集、整理、保存、发布和利用的实体，其形式可以是具体的社会机构或组织，也可以是虚拟的网站或者任何数字信息资源集合。在计算机界也通常指与此相关的非常广泛的技术研究领域。数字图书馆的内容特征是数字化信息，结构特征是无论其资源组织或用户利用都可以通过网络进行分布式的管理和存取，并具有个性化、人性化和动态化特征。随着计算机和网络技术的研究和发展，数字图书馆正在从基于信息的处理和简单的人机界面逐步向基于知识的处理和广泛的机器之间的理解发展，从而使人们能够利用计算机和网络更大范围地拓展智力活动的能力，在所有需要交流、传播、存储和利用知识的领域，包括电子商务、教育、远程医疗等，发挥极其重要的作用[14]。

综上观点，我们可以看出，数字图书馆在不同的发展阶段有其不同的内涵和不同的定义，数字图书馆是一个发展的概念，但是其本质特征和核心理念是不变的，所以，我们可以这么理解数字图书馆：数字图书馆是指利用计算机信息技术，对各种资源进行数字化加工、分布式处理和规范化存储，并通过计算机网络和通讯基础平台，将数字化的信息资源，快速、方便、有效地提供给用户的图书馆形态，数字图书馆的核心理念是共享、合作与服务，其本质特征是资源数字化、存取网络化以及分布式管理。

(二) 数字图书馆的特点

与传统图书馆相比较，数字图书馆具有其独有的特点和功能，数字图书馆的特点可以归纳为以下五个方面。

1. 信息资源数字化

信息资源数字化是数字图书馆的基础，因为数字图书馆的其他特点都是建立在信息资源数字化的基础上的，这也是数字图书馆与传统图书馆的最大区别。数字图书馆的本质特征就是利用现代信息技术和网络通信技术，将各类传统介质的文献进行压缩处理并转化为数字信息。数字是信息的载体，信息依附于数字而存在，离开了信息资源的数字化，数字图书馆就成了无源之水、无本之木。

2. 信息传递网络化

数字图书馆最本质的特征是建立基于网络技术基础之上的数据库信息系统。它将分散于各种载体、不同地理位置的信息资源以数字化方式储存，以网络化形式互相连接，提供给分散于不同地理位置的用户即时利用。因此，网络技术与网络环境才是推动数字化图书馆建设与发展的真正动因。在信息资源数字化的基础上，数字图书馆通过由宽带网组成的因特网和万维网将世界各国的图书馆和成千上万台计算机联为一体。

信息传递的网络化具有以下特点：信息服务的跨时空、信息利用的开放型、信息传递的标准化和规范化。

3. 信息利用共享化

数字图书馆在实现了信息资源数字化和信息传递的网络化之后，必然会提出一个信息利用的共享化问题。

虽然传统图书馆在理论与实践上也提倡资源的共建共享，但信息利用共享化作为数字图书馆的一大特点，其共享化的广度与深度是传统图书馆所无法相比的。由于有了数字化与网络化的坚实基础，数字图书馆的信息利用共享化特点体现出了跨地域、跨行业的资源无限与服务无限的特征，体现出了跨地域、跨国界的资源共建的协作化与资源共享的便捷性。信息传递的网络化，使众多图书馆能够借助网络获取各类数字信息，以满足读者用户对知识信息日益增长的需求。在数字图书馆时代，图书馆联盟的信息共建共享模式将会日益发展，原先的信息壁垒和围墙将被逐渐拆除。

4. 信息服务的知识化

与传统图书馆不同，数字图书馆已经并将实现由文献提供向知识提供转变。数字图书馆将图书、期刊、照片、声像资料、数据库、网页、多媒体资料等各类信息载体与信息来源在知识单元的基础上有机地组织并链接起来，以动态分布式的方式为用户提供服务；而自动标引、元数据、内容检索、不同数据库的互联等知识发现与组织的技术将成为数字图书馆发展的技术关键。数字图书馆信息提供的知识化，将为广大读者建立起“知识水库”、“学术银行”、“数据仓库”，而图书馆馆员也将成为知识导航员。随着信息加工的知识化、智能化和建立起完备的检索系统，数字图书馆将能够为读者用户一次性地提供某一主题的目录、论文和著作的全文、照片、图像、声音等各种知识信息，由信息提供的多次满足转变为信息提供的一次满足。

5. 信息实体虚拟化

数字图书馆使实体图书馆与虚拟图书馆结合了起来，在实体图书馆的基础上趋向虚拟化。在数字图书馆中，实体图书馆与虚拟图书馆是相辅相成的，实体图书馆是虚拟图书馆赖以服务的基础；而虚拟图书馆是实体图书馆藉以发展的方向。随着数字图书馆的发展，实体图书馆中的虚拟馆藏、虚拟阅览室、虚拟参考馆员、虚拟服务将会不断得到发展[14,15]。

（三）国内外数字图书馆发展概况

数字图书馆的提出可以追溯到1988年美国国家研究创新组织（Corporation for National Research Initiatives）R. E. Kahn 和 V. G. Cerf 的一份报告“The Digital Library Project Volume 1：The World of Know-bots”。报告中计划建立一种称为数字图书馆系统的开放架构，支持分布在不同地理位置上的用户通过该系统方便地访问以机读形式存在的大量分布式信息资源。1994年9月，美国国家科学基金会等单位正式实施“数字图书馆创始工程（DLI）”，由此开创了数字图书馆时代。经过20多年的发展，数字图书馆的研究和建设在美国、法国、英国、德国、日本等一些发达国家得到了迅速发展。我国自从1998年启动数字图书馆建设工程以来，也取得了一定的成就，总体技术与国际主流技术接轨[16]。

数字图书馆建设发展到现在，国外有二十多年历史，国内也有十多年历史，经过多年的发展，数字图书馆不但在理念、内涵、技术以及市场应用上都取到了巨大成就，并且已经建成了众多的数字图书馆工程建设项目。

1. 国外及港台数字图书馆发展概况

欧美及亚洲一些发达国家和地区在数字图书馆方面起步较早，而且发展速度也快，当中最为突出的是美国。1991年，美国率先开始研究数字图书馆，其水平目前已居世界各国前列。其后，英国、法国、德国、意大利等国也相继开始投入巨资开发本国的数字图书馆。此外，各国之间加强合作，美、英、法、日、加、德、意、俄8个国家的国家图书馆联合成立了一个名叫“G8数字图书馆联盟”项目，内含各国文化历史精华，目前已完成。

在亚洲，日本投资4亿美元建设日本国会图书馆关西工程，并于2002年完成一期工程，成为当时日本最大的数字图书馆及亚洲地区的文献提供中心。新加坡政府在1994年就提出了“2000年图书馆发展计划”，建立一个无边界电子图书馆网络，把全新加坡的公共图书馆和500多个学术与专业数据库连接起来。其后，又于1996年3月成立了一个“华文国际网络指导委员会”，其目标是要使新加坡成为一个华文因特网的发展中心。我国台湾地区也于1994年制订了建设“亚太智能信息服务中心”的计划，该计划投资额上百亿美元，准备用6年时间完成[14]。

国外代表性的项目有：美国数字图书馆创始工程一期（DLI-1），美国数字图书馆创始工程二期（DLI-2）、美国记忆（American Memory）、美国国会图书馆启动的图家数字图书馆项目（National Digital Librany Program，NDLP）、美国国家科学数字图书馆（National Science Digital Library，NSDL）、加州大学数字图书馆（CDL）、G8全球数字图书馆联盟、联机计算机图书馆中心（OCLC）、IBM数字图书馆计划、Google数字图书馆计划，此外还有英国的电子图书馆项目（eLIB）、日本的数字图书馆联合研究项目、俄罗斯电子图书馆计划、法国的国家数目数据库、加拿大的国家数字图书馆创始计划、德国的科学图书馆的现代化和理性化项目、澳大利亚的国家图书馆和博物馆的数字化项目、新加坡的2000年图书馆发展计划等项目。

2. 国内数字图书馆发展概况

1996年在北京召开的第62届国际图联（IFLA）大会，数字图书馆成为该会议的一个讨论专题，会上IBM公司和清华大学图书馆联手展示“IBM数字图书馆方案”。至此数字图书馆工程建设才开始在国内启动。1997年7月，“中国试验型数字式图书馆项目”由文化部向国家计委立项，由国家图书馆、上海图书馆等6家公共图书馆参与，该项目的实施是中国数字图书馆建设开始的标志。1998年，在国家科技部的支持和协调下，国家863计划智能计算机系统主题专家组设立了数字图书馆重点项目——“中国数字图书馆示范工程”，这是一个由国内许多单位联手参与的大文化工程。该工程于1999年启动，首都图书馆成为“中国数字图书馆工程首家示范单位”，从此数字图书馆在中国开始升温。1998年10月，文化部与国家图书馆，启动了中国国家数字图书馆工程，该工程由“中国数字图书馆有限责任公司”负责，标志着中国数字图书馆工程进入实质性操作阶段[14]。

国内代表性的数字图书馆项目包括：中国国家数字图书馆工程（NLC）、中国试验型数字式图书馆项目、中国高等教育文献保障系统（CALIS）、国家科技图书文献中心（NSTL）、国家科学数字图书馆（CSDL）、国家教育部数字图书馆攻关计划、大学数字图书馆国际合作计划（CADAL），超星数字图书馆、中国知网数字知识库等。

(四) 数字图书馆的发展趋势

综观数字图书馆的研究历程，可以将对数字图书馆的认识、研究和开发分成三个阶段(或者称为三种类型)：①数字化图书馆；②以网络信息资源发现与开发为主的数字图书馆；③以知识网络为核心的数字图书馆。这种阶段划分体现了数字图书馆研究重点的变化：第一阶段，强调信息资源的数字化，以便利用网络进行传递，利用计算机进行组织、检索等处理；第二阶段，侧重于网络环境中由不同机构创建和维护的分布式信息资源之间的互操作研究，强调网络信息资源的发现与开发；第三阶段，将互联网作为数字图书馆的基础平台，在网络信息资源开发的基础上，强调知识发现与交流，构筑以数字图书馆为核心的知识网络[1]。

随着计算机云技术、大数据、物联网和移动互联网带来的变革，数字图书馆的发展充满了机遇和挑战，呈现出以下发展趋势。

1. 向泛在知识环境服务的“后数字图书馆”时代迈进

泛在知识环境（Ubiquitous Knowledge Environment）是指由网络设施、硬件、软件、信息资源、人等有机组成的新一代科技知识基础结构，是未来知识型社会的一种综合的全面的数字化信息基础设施，它通过计算、存储和通信方面的最大便利，使人、数据、信息、工具、设备等资源能够更为完全彻底地发挥作用而构建的一种普遍的、综合性的知识环境。2003年6月美国国家科学基金会在“未来的浪潮：后数字图书馆的未来”研讨会上首次明确提出了“泛在知识环境”的概念，将数字图书馆的未来描述为构建“泛在知识环境”[16]。这标志着数字图书馆的建设进入了一个新时代，经过十几年的发展，现已经从数字图书馆研究走向“后数字图书馆”研究，这是数字图书馆发展的一次新的飞跃。泛在知识服务就是建立一个多语言、多媒体、移动的、语义的数字图书馆知识网来检索各种知识，服务范围从信息服务转向知识服务[17]。

后数字图书馆实际上就是在对传统数字图书馆，以及一切社会信息资源进行充分整合的基础上，通过“泛在网络”，构建的一个泛在智能、立体覆盖、无时空限制、资源共享、方便使用、超大规模的知识存取中心。作为后数字图书馆，它要使用户能够不受实体图书馆所提供服务的限制，使任何用户在任何时候、任何地点均可以获得任何图书馆拥有的任何信息资源，从而实现人类信息资源共享的最高目标“5A”[18]。

2. 计算机技术得到更广泛的应用

计算机网络和通讯技术的发展，给数字图书馆的应用带来了翻天覆地的变化，这些技术包括互联网、电信网、物联网、语义网、云计算、网格技术、流媒体技术、射频身份识别（RFID）、蓝牙、P2P、SOA、Wi-Fi、WiBro、IPv6、Web2.0、Web3.0、Mashup 等。这些基础设施、网络环境、技术方案和架构将把数字图书馆带入一个全新的时代。

中国科学院国家科学图书馆馆长张晓林教授 2011 年发表了《颠覆数字图书馆的大趋势》一文[19]，引起了广泛的关注，文中提出了“可能颠覆数字图书馆的破坏性技术”，对于此观点，刘炜教授认为，对那些可能颠覆数字图书馆的破坏性技术的分析，必须跳出我们现在所理解和运营的数字图书馆框架（文献的数字化、文献的组织与保存、文献的检索与传递以及围绕“如何利用数字图书馆”的咨询与素质教育等），关注那些可能创造新价值、开辟新市场、颠覆原有市场格局的新技术、新方法、新模式和新机制，数字图书馆应该在新技术面前从一个被颠覆者向颠覆者角色转化[20]。

3. 向移动数字图书馆方向发展

随着无线网络技术和 3G 技术的发展，移动数字图书馆的服务功能将突破现有的功能布局而趋于完善，它将为读者提供“随时、随地、随身”的电子信息资源交流和服务，实现信息资源的充分利用和信息资源共建共享目标。移动数字图书馆建设成为了数字图书馆建设的一个新的发展方向。国内外图书馆纷纷引入先进的移动数字图书馆服务应用，开辟移动阅读服务的新领域[21]。

4. 向智慧图书馆发展

随着物联网和云计算技术的出现，智慧概念被提出。物联网技术的应用可以广泛到各行各业，使各种实际存在的、在自然界能够独立寻址的事物紧密地、智能地联系在一起，构成强大的智慧系统。图书馆的发展也由数字图书馆向智慧图书馆迈进。智慧图书馆实际上就是在物联网技术和云计算技术的支撑下，由智慧化设备对海量的数据信息实行智能化全面管理的图书馆。

智慧化图书馆通过传感器利用有线通信技术和无线通信技术把图书馆的建筑物、管理设备以及藏书联系起来，借阅者也作为主要构成因素联系在其中，使整个图书馆变成一个大的感知系统，对其中的物与人的变化能够及时地感知，实现图书馆监控和管理的一体化[22]。

上海社会科学院信息研究所的王世伟在 2011 年中国图书馆年会上，作了题为《智慧图书馆初探》的演讲，他认为：“数字化、网络化和智能化是智慧图书馆的信息技术基础，人与物的互通相联是智慧图书馆的核心要素，而以人为本、绿色发展、方便读者则是智慧图书馆的灵魂与精髓”[23,24]。

当然，以上仅仅是数字图书馆发展的几个趋势，不管数字图书馆如何发展，最后是什么形式，图书馆的本质是服务，不是技术，服务永远是第一位的，技术永远是第二位的；服务是永恒的，技术只是手段。

二、中医药数字图书馆内涵与研究范围

近三十年以来，随着计算机技术和通讯网络技术的迅猛发展，人们迎来了数字和网络时代。数字图书馆作为网络环境和数字环境下一种新的信息资源组织与服务形式应运而生，它是数字化、信息化、网络化环境下图书馆新的发展形态，是利用信息技术和通信网络技术拓展文化服务能力和传播范围的重要途径，数字图书馆的发展紧密依赖于国家政策、社会经济、信息技术的发展。数字图书馆建设的终极目标是实现对人类知识的普遍存取，使任何群体、任何个人都能与人类知识宝库近在咫尺，随时随地从中受益，从而最终消除人们在信息获取方面的不平等[25]。

数字图书馆从诞生以来就受到世界各国的普遍关注和广泛欢迎，国内外近年来均投入了巨大的人力、物力进行数字图书馆建设。一些发达国家乃至发展中国家陆续将数字图书馆建设作为国家信息基础设施的重要工程和国家级战略研究方向，并取得了显著的成果。

在国内，经过十多年的发展，各行各业也纷纷推出各自的数字图书馆。中医药领域在数字图书馆研究和建设方面也取得了重要进展，为中医药行业提供强大的信息服务方面做出了重要贡献。

（一）中医药数字图书馆内涵

截至目前，虽然研究人员对“数字图书馆”的概念和内涵有着近百种的定义，但是对于“中医药数字图书馆”尚未给出明确定义。通过对数字图书馆的认识，我们可以认为：中医药数字图书馆是指整合中医药学科相关的各种分布式、大规模和异质异构文献信息资源，通过计算机信息网络技术和移动通讯技术随时随地向用户提供全方位的中医药信息服务和知识服务的各种数字化的图书馆应用服务平台的统称。

（二）中医药数字图书馆研究范围

中医药数字图书馆建设主要包括四个方面的内容，即：中医药数字图书馆基础设施建设、中医药数字资源建设、中医药数字图书馆服务建设和中医药资源数字化标准规范建设。

基础设施建设是中医药数字图书馆建设的前提，主要包括计算机软硬件设备的建设、数字图书馆管理平台的建设、中医药文献数字化加工平台建设等；数字资源建设是中医药数字图书馆建设的核心内容，主要包括中医药数字化资源的选择、加工、组织和管理等过程；数字图书馆服务建设是指在网络环境下，研究中医药数字资源的检索、发现、获取、推送、咨询、教育培训等相关的服务，从而实现对用户提供个性化、多样化的服务方式；标准规范建设是指中医药数字化开发利用过程中所形成的各种标准和规范，它是实现中医药数字资源共建共享的基础。

在中医药数字图书馆建设过程中，中医药数字资源建设是核心内容，也是各项服务的基础，中医药数字图书馆建设在中医药文献资源的数字化、中医药古籍数字化和中医药特

色资源数据库建设方面积累了丰富的经验。

（三）中医药数字图书馆建设意义

信息技术、通信技术、网络技术等发展推动了数字图书馆建设的迅速发展，数字图书馆建设对一个组织、一个行业、一个国家、甚至全世界影响重大，具有重要的意义。

中医药具有丰富的文献资源，包括古籍文献资源和近现代文献资源，如何有效地保护和利用中医药文献资源，一直是中医药图书馆人员研究的问题，而文献资源的数字化为这一看似矛盾的问题提供了一个很好的解决手段。数字图书馆首先是资源的数字化，只有充足的数字化资源，才能通过网络为广大用户提供优质的信息服务与知识服务。所以，数字图书馆建设对于中医药领域而言，同样具有重要的意义。中医药数字图书馆不仅是对中医药文献资源的重要保护和利用手段、中医药文化传承的平台，也是传统图书馆向现代图书馆发展的必由之路，它不仅为中医药教学、科研和临床提供信息服务，也有利于图书馆适应信息时代的要求。

随着计算机和网络技术的发展，中医药数字图书馆的建设也取得了长足的进展，特别是在中医药特色的古籍数字化研究、中医药特色数据库建设方面，取得了显著成效，这些将在后续章节中具体介绍。

第二节　中医药特色数据库建设

随着计算机技术和通讯网络技术的快速发展，中医药数字图书馆建设发展迅速，而中医药特色数据库建设是中医药数字图书馆建设中一项重要的基础性工作，是中医药数字图书馆的重要组成部分。

中医药特色数据库广义上是指与中医药相关的专业数据库，具体包括中医药文献类数据库、中医药古籍类数据库、方剂类数据库、中药类数据库、中医医案类数据库、中医疾病专题数据库、中医药硕博论文库、中医药会议论文库、中医药内部资料数据库等；狭义上是指各中医药大学、临床医院、科研院所及其他相关机构，根据本单位资源特色或学科专业优势所建立的中医药相关的数据库，如中药材图谱数据库、中医药学术流派数据库等。

一、中医药特色数据库建设概况

我国自 20 世纪 80 年代开始建设中医药信息资源数据库，经过 30 多年的发展，已经取得了丰硕成果，形成了一定的规模，在中医药信息服务中发挥着重要作用。

据不完全统计，目前国内各中医药研究机构和中医药大学所建立的主要的中医药特色数据库约 200 个，具体情况见表 6-1[26,27]。

二、中医药特色数据库发展趋势

经过多年的发展，中医药特色数据库建设从自建发展为合建、购买第三方平台开发等多种方式并存，且在建设内容、数据组织结构、数据挖掘研究及综合管理优化上不断演进成熟，形成每个图书馆的优势资源和特色资源[28]。

表 6-1　中医药特色数据库建设的调查情况表

编号	机构名称	中医药特色数据库	数量
1	中国中医科学院中医药信息研究所	中国中医药数据库检索系统数据库群、中医药数据中心数据库群	100 多个
2	北京中医药大学图书馆	学位论文数据库、道藏医药文献数据库、中医古籍数据库、国外中国医药法律法规数据库、师生著作学术文库、中医医德文献数据库	6
3	上海中医药大学图书馆	图书馆 RFID 古籍书库书目检索（校内）、古籍书库书目检索、中医药文化景点导游、中医文化期刊选文全文数据库、中医古籍善本书目提要数据库、中医文化馆藏书目提要数据库、校内讲座视频库	7
4	南京中医药大学图书馆	学位论文库、中医药古籍全文数据库、中药炮制专题库、气功古籍提要库、江苏特色医学流派专题资源数据库、学科化知识服务平台	6
5	黑龙江中医药大学图书馆	黑龙江地产中药文献全文数据库、东北地产中药专题文献信息系统、黑龙江省农村常见病中医药治疗数据库、本草古籍数字化信息平台、银屑病中医古籍治疗数据库、“973”专项课题数字化信息平台	6
6	辽宁中医药大学图书馆	本校师生著作库（包括九九中医资讯网）、博硕论文库、中医古籍库、网络电子书刊库、名医名师库	5
7	成都中医药大学图书馆	巴蜀中医药名家、杏林名师、巴蜀中医药典籍数据库、教材库、教师论文库、四川中医骨伤科主要学术流派、基本药剂库、基本方剂库	8
8	湖南中医药大学图书馆	学位论文库	1
9	浙江中医药大学图书馆	馆藏古籍目录数据库、浙江中医药大学学术文库、学位论文系统	3
10	福建中医药大学	馆藏古籍专题库、老师著作专题库、专业课参考书专题库、古籍工具书库、博硕论文库、港澳台中草药图谱数据库	6
11	广西中医药大学	教师论文库、抗病毒中药数据库、壮医壮药数据库	3
12	长春中医药大学	博硕士论文自建库、吉林中医药、长春中医药大学学报	3
13	河南中医学院	硕士论文库	1
14	江西中医学院	中医药内科病案库、中医资源导航、中医古籍数目检索、江中学术论文库、江西道地药材库	5
15	贵阳中医学院	贵州道地药材数据库、苗族医药文化数据库、黄帝内经现代文献数据库	3
16	云南中医学院	云南少数民族医药单验方数据库	1

目前，中医药特色数据库的建设呈现出以下几个方面的趋势。

（一）共建共享模式日益完善

2002 年开始，中国中医科学院中医药信息研究所联合全国三十多家中医药大学、学院及科研机构，主要包括安徽中医学院、北京中医药大学、长春中医药大学、福建中医学院、甘肃中医学院、广州中医药大学、贵阳中医学院、河北医科大学、河南中医药研究院、河南中医学院、黑龙江中医药大学、湖北中医学院、湖南中医药研究院、华中科技大学同济医学院、吉林省中医药科学院、江西省中医药研究院信息文献研究所、江西中医药高等专科学校、辽宁中医药大学、南京中医药大学、南阳高等专科学校、山东中医药大学、山西中医学院、陕西中医药研究院信息所、陕西中医学院、上海中医文献馆、上海中医药大学、云南中医学院、浙江省中医药研究院、浙江中医药大学、重庆中药研究院、重庆中医研究院、南方医科大学、华北理工大学等30余家依托单位，共200多位科研人员。利用计算机网格技术，成立中医药数据虚拟研究院（后更名为中医药科学数据中心），共同建设结构型中医药文献数据库，形成包含100多个数据库的中医药科技数据库群，形成国内外中医药与传统医学领域中最大规模、性能优良的科学数据共享平台。其包括中医药期刊文献数据库、疾病诊疗数据库、中药数据库、方剂数据库、民族医药数据库、药品企业数据库、各类国家标准数据库（证候、治则、疾病、药物、方剂）、临床各科疾病数据库等相关数据库。数据总量约120G，为国内外用户提供不同级别的7×24小时不间断共享服务，为政府卫生决策、医疗、保健科学研究提供数据共享服务，为用户提供可靠的中医学信息检索服务。

共建共享模式不但增强了数据库建设规模，加快了建库速度，提升了数据库开发的规范化和标准化，同时创新了不同机构之间的协作开发机制，培养了数据库建设人才，同时使得中医药特色数据库开发的水平和能力不断得到提升。

（二）特色资源的开发模式呈现出多样化

中医药特色数据库建设从自建发展为合建、购买第三方平台开发等多种方式并存，特色资源的开发模式呈现出多样化特征。

目前新兴数据库平台主要有两类：①商业开发平台，如江苏医学流派数据库使用的超星特色资源平台[29]、安徽中医药大学新安医学系列数据库使用的方正德赛数据加工系统[30]、广西中医学院的壮族医药数据库使用的清华同方知网（北京）技术有限公司TPI4.0平台系统[31]等。②自建数据库平台，由网络开发交互界面和后台数据库系统组成，后台数据库以Access和SQL Server为主，如安徽中医药大学的新安医案数据库系统[32]、浙江中医药大学的痹症诊疗数据库[33]、福建中医药大学的中西医结合重点学科特色数据库[34]等。

（三）特色数据库建库更加深入和广泛

在中医药特色数据库建库的选题上越来越重视地域特色，开发出更为有特色和深度的数据库产品，例如，福建中医药大学建设的“闽港澳台中草药图谱数据库”、广西中医药大学和泰国孔敬大学合作建设的“中国-东盟药用植物信息库”等，都非常有价值。在数据库内容结构上更加注重收集多媒体信息及开发多样化检索方式。特色数据库由最初的仅包含书目数据，逐渐出现全文数据库，再到目前的包含图片、多媒体及其他格式信息特色库，内容更加丰富。数据库管理和检索功能更加强大，检索方式和检索途径更加多样化，同时更加注重数据挖掘分析功能。此外，随着数据库建设的不断探索及信息技术的发展，探讨的话题更加具体和深入，涉及完善检索功能设计、知识产权保护、建设中医药外文数据库问题等[28]。

三、中医药特色数据库简介

经过30多年的发展，中医药数据库的建设不断扩展和完善，不断涌现出有价值和便于使用的特色数据库。中国中医科学院中医药信息研究所作为中医药信息数据库的重点建设单位，研制了大量的中医药数据库，现举例介绍如下。

（一）文献类

1. 中国中医药期刊文献数据库

数据库主题：1949 至今的有关中医药学内容的期刊文献信息

数据库类型：文献型

收录范围：中国中医药期刊文献数据库涵盖了中国国内出版的生物医学及其他相关期刊千余种，包含中医药学、针灸、气功、按摩、保健等方面的内容，收录了 1984 年以来的中医药文献题录近 80 万余篇，其中 50%～70% 附有文摘。该数据库采用美国国立医学图书馆的《医学主题词注释表》（MeSH）及中国中医研究院的《中国中医药学主题词表》进行规范的主题词标引，用以进行精确检索和扩展检索。该数据库每季度更新一次，每年约增加文献 6 万篇。多年来，该数据库已经广泛为国内外中医药院校、科研院所、医院、政府部门、商业部门所采用。

2. 民国期刊文献数据库

数据库主题：清末至 1949 年以前的有关中医药学内容的期刊文献信息

数据库类型：文献型

收录范围：收录了中国中医科学院中医药信息研究所收藏的 1949 年以前有关中医药的民国期刊 87 种，采集数据近 7 万条。

著录项目：期刊名称、文题、作者、出版年限、卷、期、期、页码、栏目、馆藏地、索取号、出版地、出版者、备注等。

检索途径：可通过期刊名称、文题、作者、出版年限、卷、期、期、页码、栏目、馆藏地、索取号等进行检索。

（二）中药类

1. 中国中药数据库

数据库主题：中药材

数据库类型：事实型

收录范围：是全面介绍中药信息的参考工具型数据库，该数据库收录中药约 8173 种，对每味中药进行了性味、归经、功效、主治、用法用量、产地、化学成分、药理作用、毒理学、药材基原、资源分布、栽培或养殖、采集加工、炮制方法、药材鉴别等多方面描述。

2. 中国中药药对数据库

数据库主题：中药材临床配伍药对使用

数据库类型：事实型

收录范围：中药药对又称对药，是临床上常用的、相对固定的两味或多味中药的配伍形式，也是中药特有的特殊配伍方法。该数据库收录中医临床常用药对 917 对，对每一药对，分别介绍药对名称、性味、归经、功效、主治、作用分类、配伍机制、用法用量、临床应用、药对出处、各家论述、注意事项。

3. 中国中药化学成分数据库

数据库主题：中药化学成分

数据库类型：事实型

收录范围：中国中药化学成分数据库为全面介绍中药化学成分的工具型数据库，共收录相关的中药化学成分4599种，对每一种化学成分的品名、化学名、理化性质、化学结构、临床应用等方面进行了研究。

4. 中国藏药数据库

数据库主题：藏药

数据库类型：事实型

收录范围：中国藏药数据库为全面介绍藏药材的参考工具型数据库，共收录包括植物、动物、矿物药材在内的1200余种藏药，对每一藏药的介绍涉及其各种命名、基原、形态、资源、性味、用法、考证、临床应用、药理学研究等多个方面。

5. 蒙药数据库

数据库主题：蒙药

数据库类型：事实型

收录范围：蒙药数据库为全面介绍蒙药的参考工具型数据库，共收录了蒙药421种。

6. 维吾尔药数据库

数据库主题：维吾尔族药

数据库类型：事实型

收录范围：维吾尔族药数据库为全面介绍维药的参考工具型数据库，共收录维药423种。

7. 苗药数据库

数据库主题：苗族药

数据库类型：事实型

收录范围：苗族药数据库为全面介绍苗药的参考工具型数据库，共收录苗药391种。

8. 瑶药数据库

数据库主题：瑶族药

数据库类型：事实型

收录范围：瑶药数据库为全面介绍瑶药的参考工具型数据库，共收录瑶药967种。

（三）方剂类

1. 中国方剂数据库

数据库主题：从古至今的中药方剂

数据库类型：文献型

收录范围：中国方剂数据库全面介绍方剂信息，并提供有关方剂药味组成统计信息。数据库共收录了来自710余种古籍及现代文献中的古今中药方剂84464首，分别介绍每一方剂的不同名称、处方来源、药物组成、功效、主治、用药禁忌、药理作用、制备方法等方面信息。

2. 方剂现代应用数据库

数据库主题：各种方剂的现代临床应用进展

数据库类型：事实型

收录范围：方剂现代应用数据库主要介绍古今方剂及其现代应用和现代研究，数据库共收录中药方剂9651种，对每一方剂，分别介绍方剂名称、别名、处方来源、剂型、药物组成、加减、功效、主治、制备方法、用法用量、用药禁忌、不良反应、临床应用、药理作用、毒性试验、化学成分、理化性质、生产厂家、各家论述等内容。

（四）不良反应类

1. 有毒中药合理应用数据库

数据库主题：有关有毒中药如何有效合理的使用

数据库类型：文献型

收录范围：有毒中药现代研究与合理应用数据库是全面介绍相关有毒中药如何合理使用的参考工具型数据库，共有记录102条。

2. 药物不良反应数据库

数据库主题：中药、西药在治疗应用过程中所出现的不良反应信息

数据库类型：文献型

收录范围：药物不良反应数据库是全面介绍中药、西药在治疗应用过程中出现的不良反应信息的参考工具型数据库，共有记录1362条。

3. 有毒中药古籍文献数据库

数据库主题：与有毒中药相关的古籍文献

数据库类型：文献型

收录范围：中药古籍文献，约1755条。

（五）疾病类

疾病诊疗数据库

数据库主题：疾病

数据库类型：事实型

收录范围：疾病诊疗数据库原名临床医学数据库，是全面介绍疾病的中西医诊断治疗信息的数据库，共收录疾病3776种。疾病诊疗数据库以多种中西医学权威著作书制作而成，从中医学、西医学两种角度详述疾病的临床诊疗和基础研究，内容包含疾病的中英文名称、定义、中西医病因、病机、诊断、鉴别诊断和治疗等。

（六）疾病专题数据库

1. 中医疾病诊疗数据库

该数据库收集中医诊法诊断、辨证及中药、针灸、按摩等方法治疗各类疾病的相关数据，共3776条，主要整合中医病因、中医辨证、中医诊断方法、中医诊断指标与中医治疗等相关数据。

2. 中医防治呼吸系统疾病数据库

该数据库主要涉及诸如感冒、咳嗽、支气管炎、肺气肿、肺炎等常见病、多发病。以疾病为中心，建立了流行病学信息、疾病、证候、症状信息、诊疗信息表，治疗信息等相关内容，以达到实现疾病相关数据的共享服务与数据挖掘的目的。该数据库具有数据统计与分析功能，根据用户需求，实现了临床研究、诊断、治疗、病证症关系等 4 大类 64 种因素分析与相关分析。如通过疾病名称可查到疾病的相关症状、相关证候、治疗的方法、药物的使用情况等，并可做出相关分析。

3. 中医中风病防治数据库

该专题数据库中收录了中风及中风后遗症、中风先兆症等各种病证。以疾病为中心，建立了流行病学信息、疾病、证候、症状信息、诊疗信息表、治疗信息等相关内容，以达到实现疾病相关数据的共享服务与数据挖掘的目的。该数据库具有数据统计与分析功能，根据用户需求，实现了临床研究、诊断、治疗、病证症关系等 4 大类 64 种因素分析与相关分析。如通过疾病名称可查到疾病的相关症状、相关证候、治疗的方法、药物的使用情况等，并可做出相关分析。

4. 中医防治肾病数据库

该专题数据库涵盖了肝肾综合征、肾性高血压、肾结核、肾变病综合征、肾衰竭、肾结石等。以疾病为中心，建立了流行病学信息、疾病、证候、症状信息、诊疗信息表、治疗信息等相关内容，以达到实现疾病相关数据的共享服务与数据挖掘的目的。该数据库具有数据统计与分析功能，根据用户需求，实现了临床研究、诊断、治疗、病证症关系等 4 大类 64 种因素分析与相关分析。如通过疾病名称可查到疾病的相关症状、相关证候、治疗的方法、药物的使用情况等，并可做出相关分析。

5. 中医防治高血压数据库

该专题数据库包括了恶性高血压、肾性高血压等。以疾病为中心，建立了流行病学信息、疾病、证候、症状信息、诊疗信息表、治疗信息等相关内容，以达到实现疾病相关数据的共享服务与数据挖掘的目的。该数据库具有数据统计与分析功能，根据用户需求，实现了临床研究、诊断、治疗、病证症关系等 4 大类 64 种因素分析与相关分析。如通过疾病名称可查到疾病的相关症状、相关证候、治疗的方法、药物的使用情况等，并可做出相关分析。

6. 中医防治消化系统疾病数据库

该专题数据库包括了肠梗阻、肠套叠、肠炎、腹痛、肝衰竭、肝功能不全等。以疾病为中心，建立了流行病学信息、疾病、证候、症状信息、诊疗信息表、治疗信息等相关内容，以达到实现疾病相关数据的共享服务与数据挖掘的目的。该数据库具有数据统计与分析功能，根据用户需求，实现了临床研究、诊断、治疗、病证症关系等 4 大类 64 种因素分析与相关分析。如通过疾病名称可查到疾病的相关症状、相关证候、治疗的方法、药物的使用情况等，并可做出相关分析。

7. 中医防治神经系统疾病数据库

该专题数据库包括了阿尔茨海默病、半乳糖症、多动秽语综合征等。以疾病为中心，建立了流行病学信息、疾病、证候、症状信息、诊疗信息表、治疗信息等相关内容，以达到实现疾病相关数据的共享服务与数据挖掘的目的。该数据库具有数据统计与分析功能，根据用户需求，实现了临床研究、诊断、治疗、病证症关系等4大类64种因素分析与相关分析。如通过疾病名称可查到疾病的相关症状、相关证候、治疗的方法、药物的使用情况等，并可做出相关分析。

8. 中医防治肿瘤数据库

该专题数据库包括了各种良性、恶性肿瘤，白血病，淋巴瘤。以疾病为中心，建立了流行病学信息、疾病、证候、症状信息、诊疗信息表、治疗信息等相关内容，以达到实现疾病相关数据的共享服务与数据挖掘的目的。该数据库具有数据统计与分析功能，根据用户需求，实现了临床研究、诊断、治疗、病证症关系等4大类64种因素分析与相关分析。如通过疾病名称可查到疾病的相关症状、相关证候、治疗的方法、药物的使用情况等，并可做出相关分析。

（七）综合应用平台

1. 中药基础信息数据库

面向中医药各类从业人员，提供有关中药单味药、中药品种、中药化学成分等的权威公认基础数据。目前包含8142种中药单味药、6328种中药品种的相关信息。占该类数据总量的80%。利用该库可对中药信息进行多角度关联查询及相似信息聚类。该数据库通过Internet平台提供服务。

2. 中药化学实验数据库

面向中药研究人员，提供中药化学实验研究数据的检索与浏览、关联导航、统计分析。数据来源为1990年以来国内相关实验项目15000余项，占国内公开发表中药化学实验研究数据的90%。该数据库通过Internet平台提供服务。

3. 中药化学成分数据库

中国中药化学成分数据库为全面介绍中药化学成分的工具型数据库，共收录相关的中药化学成分14032种，该数据库的编制参考了《植物活性成分辞典》（共三册，中国医药科技出版社，主编：陈蕙芳，副主编：马永华，卞学玮。2001年1月第一版）、《植物药有效成分手册》（人民卫生出版社1986年）与《中药有效成分药理与应用》，对每一种化学成分的品名、化学名、理化性质、化学结构、临床应用等方面进行了研究。著录项目：品名、化学名称、英文名称、异名、分子式、来源、药化作用、熔点、旋光度、化学号等字段。检索途径：可从品名、化学名称、英文名称、异名、分子式、来源等字段进行查询。

4. 温病古籍数据库

该系统以《温病大成》全书为中心，提取该书中疾病、证候、病因病机、症状、治法、中药、方剂等相关信息，实现数据共享服务和数据挖掘的目的。具有数据查询、统计、分析的功能，可以实现疾病、中药、方剂等七大类数据的关键词检索、原文定位、相关性统计、数据分析等功能。

第三节　民国中医药文献数字化建设

民国文献是指1911年10月“辛亥革命”爆发至1949年9月新中国成立前为止我国

出版发行的文献，在种类上包括图书、期刊、报纸以及舆图（地图）、照片、票据、海报、传单、手稿、档案等各种文献，内容涵盖了民国时期中国的政治、经济、军事、外交、科学、技术、教育、文化、医药、宗教等各个方面[35]。民国时期虽然仅有短短的38年，但由于近代出版业和新闻业的进步与发展，使得民国文献的出版和发行量达到一个空前的规模，其内容丰富、领域广泛，其中不乏相当数量的中医药文献，是各学科、各专业人士阅读、查考、研究有关民国相关问题的第一手材料。

由于民国文献纸质的粗劣、存放环境的简陋、修复技术的滞后和保护意识的薄弱等因素，存世历史并不久远的民国文献，却面临着空前的保存危机。如何有效修复保护民国文献成为了当前研究的重点任务，在研究探讨传统手段抢救和保护民国文献的同时，近年来数字化研究逐渐成为了民国文献整理的重要内容之一。本节将介绍民国中医药文献的概况，以及民国中医药文献数字化和服务平台建设情况。

一、民国中医药文献概况

民国时期是中国历史上从封建社会向现代社会转变的一个特殊历史时期，也是一个古今中外交汇、百家争鸣、新旧思想碰撞的时期，广大知识分子思想活跃，形成著述兴盛、百家争鸣的局面，而近代出版业的迅速发展又为这些知识分子提供了发表论著的平台，所以留下了大量珍贵文献，民国时期的文献数量远远超过存世数千年的古籍总量。根据《民国时期总书目》统计[36]，仅国家图书馆、上海图书馆和重庆图书馆三个馆的民国文献总藏量就达到12.4万种，若加上其他众多的省级公共图书馆和高校图书馆的馆藏，估计图书总量可达近20万种，民国文献主要收藏在国家图书馆（约88万册/件），南京图书馆（约70万册/件），上海图书馆、重庆图书馆（约10万册），吉林省图书馆（16万册），广东省立中山图书馆25万册/件，另外分散收藏于多家图书馆和档案馆的满铁资料约有40万册/件，估计全国现存民国文献总量有数百万件。

民国时期由于西医学的传入，一方面中医出现了不少中西汇通名家，如恽铁樵、陆渊雷、余无言等，这些医家的医术及理论造诣达到了很高水平，他们发表的文章具有重要价值；另一方面中医药的生存受到严重的威胁，这一时期的中医药界人士、著名医家为中医药学的发展进行了顽强的奋斗。这一时期出版的中医药文献不但保存了众多医家的医学理论和丰富临床经验，同时也记录了他们如何正确对待西方医学的传入，办学兴医发展中医教育，创建医院、医刊和学术团体等各个方面的历史，此外文献中还保存着大量的珍贵图片。所以，民国时期中医药文献有着很高的学术价值、文物价值及史料价值。

民国时期被学术界认为是中国的“第三个诸子百家时代”，此时众多的中医学家在秉承传统中国医药学术的同时又吸纳现代西方医学的精华，出现了不少中西医汇通的著名专家，如施今墨、曹颖甫、时逸人、张赞臣、焦易堂、余无言、陆士谔等。他们的医术及理论造诣达到了很高的水平，其学术著作具有极高的学术价值[37]。民国中医药文献在记录中医学术的同时，也记录了中医学科与社会历史的发展。民国中医药文献到目前为止，最近的已有60年的历史，老的则有近百年，它们是不可再生的资源。随着时间的推移，这些文献会越来越稀有，越来越珍贵，文物价值凸显。所以，民国中医药文献不但具有学术价值、文史价值，还具有文物价值[38]。

（一）民国中医药著作概况

尽管民国时期的中医药学术遭逢了异常的困难，但中医药著作的撰著和刊行却进入了一个繁盛时期。无论是相对于中医药著作的存世总量还是雕版印刷术以后的中医药著作存世数量，民国时期的中医药著作所占的相对比例都是最高的。《全国中医图书联合目录》共著录1949年以前的中医药著作12124种，其中成书于民国时期有4330多种，约占总数的三分之一。“伤寒金匮”类著作共计796种，成书于民国时期者275种；“基础理论”类著作共计226种，成书于民国时期者98种；“丛书合刻”类著作共计492种，成书于民国时期者114种；“医案”类著作512种，成书于民国时期者247种[39]。

民国时期中医药著作之所以有如此数量，除了距今时间短和刊印技术进步的原因以外，恐怕主要的原因是在于当时相对于中医药学术的不利环境。中医药“根本受撼”，中医药界的学人不得不发奋而起，捍卫中医药学术并使其延绵，而勉力著述，阐明精义，乃是与西医论争的主要手段之一，也是与废止中医派抗争的主要武器之一。因此，在民国时期出现大量的中医药学著作，是中医药学界在内忧外患之时欲求进步变革的真实写照。

民国时期的中医药著作在内容上出现了以下与前代不同的特点。

第一，出现了专门探讨中医生理、中医病理的著作；

第二，出现了系统的中医学各科教材，民国时期编写的中医药各科教材有172种之多，并且普遍套用了西方医学的名称；

第三，出现了中西医汇通派的重要著作；

第四，出现了关于中西医论争和中医科学化的著作；

第五，丛书和类书的辑刊、词典的编辑以及医学史类著作撰写成为一时风气。《全国中医图书联合目录》著录的“丛书合刻”类著作中成书于民国时期者有114种。除了汇刻经典著作、入门著作者外，裘吉生的《三三医书》、曹炳章的《中国医学大成》等大型丛书的出版也是当时的特色之一。

国内学者对不同类型的民国中医药著作进行了研究，例如，王鼎等研究了民国时期本草类著作，根据《中国中医古籍总目》记载[40]，民国时期本草著作有333种，占《中国中医古籍总目》中本草著作总收录数量的38.4%，相对于民国以前将近2000年时间产生的534种本草著作，其绝对和相对数量均非常可观。分析认为，面对中医药“科学化”思潮以及“废医存药”的论争，国内有识之士普遍认为中药是中医前进的突破口，从中药理论与临床疗效进行反思，认为近代中医日渐衰弱，国药研究的不足和迟钝有着不可推卸的责任，他们试图借鉴西方科学方法来研究和发展中药，做了很多有益的探索性工作，撰书以启示后人。所以，在各方因素的聚合下，民国时期本草著作的数量较前朝各代增长迅速，为后人研究提供了大量的文献素材[41]。农汉才等研究了民国时期中医药教材的情况。调研结果显示，民国时期创办的中医学校、学院、讲习所、函授社等达118所，分布在上海、广东、福建、浙江、北京、江苏等地，创办时间主要集中于1920~1930年。由于民国时期的中医教育机构大多数由民间筹办，没有政府的统一组织管理，所以各教育机构都是使用自行编写的书籍或讲义用于教学，这些讲义多由当时医学名家执笔。如丁甘仁为上海中医专门学校编写的《医经辑要》、张山雷为兰溪中医专门学校编写的《难经汇注笺正》、恽铁樵为铁樵函授中医学校编写的《群经见智录》（即《内经讲义》）、秦伯未编写的

《国医讲义六种》等。各学校所设的科目也不尽相同，据该次调研表明，目前尚存民国时期创编的中医教材达536种，其中近400种编纂或出版于1920~1930年，这些丰富的教材同时也成为民国中医学术与中医文献最主要的组成部分之一[42]。

（二）民国中医药期刊概况

近代中医药期刊的出现，乃是必然的社会现象。中国沦为半殖民地半封建社会以后，随着西学东渐，西方医药大规模地涌入，打破了中医药一统天下的传统局面，出现了中医和西医两个不同医学体系并存的新格局。为了及时沟通联络，交流学术经验，谋求行业的生存发展，同时吸取西方医药的有益成分，普及医药知识，中医界人士进行了前所未有的探索，创办期刊便是重要的方式之一。于是从19世纪末开始，中医药期刊便如雨后春笋般地勃勃生发于中华大地上[43]。

民国中医药期刊，以其时效性、广泛性和真实性，不仅承载着近代中医的珍贵文献资料，全面地反映了中医行业为生存、发展所作出的种种努力，客观地显示了这一历史时期中医界的真实面目，也从侧面折射出中国近代社会、历史、文化等方面的现象[44]。

根据2000年北京大学出版社出版的《中文期刊大词典》统计，民国以前的期刊达2.5万余种，其中清末到1949年间出版的中医药相关期刊达400种左右，所含论文估计不少于10万篇，这些文献内容包括近代名医学术经验、精彩论述、医案及图片资料等内容，真实、客观地记录了近代中医的发展历史，展现了近代中医发展大事纪及近代医学家的风采与成就。

民国时期的中医药期刊承载了大量的信息，其中的疾病、用药、政策法规、广告、图片等内容都具有鲜明的时代特征，中西医论争、中医教育与中医疫病防治，是民国时期中医期刊中讨论最多、最具特色的内容，整理与发掘其学术价值，不仅可以使我们更加客观真实地了解历史，也会为我们今天的医学工作提供重要的帮助与启发[45]。

民国期刊具有两个特点，即出版的不规则性和保存的不完整性。

1. 出版的不规则性

由于民国时期处于新旧文化、中西文化的转型期，所以，出版物也是多样化的，新旧夹杂，无统一规则的。期刊区别于其他出版物的主要特性即是其连续性和周期性。但民国期刊中许多期刊无固定周期，时间的随意性很强；卷期跨年度，或多卷多期，或无卷期，甚至无出版地，无出版年代记录（创刊年及终刊年多不详）。

2. 散落遗失多，保存不完整

基于期刊的连续性，给收藏带来很大的困难。由于民国时期的刊物大多为业界社团或个人自筹资金出版，而当时所处年代属于中国历史上空前的内忧外患时期。时局动荡，连年战乱，以及人员的变动迁移及资金等原因，能坚持长时间持续出版的刊物数量比较少，而能完整保存下来的就更少了，大多被散落遗失，保存甚不完整。

目前全国近现代期刊收藏种类最多的是上海图书馆，藏有18500余种（包括大陆及台、港、澳地区1843~1949年），占当时总出版量的75%，其中中国医学类期刊共有193种，中国中医科学院图书馆民国期刊馆藏量也比较丰富，大约为120余种。近年来部分学者开展民国中医药期刊或论文的整理出版工作，如段逸山主编的《中国近代中医药期刊汇编》，该书上海辞书出版社于2011~2012年先后分五辑影印出版。汇集清末至1949年间在上海、北京、广州、天津、温州、绍兴、苏州、无锡、南京、重庆、太原、香港等地出版的，具有重要影响的中医药期刊49种。

（三）民国中医药文献保护的严峻形势与保护措施

虽然民国文献具有很高的学术和文物价值，但就是这样一批重要历史文献，却因为文献自身因素、资金缺乏、技术落后、保护意识淡薄、保护观念滞后等原因，面临着加速损毁的危机。民国时期正处于手工造纸向机械造纸转化的过渡时期，造纸原料混杂，造纸、印刷、装帧工艺落后，导致纸张酸性强，文献载体质量差[46]。而在民国文献产生以来的很长一段时间里，其大多被存放在没有恒温恒湿条件、不避光、不防尘的裸露书架上，一些条件差的收藏单位更是将这些文献打捆堆放于书库地面上，致使民国文献在纸张质量差等先天不足的情况下加速毁坏。在过去很长一段时期内，这批文献的保存状况令人堪忧。2005年8月，时任国家图书馆馆长詹福瑞在接受采访时就曾提到："如不及时抢救，民国文献将在50年到100年内消失殆尽。"[47]

1. 民国中医药文献保护的严峻形势

从某种程度上来说，民国时期文献保护所面临的形势比古籍更加严峻。古籍采用"纸寿千年"的宣纸，保存时间相对较长，而近代印刷中采用的机制纸张则只能保存50~100年。国家图书馆于2004年进行的"馆藏纸质文献酸性和保存现状的调查与分析"项目研究中[48]，曾经对馆藏民国文献的破损程度进行过抽样调查，结果发现纸张的酸化、脆化、老化相当严重，再加上影印出版、缩微拍摄和数字化加工等再生性保护工作进展缓慢，出版利用不够等问题，可以说，如果再不及时抢救这些文献资料，这段历史将随着这些文献的消失而失去记忆。据统计，国家图书馆藏有的民国图书、期刊、报纸等文献中，约90%已有发生中等程度以上破损，严重者甚至不能阅览。相似的情况在各地图书馆也有发生，如河南大学图书馆藏有民国时期图书近6万册，至2009年已有1/3破损，无法直接利用。这些民国文献中，就包含有民国中医药文献。

中医药图书馆馆藏的民国文献亦如是，中国中医科学院图书馆保存了大量民国中医药文献，其中民国图书约2000余册，民国期刊130余种，1300多册，近年来仍无妥善保护措施，大部分书刊酸化，受损严重[49,50]。

2. 民国中医药文献的保护措施

鉴于当前民国文献所面临的严峻局面，为避免我国悠久的文献历史再次出现民国时期的断层，各图书馆应完善思想观念，建立保护队伍，予民国文献保护工作以充分的重视。

从技术层面上来说，民国文献保护具体可分为原生性保护和再生性保护。

（1）原生性保护：原生性保护是指在不改变文献的物理特征和载体形式基础上的保护，也就是指对文献原件本身的保护，具体包括以下三个方面：完善保管环境；加强修复技术研究和修复材料研制；利用现有的技术对破损严重的文献进行抢救性修复。

（2）再生性保护：再生性保护是指改变原文献的物理特征和载体形式，进而达到保存文献内容的文献保护方法。通过再生性保护，文献原件的内容可广泛地复制和传播，而文献原件则可减少流通"静养"起来，起到保护文献原件的重要作用。目前比较常见的方法包括以下三个方面：影印出版、缩微复制和数字化加工。

国内绝大多数收藏机构所藏民国文献都不具备对读者开放借阅的条件，而通过影印出版，使民国文献的影印本得到批量生产，各文献收藏单位可将影印本提供给用户，在方便读者查阅利用的同时，又可以将原件封存保护，减少读者对原件的翻阅触摸。影印出版的文献在载体和形式上最接近文献原件，也最适合人们的阅读习惯。如台湾出版的《近代中国史料丛刊》，上海书店出版的《民国丛书》，以及《广州民国日报》、上海《民国日报》和《申报》等影印本，就是利用影印出版的再生性保护方法的成功例子，得到学术界的广泛好评。

此外，在研究探讨传统手段抢救和保护民国文献的同时，近年来数字化研究逐渐成为了民国文献保护和整理开发的重要内容，研制出众多计算机目录系统和民国文献数据库系统，既达到了保护文献的目的，又能很好发挥文献功用，是目前民国文献保护和开发的重要方向[51]。

二、民国中医药文献数字化加工

在计算机通讯网络技术快速发展的时代，数字化加工是保护和利用纸本文献资源的有效手段，特别是珍贵的纸本文献，所以，利用计算机信息技术对民国中医药文献进行数字化的处理，既是对民国中医药文献的有效保护手段，也是在保护的基础上有效提高民国中医药文献使用率的有效方法，更是进一步对民国中医药文献进行数据挖掘和提供知识服务的前提。目前，民国文献数字化的成果主要是数据库建设，建成的数据库大致有以下几种类型：机读目录、全文图像数据库、全文数据库和专题数据库。

在民国文献数字化的研究中，国内出现了多个有特色的项目。从 1997 年，全国公共图书馆对所藏民国时期图书进入文献调研、抢救规划进程，到 2007 年，参与调研的 23 家图书馆均建立了各自馆藏的民国图书的清点、编目工作，随后的几年，全国范围内各图书馆都开展了民国图书的数字化和图书的保护工作；大学数字图书馆国际合作计划（CADAL）是于 2000 年由中美联合启动的百万册书计划，其项目的内容之一就是建立较完整的数字化民国图书收藏，并对民国图书进行修补；自 2006 年起，上海图书馆着手开展了馆藏民国报刊文献的全文数字化项目，迄今为止，已经完成了民国时期期刊全文数据库（1911~1949 年）和篇名数据库建设；2008 年重庆图书馆“镇馆之宝”7 万册（其中数千册为孤本）的民国文献电子版正式对外开放，完成了全馆 9 万多册民国图书、期刊的数字化；国家图书馆于 2011 年启动民国时期文献保护计划，是继中华古籍保护计划之后的又一个全国性文献保护项目。

在专门针对民国中医药文献的数字化研究中，中国中医科学院中医药信息研究所做出了比较全面的研究，以下就以中国中医科学院中医药信息研究所针对民国中医药图书和期刊的数字化做进一步介绍。

（一）民国中医药图书数字化

中国中医科学院中医药信息研究所在 2012 年立项进行了“馆藏民国时期中医药图书数据平台建设与研究（一期）”研究，实现了民国图书的数字化，建立了馆藏民国中医药图书数据平台，并提供了网络浏览服务。

1. 民国图书遴选，并建立民国图书目录

由于民国图书的纸张酸度高，在扫描中容易破损，第一批扫描我们仅针对有复本的图书进行加工。首先，挑选出扫描图书的样本，选择了428本图书。其次，对照每一本书的书名页、版权页等，建立民国图书目录，目录数据项包括分类号、书名、题名拼音、著者、译者、出版地、出版者、出版时间、主题词、册数、载体形态、附注说明等。

民国图书样本选择的原则如下所述。

（1）完整性：内容完整，图书尽量没有缺页、缺字等影响阅读的内容。

（2）破损程度：破损程度较小，民国图书大多破损严重，选择扫描样本时，为保障图书保存的完整性，既不能挑选样式非常完好的图书，也不能选择破损严重的图书。

（3）复本原则：对馆藏民国图书是独本的书暂不挑选。

2. 民国图书全文图片数字化

制订了民国图书全文扫描图片文件的处理、命名、存储等相关技术规范，组织实施民国图书全文图片处理工作。共扫描428本图书，总计59 430页。

扫描加工过程如下所述。

（1）扫描内容：图书的全部内容，包括书皮、扉页、目录页、全文等。

（2）扫描格式，扫描仪设置：分辨率300dpi、24位真彩。

（3）图像处理：采用图像处理软件进行加工处理。对扫描后形成的图像通过计算机自动处理和人工处理进行逐页纠偏、去污、去黑边、扫描精度、亮度调节、插入、删除、图像拼接、裁边处理、排列顺序。确保图书每页字体清晰、不失真。

（4）存贮格式为：无损压缩的Tif格式。

（5）命名：按照从书皮、扉页、正文等图书页码的顺序命名，序号从0001. Tif开始。

（6）校对：扫描后对图像进行质检，以便保证扫描的质量。校对内容主要包括检查文件夹和图像的对应关系、图像质量、图书的实体顺序是否和图像一致、并进行工作量统计和文件夹校对管理。对于漏扫、错扫的部分进行补扫，错误的文件顺序及文件命名进行更正。

（7）批处理：将每本书剪裁后的图像，按照顺序号进行合并，制作成PDF格式。

3. 民国图书数据平台构建

民国图书查询系统涉及的内容主要包括：数据处理流程、程序系统的组织结构、模块划分、功能分配、接口设计、运行设计、数据结构设计和出错处理设计等。

系统实现的主要功能包括两个方面：

（1）馆藏民国图书的查询：是系统的主要功能之一。设计思路如下：系统对属性进行分类，根据用户所选择的一个或多个属性，返回精确或模糊查询结果。

（2）查询结果的阅览：是系统的主要功能。通过精确或模糊查询，得出需要查阅的图书，点击相关链接，可以直接阅览该书的全文。

系统界面如图6-1所示，具有民国图书的查询和阅读基本功能。

（二）民国中医药期刊的数字化

利用信息技术对于民国时期中医药期刊文献进行数字化处理，既是对于该时期文献的有效保存方式，也是在保护的前提下有效利用的重要方法。民国中医药期刊的数字化加工主要包括民国中医药期刊机读目录建设、期刊文摘数据库建设与期刊全文数据库建设。

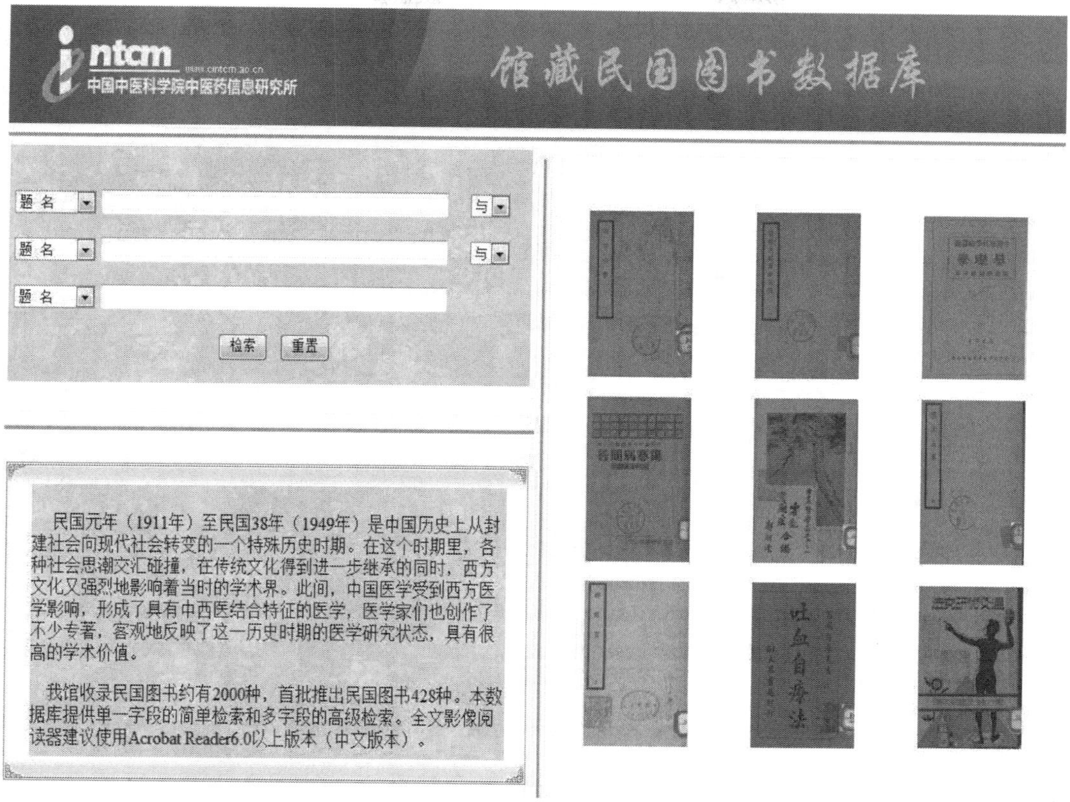

图 6-1　检索平台首页

1. 民国中医药期刊机读目录建设

由于民国中医药期刊有自己的特点，使得它的数据内容与普通期刊既有共同点，又有不同点。对民国中医药期刊分类编目的主要依据是《上海图书馆馆藏近现代中文期刊总目》、“国家图书馆中文期刊书目检索系统”及“首都图书馆公共检索系统”，利用这三个检索途径，基本解决了在编目过程中遇到的从现有不规范的著录信息源中难以找到的相关内容以及因本馆馆藏不全而造成的著录信息不完整等问题。

中国中医科学院图书馆馆藏的民国期刊是以医学类期刊为主，也有部分相关学科及社科类，其中医药类民国期刊约为 120 余种，1300 余册。近年来，图书馆将民国时期的期刊资料编制成机读目录，以实现网络书目信息资源的共享，这对于加强民国时期文献的保护、开发和利用起到了积极作用。在对民国中医药期刊进行著录加工时，需要解决的关键问题是民国期刊著录问题，中国中医科学院图书馆在民国期刊著录上积累了丰富的经验，针对在民国期刊著录过程中的不同问题，采取了不同的应对策略[52]。

（1）出版发行项的著录：因为民国期刊的出版不规则性，加之图书馆馆藏的不完整，造成部分期刊难以在其信息源中查到出版地或者出版日期，也就是连续出版物的创刊时间，这是反映连续性出版物的重要信息。

例如，《国立北京大学医学杂志》，中国中医科学院图书馆馆藏 1941 年—1944 年，3

卷1期至6卷1期。没有创刊日期的信息。首都图书馆无收藏，国家图书馆馆藏目录显示：

连接附注项：国立北京大学医学院论文集

表明此刊是继承，原刊名为《国立北京大学医学院论文集》，1941年8月改现名。该馆无收藏，再查《国立北京大学医学院论文集》的数据，得到该刊创刊年为1939年，自1卷1期至2卷2期。

著录应为：

文献特殊细节项：*207# $ a v. 3，no. 1（1941，8）-v. 6，no. 1（1944，3）*

相关题名附注项：*312# $ a 本刊原名《国立北京大学医学院论文集》，1939-1941，已出2卷，每卷2册，于1941年8月改现名，卷期连续*

继承项：*440# $ 12001 $ a 国立北京大学医学院论文集*

以上详细的著录内容，可以较完整、清晰地反映出该刊的历史沿革状况。

（2）版本项的著录：在现代期刊中，基本不存在版本问题，一般期刊都是自创刊年起一直连续至终刊，固定或不固定周期发行，即使中间有停刊、复刊等，大都不影响其连续性，复刊时卷期基本延续。但民国时期的连续出版物却有自己的特殊性，这主要与其特定的年代有关。因为民国时期的刊物大部分在1949～1952年之前相继停刊，由于年代久远，又经历了动荡的战争年代，所以能完整保存下来的数量不多，或者保存不完整，故而具有一定学术价值。对于保存完整的刊物，中国书店及上海书店等在1950年以后出版了影印本。

例如：*《燕京学报》，1927年创刊，半年刊，1951年6月停刊，共出版40期。上海书店于1983年10月出版影印本，精装14册。中国中医科学院图书馆馆藏有原版本及影印版本。*

这种情况，如果是图书，不同的版本就要做多个记录，因为版本是图书的一个重要特征。但在期刊的著录中，我们认为，版本项属于次要信息源，不同版本可以集中反映在一条记录中，以便于信息的管理和查询。应著录在版本项205字段$ b附加版本项，并在出版发行项附注306字段加以说明，具体如下。

版本项：*205 撑$ b 1983，10上海书店影印本*

出版发行附注项：*306 撑$ a 1983，10上海书店出版影印本（精装14册）*

（3）年代延续性的问题：在对民国中医药期刊进行分类和编目时，遇到这样的情况：有些刊物出版时间一直延续到1951年或1952年。

例如：*《医药世界》，1948年9月创刊，到1952年2月，7卷6期止。*

为了便于对期刊信息的管理及查阅，应该一并著录，包括单册库录入及典藏。如果将1949年以前的部分分开著录，1950年以后的部分按现代期刊处理，前后作两个记录，期刊典藏在不同的书库，这样既不便于管理，又会由于MARC数据记录的分割，给读者查阅带来不便。

当然，不同情况亦应根据各馆实情分别处理。例如：《中华医学杂志》，创刊于1915年，一直延续至今，期刊数量很多，就可以将其分为两部分来著录及典藏，1949年以后至今延续部分，另外著录，典藏于现代期刊库。

2. 民国中医药期刊全文数据库建设

中国中医科学院中医药信息研究所在2007年立项进行了“民国时期中医药学期刊文

献的保护与利用”研究，专门针对民国中医药期刊进行了数据库开发，取得了相应的研究成果[53]。

通过调研民国时期中医药期刊的收藏、保护及利用状况，在充分分析民国时期中医药期刊文献特点的基础上，制订并实施民国期刊文献的数字化方案，包括制订民国时期中医药期刊文献数据库元数据规范、期刊文献收录标准及扫描存储技术规范，开展民国中医药期刊文献数据库标引规则及方法的研究，完成民国中医药期刊文献数据库加工平台及检索系统的构建，以及民国中医药期刊文献全文图片扫描，建成民国时期中医药学期刊文献全文数据库。

通过制作完成收录20种民国时期中医药期刊文献的数据库，实现对这20种期刊文献的多角度检索，并可浏览全文图片，在期刊文献全文图像处理、文献题录信息著录、文献主题标引等方面积累了一定的经验，为今后进一步开展民国中医药期刊文献全文数字化研究奠定了基础。

（1）主要研究方法

1）采用馆藏目录查询及实物考察的方法，对现有馆藏民国期刊进行调查、统计，明确数据采集范围，确定数据库收录标准。通过网上书目检索、数据库检索及实地考察，在全国范围内对民国期刊的收藏、保护及利用状况做初步调研。为进一步收集，扩充民国中医药期刊文献数据库奠定基础。

2）参照全国数字图书馆建设标准与规范，在对民国时期中医药期刊文献的特点充分调查分析的基础上，制订元数据规范。确定元数据设计流程，元数据规范应符合基本原则和质量控制要求。

3）根据民国中医药期刊文献特点及加工方法的研究，依据元数据规范，设计构建数据库及网络加工平台，实现数据加工的标准化、规范化。设计构建检索服务系统，实现多途径的查询服务。

4）根据民国时期期刊的特性，制订民国中医药学期刊文献全文数字化图像处理操作指南和技术规范。并对选定期刊进行全文数字化处理。实现同数据库的全文链接。

5）对民国中医药期刊文献进行调查研究，分析其特点及规律，制订符合其文献特征的主题及分类标引原则和方法。并对收录文献进行标引。保证文献加工标准化、规范化，提高文献检索的效率。

6）建成民国时期中医药学期刊文献全文数据库。

（2）数据库结构设计：该数据库设计的原则是满足民国时期中医药期刊文献的检索查询、数字化保存、用户在线全文浏览三个方面的需求。数据库软件选用了Oracle 9i，数据库字段设计见表6-2。

（3）民国中医药期刊的数字化处理

1）期刊扫描及校对：扫描以保存保持期刊载体的原图原貌基本信息为原则，扫描内容为所选期刊的全部内容，包括封面、封底、目录页、正文等。扫描参数为：分辨率300dpi、24位RGB色彩模式，文件存储为JPG文件格式。扫描得到的图像存在边缘大小不等、位置不正、或色彩偏差等问题，需对图像进行剪裁、校正、调色等处理。图片文件保存完成后，与原刊进行册、页校对。删除重复扫描文件，增补遗漏图片。

表 6-2 民国时期中医药期刊文献数据库字段设计

字段名	字段类型	字段注释
id	NUMBER（10）	顺序号
title	VARCHAR2（250）	文题
creator	VARCHAR2（100）Y	作者
creator_ area	VARCHAR2（100）Y	第一作者所在地
creator_ affiliation	VARCHAR2（2000）Y	第一作者所在机构
subject_ keyword	VARCHAR2（4000）Y	关键词
subject_ descriptor	VARCHAR2（4000）Y	主题词
subject_ name	VARCHAR2（4000）Y	主题姓名
subject_ history	VARCHAR2（4000）Y	医学史
subject_ type	VARCHAR2（4000）Y	出版类型
subject_ tag	VARCHAR2（4000）Y	特征词
subject_ dosage	VARCHAR2（4000）Y	剂型
subject_ sort	VARCHAR2（4000）Y	分类号
subject_ topic	VARCHAR2（4000）Y	专题名
source_ title	VARCHAR2（100）Y	期刊名称
source_ pubplace	VARCHAR2（100）Y	出版地
source_ province	VARCHAR2（100）Y	出版省市
source_ publisher	VARCHAR2（100）Y	出版者
source_ year	VARCHAR2（20）Y	出版年
source_ vol	VARCHAR2（20）Y	卷
source_ no	VARCHAR2（20）Y	期
source_ page	VARCHAR2（50）Y	页码
description_ column	VARCHAR2（100）Y	栏目
description_ case	NUMBER（10）Y	病例数
format_ type	VARCHAR2（100）Y	媒体
format_ size	VARCHAR2（100）Y	范围
identifier	NUMBER（1）Y	数字全文标识符
rights_ location	VARCHAR2（100）Y	馆藏地
rights_ callnumber	VARCHAR2（50）Y	索书号
indexer	VARCHAR2（20）Y	标引员

2）图片文件的命名：图片命名方式分为正文命名和非正文命名两种。正文命名：以每篇文献为单位命名，命名规则为：期刊号-文献 ID 号-扫描顺序号-该篇文献顺序号。如 1-17539-006-1. jpg；1-17539-006-2. jpg：14-7285-025. jpg。首先通过对应表查出该期刊号，画短横线“-”，再通过对应表查出文献 ID 号，再加短横线“-”，然后是扫描顺序号，加短横线“-”，最后为该篇文献顺序号。如一篇文章有多页，则在最后加“-1”、“-2”、“-3”，前顺序号均相同；如只有一页，则不需加此号。如一页中含有两篇文章，则复制该页，分别命名。非正文命名：非正文为数据库收录文献以外的内容，包括封面、封底、目录页、附录、启事、照片等。非正文命名规则为期刊号-扫描顺序号，如 9-001. jpg；9-039. jpg。文件夹命名：以期刊名称命名文件夹，此文件夹中再以年、卷、期命名，卷期文

件夹内为每页扫描图片文件。

3）图片文件批处理及格式转换：完成原始图像的扫描命名处理后，对图片文件批量添加馆藏印章水印标志，以确认资源所属地。使用 Java 编程语言开发了图片链接应用程序。通过该程序对图片文件进行批处理，实现图片文件与 PDF 格式的转换，实现了每篇文献的单页图片链接、每种期刊中每篇文献的数据库链接。

（4）数据加工

1）民国中医药期刊文献的著录：民国中医药期刊文献的著录参考并采用了部分中国中医科学院信息所研制的“民国期刊文献题录数据库”的字段和题录数据，项目包括：题名、作者、期刊名称、出版年、卷、期、页、馆藏地、索书号、出版地、出版者等。

2）民国中医药期刊文献的标引：对该数据库收录的文献进行主题标引，方法参照《医学文献标引手册》。工具书选用《MESH 词表》、《中医药学主题词表》。标引项包括出版类型、特征词、医学史、主题姓名、病例数、专题名、剂型、关键词、主题词等，其中出版类型、特征词、医学史、专题名、剂型、主题词均附有标准表。根据文献的内容尽量深度标引，通过主题标引可实现主要知识点的检索。标引加工程序基于 Oracle 9i 数据库，应用 ASP 语言编写。应用标引加工程序进行在线标引，实现文献的存线阅读，标准表的在线查询，满足异地远程多人同时在线标引的需求。

（5）数据发布：民国中医药期刊文献数据库检索系统基于 TRS Server 5.0 全文数据库作为检索数据库，具有速度快、检索功能丰富、界面友好的特点。该系统可进行基本检索、二次检索，以及按文题、作者、期刊名称、出版地、出版年、主题词字段进行检索等。检索结果不仅可显示全部著录项，还可显示每篇文章的原文图片，并可以根据需要进行保存。

（三）民国中医药文献服务平台建设

2014 年，中国中医科学院中医药信息研究所立项对民国中医药文献服务平台进行建设，“民国图书、期刊与我院研究生学位论文服务平台建设”，主要研究内容是整合前期研究成果——民国图书、期刊全文数据库及我院研究生学位全文数据库，建立我馆特色文献资源数字化检索、管理平台，实现中医药民国文献和学位论文检索查询、数字化保存、用户在线全文浏览等功能的数据平台。

1. 馆藏民国文献数字化加工

（1）加工数据筛选：馆藏民国图书、期刊。

（2）扫描、校对、图像数据处理：以保持民国文献的原图原貌基本信息为原则进行扫描；对文献的每一页包括封面、书名页、前言页、目次、正文、后记页、版权页、广告页、封底等均进行扫描，然后按照页码顺序重命名，保存完成后与原书进行册、页校对，删除重复数据增补遗漏数据；对扫描图像进行处理，修改图像存在的边缘大小不等、位置不正、或色彩偏差等问题。

（3）数据加工：编目数据的著录：根据文献类型的差别分别著录。

民国图书：著录项目包括分类、标引、书名、作者、版本、卷、函、出版者、出版时间。

民国期刊：著录项目包括分类、主题词、关键词、期刊名称、出版者、出版年卷期、页码。

2. 建立民国文献数字化资源检索与管理发布平台

建立中医药民国文献和学位论文检索查询、数字化保存、用户在线全文浏览等功能的数据平台。该数据平台可以实现对加工的数字化文献资源进行管理、提供网络检索与发布、开展文献传递服务、根据客户需求进行专题光盘制作等。

系统的主要功能有：数字资源管理维护、全文检索、内容发布、专题光盘制作、用户权限管理及认证、用户计费管理、数字版权管理系统。整个数字化建设采用边加工、边验收的方式进行。

3. 数据发布

内容发布系统可以建立 Web 访问数据库的账号，允许限定账号的有效期限及指定访问的数据库，还可以通过 IP 地址限定访问者的范围。Web 发布向导可以实现设置数据库的版权信息、选择数据库发布模板、确立检索点指定字段属性、配置个性化的初级和高级检索界面等。

（苏大明）

第四节　中医古籍数字化图书馆建设

一、中医古籍数字化概述发展现状

（一）中医古籍数字化的概念

古籍是中华民族历史和文化的积累，是人类文明的载体。古籍整理是为便于人们阅读、利用宝贵的文化遗产，对古籍所进行的加工主要包括影印、校勘（含辨伪和辑佚）、标点、注释、今译及编制索引等工作。古籍数字化是对现存古籍的再现和加工，是古籍整理的一部分，属于古籍整理和学术研究的范畴[54]。

要明确古籍数字化的概念，就要先了解什么是“数字化”？关于“数字化”的本质特征是什么？从 20 世纪 90 年代起，“数字化”一词开始广泛进入人类社会的各个领域。关于“数字化”的定义也有多种解释，一般认为，所谓“数字化”是指利用计算机信息处理技术把声、光、电、磁等信号转换成数字信号，或把语音、文字、图像等信息转变为由 0 和 1 组成的二进制编码，并对它们进行组织、加工、存储的过程[55]。数字化技术应用于古籍整理便产生了古籍数字化这一新的研究领域。

中医古籍承载着中医学数千年来积累的丰富理论知识和临床经验，是中医学的文化价值和学术价值的载体。我们可以将中医古籍数字化定义为：从保护和利用的目的出发，利用数字化技术将中医古籍进行扫描、文字识别与转换或录入，并经专门软件使之结构化，制作出新的电子版中医古籍。数字化的中医古籍可用计算机进行方便的检索与阅读，也可在网络上传输、共享[56]。

（二）中医古籍数字化的目的与意义

古籍数字化发展到今天，已经逐渐成为一个专门的学科，在基本理论、技术、方法、应用等方面已经有了广泛的研究。目的不同，研究方向和重点就会不同，也就会选取不同的方法和技术。因此，中医古籍数字化建设首先要明确目的，而后才可以谈具体的方法、技术和目标。中医古籍数字化作为专题、特色的古籍数字化研究方向主要有以下目的。

一是中医古籍的保护，就是用“原图原貌”的图像实现中医古籍的永久保存和再生性保护，并且通过数字化中医古籍的利用减少对原书的磨损而实现中医古籍的原生性保护。

二是中医古籍的利用，如中医古籍阅览的电子化、网络化，方便快捷的检索，以及知识发现、知识挖掘等。相对于其他学科的古籍，中医古籍更具有学术价值和实用价值，因此，中医古籍数字化建设也应该重视其实用性。

三是中医古籍的整理，古籍数字化不仅仅是技术领域问题，也是对古籍内容的重新整理，包括载体的转换、文字的重新考订、内容的标引等，因此，很多学者认为古籍数字化属于古籍整理的研究范畴[54]。中医古籍数字化也同样是中医古籍整理的重要方法。

中医古籍是中华民族几千年防病、治病的智慧和经验的结晶。用数字化手段对中医古籍进行处理，既可以将中医古籍的原图原貌永久保存，又可以通过数据库和网络使这些珍贵的文化遗产不受地域和时空的限制得到广泛利用，同时能够避免阅读原书时对古籍的损伤，是中医古籍保护和利用的理想方式。

中医古籍数字化是一项系统工程。在中医古籍数字化的基础上可以对古籍内容进行结构化处理、著录、标引和知识关联，进而构建中医古籍数据库或知识库，即能够实现对中医古籍的多途径检索和电子阅览，又能够为中医古籍的深度开发、整理和利用提供基础，从而提升中医药古代文献信息及相关的公共服务水平和能力，充分发挥中医古籍在推动中医药科技创新及整个中医药学发展中的作用。

（三）中医古籍数字化的发展历程

回顾古籍数字化的发展，可以将其发展过程大概分为三个阶段[57]。第一阶段是在20世纪90年代中期以前，可以说是古籍数字化的探索、起步阶段，这一时期主要是探讨新兴的计算机技术与古籍整理和应用的结合，包括古籍机读目录和一些文史古籍全文索引的编制，由于计算机运算能力的限制，这一时期还未能涉及全文加工和数据库建设。

第二阶段是在20世纪90年代中期到21世纪初，由于计算机和网络技术的发展使这一时期的古籍数字化得到较快发展，数字化的方式涉及图像化、文本化及图文结合，应用形式也扩展到全文数据库、光盘版以及网络版古籍。古籍数字化的研究也涉及全文检索、汉字字符集、数字化输入技术以及数据库的建设等，可以说这一阶段古籍数字化的技术与实践都有了全面地发展，是古籍数字化的提升、发展阶段。

第三阶段是在21世纪初以后，这一时期古籍数字化的发展主要体现在理论上的逐渐成熟和大规模数字化项目的开展。计算机运算能力的极大提高和网络的普及使大规模古籍数字化建设成为可能，古籍数据库在容量、数量、功能等方面都有了极大的提高。古籍数字化理论问题的研究要晚于技术问题的研究，这一时期关于古籍数字化的探讨更多集中在理论方面，并逐渐转向知识库、知识发现等古籍深度利用研究方面，古籍数字化的概念和相关理论也逐渐明晰，是古籍数字化的进一步发展和成熟阶段。

中医古籍数字化的研究是随着整个古籍数字化的发展而逐步开展的，其开始要晚于其他类古籍，但总体上也具有如上三个阶段的发展历程。中医古籍在各类古籍中占有很大比例，并且中医古籍较之其他类古籍更具有实用价值。因而，中医古籍数字化的研究发展迅速，成为各类古籍数字化中的代表性类别。

二、中医古籍数字化加工与处理

（一）中医古籍书目与版本选择

现存历代中医古籍品种数量众多，版本和流传情况复杂，最新的《中国中医古籍总目》中收录了中医古籍 13 455 种[58]，要在其中选取学术价值高，版本精良的中医古籍需要有中医文献专家把关。中医古籍数字化书目的选取既要考虑到中医古籍保护与利用的双重目的，又要考虑到中医药学科、专科和专题特色，注重中医古籍的学术、文献价值。中医古籍数字化的选目可以考虑从品种和版本两方面进行选择。

1. 品种选择

（1）成书年限为民国（1911 年）以前，明代以前者优先选择。

（2）中医学经典名著；在中医学发展过程中具有重要影响力的名著；各中医流派的代表著作。

（3）虽非名著，但属于各类中医古籍的基本文献；或属于某一疾病、某一问题的独有文献，有拾遗补阙意义之作。

（4）具有广泛应用价值，载有独特的诊治疾病和养生保健经验，对中医学理论研究和临床诊疗具有指导意义的基本古籍。

（5）专题数据库的书目选取还应注意其在本专科内的学术价值和文献价值。

2. 版本选择

中医古籍的研究历来重视版本的选择，版本是否精良，直接影响着古籍的内容质量，版本选择应尽量选取所选中医古籍的较好版本。珍善本古籍保存和利用价值较高，经过数字化处理后可以作为古籍整理校勘的底本，也可以作为制作古籍全文本数据的底本。孤本古籍由于其独一性，保存价值较高。这两类中医古籍都应该作为书目选取的重点。版本的选择可从以下方面考虑。

（1）版本年代：尽量选取珍本、善本古籍，首选年代久远者。

（2）版本形式：按稿本、刻本、抄本、影印本、石印本的顺序，依次选择。

（3）同一种古籍，版本较多，一般只选取完本，按照精校本、祖本、通行本的顺序，依次选择。

（4）孤本或刻印较少、流传不多的稀见版本在选取时适当放宽要求。

（二）中医古籍数字化的技术支持

中医古籍的数字化必然需要有数字化相关技术和设备的支持，如计算机是中医古籍数字化加工的必需设备，将中医古籍变为数字图像则必然用到扫描仪、照相机等设备和技术，而要实现中医古籍的检索、阅读与传输、共享则需要数据库及网络技术的支持。下面简要介绍中医古籍数字化加工所涉及的相关技术。

1. 汉字编码和字符集

汉字在计算机上的显示是通过编码来实现的，汉字编码的空间决定了计算机可显示汉字的多少。我国 1980 年颁布的 GB2321 字符集只能表示 6763 个常用汉字，2000 年颁布的 GB18030 共收录 27 484 个汉字，而古籍中通用汉字就有 4 万，再加上异体字、避讳字、生僻字等，古籍用字可达 8 万之多。因此，有超大的字符集支持是字符数字化的基本要求。为了解决世界范围内的信息交换、处理和显示问题，国际标准化组织制定了 ISO/IEC10646 国际标准编码，也称为 Unicode 统一编码。由于 Unicode 的编码空间浩瀚，最新的 Unicode7. 0 有近万个汉字，这就使古籍中大量生僻字、异体字数字化成为可能。

2. 数字化输入技术

古籍的数字化输入有两种形式，一种是图像格式，一种是电子文本格式。

古籍的图像化具有成熟的技术，如快速扫描、数字照相。两种技术各有特点，扫描的方式录入速度快，图像不会变形、失真，但会对古籍造成一定的损伤；数字照相的方式可以减少古籍的损伤，但在高分辨率下图像容易变形失真。因此，在实际操作中应权衡选择。生成的古籍图像要进行相应处理，包括对图像进行裁边、纠偏、调色、去污、分辨率转换等。为保持古籍原貌，初始扫描/照相时，可能采用的是彩色模式，而后继的版面分析和识别等处理，都是在二值图像的基础上进行的。因此，图像的二值化是必不可少的。这就要用到图像处理技术，常用的软件如 Photoshop、Acdsee 等。

关于古籍的文本化，讨论最多的就是光学字符识别（optical character recognize, OCR）。它是一种文字自动输入方式，利用光学技术对文字进行识别，通过光电转换，获取纸张上的图像信息，利用各种模式识别算法分析文字形态特征，判断出文字的标准编码，并按通用格式存储到文本文件中[59]。汉字识别技术历经多年发展，已经达到相当成熟和实用化的程度，但是由于古籍在字体、行文、版式上的特点，使得 OCR 技术广泛应用于古籍的文本识别还存在一定的困难。但经过专业的 OCR 识别辅以人工校对可以生成准确率较高的古籍文本，较人工录入的方式具有很大的优越性。

3. 检索技术

古籍数字化的一大优势就是能够在海量的古籍资源中快速找到所需信息，怎样精准、高效地检索到不同需求的信息，这就需要综合运用各种检索技术。除了检索系统应设置多入口、多途径的检索方式外，还可以参考使用布尔逻辑检索、加权限定检索、全文检索、智能检索及多媒体检索等技术以提高古籍内容的检索效果。到目前为止，古文献的检索效果并不理想，其中的重要原因之一是古代语言与现代语言之间的语义差异，如果能够实现两者语义间的“互译”，将可以大大提高古文献检索的效率。因此，语义检索和后控检索将是提高古籍文献检索效率重要研究方向。

语义检索是指抽取文献中的概念，加以标引，用户在系统的辅助下选用合适的词语表达自己的信息需求，然后在两者之间执行概念匹配。后控检索是在检索系统中加入后控词表[60]，对用户的检索词加以控制和关联，利用规范语言的原理和方法实现自然语言检索，从而提高查全率和查准率。语义检索需要借助于概念上的匹配和标引，而后控检索需要借助于词与词间的语义等级关系，两者的关键在于语义词表和后控词表的编制。为了提高检索系统的性能和数据资源的利用率，也有学者提出把知识发现（KDD）和数据挖掘（Date Mining）技术用于检索系统[61]。

4. 网络与数据库技术

数据库和网络是数字古籍进行数据存储、传输、利用的载体，在古籍数字化过程中主要应用于构建古籍存储与利用平台。根据古籍的文献组织结构和用户需求，数据库技术为构建数字古籍资源的存储、检索、管理平台提供了技术的支撑。同时，古籍数据库必须具有网络的支持才能更好地发挥其功能。构建网络化的古籍全文数据库已经是古籍数字化发展的主流，实现超链接的阅读环境、远程传输与共享、数据更新和版本升级、交流论坛和一些辅助功能的实现都需要有网络技术的支持。

5. 智能化处理技术

数字化后的古籍是纸本古籍高级形式，它突破了文献的物理形态，深入到了它所包含的信息单元，利用计算机算法对这些信息单元进行分合与重组，可以向读者和研究人员提供针对性更强、内容更丰富的服务。利用现代信息处理技术智能化处理古籍内包含的知识是古籍资源研究的新方向。针对古籍数字化的智能化研究大体可分两个方向，一是古籍内容的自动整理研究，包括古籍的自动校勘、自动编纂、自动今译、自动句读，自动切分词等，还包括通过词频统计、文本抽词等以实现相关辅助研究功能；一是针对古籍资源的深度开发研究，如通过数据挖掘、构建知识库等实现知识发现。目前，在古籍整理智能化方面，很大程度上还处于探索阶段，研究成果也并不多。但是，智能化的处理技术可能会在古籍资源开发上大有作为，并为古籍整理带来研究思路、研究方法上的变革。

（三）中医古籍数字化加工的基本流程

古籍数字化加工一般包括古籍馆藏处理、数字化加工、数据校对、数据编辑、数据存储等过程，其基本的流程如图 6-2 所示。

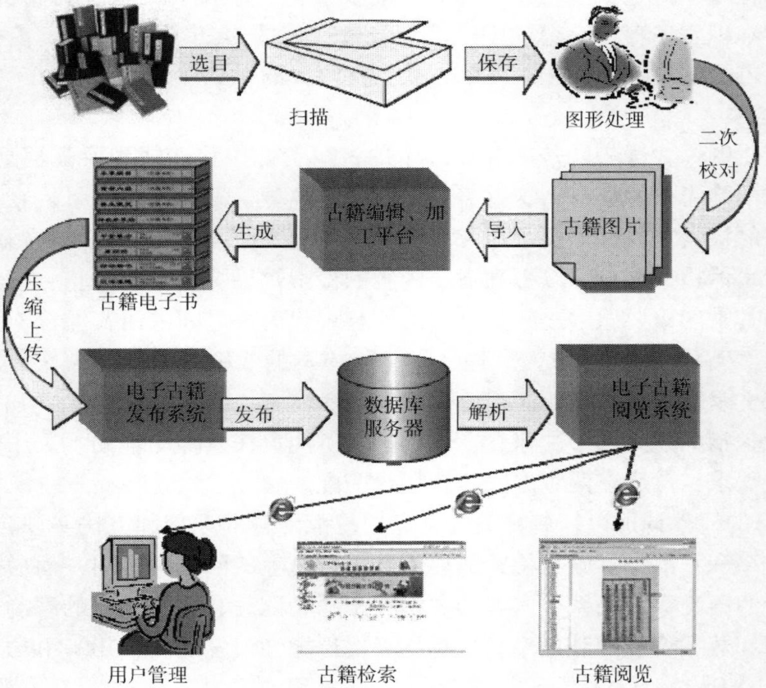

图 6-2 古籍数字化加工流程

1. 古籍的馆藏处理

古籍文献不同于普通的图书、期刊文献，在图书馆馆藏管理上对古籍应具有特殊要求。在数字化处理过程中需要对古籍进行逐页扫描、校对，为确保古籍图像的质量，在扫描过程中还可能对古籍进行拆装，这就会对古籍造成一定的损伤，为了保证古籍文献的安全和尽量减小在数字化处理各环节中对古籍的损伤，就需要对古籍进行相对复杂的馆藏处理，对各环节进行详细登记，并及时整理、汇总、装订成册。中医古籍的馆藏处理可能涉及如下的程序：版本选择—书库提书—书目著录、提要撰写—检查全书（确定是否需要拆装）—数字化加工—数据校对—古籍修复（如有需要）—归架。

2. 书目著录和提要撰写

为了能更好地检索和管理数字化的古籍资源，需要我们对数字化加工的古籍进行书目的著录和提要的撰写。中医古籍书目数据的著录可参考《GB 3792. 7—87 古籍著录规则》及《中国机读目录格式使用手册》等，著录项目可包括：分类、题名、作者项、成书年、版本项、提要、卷、函、册及馆藏信息等。提要的撰写内容可包括古籍的主要内容、学术价值、作者、成书年代、版刻时代、形式、刊刻者、书品状况等方面。

3. 古籍数字化加工

根据古籍的版式、品相等决定是否对古籍进行拆书扫描。将古籍进行平整处理，确保古籍无粘连、折边、缺失等，确认处理好后开始利用扫描仪进行数字化扫描。扫描人员应当填写扫描记录，对扫描过程中古籍的保护进行严格要求，尽量减小在扫描过程中对古籍造成的损伤，不将古籍长时间放于扫描仪上，扫描后及时将原书整理好。古籍扫描应以保存古籍内容的完整信息为原则，即保持古籍的原图原貌。扫描时应根据古籍的不同情况做相应的处理，如古籍纸张材质较好，则可以采用玻璃压稿台对古籍进行压平扫描；如古籍纸张较薄，则需用空白纸张进行插垫，确保获得的影像不会有背透而影响效果。关于扫描参数的设置，分辨率应选用300dpi 以上，这样可以满足古籍典藏和 OCR 识别的要求；色彩模式可选用 RGB 全彩；为保持古籍原貌一般不对亮度和对比度进行调节；文件类型选择反射文稿；文件的存储格式可选择高品质的 TIFF、JPEG 等格式。

4. 古籍数字化的质检

对扫描后获得的古籍图像应进行统一的质检，具体而言可分为一次质检和二次质检。一次质检主要检查古籍的完整性，如有无漏页、重复扫描等情况，发现文件漏扫时，需及时补扫并正确插入图像；发现重复文件者应将其删除；发现图像顺序与原书顺序不一致时需及时调整。二次质检主要是对图像质量的检查，如图像是否完整、是否倾斜、是否有黑边等，发现图像偏斜过大、清晰度失真等不符合图像质量要求时需重新扫描；由于操作不当造成扫描的图像不完整时需重新扫描；对出现偏斜的图像进行纠偏处理；对倒置的图像进行旋转；对图像上出现影响图像质量的杂质，如黑边、黑框等进行去污处理；图像色彩出现偏差应进行调色处理；图像如出现边缘大小不等的情况，在不影响古籍图像内容和美观的情况下可适当剪裁多余白边，处理过程中应遵循保持古籍原貌的原则。

5. 古籍图像数据的处理

经扫描后的古籍图像应按照设定的文件命名格式进行命名以便于查找和管理。针对古籍图像数据保存和阅览的不同目的，可将扫描后的古籍图像分别存储为典藏版和阅读版，从而选择不同的保存分辨率，如典藏版可选择 300dpi，阅读版可选择 72dpi 等，因此需要根据不同需求对古籍图像进行相应压缩和图像格式转换。

（四）中医古籍图像的标引

1. 自然语言标引

随着古籍数字化工作的深入开展，中医古籍数字化工作也逐渐由简单的图像扫描向中医古籍文献的智能检索方向发展。由于图像格式不能够进行字符检索，要实现对中医古籍图像的有效检索，就必须对其进行标引。根据中医古籍图像的特点和现代网络检索的发展趋势，采用自然语言标引方法对中医古籍图像进行标引将是比较适合的方法[62]。

标引是文献加工中的重要环节，是指通过对文献的分析，选用确切的检索标识（类号、标题词、叙词、关键词、人名、地名等），用以反映该文献的内容的过程；主要指选用检索语言词或自然语言词反映文献主题内容，并以之作为检索标识的过程。在传统的中文文献内容主题检索中，先控的主题语言，也就是叙词语言，一直占主导地位。但是随着现代科学技术的飞速发展，新学科、新事物、新概念不断涌现，加上分类主题词表修订的滞后性，这样必然会导致某些文献的主题概念无法使用词表中的单个主题词进行专指性标引。而且随着计算机的普及和联机检索系统的发展，用户更希望能够利用网络检索到所需的任意信息，而采用正式主题词标引则不一定适合用户检索的实际需要。而目前计算机存贮容量、运算速度和软件技术的改善，使得将文献中的原始信息全部转入检索系统成为可能。于是，在情报检索中应用自然语言成为一种重要的研究方向和一种重要的发展趋势。

自然语言是情报检索语言中的非规范化语言，是指人们日常说话、写文章和交流所用的语言。自然语言检索就是利用自然语言进行标引和检索，它是把出现的每一个词或短语都看作一个检索入口，允许自然语言直接获取原文中的有关章节、段落和句子。自然语言直接面向用户，可用作标引用语和数据库语言，具有方便、易用、共享等优点，已成为智能检索中最常用、最简便的检索语言。而自然语言标引是指采用原文中的信息作为标引源，从中选取能够有效表明信息内容的特征词，以实现信息检索系统的最大功能。自然语言标引分为人工标引方式和计算机自动标引方式。人工标引方式又分为自由标引和自由词补充标引，自由标引又称为人工关键词标引。

2. 标引原则

（1）适度标引原则：适度标引原则，即文献保障原则和用户保障原则。文献保障原则是指系统所选的标引词应有文献中的作用词作保证。如标引词在文献中都不使用，检索效果将不会很好，还会造成检索词库的浪费。用户保障原则是指系统所使用的标引词应有用户利用其检索，如果用户所用词根本与标引词不同，检索肯定会失败。在对中医古籍图像文献进行标引时，应按照适度的标引原则，选择适合中医古籍图像文献的最佳标引方法和标引深度。

（2）二八定律（即巴莱多定律）：巴莱多定律是19世纪末20世纪初意大利社会经济学家巴莱多发明的。他认为，在任何一组东西中，最重要的只占其中一小部分，约20%，其余80%尽管是多数，却是次要的，因此又称二八定律。这个定律适用于各个领域，在图书馆界也经常被引用。依据这个定律，对于一张古籍图像，只要标引出20%的字、词、句，整张图像的内容就可以基本概括。而且对于每一类、每一种古籍的标引也同样适用于这一定律。

3. 标引规则

（1）目录的深加工：基于二八定律和适度标引原则，中医古籍图像的标引可采用“目录的深加工”方法。这里的“目录”是指古籍正文前所载的篇章名目。目录是一本书的重要组成部分，它是书籍内容最概括的介绍。读者每接触一本书，最先了解书籍内容的办法，是翻看书的目录，目录是读者看的最多的部分。读者想深入了解书中的某一部分内容，也要靠目录指引，它又是读者了解书中各部分内容的索引。目录是全书的骨架，反映全书内容的主旨。

中医古籍有的目录比较详细，有的比较简单，有的甚至没有目录。每类中医古籍的目录也是如此，但每类中医古籍在文献内容和编写形式上都基本相同，我们在对每类中医古籍进行标引时，就可参照其目录进行标引。中医古籍文献在行文上，一般段落划分简单，一个段落通常只讲述一个比较完整的意思。同时，由于中医本身的特点，中医古籍文献一般会将证候、治法、治则、用药、临床举证分出比较明显的段落来讲述。鉴于这些情况，我们可以把自由标引的方法与中医古籍文献的目录、标题和主题相结合来对中医古籍图像文献进行标引，称为“目录的深加工”。

“目录的深加工”具体是指在对中医古籍图像文献进行标引时，先以全书目录中的各条内容作为标引内容，在此基础上，将正文中明确写到而目录中没有的各级标题和各段主题也作为标引内容进一步予以标引。其中，各级标题是正文中客观存在的，在标引时按原文照录即可。而相应段落的主题则需要根据中医药专业知识进行提取，标引词的提取既可以是中医专业术语，如病名、证名、症名、方名、药名等，也可以是一句简短的语句，但在标引时不宜对原文的词句进行改动。这种标引方法不仅可以全面反应每本古籍的具体框架，使用户对整本书的内容一目了然，实现快速浏览和快速定位；而且这样提取的标引用词是十分客观的，不会存在标引人员由于主观原因而对用户造成不便与误导，可以实现有效检索。

（2）标引的注意事项：中医古籍图像一般包括医经、基础理论、伤寒金匮、诊法、针灸、本草、方书、临证各科、养生、医案、医史医论医话、综合性著作十二大类。各类中医古籍在内容特点、体例结构、段落格式等方面都存在一定差异，因此要根据各类中医古籍的具体特点制订每类中医古籍图像具体的标引规则[63]。

一般来讲，中医古籍图像的标引要按原书的字、词、句进行标引，尤其是能够反映本页古籍内容的词句，如中医药的名词术语，病、证、方、药的名称等。如遇病案类的内容，可提取其主病或主要证候或主要症状进行标引，但一般仍以原书的词句作为标引词。对于古籍的封面、扉页、序（叙）、跋、目录、凡例或附录等项，在标引时也应适当地进行标引。此外，还要处理好古籍正文中的绘图等特殊内容的标引，如可对原文中的绘图进行特殊字符的注释等。同时，还要在标引过程中处理好繁简字、通假字、异体字、生僻字等的标引问题。

三、中医古籍数据库的构建与应用

中医古籍是中华民族几千年防病治病的智慧和经验的结晶，是中华民族宝贵的文化遗产。用数字化手段对中医古籍进行处理，既可以将中医古籍的原图原貌永久保存，又可以通过数据库和网络使这些珍贵的文化遗产不受地域和时空的限制得到广泛利用，同时能够避免阅读原书时对古籍的损伤，是中医古籍保护和利用的理想方式。

在中医古籍数据库建设的基础上，对其中部分古籍进行标引加工或文本化处理，建成能够进行多途径检索的应用系统，既可以通过网络提供电子阅览，又能够为中医古籍的深度开发、整理和利用提供基础。从而提升中医药古代文献信息及相关公共服务水平和能力，充分发挥中医古籍在推动中医药科技创新及整个中医药学发展中的作用。

（一）中医古籍数据库构建现状

自20世纪90年代以来，国内的古籍数字化研究与数据库建设在探索中不断发展，网上可见的中文古籍数据库有近百个，其中也不乏大型的网络古籍数据库，从中也可以看出古籍数字化在国内的快速发展。中医药古籍作为其中的重要组成部分，较之其他学科的古籍更具有学术价值和实用价值。中医古籍的数字化研究和数据库建设发展迅速，大部分中医药高校图书馆都已经或正在开展中医古籍数据库的建设（表6-3），并取得了一定的成绩。

表6-3　部分中医药行业图书馆中医古籍馆藏及数据库建设情况表

单位名称	古籍种数	中医古籍目录数据库	服务状况
中国中医科学院图书馆	10万余册	馆藏中医古籍目录数据库、海外中医古籍联合目录、中医古籍资源数据库及阅览系统、中医古籍养生数据库	公开检索
南京中医药大学图书馆	4万余册	气功古籍提要库、南京中医药大学古籍数据库	公开检索
北京中医药大学图书馆	3.9万册	中医药古籍书目数据库、道藏医药文献数据库	受限
广州中医药大学图书馆	1万余册	古籍题录数据库	受限
上海中医药大学图书馆	3.6万册	善本书目提要数据库	受限
浙江中医药大学图书馆	2.0万册	馆藏古籍目录数据库、浙江中医药古籍数据库、中医药善本古籍库	公开检索
辽宁中医药大学图书馆	1.8万册	馆藏古籍图书数据库	受限
成都中医药大学图书馆	2.4万册	馆藏古籍全文数据库	（在建）
河南中医学院图书馆	4万余册	馆藏古籍全文数据库	（在建）
山西中医学院图书馆	0.9万册	古籍书目数据库	受限
天津中医药大学图书馆	2.2万册	中医古籍珍善本图书目录	无链接
福建中医药大学图书馆	0.9万册	古籍书目数据库	无链接
山东中医药大学图书馆	2.9万册	古籍书目数据库	无链接
云南中医学院图书馆	2.9万册	古籍书目数据库	无链接
湖南中医药大学图书馆	1.2万册	古籍书目数据库	（在建）
长春中医药大学图书馆	1.3万册	古籍书目数据库	（在建）
安徽中医学院图书馆	2.2万册	中医肺系疾病古籍文献数据库	（在建）

从表6-3中可以看出，许多中医药专业图书馆都开展了中医古籍数据库的建设，其中书目数据库较多，全文数据库的建设存在不足，但这无疑将会促进中医古籍保护及利用，并且提高中医专业图书馆的古籍资源服务水平。此外，尚有其他未统计在内的图书馆也建

设了自己的古籍数据库，如中国中医科学院医史文献研究所正在建设的中医药古代文献知识库、首都医科大学中医药学院建设的中医古籍数据库、天津医学高等专科学校图书馆也正在建设中医古籍数据库。同时还有一些专题特色数据库，包括温病大成数据库、中医古籍养生数据库、针灸古籍资源数据库等。

尽管取得了一定的成绩，中医古籍数据库的建设还仍然存在一些问题和挑战。首先，古籍数据库建设是一项系统工程，需要投入大量的人力、物力和财力，而多数中医行业图书馆，基础薄弱，在中医古籍保护及资源建设方面投入不足。今后应积极加强对中医药行业古籍保护和数据库建设工作的重视，努力争取相关经费，这是古籍保护工作，尤其是古籍数字化工作顺利进行的重要保障。其次，中医古籍数据库的服务相对滞后，一是数据库本身只实现基本的检索查询功能，其他的支持服务功能不足，包括辅助工具、参考文献及统计功能等；一是数据库的实际服务读者的功能滞后。因此，应进一步加强对现有古籍数据库的更新和利用研究，在保障数据安全性的基础上，尽可能开放数据库的检索阅览功能，提高中医古籍数据库的实际服务和利用水平。还有就是中医古籍数据库资源的共建、共享存在一定困难。由于缺乏统一规划，中医古籍的分类、数字化加工的标准规范不统一，各中医专业图书馆所藏古籍数量、对古籍重视程度不同，实现中医古籍资源的共建、共享还存在许多困难。因此需要在统筹协调下，加强中医专业图书馆之间的交流与合作，重视中医古籍行业标准的研究和行业的合作，解决制约中医古籍保护与利用的问题，争取实现中医古籍资源行业内的共建、共享，促进中医古籍资源的合理、广泛利用[64]。

（二）中医古籍数据库构建的设计要点

中医古籍数据库的构建是一项系统工程，涉及很多的内容和技术层面，如数据库内容的选定、数据库的类型、检索功能的设计、数据库的辅助和支持功能等，这些要点关系到中医古籍数据库的定位、质量、服务水平和利用价值，只有综合考虑了这些因素，才能构建出实用的、较为理想的中医古籍数据库。

1. 中医古籍数据库的内容

中医古籍数据库是实用性的文献数据库，其内容可以说是数据库的生命，同时，数据的质量和易用性也是影响用户对数据库评价的重要因素。中医古籍数据库内容的定位应该考虑到收录中医古籍的种类和数量、珍善本所占比例、著录标准和标引方式、全文数据的质量、图像文本格式等，参见中医古籍数字化加工与处理部分。

2. 中医古籍数据库的类型

中医古籍数据库同其他古籍数据库一样，也可以分为书目和全文数据库两类。书目数据库只涉及古籍的基本元数据信息，不收录古籍的原文内容，较为简单，但却是古籍索引和查询服务的重要工具。全文数据库又可以分为全文本数据库、全图像数据库、图文关联数据库三种。几种全文数据库各具特点，全文本数据库能够实现整个古籍内容的全文检索，但缺乏古籍的原貌；全图像数据库能够保存古籍的原貌并起到古籍再生性保护的作用，但在内容的检索和编辑上存在不足；图文关联则是中医古籍数据库的较好方式，这种方式既能使读者看到原书原貌的古籍，又可以快速准确地查到所需的内容，但也相应需要投入更多的人力、财力。因此，中医古籍数据库的构建应根据实际情况，权衡利弊，选择适合的数据库类型。

在古籍目录和全文数据库的基础上，知识库的构建是中医古籍数字资源建设的更高形式。知识库是人工智能和数据库结合的产物，知识库中存储的知识是高度结构化的符号数据，用户可以进行深层次的知识挖掘，实现由书目到全文等多个知识点的关联检索。古籍文献在文字、语言、检索、阅读等众多方面都存在着信息利用障碍，要解决这些障碍，使读者和用户在大量的古籍数据中获取有用知识，就要对古籍进行深度的加工与开发，如对古籍进行内容的解析、标引、关联等，利用本体、语义网、知识组织等方法构建知识库。在数字化基础上构建中医古籍知识库，使中医古籍知识的检索由“知识点”变为“知识体”，充分发掘和利用中医古籍中的宝贵知识，变中医古籍的“资源服务”变为“知识服务”，这将是中医古籍数据库构建的发展方向[65]。

3. 中医古籍数据库的精准检索

快捷准确的检索功能是古籍数据库应用的一大优势，数据库检索功能的设计将直接关系到用户能否方便、准确地检索到所需信息。因此，在中医古籍数据库构建过程中应设计多途径的检索方式，具体的检索方法可包括：①全文检索：可在全文范围内对任何字、词进行检索，查全率高；②匹配检索：在一定条件范围内进行检索匹配，如限定分类、书名、作者、章节等检索条件，控制检索范围，提高查准率；③逻辑检索：利用检索关系式，组合检索条件进行检索，依据检索词之间“或”、“与”、“非”的关系组成检索条件，检索结果精确；④关联检索：将繁简字、古今字、异体字、通假字关联，对检索字符衍生的关联字一并进行检索，避免因汉字的不同写法而漏检，提高查全率；⑤模糊检索：检出与检索词不完全匹配的结果，提高查全率。

针对古籍的特殊性，中医古籍数据库的设计还可考虑以下的特定检索方法：①生僻字检索：生僻字的输入和匹配也是影响检索的重要因素，可以建立生僻字字库，通过字形、字义、拼音等对生僻字进行匹配检索，提高查全率。②语义检索：在检索系统中加入语义词表，选择语义检索可以检出与输入的检索词语义相关而表达不同的词，语义词表应该是开放的词表，可以不断更新和修正。③后控检索：在检索系统中加入后控词表，后控检索可以对输入的检索词的上位词、下位词和相关词进行控制和扩展，可以根据需要对检索结果进行扩检和缩检，从而提高查全率和查准率。后控词表也应该是开放的词表，可以不断更新和修正[66]。

“后控词表”利用算法来自动扩展检索词，实现检索词的自动连接成簇，从而达到扩检、缩检、同义词检索等功能。中医古籍后控词表就是基于后控词表的原理和编制方法，结合中医古籍文献特点，主要对中医古籍文献中大量存在的名词术语及其关系进行控制与揭示，基于中医古籍的内容特点，我们对中医古籍后控词表设定 8 个字段，即类号、标引词、同义词、近义词、上位词、下位词、关联词和现代医学用词，以此用于中医古籍文献标引和数据库检索的特殊词表。中医古籍后控词表的应用可以提高检索系统的易用性，为用户调整检索策略提供科学的辅助工具，增加查全、查准的可能性。中医古籍后控词表可以进行中医数据由一到多和由多到一的统一处理，包括对不同疾病、方剂、药物等进行统一的处理。中医古籍后控词表作为一种系统工具，可以应用在中医古籍图像和全文文本数据库中，通过后台控制有效地提高数据库的利用率[67]。

4. 中医古籍数据库的支持服务功能

古籍文献的阅读、研究往往需要一些参考书和研究工具，古籍数据库能否为用户提供相应的辅助支持功能也是衡量一个古籍数据库质量的方面。在中医古籍数据库构建过程中可以考虑如下的支持工具设计：①浏览工具：提供方便、个性化的阅读浏览工具，如翻页、缩放、书签、标点标记、批注、版式设定、输入工具等。②工具性参考资料：提供中医古籍常用的辅助参考工具，如中医古籍书目、中医辞典、联机字典、纪年转换、计量换算工具、历史年表、繁简转换、六十四卦表等。③研究性参考资料：提供与中医古籍相关的广泛的研究参考资料，包括当前的学术动态及相关著作，针对某一古籍的专著、学术论文、研究成果、工具书以及多媒体资料等，形成以古籍为本体的知识库，为知识服务提供基础。④系统统计：为学术研究提供统计与计量信息，如针对病、证、方、药的统计信息、字词频统计、读者和书目统计等，为研究者提供参考。

古籍数据库建设的目的是为用户服务、提高古籍的利用度，完善的服务功能是古籍数据库建设过程中要考虑的因素。在用户服务设计方面，中医古籍数据库的构建可考虑网络化的浏览阅读形式；内容的超链接设计；人性化的界面设计，方便读者应用；提供完善的用户管理和帮助系统；设计交互性强的信息交流平台，如对话窗或在线论坛的形式，使读者与读者、读者与管理员之间能够进行实时的学术和信息交流。

5. 中医古籍数据库的系统开发

古籍数据库构建的最终目的是为了利用，因此中医古籍数据库的构建要建立相应的系统来达到更好地利用的目的。中医古籍数据库的系统设计应包含中医古籍编辑系统、发布系统和阅览系统等主要模块。在线编辑系统可以包括图片的批量上传、图片在线加工（截取、删除、缩小、放大、水印处理等）、用户编辑授权管理、图片内容在线标引和全文化、智能输入与搜索、并发处理与数据安全等功能[68]。数据库的发布和阅览系统的目的是实现用户的在线图文阅览，可以设定检索系统、书籍管理、系统管理、界面管理和登录系统等模块。

（三）主要中医古籍数据库应用介绍

1. 包含中医古籍的综合古籍数据库

（1）瀚堂典藏古籍数据库（http：//www. hytung. cn/）：瀚堂典藏古籍数据库收录中医药文献达 700 多部，近 10 000 册，其内容经过数字化处理、专业的标引，实现原书图文对照，采用基于 Unicode 的四字节编码技术解决生僻字处理问题，具有对生僻字的编辑功能，全库无造字，数据质量达到 1/10 000 的差错率。该库采用 B/S 模式和基于互联网的自然语言海量文本全文超高速检索系统，具有多途径检索和智能检索功能。这个系统包括小学工具、出土文献、传世文献和专题文献等多个数据库可供利用。

（2）爱如生医书集成（http：//www. er07. com/）：医书集成为“爱如生诸书集成系列数据库”之一。医书集成以中国古代医药学和医药学史为中心，收录医经、药典、脉书、医案等古籍共 500 种，历代中医名著略尽于此。同时，每种皆据善本制成数码全文，附以原版影像，可以进行分类检索、条目检索、全文检索，具有版本对照、标点批注、分类收集、编辑下载、字体转换等功能，具有多语言、多系统的兼容性，方便利用。

（3）《文渊阁四库全书》中医药专业版（http：//www. sikuquanshu. com/）：《文渊阁四库全书》电子版自 1999 年开始出版到现在已推出多个版本，包括网上版、内联网版和硬盘版。中医药专业版是为中医药学研究人员而设，内容包含 104 本共 2250 卷中国医学经典著作，收录在一张 DVD 光盘内，方便研读和收藏，采用最新 Unicode 5.0 国际标准编码，可检索内容接近 100%。中医药专业版采用图文关联的形式，配备了联机字典和笔记、书签、标点、中医资料等研究辅助工具。目前，中医药专业版尚不能联网，检索功能单一，收录的典籍仅限于《四库全书》所含的中医学著作。

（4）雕龙中国古籍数据库：雕龙中国古籍数据库是一个超大型中国古籍全文检索数据库。建库于 2002 年，全库分十二个分库，16500 多种古籍图书，达 30 多亿字。分库为正统道藏 1510 种，道藏辑要 299 种，永乐大典 813 种，四部丛刊 472 种，四部备要 364 种，清代史料 110 种，古今图书集成 32 种，敦煌史料（法藏，英藏，俄藏）2888 种，中国地方志 2180 种，六府文藏 7473 种，中国民间宝卷 40 种，中国早期报刊 21 种，日本古典报刊 335 种。雕龙数据库具有多种检索方式，使用 4 字节文字，检索范围可达 7 万多字，具有较高的检索质量和检索范围，还可以进行异体字检索。

2. 中医古籍数据库

（1）中医古籍资源数据库及阅览系统（http：//guji. cintcm. ac. cn/）：中国中医科学院图书馆自 2002 年开始创建，目前数据库已收录 2000 余种中医古籍的提要及元数据信息，1200 余种中医古籍的原文图像，60 余种中医古籍的全文文本并实现图文关联。数据库的总数据量已达 36 万余条，其中全文数据量约 6.7G。数据库可以通过中医古籍阅览系统实现电子阅览[69]。其主要的功能如下：①中医古籍在线编辑。可以实现对数字化的中医古籍图像进行在线图文标注和文本化加工。②多途径检索。数据库的搜索平台具有简单查询、组合查询和全文搜索功能。简单查询可对书名、作者、馆藏地、内容提要等字段进行检索；组合查询可对书名、作者、馆藏地、内容提要等检索项进行组合检索，以提高检索精度；全文检索功能包括多种匹配检索及后控词检索，如具图文检索、模糊检索、精确检索、生僻字及后控检索等多途径的检索功能，大大地提高了检索的精准度。③用户的在线图文阅览。通过阅览系统可以对数据库中的中医古籍的基本信息、原文图像、横竖文本进行在线阅览。④阅览管理：数据库和阅览系统的管理功能能够对系统、古籍和用户进行有效管理和数据统计，保障电子古籍的科学利用和数据的安全性。

（2）中华医典（http：//www. tcmbook. cn/）：《中华医典》是对中医古籍进行全面系统整理而制成的大型电子丛书。最新版的《中华医典》收录了中国历代医学古籍 1000 余部，卷帙上万，4 亿字，汇集了新中国成立前的历代中医著作，涉及中医学的各个学科。该书以光盘为载体，对古籍内容进行重新录入，实现对单个字符的文本化，从而完成任意关键字、词、句的检索。此外，《中华医典》还设置了名词辞典检索，计量换算工具，为读者提供帮助。

（3）中医药古代文献知识库（http：//www. zywx. org/）：中医药古代文献知识库包含古籍图像数据和文本数据，共有古籍图像 12 万张、点校古籍文本 7078 万字。系统具有图、文双模式阅览功能，并著录有古籍的书目信息，可以进行全文检索、限定检索。在文本模式下，阅览界面显示为简体、横排、分段、标点的文本形式，便于快速阅读；在图像模式下，阅览界面显示为古籍的原图原貌；同时对于古籍的著者、版本、成书年代、载体形态等信息都进行了著录。

（4）南京中医药大学古籍数据库（http：//lib. njutcm. edu. cn/）：是南京中医药大学图书馆以馆藏特色古籍为基础建设的全文型数据库。目前入库古籍达 200 余册，数据库采用图文关联，既能保持中医药古籍原貌，又具有现代文本的检索功能。

（5）浙江中医药善本古籍多媒体数据库（http：//lib. zcmu. edu. cn/）：是浙江中医药大学图图书馆研制的数据库，可以对馆藏的61种中医药孤、善本古籍进行在线阅览，内容包含针灸、中药、临床各科、养生等方面。同时，该馆建设的“浙江中医药古籍数据库”收录了浙籍医家古籍目录数据、全文数据、医案数据、医家传记数据、浙医流派数据、浙医古籍导读等3万余条。

3. 中医古籍专题数据库

（1）中医古籍养生数据库：数据库收录了中医养生古籍110种，并对古籍中的知识点进行信息标注，数据达45858条。在此基础上，制作了中医古籍养生数据库，并在网上发布，实现对110种养生古籍的多角度检索，并可浏览全文图片。

（2）温病大成数据库：共收录《温病大成》中的中医古籍45种，为全文文本数据，原有条文7612条，经结构化处理拆分后生成条文共10339条。可以实现温病古籍的全文检索，条文阅读，并能实现病、证、方、药的关联检索。

四、中医古籍知识库的构建

中医古籍数字化及数据库建设是中医古籍整理与保护的新模式，而知识库的构建则是中医古籍数字资源建设的更高级阶段。随着信息技术、人工智能技术的发展，古籍数字资源的组织形式已由数据库向知识库的开发模式转变。中医古籍知识库的构建能够对中医古籍中的知识进行更深层次的挖掘与利用。中医古籍数字化和数据库建设的广泛开展，为我们构建中医古籍知识库提供了一定的基础。在方法上，一些研究者提出基于本体、知识元、知识聚类和知识组织的古籍知识库构建方法[70]。对于中医古籍知识库的构建，人们也进行了一定的探索，下面以温病和本草古籍知识库的构建为例进行展示。

（一）基于本体的温病古籍知识库构建

1. 思路与方法

首先通过文献调研采集温病古籍的相关文献信息，并对温病古籍进行多维度的描述，参考本体论的研究方法，描述温病古籍所蕴含的知识及内在联系，构建温病古籍本体类框架，并基于此构建温病古籍知识检索系统。其主要的步骤包括提炼温病古籍中蕴含的知识点及知识结构，细化各种概念、术语和语义关系；提取包括疾病、病因病机、症状体征、证候、治则治法、方剂、中药及文献信息等相关概念、术语和词汇，并进行规范；通过对概念、术语的提取，关系的分析，概念的映射等将温病古籍知识规范地表达，形成温病古籍的相关知识体系，以便于知识的检索与服务[71]。

2. 温病古籍知识体系的构建

（1）书目及文献信息采集：选取代表性的温病古籍，参考《中医大辞典》、《温病大辞典》、《中国医籍大辞典》、《中国中医古籍总目》以及中医文献相关工具书，采集所选温病古籍的相关文献信息，并将所采集的文献信息归类，提取每类文献的相关元数据和著录项。

（2）结构化温病古籍原文：对所选的温病古籍的电子文本进行处理，根据原文段落和知识结构进行结构化处理，形成以段落或知识点划分的温病古籍原文数据。

（3）基于原文提取术语和知识点：基于古籍原文提取词和术语，以原文记载内容为基准，原则上不对词汇、术语做内容上的修改，以表述温病疾病、症状、病因病机、证候、治法、方药等名词、术语为提取重点；提取时以能够代表知识点的最小单位的词和术语进行提取，提取时只保留“名词”和能代表知识点的“简略语句”，去除修饰成分，如“头痛如裹”，则只提取“头痛”即可。

（4）词和术语的分类与规范：根据温病古籍中内容的知识结构和词和术语的提取情况，将词和术语进行分类。共分为疾病、病因病机、症状、证候、治则治法、中药、方剂、医籍、医家九大类，并在内容和格式上对词和术语进行规范。如在古籍中经常出现的“同名异义”、“异名同义”现象，都需要参照温病学教材和相关工具书，以现代最为通用和常用的词和术语作为基准对知识点进行规范。同一名词和术语的异名、别名、通假字、异体字等不同形式按同一词条处理，而同一词和术语代表不同知识和内涵的，则应划为不同词条，如“清暑益气汤”有出自李东垣《脾胃论》中的“李氏清暑益气汤”还有出自清代王孟英《温热经纬》中的“王氏清暑益气汤”，则列为两条不同的词条。

（5）定义属性关系：按照温病古籍中的知识结构和词条的语义关系，参照“中医药学语言系统”定义类与类词条间的属性关系，确立能够全面、准确表达各类词之间语义关系的概念属性关联关系。根据词条的归类情况，共定义“包含”、“由……组成”、“等同于”、“导致”、“治疗”、“影响”、“属于”、“管理”、“使用”、“产生于”、“存在于”、“……的衍生”等25种属性关系。

（6）词和术语的语义关联：以提取的词和术语作为关联词的“本体”，也就是检索的“入口词”，其他类词条按照相应的属性关系分别与“入口词”进行关联，形成术语关联词表。基于温病古籍原文，分别检索到该词条相关的论述，按照原文内容记载的语义关系与所确定的属性关系对应，将其他类词和术语与检索“入口词”进行关联。关联依据为温病古籍原文的上下文概念及语义关系，被关联词和关联词之间应具有直接的属性对应关系，间接的属性对应关系不需要进行关联。

经过如上过程，形成独立的知识关联词表，每一个词条形成与之相关联的知识体系，构成知识库的数据和关系来源。

3. 温病古籍知识库的功能实现

（1）系统开发：采用适合的程序语言和技术设计并构建温病古籍知识库，经数据审核后，将术语关联词表按照数据库结构和字段要求入库，完成系统架构和程序开发后，进行数据和功能的测试。图6-3为温病古籍知识库的检索结果界面。

（2）系统功能特点

1）温病古籍知识的关联检索，如检索某一知识点，在检索到该知识点的原文或相关文献信息的同时，还可显示与该知识点相关联的其他各类知识点，可按照用户的需求选择与之相关联的知识点进行深度检索。

2）温病古籍和相关文献信息的整合，在能够进行温病古籍全文检索的同时，还可检索到与之相关的文献信息，具备一定的研究支持功能。

3）动态展示温病术语和知识点间的关联及其属性关系，多维度展现温病古籍中温病学相关术语和知识体系。

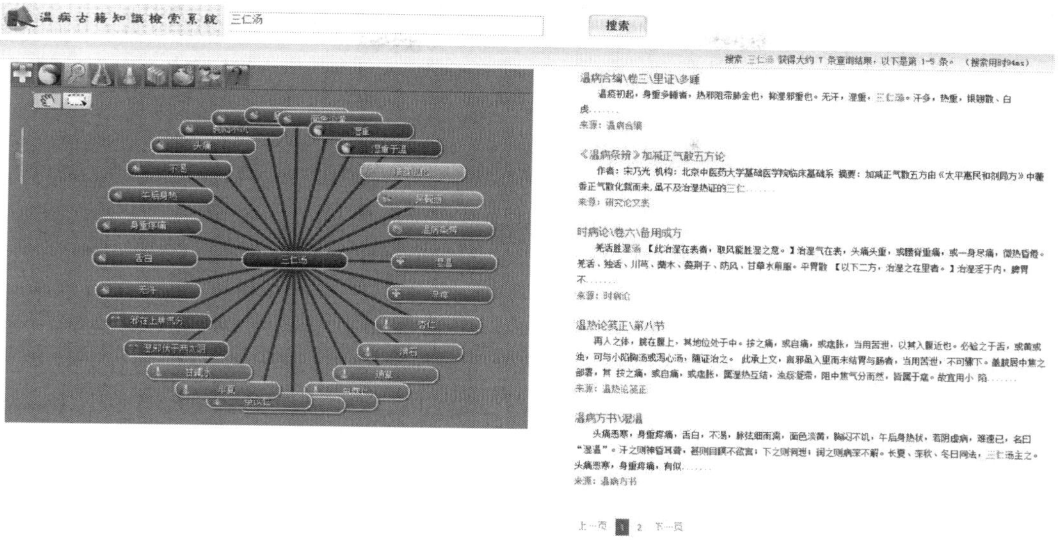

图 6-3　三仁汤温病古籍知识库检索结果界面

4）温病古籍原文浏览及全文检索功能。

（二）基于知识组织的本草古籍知识库构建

1. 思路与方法

通过文献调研和专家咨询选取具有代表性的本草古籍，研究本草古籍的体例结构、知识特征，确定古籍中本草知识的分类，在此基础上对各类本草古籍知识进行系统梳理。基于本草古籍原文，以药物为核心，提取名称、性味、归经、功用、主治等各类本草古籍知识，参考相关标准和工具书，制订数据提取和编辑的规范，通过数据提取梳理本草古籍的语义类型和语义关系。通过对原文的解析、关联，形成以药物为核心的知识体，以原文为基础对各类知识之间的概念关系进行分析，定义知识之间的语义关系。基于本草知识的关联词表，形式化表示本草古籍知识，设计并构建本草古籍知识库[72]。

2. 本草古籍知识体系的构建

（1）书目选取和古籍文本处理：选取具有代表性的本草类中医古籍进行研究。对所选的本草古籍进行文本化处理。文本以中文简体形式保存，以原文记载内容为基准，除文字错误外原则上不对原文做内容上的修改。根据原文段落和知识结构进行原文的结构化处理，形成以段落或知识点划分的本草古籍原文数据，并以此作为数据提取和全文检索的底层数据。

（2）设定概念类型提取术语和知识点：古籍本草知识记载于历代各类本草古籍中，各类本草古籍中的主体是对药物的描述，分别形成以药物为核心的知识体。参考相关工具，设定知识提取的主要概念类型，按照设定的概念类型提取本草知识相关的词和术语，以原文记载内容为准，以能够代表知识点的最小单位的词和术语进行提取。提取时只保留“名词”和能代表知识点的“简略语句”，去除含有修饰成分的形容词、副词部分。对于相对较为规范的词汇、术语，如病名、药名、方剂名等，可依据原文内容直接提取名词部分；

对于相对表述不规范的词汇和术语，如证候、治法等，则可依据原文内容以“简略语句”的形式提取，如“湿热盘踞中焦”、“利腰膝凝滞之气”等。

（3）词和术语的分类与规范：参照中药学和相关工具书对词和术语进行规范，同一名词和术语的异名、别名、通假字、异体字等不同形式按同一词条处理。本草为同一来源的药物，因不同的入药部位具有不同性味功能的可分为不同词条。如《本草纲目》中菟丝子条下，分别记载“‘子’，辛、甘，平，无毒，续绝伤，补不足，益气力，肥健人”；“‘苗’，甘，平，无毒”；则菟丝子和菟丝苗可分别录入。对重复的词条和不具意义词条予以删除。

（4）定义属性关系：以药物为中心，按照本草古籍中的知识结构和词条的概念类型，定义各类概念类型词条间的概念关系，确立能够全面、准确表达各类型词之间语义关系的概念关联关系，如“道地”、“具有……”、“相反”、“相杀”、“归属……”、“属于……”等。

（5）本草知识的语义关联：按照本草古籍原文，基于定义的概念关系，将本草的名称与其他各类本草知识进行关联，即形成每一种本草的相关知识体。经过关联，每种本草古籍都形成以本草为核心的关联词表，将本草与其他各类概念类型关联、整合，作为本草知识检索的底层数据来源和概念关系支撑。

3. 本草古籍知识库的功能实现

（1）系统开发：采用适合的程序语言和技术设计并构建本草古籍知识库，经数据审核后，将术语关联词表按照数据库结构和字段要求入库，完成系统架构和程序开发后，进行数据和功能的测试。图 6-4 为本草古籍知识库的检索结果界面。

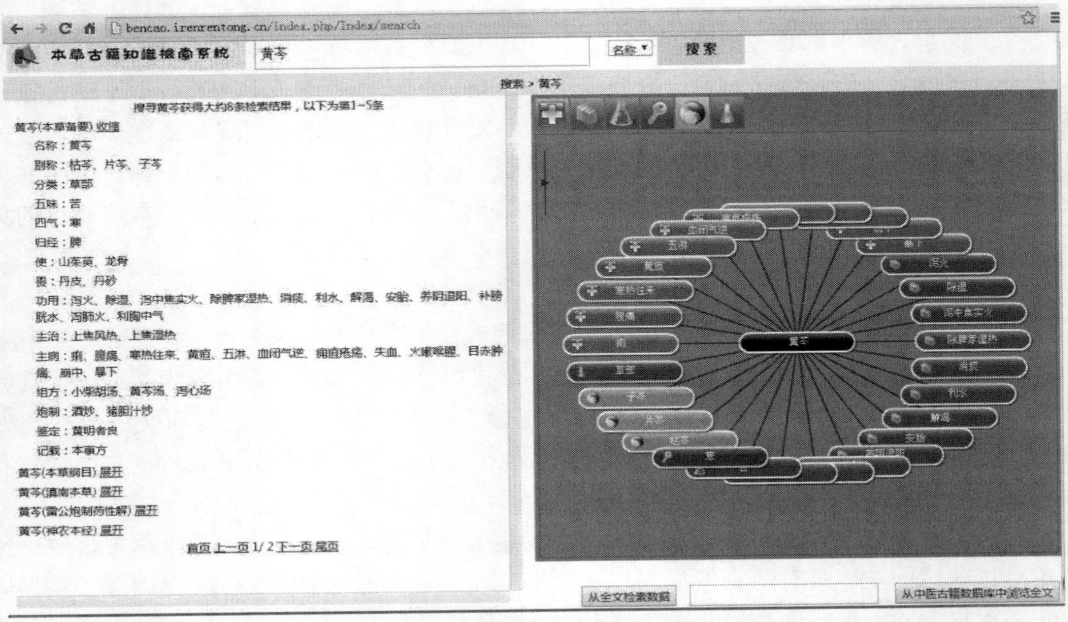

图 6-4　黄芩本草古籍数据库检索结果界面

（2）系统功能特点

1）基于本草古籍知识关联词表对古籍中的本草知识进行检索，检索结果不局限于本草药物本身，同时能够检索到以本草药物为中心的本草知识体，即与本草相关的其他各类知识概念类型。如检索“黄芩”，可得到各种古籍中关于黄芩的相关知识（见图6-4），包括设定的数十种概念关系类型，如黄芩的功用、主治、配伍、性味、用法、组方等，即通过知识的组织，实现由“知识点”的检索到“知识体”的检索。

2）其他各类概念类型知识与本草药物的交互检索，能够通过其他概念类型的知识检索到相关本草药物，可按照用户的需求选择与之相关联的知识点进行深度检索。如我们想要了解古籍中关于“黄芩”的性能、功用和所能治疗的疾病的记载，可以检索“黄芩”得到其相关的知识，而如果我们想知道古籍中具有“清热化湿”功能药物，或者“治疗痢疾”的药物，则无法实现。而通过归类、关联的知识组织，我们就可以通过“痢疾”、“清热化湿”检索到古籍中相关的药物。

3）所选本草古籍的全文检索与阅读。能够基于用户所关注的知识进行全文检索，并能够在线浏览及阅读。

4）采用flash二维展示技术，实现本草古籍概念知识和关系的动态展示，并实现知识展示的控制与交互，增强系统的可视化与界面友好。

5）开放式设计，可以与其他数据库对接，互相补充，为用户提供更好的提示、参考和知识服务的功能。

五、数字中医古籍资源的深度开发与利用

古籍文献在内容、形式、利用上都不同于图书、期刊等其他类文献资源，在文字、语言、检索、阅读等众多方面都存在着信息利用障碍。因此，传统的中医古籍利用与服务方式已经不能适应现代社会对信息获取的需求，要想更好地发掘、利用中医古籍中的宝贵资源，就要利用新的信息处理技术、语义网技术及知识组织方法等实现中医古籍文献信息的知识服务，解决中医古籍的信息利用障碍。中医古籍的数字化改变了古籍文献的传统利用方式，能够较好地解决好古籍资源“存”与“用”的矛盾。同时，中医古籍数据库的构建又可以提高中医古籍信息资源的利用效率。而如何实现中医古籍文献信息更加准确、便捷的检索，满足用户的个性化信息需求，实现中医古籍文献信息的知识服务则需要对中医古籍进行深度的加工与开发，如对古籍进行内容的解析、分解、标引、关联等，并形成特色、专题的结构化知识库。

知识服务是应对大数据时代的“信息爆炸”与“知识匮乏”并存的局面而产生的，如何为用户和决策者在海量的信息和数据中获取有用知识成为知识服务所要解决的主要问题。虽然目前关于知识服务的概念并没有统一的说法，但可以达成共识的是认为知识服务是以网络和信息技术为基础，通过对各种显性和隐性信息的搜寻、整理、组织、提炼、分析，形成结构化的知识和解决方案，为用户提供知识产品或解决方案的个性化、专业化服务。在中医古籍数字化的基础上构建中医古籍知识服务平台，能够整合语义网络、知识组织等各种方法应用于中医古籍知识的表示与挖掘，提高中医古籍中知识的利用效率。在内容上对中医古籍进行深度的加工与整合，如基于原文的内容解析、基于概念类型的知识归类、基于概念关系的知识关联等，能够形成结构化中医古籍知识体系，使中医古籍知识的检索由“知识点”变为“知识体”，由中医古籍的“资源服务”变为“知识服务”。

中医古籍数字化和数据库的建设为采用现代信息技术和方法对中医古籍进行深入研究提供条件，也为中医古籍的知识挖掘、知识发现和知识服务提供了基础。在数字化基础上对中医古籍的深度开发，通过构建知识库充分发掘和利用中医古籍中的宝贵知识，这也将是中医药文献领域研究的重要方向。在中医药领域中，人们已尝试采用各种方式构建中医疾病、医案、中药、养生和古籍等众多专题的知识库。如何更加有效地开发、利用这些珍贵的中医古籍信息资源，实现中医古籍的知识发现和知识服务还需要进行深入探索。

（李　兵　符永驰　张伟娜）

参考文献

[1] 孙坦. 数字图书馆理论与发展模式. 北京：中国科学院文献情报中心，2000.
[2] 初景利. 国外对数字图书馆概念的认识. 图书馆. 2001（6）：1-4.
[3] 常春. 数字图书馆概念分析. 农业图书情报学刊. 2006，18（11）：115-118.
[4] NSF/DARPA/NASA. Digital Libraries Initiative [EB/OL]. http://www.dlib.org/dlib/july98/07griffin.html. [2015-10-15].
[5] John McGinty. Developing a digital library：scale requires partnership [EB/OL]. http://www.ala.org/acrl/publications/whitepapers/nashville/mcginty. [2015-10-15].
[6] Alexa T. McCray，Gallagher ME，et al. Extending the role of metadata in a digital library system. Proceedings of the IEEE Forum on research and technology advances in digital libraries，1999：190-199.
[7] Borgman C L. What are digital libraries? Competing visions. Information processing and management，1999，35（3）：227-243.
[8] Arms W Y. Digital libraries. MA：MIT Press，2000.
[9] 吴慰慈，董焱. 图书馆学概论. 北京：北京图书馆出版社，2002.
[10] 周敬治. 高校图书馆要做好数字化图书馆转轨工作. 情报杂志，1997（6）：81-82.
[11] 杨向明. 21世纪图书馆发展的方向——数字图书馆. 图书馆，1997（1）：45-48.
[12] 刘炜. 数字图书馆引论. 上海：上海科学技术文献出版社，2001.
[13] 王大可. 数字图书馆. 深圳：海天出版社，2002：30-32.
[14] 奉国和. 数字图书馆. 北京：北京大学出版社，2013.
[15] 王世伟. 论数字图书馆的特点及其对当代图书馆学教育的影响. 图书情报工作，2001（1）：13-15.
[16] 黄幼菲. 泛在知识环境下后数字图书馆发展的思考. 情报理论与实践，2011，34（3）：39-44.
[17] 刘文科. "后数字图书馆"语境下高校图书馆泛在知识服务研究. 图书馆学研究，2008（1）：82-84，72.
[18] 程焕文，潘燕桃. 信息资源共享. 北京：高等教育出版社，2004：16.
[19] 张晓林. 颠覆数字图书馆的大趋势. 中国图书馆学报，2011，37（5）：4-12.
[20] 刘炜，周德明. 从被颠覆到颠覆者：未来十年图书馆技术应用趋势前瞻. 图书馆杂志，2015，34（1）：4-12.
[21] 赖永波. 从数字图书馆到移动数字图书馆：服务功能演进与实现途径. 情报杂志，2011，30（5）：165-168.
[22] 时彦艳. 从数字图书馆到智慧图书馆的构建. 计算机与现代化，2013（6）：192-194.
[23] 王世伟. 未来图书馆的新模式——智慧图书馆. 图书馆建设，2011（12）：1-5.
[24] 余丹. 从数字图书馆到智慧图书馆的发展探要. 西南民族大学学报（人文社会科学版），2015（7）：238-240.
[25] 李晓明. 我国数字图书馆发展研究—以省市级公共图书馆为例. 北京：国家图书馆出版社，2014
[26] 杨海燕，张玉祥，范磊. 中医药特色数据库建设的内容和层次分析. 中华医学图书情报杂志，2014（2）：53-56.
[27] 裴丽，李铁男，徐小滨，等. 特色数据库建设的实践与启示. 图书馆学研究，2014（1）：54-56.
[28] 黄黄. 我国中医药高等院校特色数据库现状与发展研究. 中国中医药图书情报杂志，2015，39（4）：24-26，31.
[29] 卞正，李文林，杨斓，等. 特色馆藏资源"江苏医学流派数据库"的开发与建设. 江西中医学院学报，2012，24（4）：9-11.

[30] 程新，汪沪双．建设新安医学特色文献数据库．中医药临床杂志，2012，24（7）：597-598.
[31] 吕清平．论壮族医药数据库的建设．广西中医学院学报，2008，11（2）：122-124.
[32] 余新欣，牛淑平，袁静．新安医案数据库系统的研究与实现．中医文献杂志，2009，27（6）：8-10.
[33] 申力，赵兴官．高校医药专题特色数据库——痹症诊疗数据库的建设．中华医学图书情报杂志，2012，21（10）：36-37，76.
[34] 林尔正，周任材．中西医结合重点学科特色数据库的构建——以福建中医药大学图书馆为例．情报探索，2014（5）：64-66.
[35] 荣红涛．重视民国文献保护：兼与民国前文献保护比较．图书馆理论与实践，2010（9）：9-12.
[36] 北京图书馆．民国时期总书目．北京：书目文献出版社，1995：6.
[37] 张云．民国中医药文献保护中的新善本意识．新世纪图书馆，2012（2）：73-75，52.
[38] 刘小兵．关于民国中医药文献的保护与开发利用．中华医学图书情报杂志，2010，19（11）：59-62，72.
[39] 焦振廉．民国时期中医药著作概述．山西中医学院学报，2005，6（3）：5-7.
[40] 薛清录．中国中医古籍总目．上海：上海辞书出版社，2007：191-258.
[41] 王鼎，谢菁，钟赣生．民国时期本草著作出版及馆藏情况概述．北京中医药大学学报，2011，34（6）：372-374.
[42] 农汉才，李莎莎，孟凡红．民国中医教材现存概况及其学术贡献初探．中医文献杂志，2014，32（5）：47-50.
[43] 段逸山．近代中医药期刊总目提要．上海：上海辞书出版社，2012：15.
[44] 段逸山．民国时期中医药期刊历史价值论．中华中医药学会医古文分会成立30周年暨第二十次学术交流会论文集，2011：1-7.
[45] 张洋，施毅，许吉，等．民国时期中医药期刊的时代特征述略．中医药文化，2013，8（2）：18-21.
[46] 江河．国图民国文献面临消失殆尽的危险．北京档案，2005（5）：10-11.
[47] 詹福瑞．国图馆长建议抢救民国文献．北京娱乐信报，2005. 8. 24.
[48] 国家图书馆．馆藏纸质文献酸性和保存现状的调查与分析．北京：国家图书馆出版社，2004.
[49] 孟凡红．民国中医药文献抢救整理的思路及设想．中国中医药信息杂志，2006，13（11）：102-103.
[50] 李楠．民国时期（1912-1949）中药文献及其学术考察与研究．北京：中国中医科学院，2014.
[51] 吴小兰．民国文献保护刍议．科技情报开发与经济．2006，16（18）：75-77.
[52] 李薇，尚文玲，张晶．民国时期期刊数据库著录浅析．国际中医中药杂志．2009，31（1）：65，67
[53] 张晶，温先荣，尚文玲，等．民国时期中医药期刊文献数据库研究．国际中医中药杂志．2009，31（2）：169-170.
[54] 史睿．数字化条件下古籍整理的基本问题（论纲）．文津流觞，2002（8）：10.
[55] 毛建军．古籍数字化的概念与内涵．图书馆理论与实践，2007（4）：82-84.
[56] 符永驰，刘国正，李斌，等．中医古籍数字化研究．中国中医药信息杂志，2004，11（6）：563-564.
[57] 符永驰，李兵，王建文，等．中医古籍数字化探讨．中医杂志，2010，51（12）：1128-1130.
[58] 薛清录．中国中医古籍总目．上海：上海辞书出版社，2007.
[59] 马明霞．OCR技术在数字图书馆文档加工中的应用．晋图学刊，2003（1）：30-31.
[60] 张伟娜，符永驰．后控词表在中医古籍检索系统中的示范应用．广州中医药大学学报，2011，28（2）：196-197，200.
[61] 姜哲，马少平，金奕江，等．中文古籍数字化体系与工具系统．第八届全国汉字识别学术会议论文集，2002.
[62] 张伟娜，刘国正，符永驰，等．试论自由标引在中医古籍图像文献标引中的应用．国际中医中药杂志，2008，30（2）：101-102.
[63] 李文林，曾莉．中医药高校图书馆古籍整理现状分析．中华医学图书情报杂志，2010，19（5），20-23.
[64] 李兵，符永驰，张华敏，等．中医药行业古籍数据库的建设与服务．西部中医药，2014（2）：85-87.
[65] 李兵，刘国正，符永驰，等．从中医古籍数据库建设看中医古籍数字化．中国中医药信息杂志，2009，16（3）：92-93.
[66] 李兵，张华敏，符永驰，等．数字化中医古籍知识服务的探索与实践．中国数字医学，2011，6（1）：49-51.
[67] 张琪玉．论后控制词表．图书馆情报工作，1994（1）：3.
[68] 李斌，符永驰，王蕊，等．中医古籍资源数据库及阅览系统的功能设计与实现．广州中医药大学学报，2010，27（6）：624-627.

[69] 贾凤旭．基于知识类聚的古籍知识库构建方法．图书馆学刊，2015（5）：45-47.
[70] 罗晨光，山川，王珊．基于本体的古籍知识库建设初探．现代图书情报技术，2007（4）：8-11.
[71] 李兵，张华敏，符永驰，等．基于语义关联的温病古籍知识检索系统的构建研究．辽宁中医杂志，2012（12）：2403-2404.
[72] 李兵，张华敏，符永驰，等．中医本草古籍知识组织方法研究．世界科学技术-中医药现代化，2015（6）：80-83.

第七章　中医药图书馆服务与用户教育

图书馆已有几千年的历史，它是通向知识之门，它通过系统收集、保存与组织文献信息，实现传播知识、传承文明的社会功能。服务是图书馆的基本宗旨，是贯穿图书馆发展的主线，是图书馆的核心价值观，也是图书馆永恒的主题。社会发展的不同阶段，图书馆服务的内涵各异，随着社会的进步，特别是科学技术的不断发展，图书馆服务的内涵不断扩展、延伸，服务的质量也不断提升。

图书馆以为用户服务为宗旨，图书馆用户教育体现了主动为用户服务的内涵，是图书馆教育职能的具体体现，是信息化社会的必然要求，也是图书馆创新发展的必然要求。素质教育、图书馆指导教育、信息素养教育是图书馆开展用户教育必不可少的内容。本章将介绍中医药图书馆的服务与用户教育的相关概念和内涵。

第一节　图书馆服务概述

一、图书馆学五定律

早在 1931 年，印度著名图书馆学家阮冈纳赞（Ranganathan，Shiyali Ramamrita）在其专著《图书馆学五定律》（*The Five Laws of Library Science*）中提出了著名的“图书馆学五定律”，内容包括：“书是为了用的”，“每个读者有其书”，“每本书有其读者”，“节约读者的时间”和“图书馆是一个生长的有机体”。这五定律从表面上看很通俗，但实际内容却很深刻，它从根本上阐明了图书馆应该为之努力的目标，它是以最精练的文字论述了图书馆工作的使命，被誉为“我们职业最简明的表述”，后被译成多国文字在世界各国图书馆学界广为流传。

实际上这五定律主要是关于图书馆服务的阐释。比如，第一定律“书是为了用的”，改变了传统图书馆以收藏为主要使命的观念，确立了以利用为根本的服务宗旨。第二定律“每个读者有其书”，是要求图书馆为每一个读者提供图书，强调服务对象。第三定律“每本书有其读者”，要求图书馆的藏书发挥作用，强调服务的针对性。第二三定律从根本上确立了图书馆服务从书本位到人本位的基本思想认识，用“为人找书”和“为书找人”这两个短语十分简练地概括了这两个定律。第四定律“节约读者的时间”，强调图书馆服务的效率和效益，图书馆服务的直接作用就是节约读者的时间。第五定律“图书馆是一个生长的有机体”，概括了图书馆的发展观，馆藏在增长，需求也在变化，因而图书馆服务也需要不断发展。可见，从这五条对图书馆服务的强调，说明图书馆最主要的任务是服务。

五定律既是图书馆服务的基本原理，也是图书馆服务的指导原则。虽然时代环境发生了变化，但是五定律在今天仍然是实用的，比如今天的图书发生了变化，但是仍然是服务，只不过服务的内容不再仅仅是图书了，而是各类型文献资源；今天我们的读者发生了变化，图书馆的做法也发生了变化，但读者服务这一根本任务没有改变。

美国学者米切尔·戈曼（Michael Gorman）于1995年出版《未来图书馆：梦想、狂想与现实》（*Future Libraries：Dreams Madness and Reality*）一书，提出“图书馆新五律（Five New Laws of Librarianship）”：“图书馆服务的使命是为人类文化素质服务”，“掌握各种知识传播方式”，“明智地采用科学技术来提高服务质量”，“确保知识的自由存取”和“尊重过去，开创未来”。与阮冈纳赞的五定律相比，戈曼的新五律更适用于今天这个信息环境，而且是明确地高举图书馆服务大旗，突出了图书馆服务在图书馆事业中的主体地位[1,2]。

二、图书馆服务的发展阶段与趋势

由于图书馆社会职能的演进，图书馆服务经历了从封闭到开放、从借阅服务到参考服务，从信息服务到知识服务，从无偿服务到有偿服务，从按时服务到及时服务，从在馆服务到多馆服务、馆外服务，从在线服务到全球化服务的发展过程；其服务内容从“提供给读者馆藏文献”变为“帮助读者获取馆内外信息”，服务方式由面对面变为远程（通过电话和网络），并呈现出多种服务并存、其手段与方式不断更新与拓展的前景。

从总体来说，图书馆服务经历了三个阶段：第一阶段以藏为主，服务为辅；第二阶段主动服务，面向大众；第三阶段改善服务手段，提高服务质量。图书馆服务的发展，主要取决于三个因素：社会经济和生产力的发展水平，这是决定性的；社会与读者的需要，这是导向性的；图书馆自身服务的组织形式及管理水平的提高，这是保障性的[3]。

在当今计算机技术和网络技术高度发达的社会，图书馆服务所遵循的原则可概括为五大方面：开放原则、方便原则、平等原则、创新原则和满意原则[4]。

在现代信息技术的推动下，图书馆传统的管理体制和服务方式正在发生重大变革，图书馆服务正在向电子化、数字化、虚拟化的方向迈进，图书馆的服务也呈现出了以下五方面的发展趋势：读者服务的模式从“以藏书为轴心”向“以读者为轴心”转化；读者服务的对象从“图书馆读者”向“社会读者”延伸；读者服务的内容从“传统馆藏提供”向“电子信息资源存取”拓展；读者服务的重点从“一般借阅咨询服务”向“电子信息咨询服务”转移；读者服务的手段从“传统手工操作方法”向“综合文献信息技术应用”发展[5]。特别是进入21世纪以来，人类知识以指数速度增长，人们不再仅仅满足图书馆单纯的文献服务，特别是计算机技术和通讯网络技术飞速发展，为图书馆服务内涵的扩展提供了技术支撑，作为社会文献信息中心的图书馆，不仅要关注信息资源的搜集与获取和知识信息的组织与开发，而且要重视知识的需求与应用，开展基于高速信息网络的知识服务，这也标志着图书馆服务从信息服务走向了知识服务的大趋势，图书馆知识服务主要的模式包括：知识信息导航、知识信息咨询、集成化服务、专业化个性化服务和资源的共建共享等[6,7]。

在新的发展阶段，图书馆服务应该包含图书馆传统的借阅服务、图书馆信息服务和图书馆知识服务，具体而言，包括四大部分：一是传统的读者借阅服务，即通过向读者提供图书、期刊等文献，亦可包括通过网络的文献传递服务；二是通过编制二三次文献向读者提供以书目信息和题录信息为主题的信息开发服务，以信息咨询为主题等各种信息咨询服务；三是通过购置或利用计算机和网络技术自建各类数字资源，提供以联机检索服务为主的信息检索服务；四是面向用户信息需求，提供专题解决方案的知识服务。

第二节　中医药图书馆服务

中医药学是中华民族传统文化遗产之一，已有几千年的历史，中医药图书馆作为中医药文化和中医药知识的保藏机构，收藏了中医药及其相关学科种类繁多、内容丰富的文献资料，它的职能就是要传播中医药知识，传承中医药文化，从而促进中医药学科的发展，所以为中医药的科研、医疗、教育服务是中医药图书馆的基本宗旨，也是核心价值所在。

在不同历史时期，中医药图书馆服务有不同内涵，它的发展也经历了以藏为主转向以用为主的阶段，在中医药信息以指数级快速增长的今天，图书馆的服务也正经历从信息服务转向知识服务的趋势。就目前而言，中医药图书馆服务仍然包括了传统的借阅服务、中医药信息服务以及中医药知识服务，特别是随着数据库技术和通讯网络技术的发展，中医药各级各类的数据库和网络服务平台大量涌现，中医药图书馆服务出现了多元化的趋势。

一、中医药图书馆服务

（一）目录查询

中医药图书馆的目录是揭示、识别、检索中医药图书馆馆藏文献的工具，它揭示中医药文献特征，提供识别文献的依据，从文献的题名、责任者（著者）、主题、分类等方面指引检索文献的途径，并标识文献在书架上的排列位置。中医药图书馆目录除供读者使用外，也是图书馆馆员从事文献采购、参考咨询、保管典藏等工作必不可少的工具。中医药图书馆目录查询是面向读者的重要服务内容之一，包括馆藏目录查询和馆藏联合目录查询等。

1. 馆藏目录查询

图书馆馆藏目录是查询图书馆文献收藏情况的检索工具。20 世纪 90 年代，随着因特网应用的普及，图书馆的“联机公共查询目录”（Online Public Access Catalogue，OPAC）逐渐取代了卡片式目录。读者可以在图书馆阅览室或流通口的查询工作站上，亦可在任何连接因特网的计算机上对 Web 版的 OPAC 进行查询。

馆藏目录的检索途径一般有著者、分类、题名（书名和刊名）、关键词、主题词、ISBN（国际标准图书编号）、ISSN（国际标准连续出版物编号）、索书号等。馆藏目录的检索结果包括文献的书目信息、馆藏位置、流通情况、复本情况等。有的目录将中文图书、西文图书、中文期刊、西文期刊等分开检索，有的用统一界面合并检索。

除了馆藏信息，图书馆目录通常还提供读者个人图书外借、预约、罚款等信息的查询[8]。

例如，进入中国中医科学院图书馆的“馆藏近现代书刊目录”查询系统，即可查询该馆的馆藏文献情况，http：//lib. cintcm. ac. cn：8089/opac/search/simsearch（图 7-1）。

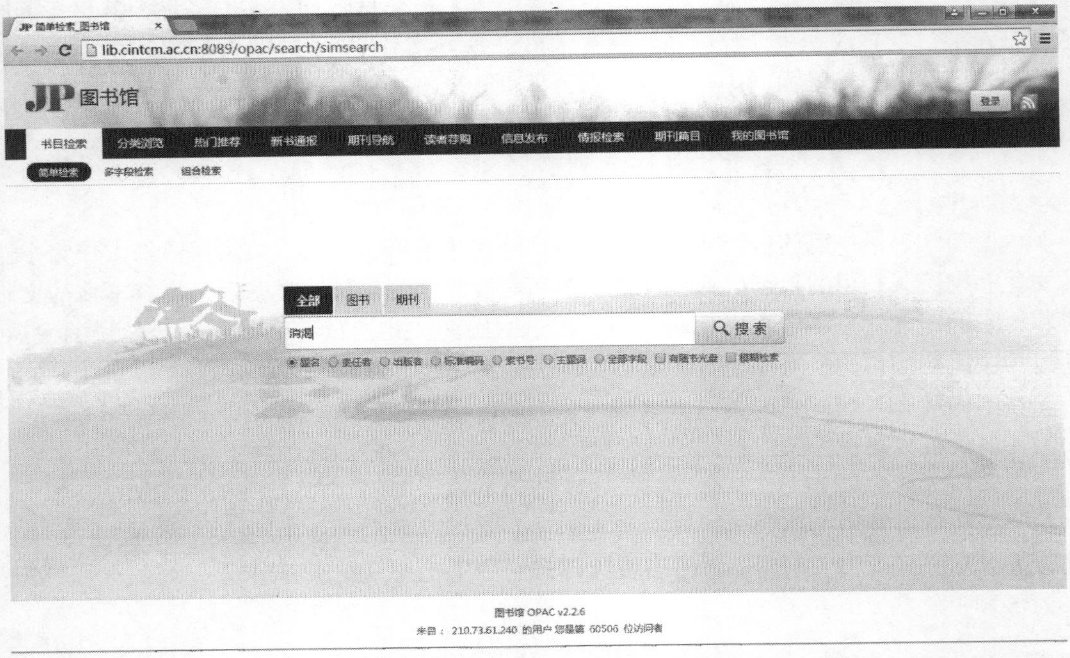

图 7-1 “馆藏近现代书刊目录”查询系统

2. 馆藏联合目录查询

馆藏联合目录是若干个图书馆合作编制的反映这些图书馆馆藏文献情况的检索工具。开展馆际互借（Interlibrary Loan，ILL）、实现资源共享，馆藏联合目录不可缺少。馆藏联合目录的查询结果是所需文献在哪些图书馆有收藏。在馆藏联合目录中，期刊联合目录居多。

例如，国家科学图书馆联合编目服务系统 http：//union. csdl. ac. cn/index. jsp（图 7-2）。

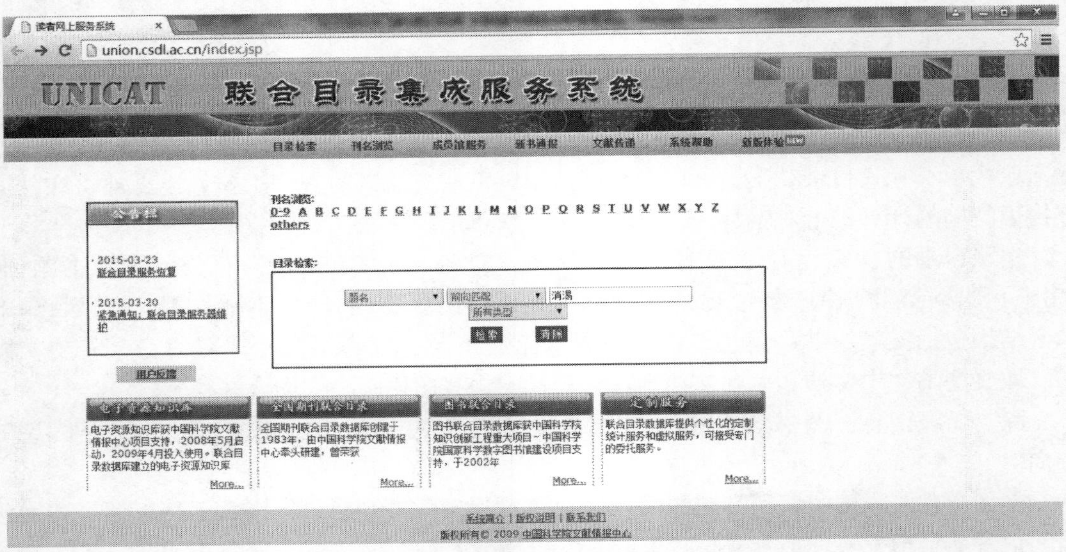

图 7-2 联合目录集成服务系统

（二）外借服务

外借服务是图书馆最基本、最普遍的读者服务方式，是通过一定的手续，允许读者将图书借到馆外自由阅读，并在规定的时间内归还的服务方式。外借服务突破了图书馆服务时间和场地的限制，可使读者充分利用馆藏文献资源。外借服务主要包括个人外借、集体外借、预约借书等方式。

（三）阅览服务

阅览服务是读者利用文献信息进行学习研究的重要形式，是图书馆利用一定的空间和设施，组织读者在图书馆内阅读文献的服务方式。现在，除了普通阅览服务以外，阅览室还提供文献推荐、阅读指导、参考咨询等形式多样的阅览服务。通常情况下，图书馆根据文献的类型、语种、读者对象等设置不同的阅览室或阅览区。除古籍外，大多数印刷型图书、期刊和工具书都实行开架阅览；音像型、缩微型文献和电子出版物一般实行闭架管理，即读者向馆员索取到所需文献后，利用图书馆提供的设备，进行“阅览”。

（四）馆际互借与文献传递服务

馆际互借是指图书馆之间、图书馆与文献情报部门之间，相互利用对方的馆藏文献以满足读者特殊需要的外借服务形式。通过馆际互借，可以弥补本图书馆馆藏资源之不足，扩大文献利用的范围，实现文献信息资源的共享。同时，还可以加强图书馆之间的联系和合作，促成文献信息资源的共建，节约文献经费投入，促进文献信息的合理布局。馆际互借服务分为返还式（馆际互借）和非返还式（文献传递）两种方式。

1. 馆际互借

通常馆际之间只进行图书互借，且以本地区间为主。

2. 文献传递

提供期刊论文、学位论文、会议论文、科技报告、专利文献、标准文献等的复印件、扫描件、电子文档等。

（五）参考咨询服务

参考咨询是读者在接受图书馆服务的过程中遇到各种疑难问题时，由图书馆馆员利用各种参考工具、检索工具，为读者解答和解决问题的一种服务方式。常见的咨询方式主要有馆内现场咨询、电话咨询、邮件咨询、实时在线咨询、图书馆主页的留言簿和常见问题解答（FAQ）等形式。随着互联网的应用与普及，虚拟参考咨询得到了广泛的应用。虚拟参考咨询是以网络为依托，以本馆馆藏和网上数字化信息资源为基础，通过邮件、实时交流等形式为读者提供的不受时空限制的参考咨询服务。读者可以通过网络提出咨询问题，请求在线馆员给予解答。

（六）读者教育与培训

读者培训是图书馆开展的旨在提高用户信息意识和检索技能的教育活动。主要内容包括两个方面：一是向读者宣传和介绍图书馆的资源与服务，二是提高读者的信息素质，主要是提高读者检索与利用信息资源的水平。图书馆通过开展新生入馆教育、讲授文献检索与利用课程、举办不同层次培训班或讲座等多种手段，增强读者的信息意识和获取、利用文献信息的能力，为以后的终身学习打好基础。

(七) 定题检索

定题服务又称为文献跟踪服务、对口服务，是指图书馆工作人员根据科研人员的信息需求，针对其提供的课题范围，围绕某一科研项目，定期追踪和搜集相关研究课题的最新文献信息，并及时传递给科研人员的信息服务形式。其主要目的是节省科研人员查找资料的时间，及时掌握和了解该课题在国内外的最新研究进展，随时解决研究过程中的问题。如有必要，也可为用户提供与课题相关的文献信息分析报告，协助建立指定课题的专题文献数据库，方便用户组织管理专题信息并随时检索。

(八) 科技查新

科技查新简称查新，是指查新机构根据查新委托人提供的有关科研资料，通过系统全面的文献检索，查证其课题、研究内容或科研成果是否具有新颖性，并出具相关佐证文献资料的文献调研工作。查新是文献检索和情报调研相结合的情报研究工作，它以文献为基础，以文献检索和情报调研为手段，以检出结果为依据，并与课题查新点对比，对其新颖性做出结论并出具查新报告。查新可为科研立项，为科技成果的鉴定、评估、验收、奖励，专利申请等提供客观依据，也可为科技人员进行研究开发提供快捷、可靠、丰富的信息。

(九) 学科化服务

学科服务是图书馆为适应新的信息环境，以用户需求为中心而推出的服务模式。学科服务打破了传统的按照文献的工作流程组织科技信息的方式，按照科学研究的学科、专业、项目、课题等来获取、组织、检索、存储、传递与利用信息资源，从而使信息服务学科化、服务内容知识化。目前，中医药图书馆学科服务的主要内容有：开展电子资源利用情况的调查，征求院所对文献资源的订购意见，联系院所与图书馆合作订购数据库，编写数据库使用指南，发送信息通报；开展读者培训和资源介绍，咨询解答，建设电子资源导航：开辟网上学科博客，为院系用户提供专题文献信息、参与院系教授课题组的情报服务、知识服务和决策支持等。学科服务由图书馆学科馆员来推动，他们通过电话、邮件、研究室、课题组等方式，将图书馆信息服务延伸到用户之中[9]。

(十) 信息共享空间

信息共享空间（Information Commons，IC）在图书情报领域还是一个比较新的概念，目前还没有一个统一的定义，但公认的基本观点是：IC 是一个经过特别设计的一站式服务中心和协同学习环境，综合使用方便的互联网、功能完善的计算机软硬件设施和内容丰富的知识库（包括印刷型、数字化和多媒体等各种信息资源），在技能熟练的图书馆参考咨询馆员、计算机专家、多媒体工作者和指导教师的共同支持下，为读者（包括个人、小组或学术团队）的学习、讨论和研究等活动提供一站式服务，培育读者的信息素养，促进读者学习、交流、协作和研究[10]。信息共享空间的诞生主要基于两种思想：一种是基于开放获取的思想，它确保对理想信念的开放获取和利用，促进信息共享、共有和自由存取，鼓励人们在民主讨论中学习、思考和实践；另一种是基于图书馆服务的思想，把信息共享空间作为整合空间、资源和服务的综合性服务设施和协作式学习环境。

（十一）图书馆其他服务

图书馆提供的其他服务还可能包括：展览、陈列、打字打印、图片扫描、光盘刻录、会议录音摄像、出租会议场地、书店、自修室等。

二、信息资源共享组织和系统

主要介绍常见的信息资源共享组织和系统，包括：中国高等教育文献保障系统（CALIS）、国家科技图书文献中心（NSTL）、北京高校图书馆联合体、首都图书馆联盟等。

（一）中国高等教育文献保障系统

中国高等教育文献保障系统（China Academic Library & Information System，CALIS），是经国务院批准的我国高等教育"211 工程"、"九五"、"十五"总体规划中三个公共服务体系之一。CALIS 的宗旨是，在教育部的领导下，把国家的投资、现代图书馆理念、先进的技术手段、高校丰富的文献资源和人力资源整合起来，建设以中国高等教育数字图书馆为核心的教育文献联合保障体系，实现信息资源共建、共知、共享，以发挥最大的社会效益和经济效益，为中国的高等教育服务。

CALIS 管理中心设在北京大学，下设了文理、工程、农学、医学四个全国文献信息服务中心，华东北、华东南、华中、华南、西北、西南、东北七个地区文献信息服务中心和一个东北地区国防文献信息服务中心。

从 1998 年开始建设以来，CALIS 管理中心引进和共建了一系列国内外文献数据库，包括大量的二次文献库和全文数据库；采用独立开发与引用消化相结合的道路，主持开发了联机合作编目系统、文献传递与馆际互借系统、统一检索平台、资源注册与调度系统，形成了较为完整的 CALIS 文献信息服务网络。迄今参加 CALIS 项目建设和获取 CALIS 服务的成员馆已超过 500 家。

"十五"期间，国家继续支持"中国高等教育文献保障系统"公共服务体系二期建设，并将"中英文图书数字化国际合作计划"（简称 CADAL）列入该公共服务体系建设的重要组成部分，项目名称定为"中国高等教育文献保障体系—中国高等教育数字化图书馆（China Academic Digital Library & Information System，简称 CADLIS）"，由 CALIS 和 CADAL 两个专题项目组成。项目和总体目标明确为：在完善"九五"期间中国高等教育文献保障系统（CALIS）建设的基础上，到 2005 年年底，初步建成具有国际先进水平的开放式中国高等教育数字图书馆。它将以系统化、数字化的学术信息资源为基础，以先进的数字图书馆技术为手段，建立包括文献获取环境、参考咨询环境、教学辅助环境、科研环境、培训环境和个性化服务环境在内的六大数字服务环境，为高等院校教学、科研和重点学科建设提供高效率、全方位的文献信息保障与服务，成为中国经济和社会发展的重要基础设施。

CALIS 管理中心在“十五”期间继续组织全国高校共同建设以高等教育数字图书馆为核心的文献保障体系，开展各个省级文献服务中心和高校数字图书馆基地的建设，进一步巩固和完善 CALIS 三级文献保障体系，为图书馆提供“自定义、积木式、个性化”的数字图书馆解决方案，大力提高 CALIS 综合服务水平，扩大 CALIS 服务范围，为高等教育事业和经济文化科技事业的发展发挥更大的作用，取得良好的社会效益和经济效益[11]。

(二) 国家科技图书文献中心

国家科技图书文献中心（National Science and Technology Library，NSTL）是一个基于网络环境的科技信息资源服务机构。

1. NSTL 介绍

(1) NSTL 概况：NSTL 是经国务院领导批准，于 2000 年 6 月 12 日成立的一个基于网络环境的科技信息资源服务机构。中心由中国科学院文献情报中心、中国科学技术信息研究所、机械工业信息研究院、冶金工业信息标准研究院、中国化工信息中心、中国农业科学院农业信息研究所、中国医学科学院医学信息研究所、中国标准化研究院标准馆和中国计量科学研究院文献馆组成。该中心实行理事会领导下的主任负责制。理事会是该中心的领导决策机构，由著名科学家、情报信息专家和有关部门代表组成。主任负责该中心各项工作的组织实施。科技部代表六部委对该中心进行政策指导和监督管理。该中心设办公室，负责科技文献信息资源共建共享工作的组织、协调与管理。该中心设有信息资源专家委员会和计算机网络服务专家委员会，对该中心的有关业务工作提供咨询指导。

(2) 中心网络服务系统：2000 年 12 月 26 日开通的中心网络服务系统，是该中心对外服务的重要窗口，依托丰富的资源面向全国用户提供网络化、集成化的科技文献信息服务。2002 年，在国内科技界率先建立了由裸光纤连接成员单位的 1000Mbps 城域网，实现了与中国教育科研网（CERNET）、中国工程技术信息网（CETIN）和国家图书馆等信息网络的 100Mbps 裸光纤互链。系统根据用户需求变化，不断进行优化升级，目前已发展成为国内最大的公益性的科技文献信息服务平台。

(3) 中心的服务体系：目前中心在全国各地已经建成了 8 个镜像站和 33 个服务站，构成了辐射全国的网络化的科技文献信息服务体系，推动了全国范围的科技文献信息共建共享，提升了地方科技文献信息保障能力与服务水平，更全面、更高效率地发挥了国家科技文献信息战略保障的整体功效[12]。

2. NSTL 资源

(1) 印刷本文献资源：目前，NSTL 拥有印本外文文献 25 000 多种，其中外文期刊 17 000多种，外文会议录等 8000 多种，居国内首位。NSTL 是我国收集外文印本科技文献资源最多的，面向全国提供服务的科技文献信息机构。NSTL 订购和收集的文献信息资源绝大部分以文摘的方式，或者以其他方式在 NSTL 网络服务系统上加以报道，供用户通过检索或浏览的方式获取文献线索，进而获取文献全文加以利用。

(2) 网络版全文文献资源：包括 NSTL 订购、面向中国大陆学术界用户开放的国外网络版期刊；NSTL 与中国科学院及 CALIS 等单位联合购买、面向中国大陆部分学术机构用户开放的国外网络版期刊和中文电子图书；网上开放获取期刊；NSTL 拟订购网络版期刊的试用；NSTL 研究报告等。

1）全国开通文献：是 NSTL 单独购买的国外网络版期刊，面向中国大陆学术界用户开放。用户为了科研、教学和学习目的，可少量下载和临时保存这些网络版期刊文章的书目、文摘或全文数据。

2）部分单位开通文献：包括 NSTL 与其他单位合作购买的国外网络版期刊和北大方正中文电子图书两大类。

3）开放获取期刊：是 NSTL 整理的可通过互联网免费获取全文的期刊资源，全国各界用户都可使用。

4）试用期刊：是 NSTL 拟订购的国外网络版期刊，面向中国大陆学术界用户开放。

5）NSTL 研究报告：是 NSTL 针对一些部门的需求，组织有关单位开展情报调研，形成的研究报告，供全国各界用户使用。

3. NSTL 服务

NSTL 的服务包括：文摘数据库（可请求原文）、文献检索（普通检索、高级检索、期刊检索、分类检索、非英语语种文献检索）、引文检索、期刊浏览、全文获取、代查代借、全文文献、参考咨询和预印本服务。

（三）北京高校图书馆联合体

1. 介绍

北京市高校云集，信息资源丰富。为了充分发挥高校图书馆的整体优势和利用效益，更好地开发和利用各馆的信息资源，提高北京地区图书馆文献资源保障水平，2002 年 11 月，由北京邮电大学图书馆牵头，北方交通大学图书馆、北京师范大学图书馆、中国人民大学图书馆、北京航空航天大学图书馆、北京科技大学图书馆、北京理工大学图书馆、北京大学医学图书馆、中国政法大学图书馆、中央财经大学图书馆、首都师范大学图书馆 11 家高校图书馆共同组织发起成立了“北京市北三环——学院路地区高校图书馆联合体”（以下简称联合体）。2003 年 1 月，联合体馆际借阅协议签订；2003 年 3 月，联合体馆际借阅证正式启用。

北京市高校图书馆联合体馆际互借，协议成员馆之间可以互相提供馆际互借服务。目前，联合体共 38 所成员馆，具体如表 7-1 所示。

表 7-1 北京市高校图书馆联合体列表

序号	图书馆名称	证卡数量	使用期限	借书限量	借书期限
1	清华大学图书馆	10	15 天	3 册/证	30 天
2	北京大学医学部图书馆	10	15 天	3 册/证	30 天
3	中国人民大学图书馆	10	15 天	3 册/证	30 天
4	中央财经大学图书馆	10	15 天	3 册/证	30 天
5	外交学院图书馆	10	15 天	3 册/证	30 天
6	中国人民公安大学图书馆	10	15 天	3 册/证	30 天
7	北京师范大学图书馆	10	15 天	3 册/证	30 天
8	北京邮电大学图书馆	10	15 天	3 册/证	30 天
9	北京理工大学图书馆	10	15 天	3 册/证	30 天

续表

序号	图书馆名称	证卡数量	使用期限	借书限量	借书期限
10	北京科技大学图书馆	10	15 天	3 册/证	30 天
11	对外经济贸易大学图书馆	10	15 天	3 册/证	30 天
12	国际关系学院图书馆	10	15 天	3 册/证	30 天
13	北京航空航天大学图书馆	10	15 天	3 册/证	30 天
14	北京化工大学图书馆	10	15 天	3 册/证	30 天
15	北京中医药大学图书馆	10	15 天	3 册/证	30 天
16	中国中医科学院图书馆	10	15 天	3 册/证	30 天
17	中国社会科学院研究生院图书馆	10	15 天	3 册/证	30 天
18	首都师范大学图书馆	10	15 天	3 册/证	30 天
19	首都医科大学图书馆	10	15 天	3 册/证	30 天
20	北京外国语大学图书馆	10	15 天	3 册/证	30 天
21	北京第二外国语学院图书馆	10	15 天	3 册/证	30 天
22	北京电影学院图书馆	10	15 天	3 册/证	30 天
23	北京服装学院图书馆	10	15 天	3 册/证	30 天
24	北京工业大学图书馆	10	15 天	3 册/证	30 天
25	北京林业大学图书馆	10	15 天	3 册/证	30 天
26	北京农学院图书馆	10	15 天	3 册/证	30 天
27	北京人民警察学院图书馆	10	15 天	3 册/证	30 天
28	北京石油化工大学图书馆	10	15 天	3 册/证	30 天
29	北京体育大学图书馆	10	15 天	3 册/证	30 天
30	北京语言大学图书馆	10	15 天	3 册/证	30 天
31	中国传媒大学图书馆	10	15 天	3 册/证	30 天
32	北方工业大学图书馆	10	15 天	3 册/证	30 天
33	华北电力大学（北京）图书馆	10	15 天	3 册/证	30 天
34	北京工商大学图书馆	10	15 天	3 册/证	30 天
35	中国矿业大学（北京）图书馆	10	15 天	3 册/证	30 天
36	中国农业大学图书馆	10	15 天	3 册/证	30 天
37	中国青年政治学院图书馆	10	15 天	3 册/证	30 天
38	中国政法大学图书馆	10	15 天	3 册/证	30 天

2. 服务

（1）借阅数量及期限：馆际借阅证 10 个/每校；3 册/每证；图书借阅期限按照各馆相关规定执行。

（2）服务内容及范围：持证人享受各馆外借、阅览、复印文献资料等服务；服务范围仅限于普通中文图书（不包括外文图书、特藏图书、工具书、库本和期刊等）；阅览范围包括各阅览室及网络资源阅览。

（3）馆际借阅证使用方法

1）读者需到北京交通大学图书馆三层“办证处”办理“馆际借阅证”借阅手续后，自行去成员馆办理借阅手续。

2）读者在 OPAC 上检索“馆际借阅证”，可以了解到该证的出借情况，登录个人账户后还可进行预约和续借操作，续借期限为 30 天。

3）读者用馆际借阅证借书，应在使用期限内尽快还清所借图书，将“借阅证”归还“办证处”，方便他人使用（馆际借阅证：限借 2 个/每人；借期 30 天；过期 0.1 元/天）。

（四）首都图书馆联盟

1. 介绍

首都图书馆联盟（Capital Library Alliance，CLA）成立于 2012 年 3 月 12 日，是由位于北京行政区域内的国家图书馆、党校系统图书馆、科研院所图书馆、高等院校图书馆以及医院部队、中小学图书馆和北京市公共图书馆共 110 余家图书馆，自愿联合发起成立。首都市民今后有望仅凭一张读书卡来浏览百余家图书馆的文献资源。

联盟在政府指导下发挥统筹资源、行业管理、提升服务的功能，经北京市社会团体登记管理机关核准登记的非营利性社会团体法人。首都图书馆联盟接受业务指导单位北京市委宣传部、业务主管单位北京市文化局和北京市社团办的指导和监督管理。宗旨是遵守宪法、法律、法规和国家政策，遵守社会道德风尚，发挥政府与行业间的桥梁和纽带作用，通过统筹、协调北京地区中央、高等院校、市属图书馆资源，开展文化惠民服务，践行北京精神，发挥首都全国文化中心的示范引领作用，推动首都文化大发展大繁荣，为促进先进文化之都建设做出贡献。联盟旨在推动北京地区各类型图书馆实现横向联动，逐步搭建统筹宣传推广、统筹服务管理的平台，促进各类型图书馆之间实现资源共享、协作联动、互补多赢的发展目标。逐步实现“一馆办证、各馆通用”、“一卡借阅、就近还书”、“一馆藏书、各馆共享”、“一馆讲座，各馆转播”、“一馆咨询、多馆服务”、“与出版机构合作，推出优惠图书”[13]。

2. 服务

北京是全国图书的馆藏中心、展示中心、研究中心，是公共图书馆数量最多、体量最大、设施最好、管理水平最高的城市。成立首都图书馆联盟，是对首都剧院联盟、首都博物馆联盟、首都出版发行联盟、首都影院联盟、首都影视产业联盟五大文化联盟的拓展和延伸，对于统筹利用图书馆资源，实现规模化、专业化、一体化发展，具有十分深远的意义。目前，单个图书馆已经不能满足读者的需求，各图书馆加入联盟以后，图书馆可以把接待社会读者的服务制度化，并完善配套条件。

为发挥首都作为全国文化中心的示范引领作用，大力整合北京地区文化信息资源，首都图书馆联盟开展十项惠民服务。

（1）在全市 60 家图书馆实现图书通借通还，使北京地区的图书文献无障碍流转，满足读者的阅读需求。

（2）在国家图书馆与首都图书馆之间实现读者证相互认证，实现授权数字资源的共享，逐步实现文献的通借通还，方便市民借阅图书。

（3）在高等院校图书馆逐步实现面向社会免费开放，通过办理借阅证使读者共享图书资源。

(4) 开通“首都图书馆联盟”网站，集中发布联盟资讯，加大对北京地区图书馆的统一宣传推介力度，让市民广泛深入了解图书馆服务信息。

(5) 联盟成员之间开展网络互联，实现馆际授权数字资源的共享。搭建联合参考咨询服务平台，集合联盟成员专家人才优势，免费为读者进行实时咨询服务。

(6) 联盟成员开展讲座、展览等文化惠民服务合作，方便市民参与公共文化活动，并开展针对外来务工人员的服务。

(7) 联盟成员利用流动图书车等方式，深入社区、中小学、农村、工地，开展图书馆流动服务。

(8) 联盟成员合作，每年举办一届市民图书交换活动，让市民家中的图书流动起来。

(9) 联盟成员将部分复本图书集中起来共同建立调剂书库，基层图书馆可在调剂书库内挑选图书，补充文献资源。联盟选定若干家成员单位与出版发行机构合作，在图书馆设立新版图书展架，让读者优惠购买图书。

(10) 联盟确定每年九月的第一周为“首都读者周”。读者周期间，联盟成员向市民讲解利用图书馆、计算机检索、图书馆功能、读者权益等知识，让市民走进图书馆、了解图书馆、利用图书馆。

联盟惠民举措简洁地概括为六点，即“一馆办证、各馆通用”、“一卡借阅、就近还书”、“一馆藏书、各馆共享”、“一馆讲座，各馆转播”、“一馆咨询、多馆服务”、“与出版机构合作，推出优惠图书”。

第三节 用户教育

一、用户教育概述

所谓用户教育（User Education），又称用户培训，是指图书情报部门有计划、有目的地对图书情报系统的现实用户和潜在用户开展的旨在提高用户的情报意识和检索技能，使其能充分利用图书情报资源的教育活动。对于图书馆来说，其用户教育的主要任务就是指导图书馆用户最大限度地利用图书馆资源，包括馆藏资源与人力资源等，以及使他们掌握熟练利用图书馆资源的技能，从而引导他们获得印刷型文献或者电子型文献中蕴藏的知识财富[14,15]。国外图书情报界一般用图书馆指导（Library Instruction）、用户教育（User Education）、用户培训（User Training）、读者教育（Reader Education）、图书馆教育（Library Education）、书目指导（Bibliographic Instruction）、指导服务（Instructional Services）等词来表示[16]。

互联网、多媒体的出现与飞速发展，将用户教育带入了自动化、网络化、数字化的新阶段。我们所从事的图书馆用户教育是一种动态发展的服务项目，不单是教育内容随着信息存取技术的改变而随时调整，教学设施也因信息技术的发展而不断提升，而教学方法与技巧的不断改进更是施教者追求的目标；尤其是用户的需求因人、因时而异。虚拟参考咨询服务总是努力采用先进的技术来完善其信息服务，虚拟参考源类型多样，用户的信息技能和检索技能虽然也在一定程度上有更新，但其更新程度的速度远远赶不上参考咨询的发展，需要帮助和指导。因此，加强对用户的帮助、指导和培训是虚拟参考咨询服务中不可缺少的工作内容。

二、用户主体

在信息化和网络化日益发展的今天，图书馆的用户主体和用户需求发生了很大的变化。用户需求按用户类型的特点，可分为教师用户需求、科研用户需求、学生用户需求、管理人员用户需求和企业人员用户需求，按照用户需求心理特点，可分为明确需求、模糊需求、潜在需求。按用户需求目的，可分为研究型用户、学习型用户、解疑型用户和娱乐型用户[17]。研究型用户是有较高层次的情报信息用户群，对信息需求的特点和专业有关，往往是围绕研究课题展开的，而且有一定的连续性，尤其需要理论性较强的原始文献信息，对信息的查全率、查准率和新颖性都要求较高，图书馆主要为他们提供定题跟踪服务、信息推送和网上咨询服务等。学习型用户以大学生、研究生为主，学习的目的是拓宽知识面，提高专业知识水平，他们对信息的需求体现阶段性、集中性、广泛性和综合性的特点，尤其大学毕业生，在进行毕业设计时，需要了解专业知识的最新学科成果，图书馆的信息服务主要通过对馆藏印刷型文献和电子资源的结合使用，为他们提供二次文献信息和使用方法。解疑型用户常常带着某一具体问题而来，采用咨询的方式，要求提供信息服务，馆员可以通过在线参考咨询等方式为他们提供服务。娱乐型用户一般没有明确的目的，情报信息行为呈现很大的随意性，对文献情报资源的依赖性不强，需求倾向不稳定，图书馆主要通过馆藏资源的配置、文献教唆方式、排列方式等为他们提供人性化服务。

三、用户需求与特点

在信息化和网络化日益发展的今天，传统图书馆用户的需求发生了很大变化，数字图书馆的用户对信息的需求呈现多层次、多样化的变化，呈现许多新的特点，不但追求信息获取的全面、系统、精确、新颖、快捷，而且对信息需求的特殊性即适应性提出了更高的要求。图书馆的个性化服务是信息时代图书馆服务的主要方向。

（一）图书馆用户的需求

不同类型的用户对于图书馆的需求不完全一致，但是用户对图书馆的基本需求包括以下四个方面[17]。

1. 获取信息的需求

用户获取能满足自己工作、学习、生活需要的各种形式的文献信息线索检索的需求和原始文献信息的直接需求。

2. 发布信息的需求

指用户向其他用户或外界发布、传递有关的知识信息的需求，如发表研究成果、发布业务信息、发送电子邮件等。

3. 信息交流的需求

用户知识信息交流的需求是一种双向的信息沟通，即用户与他人或外界进行信息沟通与交流的需求，如通过网上交互式问答、聊天室、BBS 等与他人进行交流。

4. 信息咨询的需求

在网络环境下，正确、及时的决策和有效的信息利用已成为用户从事各种职业活动的关键，个性化的信息咨询因而得以迅速发展。用户通过在线咨询、信息推送服务，定制Web页面或信息栏目，需求查询代理服务。

用户以上四个方面的信息需求，是相互联系的整体信息需求，贯穿于用户的整个信息需求过程，推动了图书馆个性化信息服务模式的形成。

（二）用户需求特点

网络环境的形成对用户的个性信息需求行为产生了深刻影响，这种影响使数字图书馆的用户与传统图书馆时期比较，有了新的特征。用户需求呈现出新的特点，主要表现在需求的广泛性、精深化和高效性，这些特点的表现就是：网络的发展能够让人最快速、有效地获得广泛、专业的信息知识。

由于作为数字图书馆用户的范围广泛，类型不同，个体知识结构、利用信息的目的手段各异，因此，数字图书馆用户的个性信息需求也呈现出新的趋势，用户的个性化需求日益明显。具体表现为以下方面[18,19]。

1. 信息需求的多样化

网络环境下，用户信息需求的多样化主要表现在：需求内容的多样化、需求文献类型的多样化、需求信息出版形式的多样化、需求信息来源的多样化以及需求信息时间跨度的多样化。

2. 信息需求的精品化

社会和个体发展的需要，使用户的信息需求呈现出多元化、多样化、多层次的特点，用户的信息需求正在从大量的一般性信息需求逐渐向对解决问题起关键性作用的精品信息需求方向发展。

3. 信息需求的自助化

网络信息服务具有实时交互性特征，用户可直接进入信息查询系统随意地交流、对话、传递自己的见解和创新思想，或直接倾听同行的观点，实现实时的信息交换。

4. 信息需求的求异性

用户的信息需求存在很大的个体差异。不同兴趣爱好、专业、职业、学历层次的个人有着不同的信息需求；每个个体用户都具有个人的、组织的、社会的多方面特征需求，而每一个特征需求都能够激发相应的信息需求，如果条件允许，人们会将每一特征所激发的信息需求都转化为实际的信息行为。

计算机拥有量剧增，通讯手段日趋发达，用户对信息的获取和利用的手段也就逐渐朝着电子化、网络化的方向发展。他们不再满足于单纯的文献阅读，他们需要的是在开放式交互式的信息环境中搜索、阅读和交流信息知识，及时了解社会方方面面的新闻消息，掌握本研究领域及所感兴趣领域的最新研究进展。

四、用户教育内容及方法

（一）用户教育内容

图书馆开展用户教育的目标是加强用户利用图书馆的意识，使其了解图书馆的布局设施，帮助他们最大限度地利用图书馆。根据这个目标，便有了相应的用户教育内容[20]。

1. 基础导向教育

这项内容的目的是让用户了解图书馆的基本概括、掌握利用图书馆的基本常识和技能，具有初步的情报能力。具体包括有：图书馆的性质、职能及内部组织系统的介绍；图书馆简介及服务内容；文献分类的基本知识和图书馆目录体系及使用；借阅书刊及图书馆的规章制度等。

2. 观念意识教育

即使用户充分了解图书馆的各项功能、服务，了解图书馆信息资源的巨大潜力，从而用图书馆的意识，自觉、主动、积极地利用图书馆及其各项资源。可以说，用户的这种意识影响着他的信息需求和对信息需求的表达，也支配着用户的信息行为。

3. 信息能力教育

信息能力是指人们获取信息、加工处理信息、吸收信息并创造新的信息的能力。信息能力强的用户，获取信息和利用信息的效率通常比较高。因此，对用户信息能力的培养是用户教育的重要内容。

4. 信息技术教育

随着社会信息化的发展，信息检索技术、网络搜索技术和数据库检索技术已成为我们信息检索和交流的重要工具和手段，因此对用户的信息技术教育必不可少。对于图书馆来说，应使用户掌握图书馆自建网络系统功能和使用方法；学会使用馆藏中文、外文书目数据库和专题文献数据库的各查询系统；学会利用馆藏电子文献，特别是常用的数据库等[16]。

（二）用户教育的形式

图书馆开展用户教育的形式很多，首先可以利用网页形式向读者介绍图书馆提供的各种服务内容，如利用常见问题解答（FAQ）专栏向用户宣传帮助解决用户利用图书馆的问题，使读者更加充分地了解图书馆，更有效地利用图书馆。其次，各种读者培训教育活动也是开展读者教育的重要形式[21]。

1. 常见问题解答

常见问题解答（FAQ），是参考咨询人员收集并汇总读者咨询过程中经常遇到的、带有普遍性和典型性的问题，进行详细解答并分类编排，汇集成数据库，提供网络查询的服务形式。常见问题的内容十分广泛，如参考咨询部门的联系方式与咨询方式，馆内服务台位置、电话、网上咨询方式，用户使用图书馆的联机目录查询系统，馆际互借服务，代查代检服务，查新服务，专利检索服务，标准检索服务等。

2. 专题讲座

向用户开展专题讲座，讲座内容一般围绕馆藏资源与服务指南、电子资源的检索与利用、常用软件使用指南几个方面展开。具体如下所述。

（1）图书馆文献资源与服务方式：为广大读者提供文献资源服务是图书馆的办馆宗旨，开展图书馆服务的前提是必须让每一个读者了解图书馆的文献资源和服务形式。详细地介绍图书馆各种类型的文献资源以及图书馆最常见的服务形式。

（2）馆藏图书的分布及开架区找书办法：图书是一种重要的文献资源类型，迅速准确地找到要用的图书是做学问的一项基本功。由于很多图书馆有多个分馆，馆藏图书分布比较分散。该讲座能够帮助读者熟练地在书库中查找图书，具体内容包括介绍馆藏图书的分布与排架方法、怎样在书库中找到要用的图书、如果在书库中找不到所需图书，怎样通过其他途径如馆际互借等满足需求等。

（3）馆藏目录检索：馆藏目录检索是读者利用图书馆的第一步，该项讲座帮读者全面地了解图书馆的馆藏书目状况、熟练地使用计算机进行书目查询。讲座的具体内容包括：馆藏书目现状，如卡片式目录和机读目录的现状；图书馆机读目录的检索方法，包括如何上机操作、如何利用各种途径（题名、作者、关键词等）查询书同、如何查看书同记录、如何填写索书单、如何查询读者借阅状况、如何续借与预约等。

（4）常用工具书介绍：在种类繁多的工具书中，参考性工具书占大多数，例如，专门性词典、百科全书、年鉴、手册、表谱、图录、组织机构指南及人名录等。工具书不仅可以告诉人们查找资料的途径和线索，还能给人们的学习、工作、科研提供一定的参考价值的资料，讲座内容包括怎样查找专业名词术语、怎样查找新兴学科知识、怎样查找当代时事资料、怎样查找人物资料，以及介绍怎样查找专业图书目录与文章篇目索引、怎样查找字词语句、统计数据、人物资料、地名资料、历史事件、机构组织以及年月日换算等有关参考工具书、资料性图书。

（5）电子资源介绍：电子资源是当今教学科研和生产都离不开的重要资源，该讲座具体内容包括：介绍电子资源的类型、特点及其功用，包括数据库、电子期刊、电子图书、电子报纸等；介绍馆藏电子资源的主要检索方法和检索技巧；介绍本馆最新提供的电子资源及其服务等。

1）中文电子报刊数据库使用技巧：图书馆的电子学术期刊资源已相当丰富，利用电子期刊可以更快速及时地提供阅览，可以随时随地存取、打印与传递，可以足不出户了解最新学术动态。具体内容包括：《中国学术期刊网》（CNKI）的使用技巧、《中文科技期刊数据库》（维普）的使用技巧、《万方数据资源系统》（数字化期刊）的使用技巧等。这些全文期刊库包含了国内出版的大部分期刊，还有部分会议论文、学位论文等，是读者最常用的中文数据库。

2）本馆外文电子期刊的使用：该讲座将介绍外文期刊的使用方法，并对一些由组织或个人、学术机构等提供的电子期刊，以及网上的其他免费学术期刊进行介绍。如PubMed 等数据库。

3）本馆中文电子图书的使用：电子图书是很受图书馆重视及受读者欢迎的最新型电子资源之一，例如，超星电子图书系统、超星读秀系统、超星移动图书馆的检索与利用、方正电子书的检索与利用等。

4）英文电子图书的使用：主要介绍英文电子图书如“NetLibrary”等的使用方法。

5）学位论文查询：主要介绍常用的学位论文查询系统，如万方学位论文库、CALIS 高校学位论文库，以及其他的中国高等学校学位论文检索信息系统等，帮助读者查询和利用学位论文资源。

6）电子工具书介绍：讲座介绍一些重要的中文、英文事实型和数值型数据库，提供各种统计性和工具性的资料，包括一些中英文电子版的工具书、百科全书和词典等。

7）综合性权威检索工具介绍：《科学引文索引》（SCI）、《工程索引》（EI）、《社会科学引文索引》（SSCI）、《科技会议录索引》（ISTP）和《艺术与人文科学引文索引》（A&HCI）是国际公认的权威检索数据库，对论文被收录和被他人引用等情况进行了比较权威的统计和反映。讲座介绍怎样查找某个专题领域最权威或最具代表性的文章、怎样了解某篇论文在国内外尤其是在国际上所引起的反响、怎样了解您或您所认识的人们的学术成就、怎样了解国内外某种期刊的重要程度。

8）中外标准文献的检索与利用：标准文献也是一种常用的文献类型。讲座的具体内容包括：中文标准的检索方法与技巧、外文标准的检索方法与技巧。

9）中文专利数据库检索：讲座主要介绍常用的查找中文专利文献的数据库的使用以及专利文献的分析和利用，如《中国专利数据库》。

10）外文专利数据库：讲座主要介绍常用的查找外文专利文献的数据库的使用以及专利文献的分析和利用，如《世界专利数据库》。

11）本馆最新电子资源简介：目前电子资源的发展速度越来越快，信息含量不断增大、产品不断更新升级，形式越来越多样化，读者的需求也越来越多。讲座介绍本馆最新引进的或最新试用的电子资源。这些新增的电子资源是根据专家意见或读者需求而精选的最优秀的资源，有些是图书馆已经正式购买的，有些则先由图书馆引进给广大用户试用。

12）电子资源的综合利用：目前图书馆的电子学术资源数量庞大、种类丰富，不同的资源分散在不同的检索平台上，以致用户常常不能把握电子资源综合利用的技巧。讲座主要介绍如何利用电子资源进行课题查询和论文写作，如学科电子资源的种类、数量、用法，结合具体学科、结合用户具体的课题查询或其他相关需求，介绍电子资源的选择、课题查询的方法和步骤；如何对检索结果进行分析，以及如何利用电子资源进行学科的学术论文写作、学科科研活动以及课题研究等；如何利用检索到的信息进行开题报告和论文写作。

除了以上多种的专题讲座内容还有常用工具软件的安装与使用简介、本馆未收藏的常用电子文献资源及获取途径，以及特种文献的资源的使用。

3. 文献检索课

开设文献检索课可以增强用户的情报意识，增加其各自专业及相关专业信息了解程度，学会常用检索工具、数据库和参考工具书的使用方法，懂得如何获得和利用信息，增强自学能力和研究能力。

4. 开设网络远程教育

网络远程教育是指在线学习或网络化学习，具有开放性强、协作性、实时交互性等特点。网络时代电子资源的蓬勃发展不仅带来了丰富的信息资源，也使信息检索和利用变得相当困难。为配合学校教学发展、辅助教学工作、帮助学生开拓视野、培养学生良好的自学习惯，图书馆提供了不受时间和空间限制的网络培训服务，读者可以根据自己的实际情况进行选择性的浏览和学习。

随着参考咨询工作的逐步深入，用户教育的内容不断完善，教育形式也是多种多样，在开展用户教育过程中必须注意以下问题。

第一，要融合传统资源、电子资源、数据库资源与网络资源等内容，系统提供文献检索的理论、方法，培养与增强用户的信息意识，掌握获取文献知识的方法，提高他们的自学能力与创新能力。数字资源有着巨大的优势，检索获取方便，用户更愿意利用，但是数字资源在学科范围、收录时间上的局限会造成漏检，因此必须教育用户不能仅限于数字化资源，而必须结合传统资源完成资料查找工作。

第二，要重视对用户进行计算机及网络知识的教育培训，包括计算机基础知识、网络基础知识、光盘及数据库检索知识、图书馆自动化软件系统的使用方法等。

总之，用户教育应当采用传统方式与网络方式相结合的方式进行，针对各个专题讲座制作的培训课件，让用户形象直观地了解电子出版物、电子图书馆、数据库以及网上信息资源的利用与检索方式。在图书馆丰富资源基础上，多媒体交互式计算机网络远程教育应是图书馆参考咨询服务的另一特色服务趋势，如开展技术教育或专业课程的远程培训，能为社会人士增加更多学习机会。此外，还可以举办专题讲座、知识竞赛活动等，开展多层次、多形式的用户教育活动，这不仅充分体现了图书馆强烈的用户教育意识和服务意识，而且真正体现了网络环境下参考咨询工作的现代化。

（苏大明　李　芹）

参考文献

[1] 黄俊贵．图书馆原理论略——从阮冈纳赞五定律及戈曼新五定律说起．中国图书馆学报，2001，27（2）：5-10.

[2] 柯平．图书馆服务理论探讨．大学图书馆学报，2006，24（1）：38-44.

[3] 程亚男．再论图书馆服务．中国图书馆学报，2002，28（4）：18-21.

[4] 蒋永福，付军．图书馆服务五原则．中国图书馆学报，2003，29（3）：21-24.

[5] 张利，吴蔚慈．21世纪图书馆读者服务的发展趋势．大学图书馆学报，2000，18（4）：47-49.

[6] 田红梅．试论图书馆从信息服务走向知识服务．情报理论与实践，2003，26（4）：312-314.

[7] 蔡冰．图书馆读者服务的艺术．北京：国家图书馆出版社，2009：4.

[8] 夏知平．医学信息检索与利用（第三版）．上海：复旦大学出版社，2007：2.

[9] 赵生让．信息检索与利用．西安：西安电子科技大学出版社，2013：8.

[10] 百度百科．信息共享空间［EB/OL］. http：//baike. baidu. com/view/1050643. htm. ［2015-7-20］.

[11] 中国高等教育文献保障系统．CALIS介绍［EB/OL］. http：//project. calis. edu. cn/calisnew/calis_ index. asp? fid=1&class=1. ［2015-7-20］.

[12] 国家科技图书文献中心．NSTL概况［EB/OL］. http：//www. nstl. gov. cn/NSTL/nstl/facade/help/help1. jsp. ［2015-7-20］.

[13] 首都图书馆联盟［EB/OL］. http：//www. clcn. net. cn/special/cla/. ［2015-7-20］.

[14] 詹德优．信息咨询理论与方法．武汉：武汉大学出版社，2010，2：110.

[15] 蔡莉静．图书馆参考咨询工作基础．北京：海洋出版社，2013. 8：57.

[16] 张占国．现代图书馆服务创新与服务评价．北京：知识出版社，2006. 3：581.

[17] 展晓玲，高兴国．数字图书馆的服务转型．兰州：甘肃民族出版社，2008. 06：187-188.

[18] 杨向明．网络时代用户信息需求与分析［J］．情报资料工作，2003，（5）：26-27.

[19] 何靖．网络环境下图书馆用户信息需求与服务对策［J］．湖北师范学院学报（哲学社会科学版），2006，26（3）：138-140.

[20] 袁红军，严真，耿卫．信息咨询视域下图书馆档案馆服务研究．长春：吉林文史出版社，2009. 5：264.

[21] 罗彩冬，杨永梅．现代图书馆参考咨询工作．北京：海洋出版社. 2006. 8：46-52.

第八章　中医药文献信息资源的检索与利用

中医药是中华民族文化的瑰宝，不但为中华民族的繁衍生息做出了不可磨灭的贡献，而且对世界医学也产生了巨大影响。中医药是我国劳动人民通过长期的生产生活实践而总结出的治疗疾病的经验，在悠久的历史过程中，先辈们为我们留下了浩如烟海的中医药古代文献，同时，在现代的中医药研究和实践中，也不断积累着新的经验和知识，形成了大量的中医药现代文献。中医药古代文献和现代文献记载着丰富的中医药经验和知识，是我们传承和发扬中医药的根基。如何检索和利用好这些文献资源，是中医药临床和研究人员必须掌握的一种技术。

本章将主要介绍文献信息检索的基本概念和常用方法，并对常用的中医药电子资源进行介绍。

第一节　文献信息检索基础知识

文献作为人类知识的载体记录着在人类历史进步过程中所总结的经验和所创造的知识，成为了人类文明传承和发展的基础，随着人类文化、教育、科学技术的发展，记载其内容的文献数量也随之增长，特别是当今高速发展的网络数字时代，文献信息呈现出爆发式增长的态势，文献信息检索成为获取有效文献信息的一种技能。中医药领域拥有丰富的古代和现代的文献信息资源，文献信息检索基础知识是进行中医药专业文献信息检索、获取中医药专业文献信息资源的基础和前提，所以在了解中医药文献信息检索之前，有必要了解和掌握与文献检索相关的几个基本概念。

一、文献信息检索的基本概念

（一）信息素养

1. 概念

随着信息时代的飞速发展，面对各种各样的海量信息，人们需要有足够的能力来获取、鉴别和有效地利用信息，这就需要不断培养和提高一种新的素养，即信息素养。信息素养（Information Literacy），又称信息素质，最早由美国信息产业协会主席保罗·车可斯基（Paul Zurkowski）在1974年提交的一份报告中提出，他将信息素养定义为“利用大量的信息工具及主要信息资源使问题得到解答的技术和技能”，后来又将其解释为“人们在解答问题时利用信息的技术和技能”。

1989年，美国图书馆协会的一份《关于信息素养的总结报告》（*Presidential Committee on Information Literacy*：*Final Report*）中认为[1]，信息素养是信息时代的一种生存技能，具备信息素养的人能认识到何时需要信息，并能检索、评价和有效利用所需要的信息，提出有信息素养的人最终是指那些懂得如何学习的人，懂得如何学习是因为他们知道如何组织知识、如何找到信息、知道如何利用信息。1998 年全美图书馆协会和美国教育传播与技术协会在《信息能力：创建学习的伙伴》一书中，从信息素养、独立学习和社会责任三个方面提出了学生学习的九条信息素养标准。世界各国不同学者对信息素养也提出了不同的定义，从信息素养相关的定义及信息素养人的特征和标准可以看出，信息素养是一个含义广泛的综合性概念，信息素养不仅包括利用信息工具和信息资源的能力，还包括获取识别信息、加工处理信息、传递创造信息的能力，更重要的是以独立自主学习的态度和方法、以批判精神以及强烈的社会责任感和参与意识，将它们用于实际问题的解决和进行创新性思维的综合的信息能力[2]。综上各种定义，我们可以认为：信息素质是人们运用信息、学习信息技术、利用信息解决问题的能力；是从各种信息源中检索、评价和使用信息的能力，是信息社会必须掌握的终身技能。

2. 医生和科研人员须具备的信息素养

信息素养对于医生和科研人员来说是非常重要的一种素质，它具体包括了三个方面，信息意识、信息能力和信息道德。

（1）信息意识：是指能充分认识信息的重要性，并且具备信息敏感性。

（2）信息能力：主要包括：①信息活动能力：获取信息的能力；②信息积累能力：有目的积累储备信息的能力；③信息表达能力：语言和文字表达能力，交流传播信息；④信息甄别能力：甄别信息的可靠性、可信度、可能性；⑤信息利用能力：正确评价获取的信息，并合理利用获取的信息解决实际问题。

（3）信息道德：包括合理合法使用信息，尊重信息著作权和知识产权，反对学术造假。

（二）文献检索

1. 文献检索

（1）概念：文献检索（Literature Retrieval）是将文献按照一定方式集中组织和存储起来，并按照用户需求查找出有关文献或文献中包含的信息内容的过程。文献检索有广义和狭义之分，广义上的文献检索实质上包括文献的存储和文献的检索两个过程；而狭义的文献检索是从用户的角度来理解，仅指从已经存贮的具有检索功能的文献信息集合中查询出所需文献的过程。

（2）基本原理：广义的文献检索包括文献的存储和文献的检索两个过程，它们共同构建了文献检索系统。存储过程就是按照既定的检索系统建设目标，从信息源中选择所需的文献，对这些文献的外部特征和内容特征进行分析、标引和加工，形成文献特征的标识，再把这些标识按事先设计好的规则进行排序形成多种索引存储到检索系统中去的过程。检索过程就是利用文献特征标识，根据不同的检索途径找出相关文献的过程[3]。

文献检索系统的存储和检索两方面的功能，实现了文献检索的目的，其中存储是检索的基础，而检索是实现存储的目的和手段，两者相辅相成、互为依存（图 8-1）。

（3）文献检索的类型：文献检索按照检索对象、检索结果和检索手段的不同可以分为不同的类型。

按照检索对象的不同来划分，可以分为：①文献检索：或称为线索检索，是指以具体文献为检索对象，其检索的结果是文献线索或具体的文献，这种检索属于一种相关性检索，只需检出与用户的需求相关的文献供用户参考。②数据检索：是指以数据为检索对象，其检索的结果是可供直接使用的科学数据的检索，这种检索属于一种确定性检索，是对确定的数据或数值进行查询的一种检索。③事实检索：是指以某一客观事实为检索对象，其检索的结果主要是客观事实或为说明客观事实而提出的数据的检索，这种检索也属于一种确定性检索。

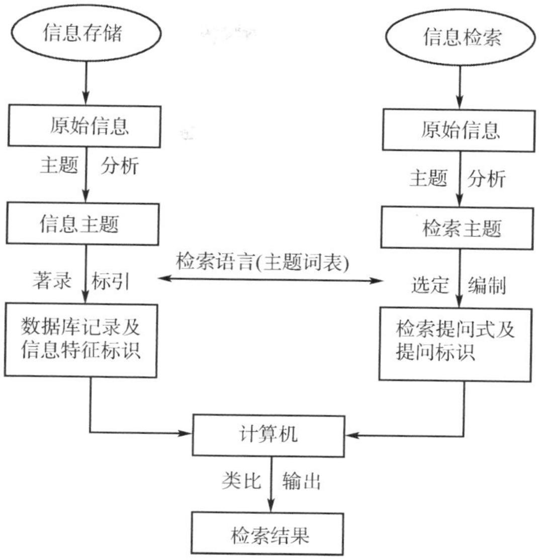

图 8-1 文献检索的基本原理

文献检索、数据检索和事实检索三者并没有严格的界限划分。

按照检出结果的不同来划分，可以分为：①书目检索：也称题录检索，是指检索出来的结果是关于文献的题录信息，即获得的是关于文献的题录、作者、摘要、出处等此类文献线索信息的一种检索，美国《医学索引》、荷兰《医学文摘》都属于书目检索工具。②全文检索：是指检索出的结果直接为文献的全文内容，或者是按照用户需求，检索出有关的句子、章节或者段落。全文检索主要是在计算机检索技术的基础上发展起来的，“中国期刊全文数据库”、“ProQuest 的 PHMC 全文数据库”都属于全文检索数据库。③引文检索：是指检出结果为文献被引用的情况，进而进行结果分析和评价的一种检索。汤森路透的科学引文索引（SCIE）的引文检索功能就属于引文检索。

按照检索手段的不同来划分，可以分为：①手工检索：是指利用印刷本检索工具进行人工查阅的一种检索方式，这类检索一般不能实现全文检索服务；②计算机检索：是指利用计算机、通信网络等设备进行检索的方式，包括脱机检索、光盘检索、联机检索和网络检索。

2. 中医药文献检索

中医药文献检索是指以科学的方法，利用检索工具和检索系统，从有序的中医药文献集合中检出所需信息的一种方法，是我们获取中医药知识的捷径。

掌握中医药文献信息检索方法与技能，可以帮助人们快、准、全地获取所需知识，最大限度地节省查找时间，使文献信息得以充分的利用。无论是做科研或者中医药临床疑难杂症的治疗，还是写论文的时候都离不开中医药文献检索，来帮助我们完成各种作业。掌握中医药文献信息检索的方法不仅是终身学习的需要，也是知识创新的需要。熟练地掌握查阅中医药文献的知识与方法，是从事中医药教学与研究、中医临床、中药生产等工作的青年中医药人员和学习中医药各专业的大学生必需的基本功[4]。

二、文献信息检索语言

（一）概念

检索语言是文献信息检索语言的简称，是指在文献检索领域内用来描述文献特征和表达检索提问的一种专用语言，即根据信息检索的需要而创建的统一文献标引用语和检索用语的一种人工语言；它是汇集、组织、存贮文献的手段和工具，用于对信息的内容进行逻辑分类、主题标引或对信息的形式特征进行描述和揭示。它可用于检索工具的编制和使用。不同的使用场合具有不同的称呼：在文献存储的文献标引过程可以称之为标引语言（如关键词、主题词）；在文献的索引过程中（如书刊目录、著者索引、引文索引）可以称之为索引语言；在文献检索过程中可以称之为检索语言。

检索语言是信息检索系统存储与检索共同遵守的一种专用语言，它既是汇集、组织、存储文献的标准，也是检索提问时所利用的手段和工具。检索语言即信息标引人员和检索人员之间进行信息交流的媒介，也是人与检索系统之间交流的桥梁。检索语言是文献信息检索的重要组成部分，检索效率的高低在很大程度上取决于所采取的检索语言的质量以及对它使用是否正确。

检索语言的功能包括四个方面：一是对文献的内容特征及外部特征加以分类、标引；二是对内容相同或相关的文献加以集中或揭示；三是对大量文献加以系统化、组织化，使之有序；四是便于标引和检索用语进行相符性比较[5]。

（二）检索语言类型

按照不同的分类方法，可以将检索语言分为描述文献外部特征和内容特征等不同类型。

描述文献外部特征的检索语言：是指依据文献外部特征（题名、著者、文献序号、引用文献等）作为文献存储标识和文献检索提问的出发点而设计的索引语言。

描述文献内容特征的检索语言：是指依据文献内容特征作为文献存储标识和文献检索提问的出发点而设计的索引语言，包括分类检索语言、主题检索语言和代码检索语言等。

1. 分类检索语言

（1）分类检索语言定义：分类语言是把各种概念按照学科性质进行分类和系统排列的一种语言体系。其是指以数字、字母或字母与数字结合作为基本字符，采用字符直接连接并以圆点（或其他符号）作为分隔符的书写法，以基本类目作为基本词汇，以类目的从属关系来表达复杂概念的一类检索语言。

以知识属性来描述和表达信息内容的信息处理方法称为分类法。著名的分类法有《国际十进分类法》、《美国国会图书馆图书分类法》、《国际专利分类表》、《中国图书馆图书分类法》等。

（2）分类检索语言与文献分类法：分类语言是以分类法的形式来体现的。文献分类法是根据文献知识内容所属的学科性质，分门别类地、系统地揭示和组织文献的一种方法。《中国图书馆分类法》简称“中图法”，是我国使用最广泛的一种等级体系分类法。由5大部类，22个大类等组成（图8-2）。

2. 主题检索语言

（1）主题检索语言定义：主题检索语言是用语词作为检索标识来表达各种概念，并按字顺组织起来的一种检索语言，它是指以自然语言的字符为字符，以名词术语为基本词汇，用一组名词术语作为检索标识的一类检索语言。以主题语言来描述和表达信息内容的信息处理方法称为主题法。主题语言又可分为标题词、元词、叙词、关键词。较常见的主题检索语言有关键词语言和叙词（主题词）语言。

5大部类	22个基本大类
马克思主义、列宁主义、毛泽东思想、邓小平理论	A 马克思主义、列宁主义、毛泽东思想、邓小平理论
哲学、宗教	B 哲学、宗教
社会科学	C 社会科学总论 D 政治、法律 E 军事 F 经济 G 文化、科学、教育、体育 H 语言、文字 I 文学 J 艺术 K 历史、地理
自然科学	N 自然科学总论 O 数理科学和化学 P 天文学、地球科学 Q 生物科学 R 医药、卫生 S 农业科学 T 工业技术 U 交通运输 V 航空、航天 X 环境科学
综合性图书	Z 综合性图书

图 8-2　《中国图书馆分类法》（第 5 版）22 个基本大类

（2）主题检索语言与医学主题词表：主题检索语言由主题词汇构成，即将自然语言中的名词术语经过规范化后直接作为信息标识，按字母顺序排列标识，通过参照系统揭示主题概念之间的关系，也称主题法。包括先组式的标题词语言、后组式的单元词语言和叙词语言。主题语言表达的概念比较准确，具有较好的灵活性和专指性，不同的检索系统、不同的专业领域可以有各自的主题词表。在中医药领域最常用的主题词表示《医学主题词表》和《中国中医药学主题词表》（图 8-3）。

主题词：
消渴
英文名称：
EXCESS EATING-DRINKING-URINE
树状结构号：
TC26.35.110
标引注释：
属内伤病证：以多饮、多食、多尿、身体消瘦或尿浊、尿有甜味为特征的病证：根据病机症状和病情发展阶段不同有上消、中消、下消之别
参：
糖尿病(M)
代：
上消：　下消：　消瘅：　中消

树形结构1
中医内科疾病
　　内伤病证
　　　　消渴

图 8-3　中医药学主题词表词条示例

3. 代码检索语言

代码检索语言是指对事物的某方面特征，用某种代码系统来表示和排列事物概念，从而提供检索的检索语言。例如，根据化合物的分子式这种代码语言，可以构成分子式索引系统，允许用户从分子式出发，检索相应的化合物及其相关的文献信息。

三、检索途径

检索途径是指根据文献的某一特征，使用检索语言进行文献查询的途径和方法。以计算机检索为例，常见的检索途径包括：主题途径、分类途径、作者途径、题名途径、引文途径和序号途径等。

1. 主题词检索途径

主题词检索途径就是通过反映文献内容的主题词作为检索入口的检索途径。由于主题法能反映一个主题的各方面的文献，因而便于读者针对某一问题作全面而系统的专题性研究。主题词是经过规范化处理的词汇，主题词表由专业的研究机构编制而成，常用的主题词表有美国国立医学图书馆编制的《MeSH 医学主题词表》（中国医学科学院信息研究所将其翻译为了中文版）和中国中医科学院中医药信息研究所研制的《中国中医药学主题词表》。主题词检索过程中可以通过副主题词表来加以限定，从而使得检索结果更加精确。

2. 自由词检索途径

自由词检索也称为关键词检索，是指采用能反映问题的相关词汇或者关键词汇进行检索的一种途径，由于具有灵活性和自由的特点，符合用户的使用习惯，从而成为了目前检索系统中应用最为广泛的一种检索途径。但是由于自由词检索随意性比较大，并且自由词没有经过规范化处理，所以容易造成漏检。

3. 题名检索途径

题名检索途径是指采用篇名、书名、刊名等题名作为文献检索入口的一种检索途径。

4. 著者检索途径

著者检索是指采用文献作者作为检索入口的一种检索途径，在检索外文文献或者外文检索系统中，要特别注意名字的缩写问题，因为英文格式的缩写容易导致名字的相同，所以应该按照作者的单位等其他属性做好甄别工作。

5. 引文检索途径

参考文献又称为引用文献，它是文献的外部特征之一，利用引文这一检索入口进行的检索称为引文检索途径，它可以检索文献之间的相互引用关系。

6. 分类检索途径

分类检索途径是指按照学科分类体系相关的代码（如类目名称或者分类号）作为检索入口的一种检索途径，该途径能比较系统地按照学科所属范围来查找文献。常用的分类检索是采用《中国图书馆分类法》的分类号作为检索入口进行文献检索。

7. 缺省检索途径

缺省检索途径是指检索系统中为了扩大检索范围，预先设定多个常用字段进行同时检索的一种检索途径，例如，有些检索系统的缺省检索允许在题名、关键词、主题词、摘要等字段进行同时检索。

8. 其他检索途径

文献检索还包括其他检索途径，如序号检索、机构检索、分子式检索和图片检索等。

四、文献检索技术

（一）概念

文献检索技术是指用户为了实现检索目标所采用的技术和方法。文献检索技术的发展经历了四个发展阶段，包括手工检索阶段、脱机检索阶段、联机检索阶段和网络检索阶段，目前文献检索技术一般是指利用计算机进行检索的技术，主要包括布尔逻辑检索、截词检索、字段限定检索、位置算符检索和范围运算符检索等。

（二）常见检索技术介绍

1. 布尔逻辑检索

布尔逻辑检索（Boolean Search）是指利用布尔逻辑算符将检索词、短语或代码进行逻辑组配的检索，它是现代信息检索系统中最常用的一种检索方法。常用的布尔逻辑算符有三种，分别是逻辑或“OR”、逻辑与“AND”、逻辑非“NOT”。

（1）逻辑或

1）概念：逻辑或，也称为逻辑加，用“OR”或“+”或“或者”表示，可用来连接并列关系的检索词。当检索式为“*A* OR *B*”时，表示只要包含：检索词 *A* 或检索词 *B* 中任意一项，即为有效检索结果（图 8-4）。

2）作用：扩大检索范围，提高查全率。

（2）逻辑与

1）概念：逻辑与，也成为逻辑乘，用“AND”或“×”或“并且”表示，可用来表示其所连接的两个检索词的交叉部分。当检索式为“*A* AND *B*”时，表示仅需检索同时包含检索词 *A* 和检索词 *B* 的内容（图 8-5）。

2）作用：缩小检索范围，提高查准率。

（3）逻辑非

1）概念：逻辑非，用“NOT”或“-”或“不包含”表示，可用来连接排除关系的检索词，排除不包含的检索结果。当检索式为“*A* NOT *B*”时，表示仅需检索含有检索词 *A* 但不含检索词 *B* 的记录（图 8-6）。

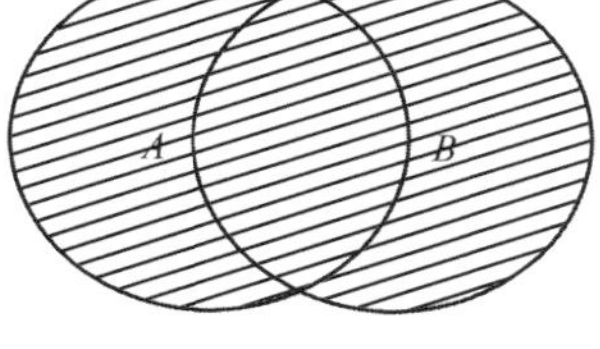

图 8-4　“逻辑或”举例

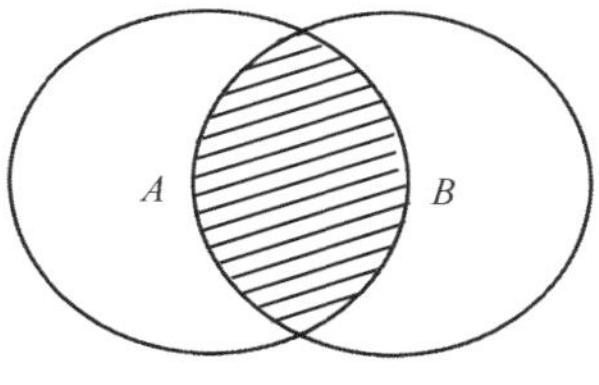

图 8-5　“逻辑与”举例

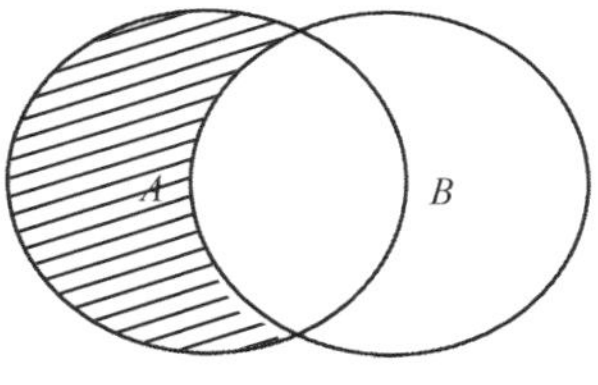

图 8-6　“逻辑非”举列

2）作用：缩小检索范围，提高查准率，但需慎用。

2. 截词检索

截词检索（Truncation Search）是指用给定的词干作检索词，查找含有该词干的全部检索词的记录，也称词干检索或字符屏蔽检索。用截断的词的一个局部进行检索，并认为凡满足这个词局部中的所有字符（串）的记录，都为命中的记录。截词检索的作用是扩大检索范围、提高查全率、减少检索词的输入次数、节省检索时间、降低检索费用等，它也是计算机检索系统中应用非常普遍的一种技术。截词检索有多种方式，按照截断部位可以分为后截断（右截断）、前截断（左截断）、中截断、复合截断等；按照截断长度可以分为有限截断（一个截词符只代表一个字符）和无限截断（一个截词符可代表多个字符）。不同的系统所用的截词符也不同，常用的有“?”、“$”、“*”等。

由于外文的构词特性，在检索中经常会遇到名词的单复数形式不一致；同一个意思的词，英美拼法不一致；词干加上不同性质的前缀和后缀就可以派生出许多意义相近的词等，这时候就需要用到截词检索。

（1）后截断（右截断）：将截词符号放在一个字符串的右方，以表示被检索内容前方一致的一种检索方式。可用于主题检索，例如，用“乙型肝炎$”可检索出：乙型肝炎、乙型肝炎病毒、乙型肝炎疫苗、乙型肝炎表面抗原、乙型肝炎核心抗原、乙型肝炎 e 抗原等；可用于有单复数变化和词尾变化的英文词的检索，例如，用“NURS *”可检索出：NURSE、NURSES、NURSING 等；可用于年代的检索，例如，用“198 *”可检索出 20 世纪 80 年代的有关文献。

（2）前截断（左截断）：是将截词符号放在一个字符串的左方，以表示被检索内容后方一致的一种检索方式。用“$泻心汤”可检出：泻心汤、甘草泻心汤、生姜泻心汤；用“$ MAGNETIC”可检出：MAGNETIC、ELECTRO-MAGNETIC、ELECTROMAGNETIC、PARAMAGNETIC、THERMO-MAGNETIC。

（3）中截断：中截断是将截词符号放在一个检索词的中间，以表示被检索的词前后字符一致。例如，用“大黄$汤”可检出：大黄甘草汤、大黄牡丹汤……；还可用于英语中同一单词的英美不同拼法及单复数不拼法，例如，用“COL * R”可检出 COLOR、COLOUR；用“WOM * N”可检出：WOMAN、WOMEN。

3. 字段限定检索

字段限定检索（Field Limiting）：是指限定在数据库记录中的一个或几个字段范围内查找检索词的一种检索方法。在检索系统中，数据库设置的可供检索的字段通常分为表示文献内容特征的字段和表示文献外部特征的字段两大类，文献内容特征的字段主要包括关键词、主题词等，文献外部特征的字段主要包括：标题、作者、文献类型、语种、出版时间等。在字段限定检索中，常用的字段有：标题（TI）、文摘（AB）、作者（AU）、语种（LA）、刊名（JN）、文献类型（DT）、年代（PY），等。

4. 位置算符检索

位置算符检索（Proximate Search）也称为邻近算符检索，是指利用位置算符对检索词之间的逻辑关系进行组配，对检索词之间的相对位置进行限制的检索方法。用邻近运算符连接两个检索词，表示要求两个检索词同时出现在同一记录中两词的相互位置必须符合规定的相邻度才能被命中检出。邻近运算符包括：in、with、near。In 表示在某个字段进行检索；with 表示同时出现在一个字段的两个词，并且两个词之间的顺序不能颠倒；near 表示两个词不仅出现在同一个字段里，并且顺序可以颠倒。

5. 范围运算符检索

范围运算符检索（Range Search）是指用范围运算符进行限定的检索，一般用于限定检索的时限和内容。例如，时间范围算符（>，<，=，>=，<=）用于限定时间，PY=2000。

五、文献检索策略

检索策略（Search Strategy）有广义和狭义之分，广义是指在分析检索课题，明确检索要求的基础上，确定检索的数据库、检索的用词，并明确检索词之间的逻辑关系和查找步骤的科学安排。检索式（即检索用词与各运算符组配成的表达式）仅仅是狭义上的检索策略。

检索策略的构建与检索的结果密切相关，通过调整检索策略来提高查全率或者提高查准率。

（一）提高查全率的方法

提高查全率的方法包括：选择全字段检索；减少对文献外部特征的限定；使用逻辑“或”；利用截词检索；使用检索词的上位概念进行检索；选择更合适的数据库进行检索等。

（二）提高查准率的方法

提高查准率的方法包括：将检索词的检索范围限定在篇名、叙词和文摘等字段；使用逻辑“与”或逻辑“非”；运用限制选择功能；使用下位概念检索；实施进阶检索或高级检索等。

六、检索步骤

检索步骤是指在进行文献信息检索时候采取的流程，虽然每次检索的目标和结果不一样，检索的范围也不同，但是检索的流程基本类似，主要包括5个方面的步骤：分析检索需求、选择检索系统、确定检索途径和构建检索式、评价检索结果并调整检索策略、获取检索结果。具体步骤如下。

1. 分析检索需求，明确检索目标

检索需求是文献信息检索的出发点，是否满足检索需求是判断检索效果的标准，文献信息检索首先应分析检索需求，明确检索的学科范围、主题内容、检索目标，了解相应的背景知识以及相关的名词术语，确定检索的时间范围、文献类型、语种等。

2. 选择检索系统，确定检索方法

计算机检索系统种类繁多，收录范围和功能各具特色，检索人员应该根据检索需求和检索目标，选择类型匹配、专业对口、内容全面、覆盖范围广、更新及时的检索系统，例如，检索期刊文献，应该选择文摘型或者全文型的期刊文献数据库；检索引用关系，应该选择引文数据库；如果需要检索专利、标准、博硕论文、会议论文等，可以选择相应的数据库来完成检索的目标，按照相应的检索方法进行检索，必要时可以在多个检索系统中进行检索。

3. 确定检索途径，构建检索式

在选择好检索系统后，可以根据检索目标和检索结果调整检索的途径，包括主题词途径、自由词途径、著者途径、题名途径、分类途径、引文途径等，构建相应的检索表达式进行检索。在具体检索时候，可以联合使用多种检索途径进行检索，以提高查全率。

4. 评价检索结果，调整检索策略

在检索的过程中，要根据检索的阶段结果和检索的总目标对检索结果进行评价，不断调整检索的策略，扩大或者缩小检索范围，或者选择不同的检索途径，重新编制检索式进行检索，以求达到较为满意的检索结果。

5. 获取检索结果

检索的目标不同，所需要获取的检索结果也不尽一致，例如，检索的目标是为了获取文献全文，那根据检索结果的线索还需要进行文献全文的下载；如果检索目标仅仅是为了获取文献相互引用的相关信息，那就不需要进行全文的下载；如果检索的目标需要对检索结果进行计量学的分析，那还需要使用检索系统中的分析功能进行相应的分析，从而得出检索结论。

七、中医药参考工具介绍

（一）参考工具概述

1. 参考工具的概念

参考工具（Reference Tool）是指根据一定的社会需要，广泛汇集某一范围的知识文献信息，按照特定的编排形式和检索方法，可以提供某方面基本知识或资料线索的特定类型检索工具。它是考查字义、词义、数据与事实等有关资料的重要工具。过去都以图书的形式出现，习惯上被称为“参考工具书”（Reference Book），简称“工具书”，现在除了图书形式，还有许多其他载体形式的参考工具，例如，电子辞典、电子百科全书等。因此，参考工具可以泛指一切以查找相关知识的资料来源的总称，所以又称为参考资源（Reference Sources），包括一切可以提供解疑释惑的知识载体。最常见的参考工具有字典、辞典、百科全书、年鉴等。

2. 参考工具的特点

参考工具具有知识性、资料性和检索性的特点，是一种特殊的检索工具。作为以图书形式出现的参考工具书，一般不提供人们从头至尾、逐字逐句的系统阅读，而是为人们提供某一方面问题的参考之用；在内容和形式上广采博收、旁征博引，对收集的资料进行严加取舍并进行概括；同时在编排体例上按照分类，或者部首、笔画等方式，使读者可以通过多个途径进行查阅。所以，参考工具书与普通图书的区别在于它具有参考性、概括性和易检性三个特性。

（二）参考工具的类型

参考工具按照不同的分类方法可以分为不同的类型：按内容可以分为综合性的、专科性的；按照语种可以分为中文的和外文的；按照编纂体例与功用可以分为字典、辞典、百科全书、年鉴、手册与指南、名录、图录、表谱、类书、丛书、政书与方志、总集与汇编。

中医药常用的参考工具主要有以下几种。

1. 字典和辞典

字典是以收录单字为主，并解释其形态、读音、意义和用法，按一定排检方法编排起来的参考工具，一般分为语言性的字典和知识性字典两大类。我国最早的字典是《说文解字》，使用最为广泛的是《康熙字典》和《新华字典》。

辞典，又称词典，是解释词语概念、意义、词义变迁及用法的工具书。辞典与字典性质相近，很多字典兼收一定数量的词，很多辞典又以单子为基础并讲解字形、字音和字义。我国最早的辞典是《尔雅》，使用最为广泛的是《现代汉语词典》。

中医药相关的字典、辞典有《简明中医字典》、《中医难字字典》、《中国医籍字典》、《中医大辞典》、《中医大辞典》、《中药大辞典》、《汉语大字典》、《词源》和《辞海》等。

2. 百科全书

百科全书是概要记述人类一切知识门类或某一知识门类，并以辞书形式系统编排的一种工具书。百科全书在规模和内容上均超过其他类型的工具书，它包括各学科或某一学科的基本知识和重要研究成果，提供学科定义、原理、方法、历史和现状、统计、书目等多方面的资料。中医药相关的百科全书有《大英百科全书》、《中国大百科全书》、《中国医学百科全书》等。

3. 年鉴

年鉴是一种每年一期、连续出版的工具书，它是以当年政府公报和文件以及国家重要报刊的报道和统计资料为依据，及时汇集一年内的社会科学和自然科学等领域的重大事件、重要时事文献、科学技术的新进展和统计数据，有些还附有大量图表和插图。年鉴编辑单位一般具有一定的权威性，多为政府有关部门、学术团体、研究机构或者出版社。与中医药相关的年鉴包括：《中国中医药年鉴》、《中国卫生年鉴》、《中国医学科学年鉴》和《中国药学年鉴》等。

4. 手册

手册是汇集某一范围内基础知识、基本数据、文献资料的参考工具书，它也常用指南、要览、大全、便览等名称。中医药常用手册如《实用中医手册》、《现代中医临床手册》、《中医临证手册》、《中药制剂手册》等。

5. 名录

名录是一种简要介绍人物、团体、物品或地域概况的事实材料的工具书，可分为人名录、地名录、机构名录等。中医药相关的名录有：《中国中医机构志》、《中国医学名人志》等。

6. 图录

图录又称为图册、图谱、图鉴，是汇集某一学科、某一方面的事物，用图像形式绘录或摄制下来，加以分类编排的工具书。图录包括地图集和图谱。中医药相关的图录有：《中药图谱》、《舌象图谱》、《针灸腧穴彩色图谱》等。

7. 表谱

表谱也称“表册”，是以图表、谱系形式反映历史人物、事件、年代的工具书，具有信息密集、一目了然、资料性强和变异查阅等特点，包括年表、历表及其他历史表谱。中医药相关的表谱包括：《中国医史年表》、《中国历史纪年表》等。

8. 类书

类书是摘录、汇辑大量古代文献中的原文，按内容性质分门别类地编排组织而成的参考工具。由于类书的取材比较广泛，内容比较丰富，所以被称为我国古代的百科全书，是检索和利用古代文献资料的一个简捷而重要的途径。我国历史上比较有名的类书包括：宋代《太平御览》、明代《永乐大典》、清代《古今图书集成》等，中医药相关的类书包括：《类证本草》、《圣济总录》、《幼幼新书》、《普济方》、《古今图书集成医部全录》等。

9. 丛书

丛书是指各种书籍的汇集和丛编，概念上有广义和狭义之分，广义的概念指凡是收有两种以上而且冠以总名的一套书都叫丛书，狭义的概念仅指收有两种以上不同门类的书且冠以总名的一套书。现存最早的丛书应该是五代国子监所刻的《九经》。中医药丛书具有反映某一历史时期、某一医家、某一流派、某一学科、某一地区文献资料的功能，中医药相关的丛书有：《中国医学大成》、《三三医书》、《古今医统正脉全书》、《周氏医学丛书》、《珍本医书集成》等。

第二节　常用中医药相关电子资源介绍

一、文摘型数据库介绍

（一）中国生物医学文献服务系统

1. 数据库介绍

中国生物医学文献服务系统（SinoMed）是由中国医学科学院医学信息研究所/图书馆开发研制。其涵盖资源丰富，包含中西医内容，能全面、快速反映国内外生物医学领域研究的新进展，功能强大，是集检索、统计分析、免费开放获取、个性化定题服务、全文传递服务、论文写作辅助于一体的生物医学中外文整合文献服务系统（图 8-7）。

2. 数据库收录范围

在全面涵盖中国生物医学文献数据库（CBM）的基础上，新增中国医学科普文献数据库、北京协和医学院博硕学位论文数据库、西文生物医学文献数据库（WBM）、日文生物医学文献数据库、俄文生物医学文献数据库、英文文集汇编文摘数据库、英文会议文摘数据库 7 种资源，学科范围广泛，年代跨度大。

（1）中国生物医学文献数据库（CBM）：截至 2016 年 5 月收录 1978 以来 1800 余种中国生物医学期刊，以及汇编、会议论文的文献题录 900 余万篇，全部题录均进行主题标引和分类标引等规范化加工处理。年增文献 50 余万篇，每月更新。

（2）中国医学科普文献数据库：截至 2016 年 5 月收录 2000 年以来国内出版的医学科普期刊近百种，文献总量 32 万余篇，重点突显养生保健、心理健康、生殖健康、运动健身、医学美容、婚姻家庭、食品营养等与医学健康有关的内容，每月更新。

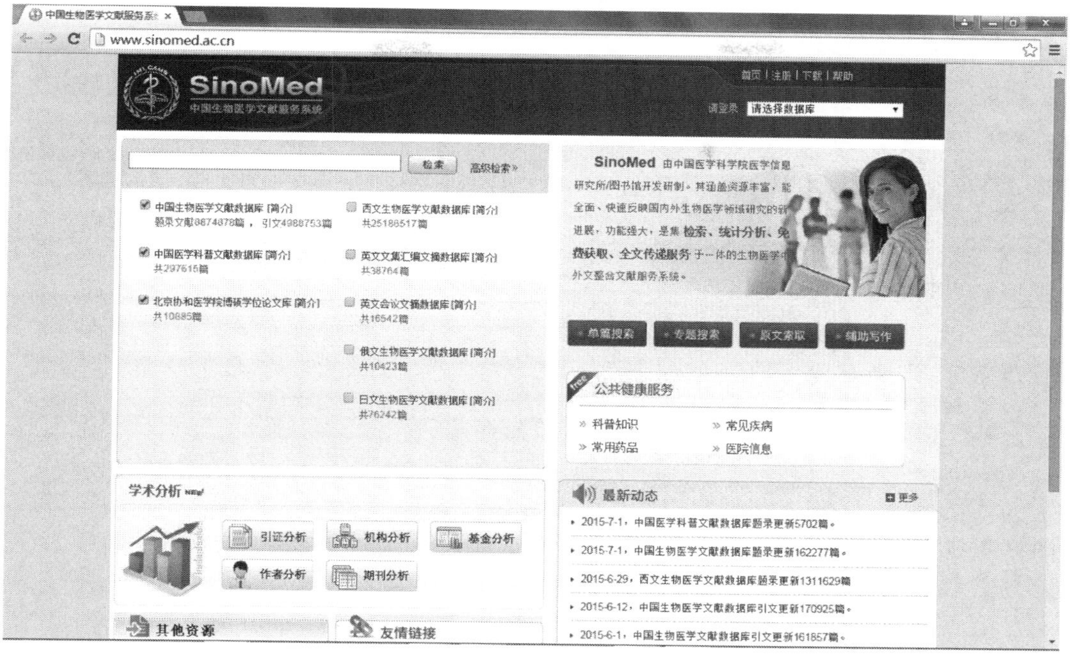

图 8-7　中国生物医学文献服务系统界面

（3）北京协和医学院博硕学位论文库：收录 1981 年以来协和医学院培养的博士、硕士研究生学位论文，学科范围涉及医学、药学各专业领域及其他相关专业，内容前沿、丰富，可在线浏览全文，文献总量 1 万余篇，每季更新。

（4）西文生物医学文献数据库（WBM）：截至 2016 年 5 月收录 7200 余种世界各国出版的重要生物医学期刊文献题录 2580 余万篇，其中馆藏期刊 4800 余种，免费期刊 2400 余种；年代跨度大，部分期刊可回溯至创刊年，全面体现协和医学院图书馆悠久丰厚的历史馆藏。年增文献 100 余万篇，每月更新。

（5）日文生物医学文献数据库：收录 1995 年以来日本出版的日文重要生物医学学术期刊 90 余种，部分期刊有少量回溯，每月更新。

（6）俄文生物医学文献数据库：收录 1995 年以来俄国出版的俄文重要生物医学学术期刊 30 余种，部分期刊有少量回溯，每月更新。

（7）英文会议文摘数据库：收录 2000 年以来世界各主要学协会、出版机构出版的 60 余种生物医学学术会议文献，部分文献有少量回溯。每月更新。

（8）英文文集汇编文摘数据库：收录馆藏生物医学文集、汇编，以及能够从中析出单篇文献的各种参考工具书等 240 余种/册。报道内容以最新出版的文献为主，部分文献可回溯至 2000 年，每月更新。

3. 检索方法与技巧

中国生物医学文献服务系统的常用功能如下。

（1）检索功能：包括快速检索、高级检索、主题检索、分类检索、跨库检索。

（2）检索结果显示：包括分组显示、个性化输出、统计分析等功能。

（3）原文获取：包括提供灵活多样的原文获取途径。

(4) 个性化服务：包括策略保存、邮箱推送、RSS 订阅、写作辅助等功能。

4. 数据库新特点

随着中国生物医学文献服务系统的不断更新与升级，除了普通的检索功能外，系统具有了新的功能特点，包括以下几个方面。

(1) 引文检索与分析：支持按作者、机构、期刊、基金对论文被引情况进行检索、分析、追踪，辅助评价论文质量及科研人员、机构、期刊、基金的学术水平。

(2) 临床医学知识库：支持临床人员快速获取与疾病相关的各类专业权威知识。收录各类疾病 2000 多种，药物 1500 多种，知识库内容持续更新。

(3) 医学写作助手：提供专业医学文献检索与管理、论文参考文献管理、征稿信息管理等医学论文写作、发表的一条龙服务。

(4) 网络版中文医学主题词表（CMeSH)：收录《医学主题词表》中译本、《中国中医药学主题词表》以及《中国图书馆分类法医学专业分类表》，实现主题、分类之间的一体化查询。

（二）中国中医药期刊文献数据库系统

1. 数据库介绍

中国中医药期刊文献数据库系统（TCMLARS）是由中国中医科学院中医药信息研究所开发研制的文献型数据库，它涵盖了中国国内出版的生物医学及其他相关期刊千余种，包含中医药学、针灸、气功、按摩、保健等方面的内容，收录了 1949 年以来的中医药文献题录近 100 余万篇，其中 50%~70% 附有文摘。该数据库采用美国国立医学图书馆的《医学主题词注释表》(MeSH) 及中国中医科学院中医药信息研究所研制的《中国中医药学主题词表》进行规范的主题词标引，用以进行精确检索和扩展检索。该数据库每季度更新一次，每年约增加文献 6 万篇。多年来，该数据库已经广泛为国内外中医药院校、科研院所、医院、政府部门、商业部门所采用（图 8-8)。

2. 数据库收录范围

中国中医药期刊文献数据库系统涵盖文献的范围比较广，收录了 1949 年以来的中医药文献题录近 100 余万篇，其中 50%~70% 附有文摘。

3. 数据库特点

中国中医药期刊文献数据库系统（TCMLARS）具有以下特点。

(1) 数据库记录内容丰富：著录项目包括中文文题、英文文题、作者、第一作者单位、第一作者所在地、期刊名称、出版年、卷、期、页码、文献类型、特征词、医学史、资助类型、主题词、关键词、分类号、语种、中文文摘、英文文摘等。

(2) 提供强大的主题检索：该数据库采用美国国立医学图书馆的《医学主题词注释表》(MeSH) 及中国中医科学院信息所研制的《中国中医药学主题词表》进行规范的人工主题词标引，所以在标引效果上比其他系统采用的计算机半自动或全自动标引的效果更好，所以进行主题检索以及扩展检索时更加精确；提供主题词词条与入口词词条的对应检索。

(3) 提供了丰富的专题数据库：从文献库中衍生生成了 18 个内容丰富的专题数据库，方便用户对专题数据的检索，具体包括：中药文献数据库、中药化学文献数据库、中药药理学文献数据库、中药不良反应和毒理学文献数据库、针灸文献数据库、肿瘤文献数据库、中医性疾病文献数据库、中医老年病文献数据库、中医名医经验数据库、中医临床诊

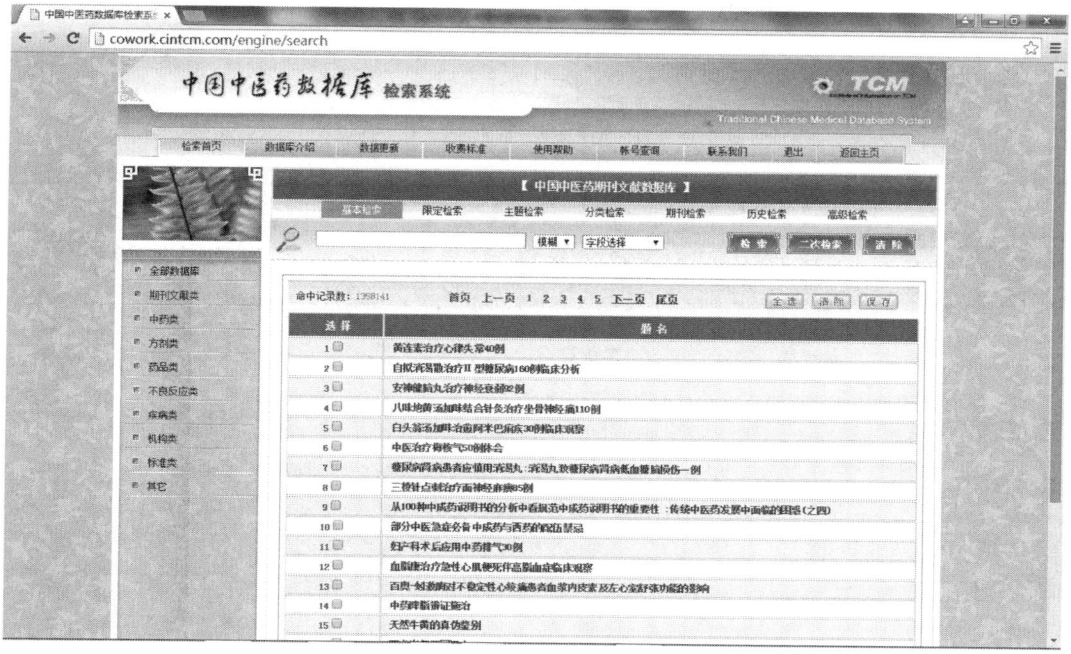

图 8-8　中国中医药期刊文献数据库系统界面

疗文献数据库、中医临床试验文献数据库、中医药学历史文献数据库、中医药研究课题数据库、中医药学文摘数据库、艾滋病中药数据库、中医诊治骨折外伤文献数据库、中医疫病文献数据库、中医诊治褥疮文献数据库。

4. 数据库检索方法与技巧

中国中医药期刊文献数据库系统提供了多种检索方法：基本检索、限定检索、主题检索、分类检索、期刊检索、高级检索，提供二次检索的功能，此外还提供历史检索，可以对多个检索式进行再次检索。

提供多种检索途径：可以通过文题、作者、单位、期刊（名称、年、卷、期）、特征词、主题词、关键词、主题姓名、文献类型及全文检索的方式进行检索；并可通过主题词及分类号进行扩展检索。

（三）PubMed

1. 数据库介绍

PubMed 是生物医学领域最重要、最权威的数据库之一，它是由美国国立医学图书馆（National Library of Medicine，NLM）下属的美国国立生物技术信息中心（National Center for Biotechnology Information，NCBI）研制开发的基于互联网的文摘型生物医学数据库，并通过互联网免费访问（http：//www. ncbi. nlm. nih. gov/pubmed/）。

PubMed 的前身是 20 世纪 60 年代 NLM 为了实现医学检索工具“美国医学索引（Index Medicus，IM）”自动化而开发的医学文献分析和检索系统（Medical Literature Analysis and Retrieval System，MEDLARS），1971 年 NLM 推出了 MEDLINE（MEDLARS Online）联机检索服务，1983 年推出 MEDLINE 光盘版发行。1997 年，NCBI 在 Entrez 集成检索系统上开发了基于

互联网，以 MEDLINE 数据库为核心内容的 PubMed 检索系统，并免费向全球开放（图 8-9）。

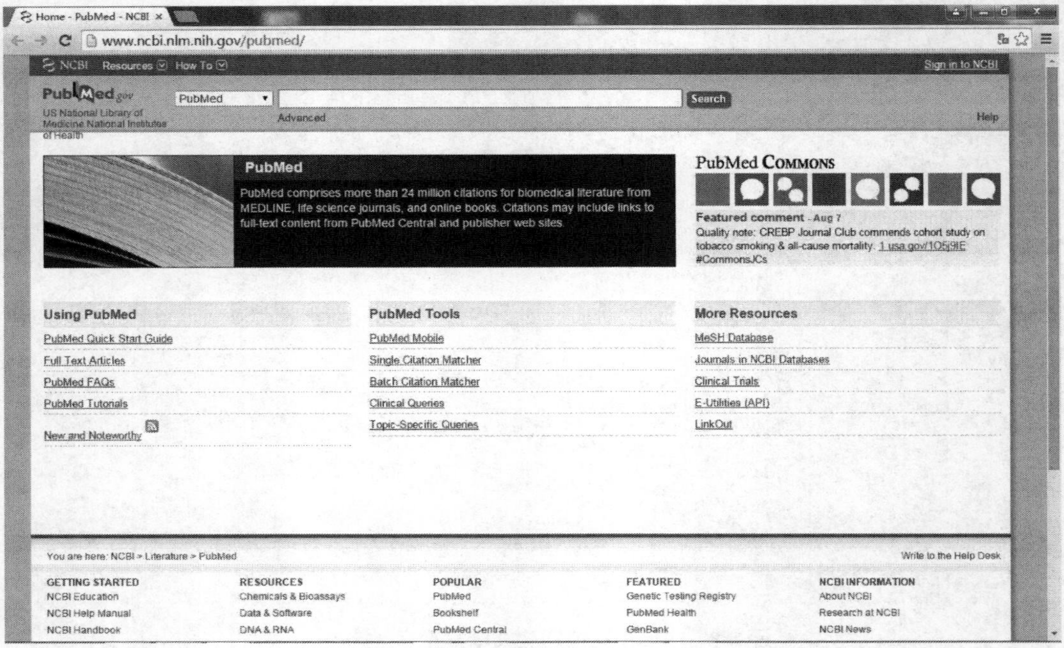

图 8-9　PubMed 界面

2. 数据库收录范围

PubMed 收录了全球 80 多个国家 5600 多种生物医学期刊的文摘及题录数据，数据回溯至 1946 年，部分早期文献可以回溯至 1865 年[6]。

PubMed 包含了来自 MEDLINE、生命科学期刊和在线图书的 2600 多万条文摘（截至 2016 年 5 月），并且部分文献提供了免费全文链接，可以直接链接到 PubMed Central 和出版商网站的免费全文。

PubMed 的文献记录主要来自以下三个数据集[7]。

（1）MEDLINE：MEDLINE 数据集是 NLM 最主要的文献数据库，它包含了生命科学和生物医学的各个领域，主要收录了 1946 年以来的期刊文献内容，包括部分更早年的文献记录。MEDLINE 每条记录的主题、出版类型等内容都经过 NLM 的 MeSH 医学主题词表进行标引，并带有［PubMed-indexed for MEDLINE］标注。此外，以前 PubMed 还有一个“Old MEDLINE”数据集，收录的是两种纸本索引：医学累积索引（Cumulated Index Medicus，CIM）和最新医学文献目录（Current List of Medical Literature，CLML），约有 201 万条数据，内容涵盖了 1946~1965 年的临床医学、基础医学和卫生健康等领域的国际生物医学期刊，以前该部分数据都带有［PubMed - OLDMEDLINE］标注，但是目前他们的大部分记录都包含在 MEDLINE 数据集中，并且可以通过 PubMed 检索到[8]。

（2）In Process Citations：In Process Citations 数据集的目的是为加快 PubMed 数据的更新速度，它收录的是尚未进行 MeSH 主题标引，仅经过基本的引用信息和文摘信息加工的文献记录，这些记录每天更新，可以通过 PubMed 进行检索，并且用［PubMed-in process］进行标注。每周加工过的这些记录，会导入到 MEDLINE 数据集中，同时从 In Process Citations 数据集中删除。

（3）Publisher-Supplied Citations：Publisher-Supplied Citations 数据集收录的是由出版商提供的电子版文献记录，并用［PubMed-as supplied by publisher］进行标注。这些数据每天都更新，大部分记录都会被转入到 In Process 处理流程中，经过 MeSH 主题标引后，被标注为［PubMed-indexed for MEDLINE］转入 MEDLINE 数据集中；然而，并不是所有的记录都会进行医学主题标引，没有进行医学主题标引的记录会被标注为［PubMed-as supplied by publisher］或［PubMed］仍保留在 PubMed 数据库中。此外，有些出版商会先于印刷版文献向 PubMed 系统提供电子版的文献题录信息，这些文献记录会被加上［Epub ahead of print］进行标注（图 8-10）。

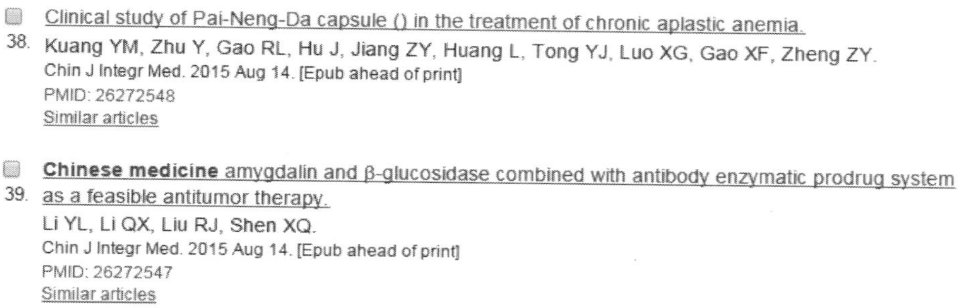
Clinical study of Pai-Neng-Da capsule () in the treatment of chronic aplastic anemia.
38.
Kuang YM, Zhu Y, Gao RL, Hu J, Jiang ZY, Huang L, Tong YJ, Luo XG, Gao XF, Zheng ZY.
Chin J Integr Med. 2015 Aug 14. [Epub ahead of print]
PMID: 26272548
Similar articles
Chinese medicine amygdalin and β-glucosidase combined with antibody enzymatic prodrug system as a feasible antitumor therapy.
39.
Li YL, Li QX, Liu RJ, Shen XQ.
Chin J Integr Med. 2015 Aug 14. [Epub ahead of print]
PMID: 26272547
Similar articles

图 8-10　PubMed 的［Epub ahead of print］标注示例

3. 数据库特点

PubMed 是全球最大的免费生物医学文摘数据库，具有强大的检索功能，其中的 MeSH 主题词检索、MeSH 主题词浏览、词语自动匹配技术、过滤器技术、强大的 LinkOut 功能以及个性化的注册与服务都是数据库的亮点。

4. 数据库检索与技巧

PubMed 提供了基本检索、高级检索、主题检索、临床证据查询等多个检索方法。

（1）基本检索：包括自动词语匹配检索、作者检索、刊名检索、短语检索、截词检索、字段限定检索、布尔逻辑检索等（图 8-11）。

PubMed 系统的特色检索功能包括以下几个方面。

1）自动词语匹配检索（Automatic Term Mapping）：是指在 PubMed 检索系统中输入未经过标引的检索词进行检索时，PubMed 系统会按照自动词语匹配的原则，依次在 MeSH 转换表、刊名转换表、作者转换表、作者索引表等多个索引表中进行词语的自动搜索匹配和转换，构建合适的检索式进行检索的过程。

自动词语匹配检索功能可以将不规则的检索词转换成相对应的 MeSH 主题词，并自动完成对转换后的 MeSH 主题词进行扩展检索，同时对输入的各个检索词进行自由词检索。例如，输入检索词"Vitamin C"后，系统经过匹配转换，会自动转换为：" ascorbic acid"［MeSH Terms］OR（" ascorbic" ［All Fields］AND " acid" ［All Fields］）OR " ascorbic acid" ［All Fields］OR " vitamin c" ［All Fields］等多个检索词。

2）作者检索：在检索框中输入作者姓名，PubMed 会自动执行作者检索。作者检索时一般要求姓在前名在后，姓用全称，名用首字母。2002 年以后的文献，可以实现对姓名全称的检索，并且姓名排列顺序不限。此外，通过字段限定可以实现更精确的作者检索，例如：输入 Wang YY［1AU］可以检出第一作者是“Wang YY”的所有文章。

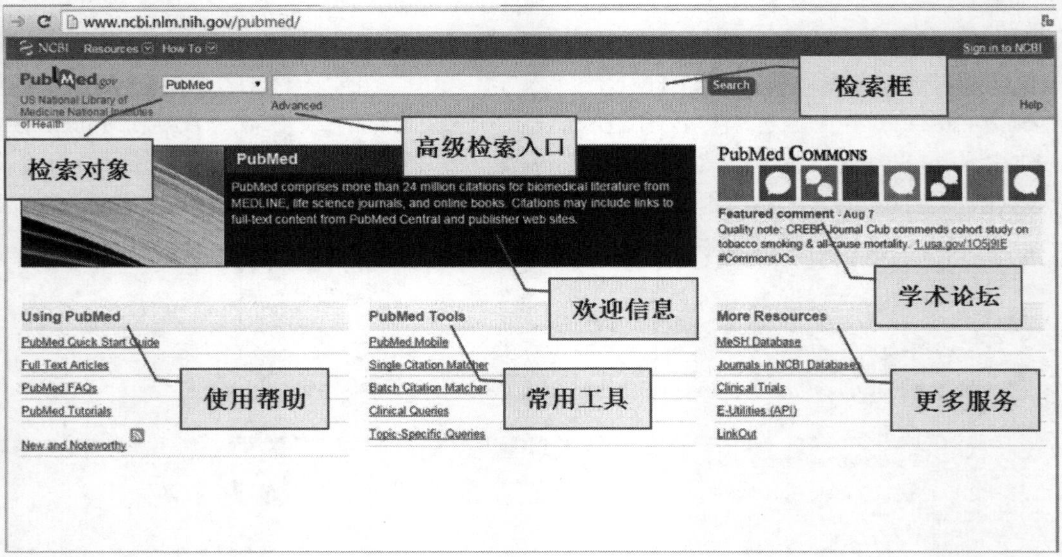

图 8-11 PubMed 检索界面功能分区

3）刊名检索：PubMed 提供收录期刊的相关检索途径，在数据库下拉选项中选取“NLM Catalog”，或在首页的更多资源选项下选择“Journals in NCBI Databases”，即可进入检索界面。可利用刊名、MEDLINE 刊名缩写、NLM ID 号、ISO 缩写或 ISSN 检索到期刊的出版信息。

例如，在 PubMed 检索框中直接输入刊名全称（如 Chinese journal of integrative medicine）、标准的 MEDLINE 刊名缩写（如 Chin J Integr Med）或者期刊的 ISSN 号（如 1672-0415，Chin J Integr Med 的 ISSN 号），PubMed 会自动检索出该期刊被 PubMed 收录的文章。

4）短语检索（Phrase Search）：也叫强制检索，是指将检索词加上双引号进行的检索，这时 PubMed 关闭自动词语匹配功能，直接将该短语作为一个检索词进行检索，避免了自动词语匹配时将短语拆分可能造成的误检，可提高查准率。

5）截词检索（Truncating Search）：是指采用截词技术进行的检索，PubMed 允许使用“*”截词符进行截词检索，例如，输入 infect *，可检出 infection、infectious、infective、infectivity、infector 等相关检索内容。

6）布尔逻辑检索（Boolean Search）：PubMed 支持布尔逻辑检索，可以直接采用三种布尔逻辑运算符（AND，OR，NOT，逻辑运算符要求大写）将检索词连接起来，组成检索式进行检索。

7）过滤器（Filters）：PubMed 的过滤器功能是通过对检索结果进行各种条件限定达到精炼的目的，实现缩小检索范围的作用。

（2）高级检索（Aduanced Search）：可以通过布尔逻辑运算符来连接多个字段的检索词进行的检索。

（3）限定检索（Limits Search）：PubMed 系统支持字段限定检索，可以在基本检索中和高级检索中使用，在基本检索中，其形式为检索词后面加上带有“［字段代码］”的字段标识符，在高级检索中，使用方法为在下拉菜单中选择要限定的字段，然后输入检索词，通过布尔逻辑算符构建检索式。

常用的字段包括：作者（AU）、第一作者（1AU）、标题（TI）、期刊名称（TA）、第一作者单位（AD）、主题词（MH）、主要主题词（MAJR）、副主题词（SH）、出版时间（DP）、出版类型（PT）、语种（LA）、PubMed 唯一标识符（PMID）、所有字段（ALL）。

（4）MeSH 主题词检索：MeSH 主题词检索是 PubMed 最具特色的检索功能之一，能保证较好的查全率和查准率。医学主题词表（Medical Subject Headings，MeSH）也称为 MeSH 词表是 MeSH 主题词检索的关键内容，它是美国国立医学图书馆（NLM）研制的用于标引、编目和检索生物医学文献的英文受控词表，是对生物医学文献进行主题标引以及检索生物医学文献数据库的指导工具。MeSH 词表的概念体系是由主题词、限定词（副主题词）、补充概念和款目词组成，主题词主要用于描述主题事物或内容的规范化词汇，根据每个主题词的词义范畴和学科属性，可以将主题词概念分门别类地归入相互包含的具有上下位关系构成的树形结构表中，每个词都赋予相应的树形结构号。限定词（Qualifiers）又称为副主题词（S ubheadings），是对主题词进行限定的词，本身无独立检索意义，每个主题词可组配的限定词有严格的规定。每个主题词的详细内容可以通过医学主题词浏览器（Mesh Browser）进行查询和浏览。

PubMed 在检索界面中，可以通过选择检索对象库 MeSH，在检索框中输入检索词，然后找到该检索词的对应 MeSH 主题词，在确定主题词形式，并确定限定词后，通过“Add to Search Builder”和布尔逻辑运算符构建主题词检索式，即可在 PubMed 数据库中进行主题词检索（图 8-12）。

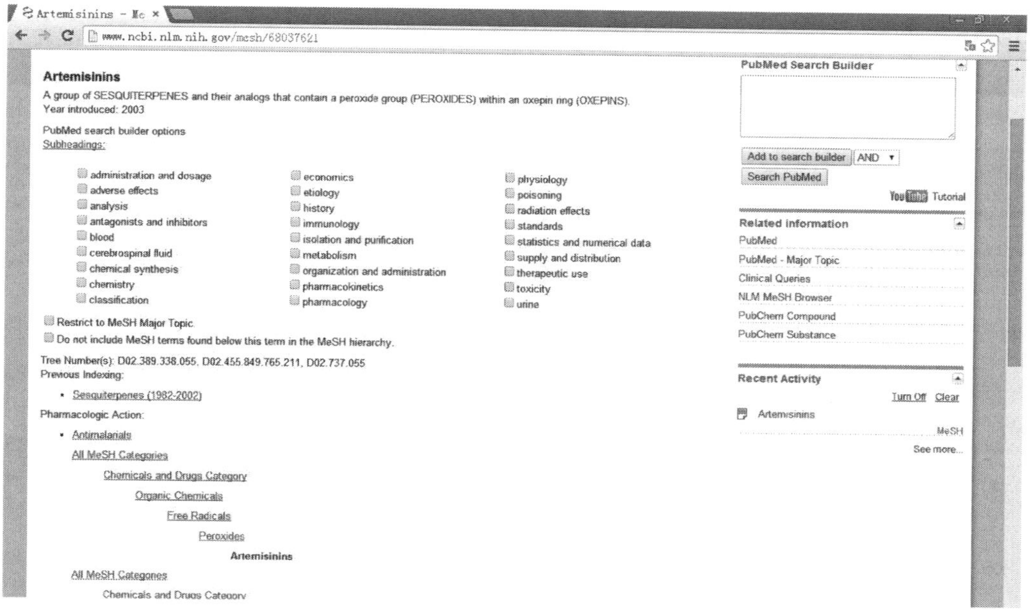

图 8-12　PubMed 主题词示例

（5）临床查询（Clinical Queries）：临床查询是专门为临床医生设计的检索服务，进入检索界面后，包括了三部分内容：Clinical Study Categories，Systematic Reviews，Medical Genetics，可以分别从病因（etiology）、诊断（diagnosis）、治疗（therapy）、预后（prognosis）、临床预报指南（clinical predictions guides）、系统评价（systematic reviews）、Meta 分析（meta-analysis）、临床指南（guidelines）以及疾病遗传学等方面进行临床文献的检索（图 8-13）。

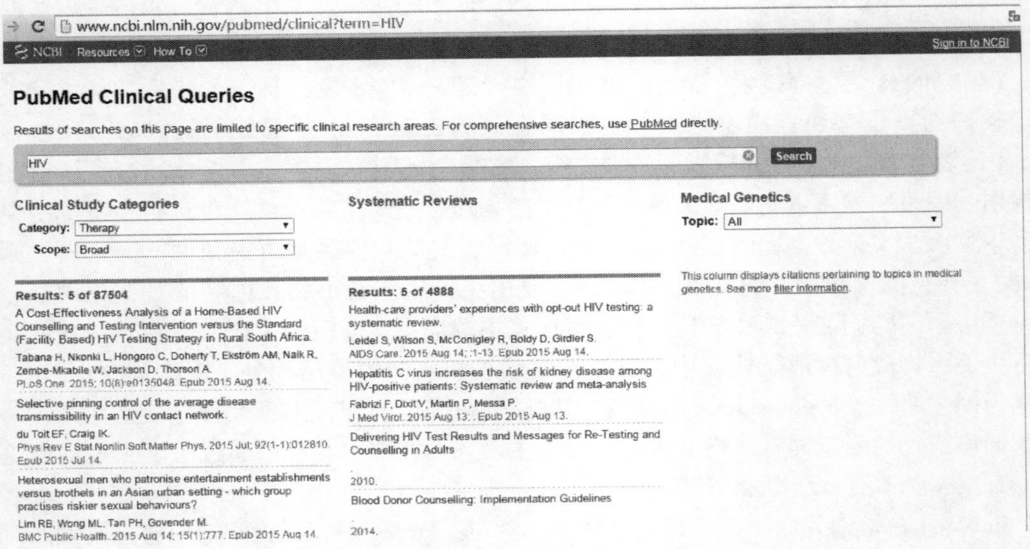

图 8-13　PubMed 临床查询检索界面

（6）检索结果处理

1）检索结果的显示：PubMed 提供多种显示格式，默认的是“Summary”格式，在结果显示界面点击“Display Settings”下拉式菜单中，可以对检索结果的显示格式、每页显示记录数、检索结果的排序进行设定。

2）检索结果的输出：PubMed 数据库检索结果出来以后，可以通过“send to”的按钮对检索结果进行输出，包括文件格式、剪贴板、邮件等，也可保存到“My NCBI”账户中（图 8-14）。

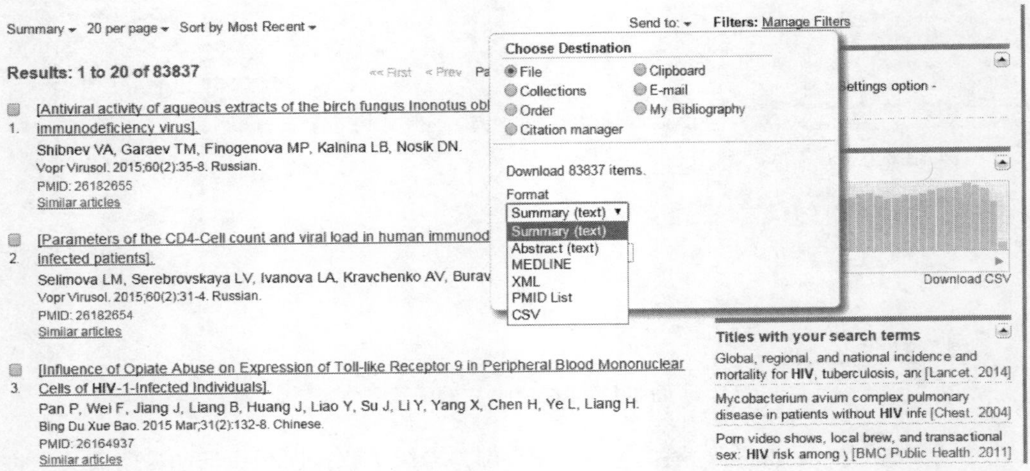

图 8-14　PubMed 检索结果输出界面

（7）个性化服务 My NCBI：PubMed 提供个性化的注册服务，通过注册“My NCBI”，用户可以保存检索策略、检索结果，可以对存储的内容进行修改和编辑，可以实现对检索方向的定题跟踪，并且有检索结果更新后的邮件通知功能。

（四）EMBASE

1. 数据库介绍

Embase（Excerpta Medica Database）数据库是有荷兰爱思唯尔（Elsevier）医学检索工具，它是印刷型检索工具荷兰《医学文摘》（*Excerpta Medica*）的电子版，也是重要的生命科学文摘型数据库之一（图 8-15）。

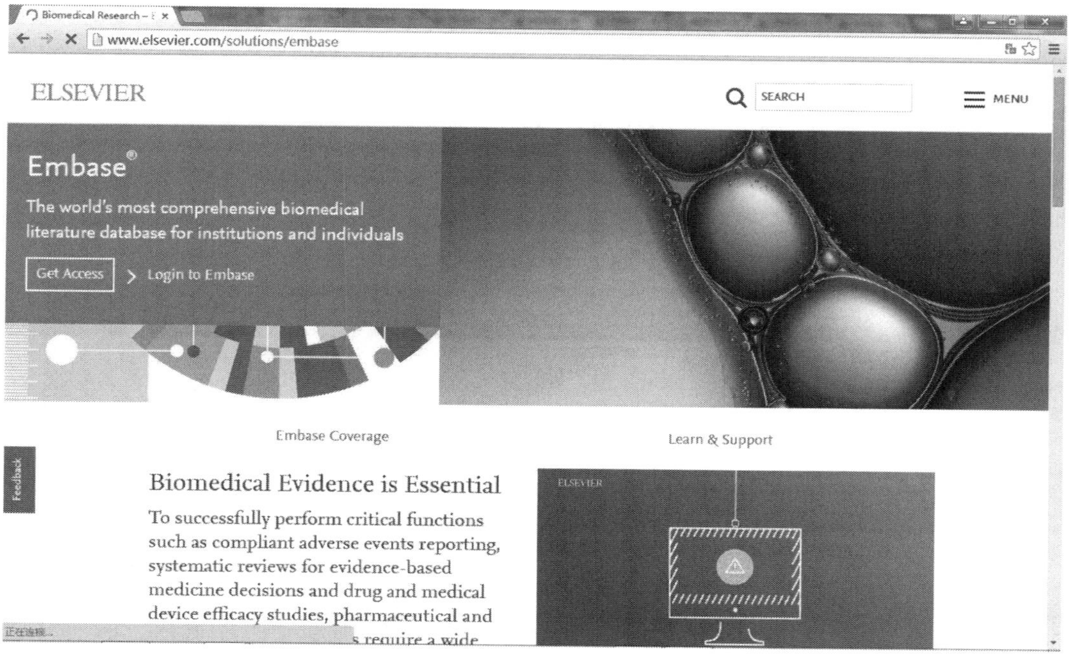

图 8-15　EMBASE 检索系统界面

EMBASE 文摘型网络数据库（www. embase. com）是将 EMBASE 与 MEDLINE 数据库进行强强联合整合而成的生物医学与药理学信息专业检索系统。目前 EMBASE. com 包括 EMBASE 收录的 1974 年以来的 1100 多万条记录和 MEDLINE 收录的 1966 年以来的 600 多万条记录，并去掉重复记录，以每年 60 多万条记录的速度递增。

2. 数据库特点

（1）EMBASE 具有独特的可检索字段：可检索的字段除了包括常见的标题、作者、年份、期刊等字段外，还包括了一些 EMBASE 独有的字段，例如，器械制造商（DF）、器械商标名称（DN）、药物生产商（DM）、药物商标名称（TN）、药物标引词（DD）等，对于药物和医疗器械相关的检索具有很大的帮助。

（2）提供了强大的主题词检索工具——EMTREE 词表：EMBASE. com 特有的生命科学词表 EMTREE 包含了超过 50 000 条药物与医学术语组成的等级体系，该词表共分 14 大类，从一般概念到专指概念，层层划分，除了主题词以外，词表还包括了 10 000 条代码和大约 200 000 条同义词（完全集成了 MeSH 术语），配以 17 个核心的药物关联词、47 个投药途径关联词和 14 个疾病关联词，可在 EMBASE 和 MEDLINE 间同时检索，优化了学科检索的相关性和精确性。无论从主题词的专指度，还是对同义词的网罗范围来看，EMTREE 词表都是一个强大的检索工具。

（3）支持各种逻辑算符：EMBASE 系统支持布尔逻辑运算符、邻近算符、截词符（包括“*”和“?”）、短语检索、字段限定符，以及多种运算符的联合使用。

3. 检索方法与技巧

（1）快速检索（Quick Search）：是系统默认的检索方式，指对输入的检索式进行全文检索的检索方法，即在全字段范围内的检索，支持布尔逻辑算符和通配符（“*”为多字符通配符，代表 0 或若干个字符，而“?”为单字符通配符，代表一个字符）等运算符。检索框下面有个扩展检索选项“Extensive search（mapping，explosion，as keyword）”，勾选时，系统对于输入的检索词首先自动在 EMTREE 词表中查找对应的主题词，若存在，则将该检索词转化为 EMTREE 的主题词及主题词的下位词进行扩展检索（图 8-16）。

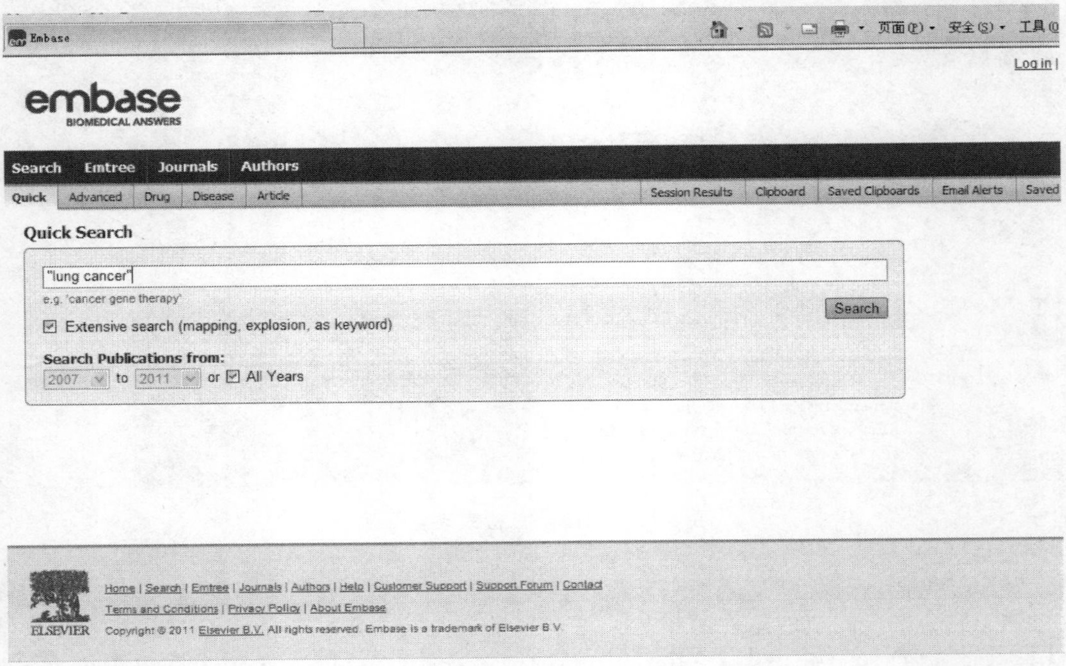

图 8-16 EMBASE 快速检索界面

（2）高级检索（Advanced Search）：在高级检索界面中，检索表达式的编制方法和规则与快速检索相同，但在输入框的下方提供了多种对检索进行修饰和限定的选项，因此检索功能更强大，可以实现对复杂课题的检索功能。

高级检索提供了五种检索式的修饰方法：①匹配主题词检索（Map to preferred terminology）：为默认选项，将检索式中的检索词转换为 EMTREE 中的主题词进行检索；②自由词检索（Also Search as free text）：将检索词作为自由词进行检索；③扩展下位词和派生词检索（Include sub-terms/derivatives）：为默认选项，是指对检索词匹配转换成主题词检索后，同时对其下位词或派生词进行检索，进一步扩大检索范围，提高查全率；④主题词加权检索（Search terms must be of major focus in articles found）：是指检索词必须作为文章的主要主题词，或反映文章的核心焦点内容所进行的检索，这种检索限定可以缩小检索范围，提高文献查准率；⑤同义词及主题词扩展检索（Search also for synonyms，explosion on preferred terminology）：是指同时对检索词的同义词进行检索，并且对检索词匹配转换后的主题词进行下位词扩展检索（图 8-17）。

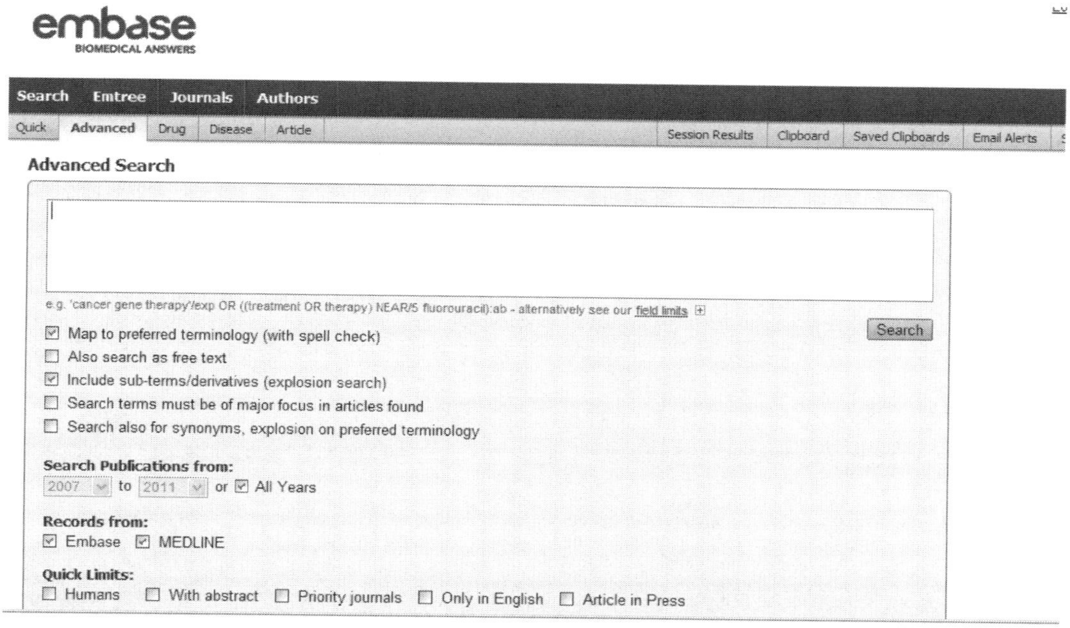

图 8-17　EMBASE 高级检索界面

（3）药物检索（Drug Search）：可在检索框内直接输入药物属名、专利商品名、实验室代码和化学名称来检索药物信息。药物检索提供了药物副主题词（Drug Subheadings）检索和用药方式（Routes of Drug Administration）检索。

（4）疾病检索（Disease Search）：在检索框中输入疾病或病理过程的名称，并利用系统提供的疾病副主题词（Disease Subheadings）更精确地检索疾病的某方面或几方面的相关文献，提高相关性。

（5）文章检索（Article Search）：文章检索是指利用某些已知信息检索某篇或某类文献的检索途径。

（6）EMTREE 主题词检索：类似于 PubMed 的 MeSH 主题词表，EMTREE 主题词表是 EMBASE 数据库对生物医学文献进行主题分析、标引和检索时使用的权威性主题词表。进入检索界面后，上方为构建检索式的区域（Query Builder），下方为 EMTREE 词表查询区，可以通过查找主题词（Find Term）或者按类浏览主题词（Browse by Facet）两种方式进行主题词的检索，然后构建检索式，决定是否勾选扩展检索（Explosion）或主要主题词（As Major Focus）选项后，进行检索式的构建，从而完成主题词检索。

（7）期刊检索（Journals）和著者检索（Authors）：提供了期刊和著者的检索途径。

（8）检索结果处理：EMBASE. COM 的检索结果页面（Session Results）包括检索历史和检索结果，同时左侧区域提供了 6 种的过滤器，包括药物（Drug）、疾病（Disease）、研究类型（Study Type）、来源期刊（Journal Title）、出版物类型（Publication Type）和出版年份（Publication Year），可以实现对检索结果的再过滤。对于检出结果，系统提供了打印（Print）、导出到文献管理软件（Export）、发送电子邮件（EMAIL）等多种输出方式。

（五）SciFinder

1. 数据库介绍

SciFinder 数据库是美国化学学会（American Chemical Society，ACS）旗下的化学文摘服务社（Chemical Abstract Service，CAS）所出版的化学资料电子数据库，是世界著名的检索工具——美国《化学文摘》（*Chemical Abstracts*）的网络版，是 CAS 自行设计开发的先进的科技文献检索和研究工具，有 SCIFinder 和 SCIFinder Scholar 两个版本，其中 SCIFinder Scholar 是 SCIFinder 的大学版本，主要针对大学研究人员、教师和学生群体设计，而 SCIFinder 版本则主要提供给各行业的化学家、药学家以及生物科学家进行专业检索使用，两者差别在于 SCIFinder Scholar 不具备分子序列检索、定题服务（Alert）等功能，其他功能基本一致（图 8-18）。

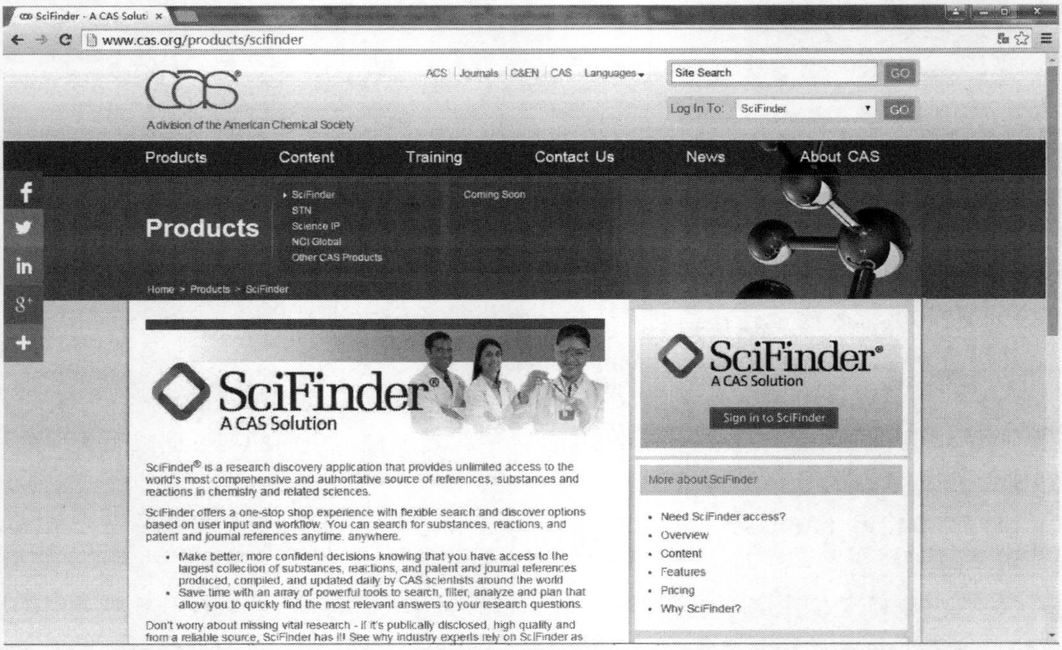
SciFinder - A CAS Soluti
www.cas.org/products/scifinder
ACS | Journals | C&EN | CAS | Languages
Site Search
GO
A division of the American Chemical Society
Log In To: SciFinder
Products
Content
Training
Contact Us
News
About CAS
SciFinder
STN
Science IP
NCI Global
Other CAS Products
Coming Soon
Products
Home > Products > SciFinder
SciFinder® A CAS Solution
SciFinder® is a research discovery application that provides unlimited access to the world's most comprehensive and authoritative source of references, substances and reactions in chemistry and related sciences.
SciFinder offers a one-stop shop experience with flexible search and discover options based on user input and workflow. You can search for substances, reactions, and patent and journal references anytime, anywhere.
Make better, more confident decisions knowing that you have access to the largest collection of substances, reactions, and patent and journal references produced, compiled, and updated daily by CAS scientists around the world
Save time with an array of powerful tools to search, filter, analyze and plan that allow you to quickly find the most relevant answers to your research questions.
Don't worry about missing vital research - if it's publically disclosed, high quality and from a reliable source, SciFinder has it! See why industry experts rely on SciFinder as
Sign in to SciFinder
More about SciFinder
Need SciFinder access?
Overview
Content
Features
Pricing
Why SciFinder?

图 8-18 SciFinder 检索系统界面

2. 数据库特点

（1）数据库涵盖范围广：SciFinder 数据库是全世界最大、最全面的化学数据库，整合了 MEDLINE 医学数据库、全球 180 多个国家和地区的 50 多种语言的 1 万多份期刊、63 家专利机构的专利、评论、会议录、论文、技术报告和图书中的各种化学研究成果。内容不仅涵盖了 CA 从 1907 至今的所有内容，更整合了其他 5 个数据库（包括生物医学、物质、反应数据库），能通过主题、分子式、结构式和反应式等多种方式进行检索。SciFinder 报道的内容几乎涉及了化学家感兴趣的所有领域，其中除包括无机化学、有机化学、分析化学、物理化学、高分子化学外，还包括冶金学、地球化学、药物学、毒物学、环境化学、生物学以及物理学等诸多学科领域。

（2）检索方法独特：该数据库检索途径和检索方法较为独特，支持化学结构式和化学反应检索，并且能够同时检索 MEDLINE 数据库的文献记录，是化学化工、药学制药、生物医学等学科领域重要的信息检索工具。

3. 检索方法与技巧

SCIFinder 提供了三种检索途径：信息检索（Explore）、定位检索（Locate）和浏览功能（Browse）。

（1）信息检索（Explore）：Explore 检索分为文献检索（Literature）、物质检索（Explore Substances）和反应检索（Explore Reactions）三种信息类型检索，并提供研究主题、作者姓名、组织机构名称、化学结构、分子式和反应结构六种检索途径。文献检索主要用于从研究主题、作者、机构等途径进行相关文献的检索；物质检索主要利用物质的化学结构或分子式进行的检索；反应检索可以通过绘制化学结构图进行反应检索，并得出含有结构和官能团的化学结构式、化学反应式以及管制化学品相关资料等。

（2）定位检索（Locate）：可以分为文献定位和物质定位两种检索途径，用于查找某一特定文献或物质信息。

（3）浏览功能（Browse）：主要用于浏览 SCIFinder 数据库收录期刊（约 1990 余种）的列表，或者快速找到某种期刊，并可以查看某种期刊的最新目次信息。

二、全文型数据库介绍

（一）中国期刊全文数据库

1. 数据库介绍

中国知网工程是指中国国家知识基础设施工程（China National Knowledge Infrastructure，CNKI），由世界银行于 1998 年提出。CNKI 工程是以实现全社会知识资源传播共享与增值利用为目标的信息化建设项目，由清华大学、清华同方发起，始建于 1999 年 6 月。CNKI 工程集团经过多年努力，采用自主开发并具有国际领先水平的数字图书馆技术，建成了世界上全文信息量规模最大的“CNKI 数字图书馆”，并正式启动建设《中国知识资源总库》及 CNKI 网格资源共享平台。通过与期刊界、出版界及各内容提供商达成合作，中国知网（www. cnki. net）已经发展成为集期刊杂志、博士论文、硕士论文、会议论文、报纸、工具书、年鉴、专利、标准、国学、海外文献资源为一体的、具体国际领先水平的网络出版平台，中心网站的日更新文献量达 5 万篇以上。中国知网的内容建设由中国学术期刊（光盘版）电子杂志社承担，技术与服务由同方知网技术有限公司承担。

中国知识资源总库是中国知网（CNKI）平台上的主要信息资源，提供 CNKI 源数据库、外文类、工业类、农业类、医药卫生类、经济类和教育类多种数据库。其中综合性数据库为中国期刊全文数据库、中国博士学位论文数据库、中国优秀硕士学位论文全文数据库、中国重要报纸全文数据库和中国重要会议文论全文数据库。

中国学术期刊网络出版总库和中国医院知识仓库是中国知网旗下的重要产品。

（1）中国学术期刊网络出版总库（China academic journal network publishing database，CAJD）：是世界上最大的连续动态更新的中国学术期刊全文数据库，以学术、技术、政策指导、高等科普及教育类期刊为主，内容覆盖自然科学、工程技术、农业、哲学、医学、人文社会科学等各个领域。截至 2016 年 5 月收录国内学术期刊 8174 种，全文文献总量 46 293 241篇。产品分为十大专辑：基础科学、工程科技Ⅰ、工程科技Ⅱ、农业科技、医药卫生科技、哲学与人文科学、社会科学Ⅰ、社会科学Ⅱ、信息科技、经济与管理科学。十大专辑下分为 168 个专题。收录年限为 1915 年至今出版的期刊，部分期刊回溯至创刊（图 8-19）。

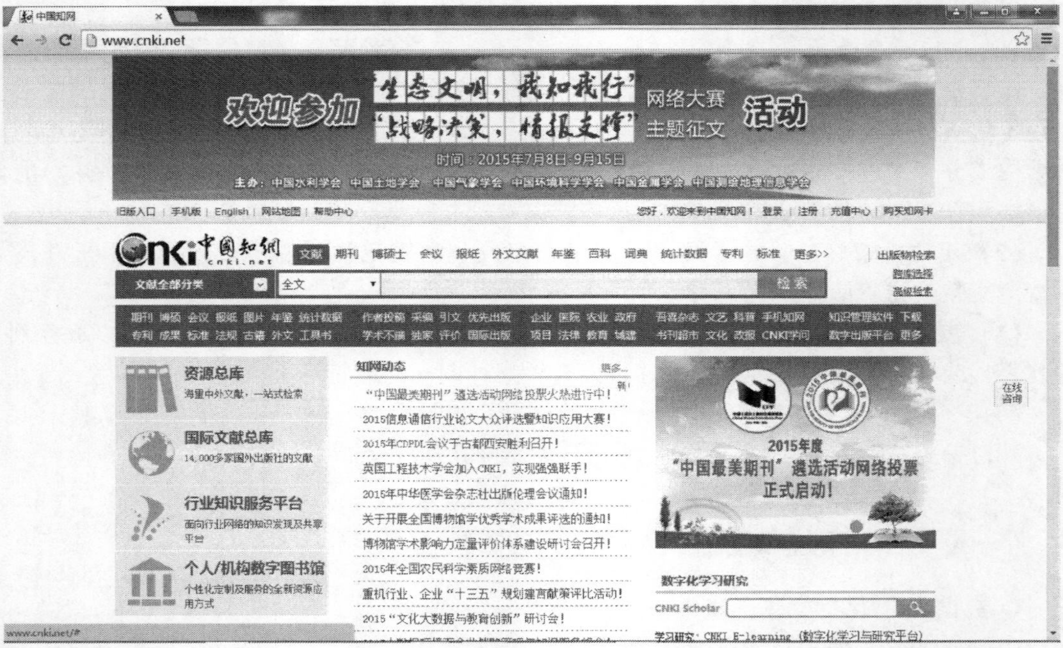

图 8-19　中国知网检索系统界面

（2）中国医院知识仓库（China hospital knowledge database，CHKD）：是为我国各级各类医院（包括综合、专科、中医、卫生防疫等医疗卫生机构）的信息化建设而设计的大型全文知识仓库。CHKD 由国家新闻出版总署批准，清华大学和中华医学会共同主办。CHKD 也是 CNKI 工程的重要知识仓库之一。CHKD 广泛采集、大量提供的知识信息资源，适用于医院从事医院管理、临床诊治、医学科研、药物研制、医疗技术与器械开发、医院信息化等各方面工作的人员查询，适用于各级各类医务人员学习、进修、深造使用。其也适用于医学情报部门开展生物医学的科研立项、成果鉴定、引文服务等文献检索与服务项目。CHKD 知识仓库分为：CHKD 期刊知识库、CHKD 博硕士论文知识库和 CHKD 报纸知识库共三个知识库（图 8-20）。

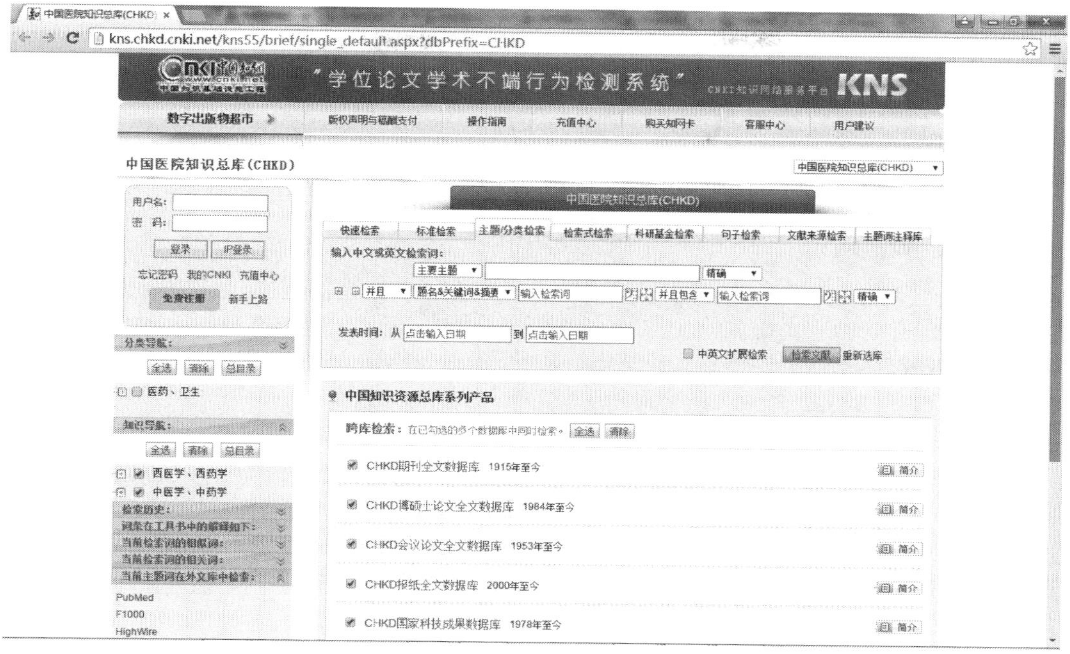

图 8-20　中国医院知识仓库检索界面

2. 数据库收录范围

资源优势是中国知网“中国期刊全文数据库”的一大特色，特别是独家授权的资源，成为了一个亮点。数据资源特点如下所述。

（1）期刊：截至 2016 年 5 月已收录国内正式出版期刊 9000 多种，其中学术期刊达到 8174 种。其中独家授权学术期刊达到 1517 种，唯一授权的学术期刊达 970 种，其中，独家授权核心期刊 1042 种，约占全国核心期刊的 55%；核心期刊各学科排名前 10% 的期刊（带头期刊）127 种，占全部带头期刊的 63%。

（2）博硕论文：收录了全国 426 家培养单位的博士学位论文和 699 家硕士培养单位的优秀硕士学位论文，其中独家授权出版博士论文的培养单位已达 166 家，占全国博士培养单位的 52%；独家授权出版硕士论文的培养单位 339 家，占全国硕士培养单位的 63%。其中包括“985”重点高校 13 所，占全部“985”高校的 34%，“211”重点高校 45 所，占全部“211”高校的 41%。截至 2016 年 5 月，累积博硕论文全文文献 295 余万篇。

（3）会议论文：国内外会议收录了中国科协、社科联系统及省级以上的学会、协会，高校、科研机构，政府机关等举办的重要会议以及国内召开的国际会议上发表的文献。其中，国际会议文献占全部文献的 20% 以上，全国性会议文献超过总量的 70%，部分连续召开的重要会议论文回溯至 1953 年。截至 2016 年 5 月，已收录国内外学术会议论文集近 3 万本，累积文献总量 270 余万篇。

（4）报纸：收录 2000 年以来中国国内重要报纸刊载的学术性、资料性文献，包括国内公开发行的 500 多种重要报纸。

3. 数据库特点

（1）CNKI 系列数据库（包括中国期刊全文数据库、CHKD）包含的数据量非常大，包含期刊论文、会议论文、学文论文、报纸、专利、标准等的文献类型，数据更新频率快。

（2）检索功能灵活多样，既可以进行统一的跨库检索，也可以进入各文献类型的独立检索平台进行单一文献类型的检索。

（3）具有独特的独家授权文献，因为万方公司对中华医师学会和中华医学会系列的刊物在 2007 年以后实行了独家授权，所以，CNKI 平台上有可能检索不到 2007 年以后部分中华医学会系列的期刊。

（4）具有强大的相关文献推荐功能：通过知网节的技术，提供以节点文献为中心的知识网络，在检索结果中，每篇文献下面用户可以看到该文献所引用的参考文献记录、被引用情况，以及相关文献的记录，具有很好的启发和推荐作用。

（5）可以对检索结果生成检索报告，提供可视化的互相引证图。

（6）具有主题词检索功能。

（7）支持期刊的整本浏览，封面打印和目录打印。

（8）提供很好的文献管理软件：CNKI E-learning（数字化学习与研究平台），可以实现方便检索，并对全文下载进行批量处理。

4. 检索方法与技巧

（1）基本检索：可以进行限定字段通过布尔逻辑运算符连接多个检索词进行检索，并对年限、期刊来源的类别进行限定（图 8-21）。

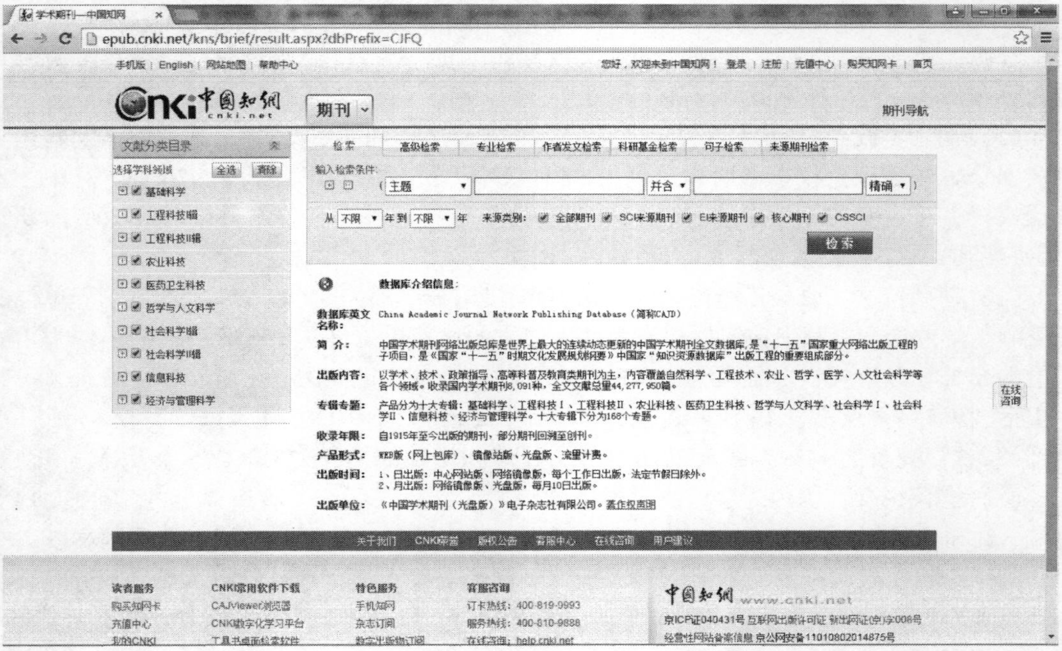

图 8-21 中国知网期刊检索界面

（2）高级检索：可以通过布尔逻辑算符进行多组限定字段的检索，并可以限定每个字段中关键词出现的词频（“词频”限定是指该检索词在字段中出现的次数要大于等于选择的次数，可选的范围为 2~8)，并且可以对年限、期刊来源、基金信息、作者和作者单位等字段进行限定。

（3）专业检索：是指直接输入布尔逻辑运算符和检索词，编制具体的检索式进行的检索，它所支持的检索字段包括：SU = 主题，TI = 题名，KY = 关键词，AB = 摘要，FT = 全文，AU = 作者，FI = 第一作者，AF = 作者单位，JN = 期刊名称，RF = 参考文献，RT = 更新时间，YE = 期刊年，FU = 基金，CLC = 中图分类号，SN = ISSN，CN = CN 号，CF = 被引频次，SI = SCI 收录刊，EI = EI 收录刊，HX = 核心期刊。例如，TI = '生态' and KY = '生态文明' and（AU % '陈' + '王'）可以检索到篇名包括“生态”并且关键词包括“生态文明”并且作者为“陈”姓和“王”姓的所有文章。

（二）万方电子期刊全文数据库

1. 数据库介绍

万方数据股份有限公司是国内第一家以信息服务为核心的股份制高新技术企业，是在互联网领域，集信息资源产品、信息增值服务和信息处理方案为一体的综合信息服务商。万方知识服务平台和万方医学网是万方数据公司的两个最主要的产品。

万方数据知识服务平台（Wanfang Data Knowledge Service Platform）集品质知识资源、先进的发现技术、人性化设计于一身，是国内一流的品质知识资源出版、增值服务平台。截至 2016 年 5 月平台出版的资源总量超过 7500 万条，全面覆盖各学科、各行业。基于海量高品质的知识资源，运用科学的方法和先进的信息技术，构建了多种增值服务（图 8-22）。

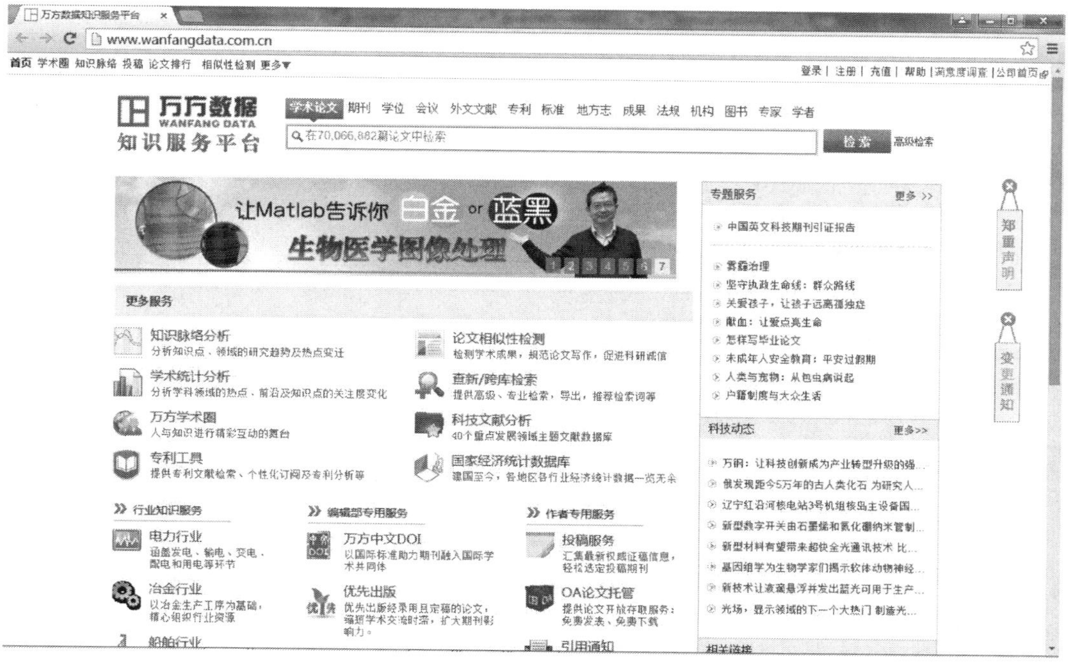

图 8-22　万方数据检索系统界面

万方医学网独家收录中华医学会、中国医师协会等权威机构主办的220余种中外文医学期刊，拥有1000余种中文生物医学期刊、4100余种外文医学期刊，930余部医学视频等高品质医学资源。万方医学网镜像版是万方数据联合国内医学权威机构共同推出的，是为广大医院、医学院校等机构用户提供的信息解决方案（图8-23）。

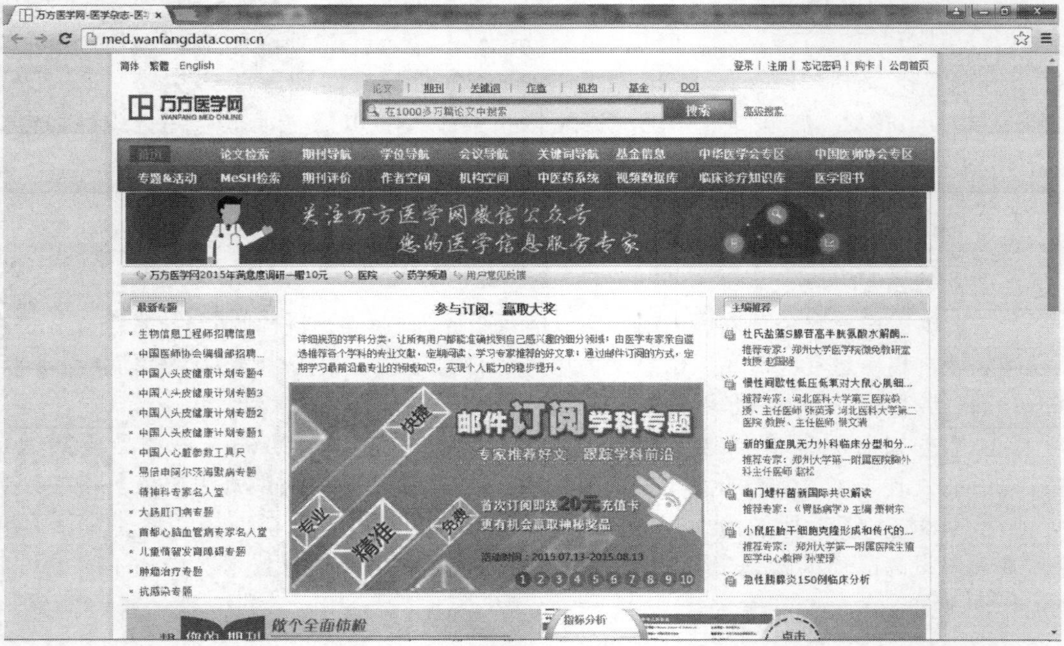

图8-23 万方医学网检索系统界面

2. 数据库收录范围

万方知识服务平台是一个跨学科的服务平台，资源收录非常广泛，具体包括以下几个方面。（统计数据截至2016年5月）

（1）学术期刊：期刊论文是万方数据知识服务平台的重要组成部分，集纳了多种科技及人文和社会科学期刊的全文内容，其中，绝大部分是进入科技部科技论文统计源的核心期刊。内容包括论文标题、论文作者、来源刊名、论文的年卷期、中图分类法的分类号、关键字、所属基金项目、数据库名、摘要等信息，并提供全文下载。总计约3350余万篇。

（2）学位论文：收录了国家法定学位论文收藏机构——中国科技信息研究所提供的自1980年以来我国自然科学领域各高等院校、研究生院及研究所的硕士研究生、博士及博士后论文，内容包括：论文题名、作者、专业、授予学位、导师姓名、授予学位单位、馆藏号、分类号、论文页数、出版时间、主题词、文摘等信息，总计约358余万篇。

（3）会议论文：收录由中国科技信息研究所提供的国家级学会、协会、研究会组织召开的各种学术会议论文，每年涉及1000余个重要的学术会议，范围涵盖自然科学、工程技术、农林、医学等多个领域，内容包括：数据库名、文献题名、文献类型、馆藏信息、馆藏号、分类号、作者、出版地、出版单位、出版日期、会议信息、会议名称、主办单位、会议地点、会议时间、会议届次、母体文献、卷期、主题词、文摘、馆藏单位等，总计约306余万篇，为用户提供最全面、详尽的会议信息，是了解国内学术会议动态、科学技术水平、进行科学研究必不可少的工具。

（4）外文文献：包括外文期刊论文和外文会议论文。外文期刊论文是全文资源。收录了 1995 年以来世界各国出版的 20 900 种重要学术期刊，部分文献有少量回溯。每年增加论文约百万余篇，每月更新。外文会议论文是全文资源。收录了 1985 年以来世界各主要学协会、出版机构出版的学术会议论文，部分文献有少量回溯。总量约 3493 余万篇，每年增加论文约 20 余万篇，每月更新。

（5）地方志条目：包括 1949 年以后出版的中国地方志的所有条目，约 770 万篇。

（6）机构：收录了国内外企业机构、科研机构、教育机构、信息机构各类信息，总记录数为 20 万条。

（7）科技专家：收录了约 1.2 万余条国内自然科学技术领域的专家名人信息，介绍了各专家的基本信息、受教育情况及其在相关研究领域内的研究内容及其所取得的进展，为国内外相关研究人员提供检索服务，有助于用户掌握相关研究领域的前沿信息。

（8）学者信息：收录学者信息：1425 余万条。

此外万方知识服务平台还包括图书、专利、标准、科技成果、政策法规等信息。

3. 数据库特点

（1）万方系列数据库服务平台（包括万方知识服务平台、万方医学网等）包含的数据量非常大，包括期刊论文、会议论文、学文论文、报纸、专利、标准、外文文献、地方志、机构、人员等的文献类型，数据更新频率快。

（2）检索功能灵活多样，既可以进行统一的跨库检索，也可以进入各文献类型的独立检索平台进行单一文献类型的检索，提供中外文期刊一站式、一体化网络服务。

（3）具有 2007 年以来中华医学会和中国医师协会多种期刊的独家授权。2008 年，万方数据分别与中华医学会、中国医师协会等多个医学领域内的权威机构建立了医学期刊全文数据独家战略合作伙伴关系，获得这些医学期刊 2007 年以来全文的独家数据库与网络发行权。

（4）具有智能推荐检索词的功能。

（5）支持期刊的整本浏览。

（6）万方医学网推出主题词检索功能，并具有丰富的医学视频库资源。

（7）检索结果中，具有较强的分面功能，方便用户筛选。

4. 检索方法与技巧

万方数据平台具有基本的一站式检索、高级检索和专业检索，以及主题词检索。基本检索在检索框中直接输入检索词进行检索；高级检索可以对文献类型和年限进行限定的情况下，执行多个限定字段的检索；高级检索是直接输入检索式进行检索；万方医学网还提供了主题词检索，是以 MeSH 词表为基础进行的主题词检索。

（三）维普中文科技期刊数据库

1. 数据库介绍

重庆维普资讯有限公司的前身为中国科技情报研究所重庆分所数据库研究中心，是中国第一家进行中文期刊数据库研究的机构。作为中国数据库产业的开拓者，数据库研究中心于同年自主研发并推出了《中文科技期刊篇名数据库》，成为中国第一个中文期刊文献数据库，也是中国最大的自建中文文献数据库。针对全国高等院校、公共图书馆、情报研究机构、医院、政府机关、大中型企业等各类用户的需求，重庆维普资讯有限公司又陆续推出了《中文科技期刊数据库》、《中国科技经济新闻数据库》、《中文科技期刊数据库（引文版）》、《外文科技期刊数据库》、《中国科学指标数据库》、智立方文献资源发现平台、中文科技期刊评价报告、中国基础教育信息服务平台、维普-Google 学术搜索平台、维普考试资源系统、图书馆学科服务平台、文献共享服务平台、维普期刊资源整合服务平台、维普机构知识服务管理系统、文献共享平台、维普论文检测系统等系列产品，其中的《中文科技期刊数据库》是维普公司的重要产品。

《中文科技期刊数据库》是我国重要的数字期刊数据库之一，是我国数字图书馆建设的核心资源之一，高校图书馆文献保障系统的重要组成部分，也是科研工作者进行科技查证和科技查新的必备数据库。(图 8-24)。

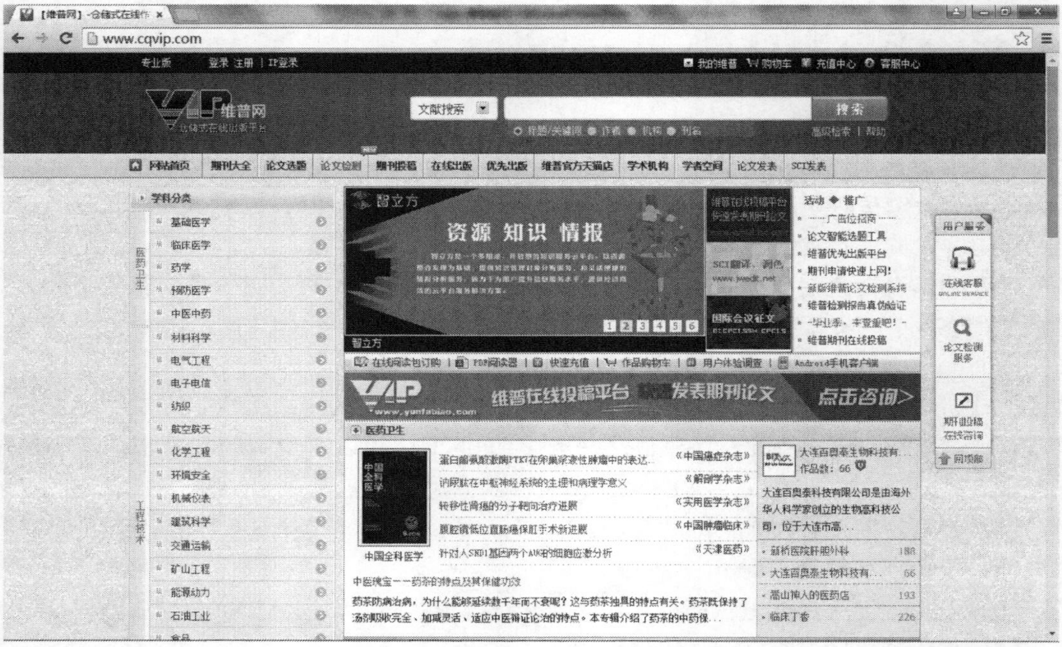

图 8-24　维普数据库系统界面

2. 数据库收录范围

截至 2016 年 5 月维普数据库收录了 1989 年以来的 1.4 万种中文期刊，文献量达 5700 余万篇，学科涵盖了社会科学、自然科学、工程技术、农业科学、医药卫生、经济管理、教育科学和图书情报八个学科，每日更新。

3. 数据库特点

（1）收录了 1989 年以来的海量中文期刊数据。

（2）同义词检索：以《汉语主题词表》为基础，参考各个学科的主题词表，通过多年的标引实践，编制了规范的关键词用代词表（同义词库），实现高质量的同义词检索，提高查全率。

（3）独有的复合检索表达方式：通过简单的等式来限定逻辑表达式中每个检索词的检

索入口，实现字段之间组配检索。

4. 检索方法与技巧

维普数据库可检索的字段包括：题名、关键词、题名或关键词、文摘、刊名、作者、第一作者、参考文献、分类号、机构和任意字段 11 个字段，并可实现各个字段之间的组配检索。提供细致到作者简介、基金赞助等 20 余个题录文摘的输出内容。可实现二次检索、逻辑组配检索、中英文混合检索、繁简体混合检索、精确检索、模糊检索，可限制检索年限、期刊范围等。

检索方式包括：快速检索、传统检索、分类检索、高级检索、期刊导航。

（1）基本检索：简单快捷的中文期刊文献检索方式（图 8-25，图 8-26）。

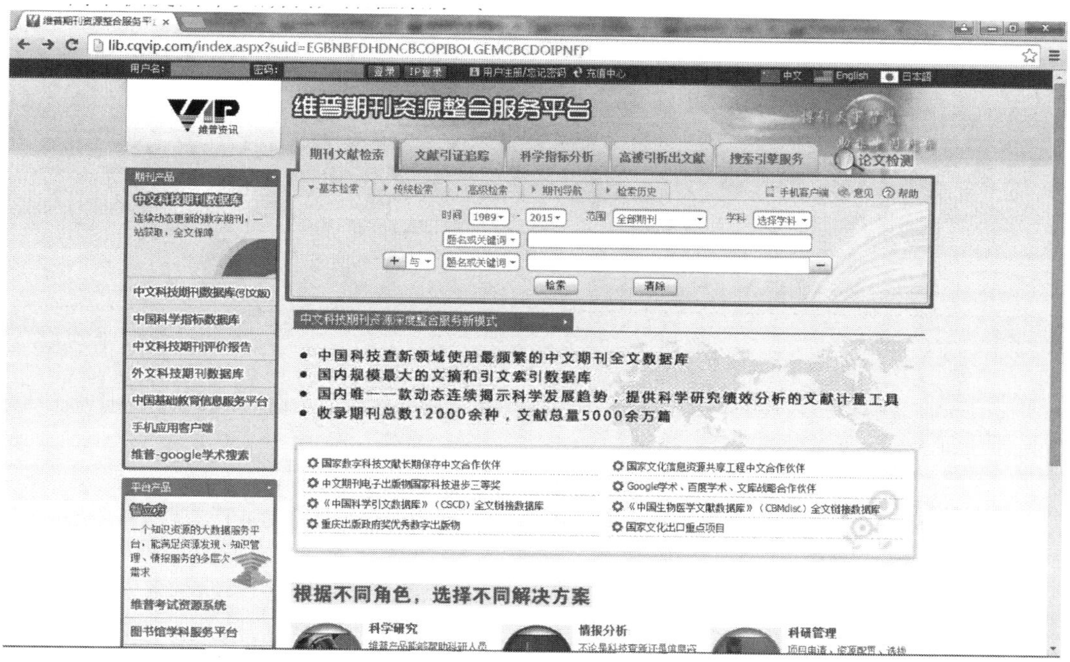

图 8-25　维普数据库检索界面

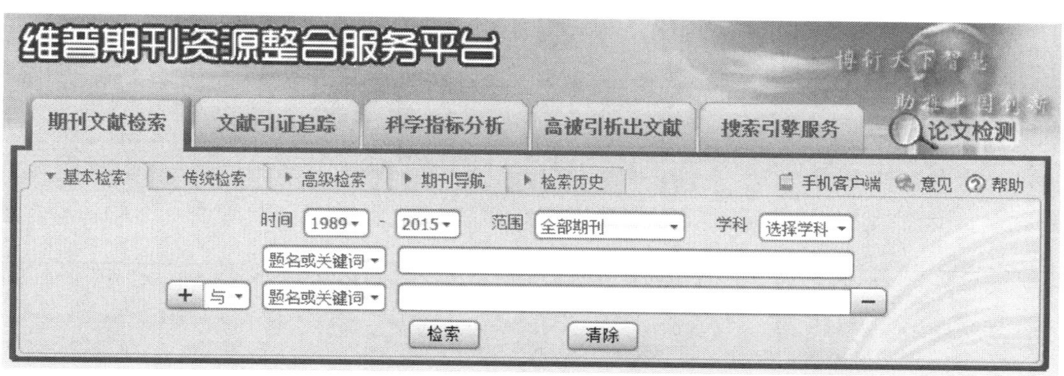

图 8-26　维普数据库检索功能

（2）传统检索：《中文科技期刊数据库》老用户查新检索风格（图 8-27）。

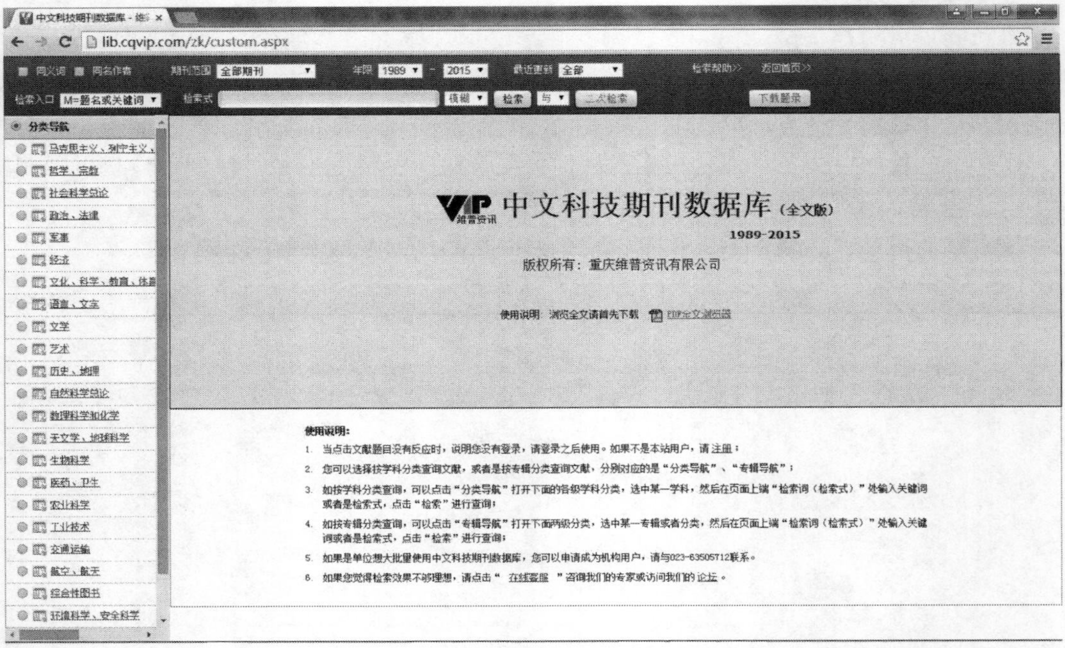

图 8-27　维普旧版检索界面

（3）高级检索：多检索条件逻辑组配检索，更支持一次输入复杂检索式查看命中结果（图 8-28）。

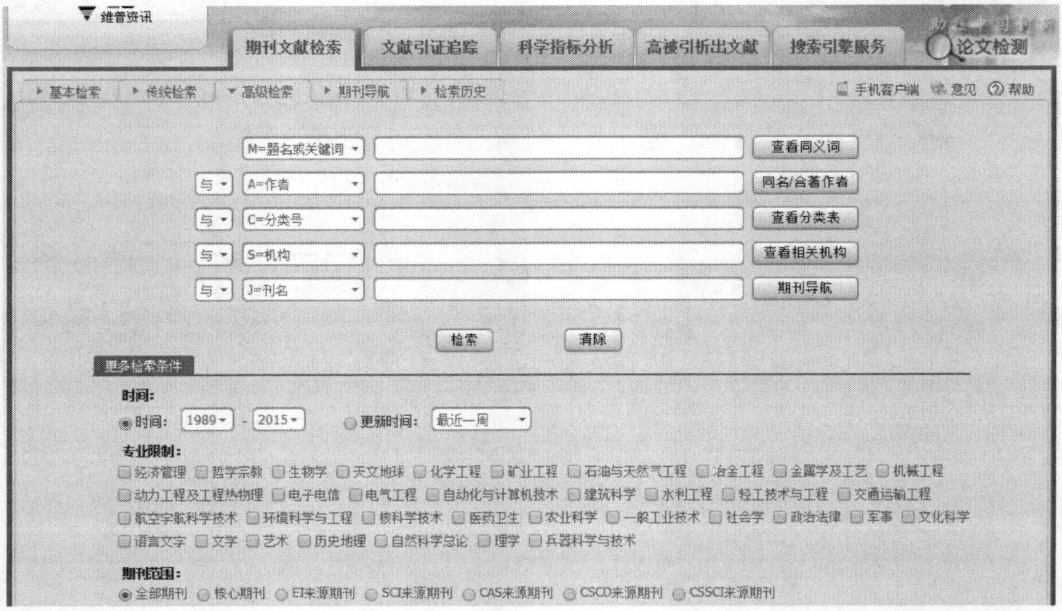

图 8-28　维普数据库系统高级检索界面

（4）期刊导航：多渠道快速定位期刊，可以做年卷期的内容浏览及相关期刊或文献的漫游。

（5）检索历史：支持用户个性化的使用习惯及检索条件的再组配。

三、其他电子资源

中医药相关的电子资源除了以上介绍的常用中外文文摘数据库和中文全文数据库之外，还有包括其他的电子资源，例如：外文全文数据库还包括 Elsevier 全文数据库、Wiley-Blackwell 全文数据库、Springer 全文数据库、ProQuest PHMC 健康与医学大全期刊全文库、EBSCO 全文库等；引文数据库包括汤森路透的科学引文数据库（SCIE）、中国生物医学期刊引文数据库（CMCI）、中国知网引文数据库、中国科学引文数据库（CSCD）等；专题文献数据库，如：学文论文、会议文献、专利文献、标准文献、药学信息、循证医学，等；图书相关的电子资源，如：书目检索系统、图书内容检索系统以及电子图书；综合应用平台，如：中文发现系统、外文发现系统、超星移动图书馆、中外文献获取平台，等；还有中医古籍相关的电子资源以及网络的学术资源。由于篇幅有限，此处不作具体介绍。

（苏大明）

参考文献

［1］Presidential Committee on Information Literacy：Final Report［EB/OL］.［2015-7-20］. http：//www. ala. org/acrl/publications/whitepapers/presidential.

［2］张倩苇. 信息素养与信息素养教育. 电化教育研究，2001（2）：9-14.

［3］谢志耘. 医学文献检索. 北京：北京大学医学出版社，2010.

［4］陈燕. 医学信息检索与利用. 北京：科学出版社，2012：1.

［5］顾萍，谢志耘. 医学文献检索. 北京：北京大学医学出版社，2013.

［6］Factsheets［EB/OL］.［2015-7-20］. http：//www. nlm. nih. gov/pubs/factsheets/medline. html.

［7］PubMed Help［EB/OL］.［2015-7-20］. http：//www. ncbi. nlm. nih. gov/books/NBK3827/.

［8］Oldmedline［EB/OL］.［2015-7-20］. http：//www. nlm. nih. gov/databases/databases_ oldmedline. html.

第九章　中医药图书馆现代技术应用

第一节　图书馆自动化系统

图书馆自动化系统是指为了提高图书馆工作的效率，应用现代化设备，通过软件来处理图书馆的各项业务工作，来满足图书馆管理以及用户对图书情报信息需要的系统[1]。其是利用电子技术处理图书馆工作，使图书馆的文献采购、编目、流通等业务工作及其他管理工作实现自动化，在现代图书馆中占有重要地位。

图书馆自动化系统由计算机硬件系统、软件系统、数据库和相应的人员组成：①硬件系统包括计算机主机、外部设备、通讯设备和其他设备等。由于图书馆工作的特殊性，对其逻辑运算能力、运算速度、内外存储器的容量、多种形式的输入输出设备、数据通讯能力等构成的硬件系统要求很高。②软件系统包括系统软件和应用软件。系统软件需与硬件系统匹配以适应图书馆工作的需要。应用软件主要是处理图书馆各方面工作的各种程序以及其他有关程序和相应的文本等。③数据库用以存储和组织图书馆工作需要的各种数据，如采购数据、编目数据、流通数据、连续出版物数据以及各种管理、统计数据等。它们是建立图书馆自动化系统的处理对象和基础。④自动化图书馆的工作人员一般应熟悉并掌握计算机的有关理论知识和技能，能够开展图书馆的业务工作。

一、图书馆自动化系统的起源及发展过程

图书馆自动化管理系统起源于20世纪50年代的美国。美国海军兵器中心（NOTS）的研究员利用IBM701机器进行的单元词匹配检索试验，打开了信息检索技术的大门。1958年，IBM公司研究员卢恩进行了著名的自动抽词试验，从此开创了自动分类、自动标引、信息检索等多个涉及图书馆学情报学技术领域的研究[2]。

图书馆自动化系统随着技术的革新以及在图书馆中的广泛应用，呈现出自己阶段化的特征。根据信息技术在图书馆中的应用与发展情况，可以将图书馆自动化系统的发展划分为三个阶段[3]。

1. 图书馆自动化系统发展的初级阶段（20世纪60年代末~80年代中期）

20世纪60年代末、70年代初，美国国会图书馆正式发行LCMARC机读目录，开创了书刊机读目录在世界上正式使用的新时期，标志着图书馆正式步入了自动化阶段。1972年国际图联推出了国际机读目录格式UNIMARC，随后各国推出本国相应的机读目录。此时，图书馆计算机管理集成系统开始投入使用，主要有图书采购、编目、流通管理、查询等模块组成，针对计算机编目问题的研究也投入了大量的人力物力。

图书馆自动化系统在这时还只是初探阶段，基本实现了图书馆的采访、编目、流通等环节的计算机化，但是各个图书馆由于自动化方法不统一，具体内容的设置还未形成规范

的标准，因而馆际之间的互动与联系比较匮乏。但是在此阶段基本上实现了让读者利用计算机查找所需资料和实现图书业务自动化管理的过程，在一定程度上解放了图书馆工作的一部分劳动。

2. 网上电子文献信息服务的新阶段（20世纪80年代中期~90年代中期）

20世纪80年代中期，随着计算机网络技术的发展和被广泛应用，发达国家的图书馆开始使用局域网为读者提供网上信息服务。80年代末，CD-ROM光盘数据库和因特网的使用运行，为图书馆信息技术的应用提供了新的条件。图书馆步入了一个全球性、整体性的网上电子文献信息服务的新阶段。在此阶段，图书馆自动化系统将不同的业务部门集合在同一集成系统下，工作趋向整体化，整个系统内各功能之间关系更加密切，突出表现于采访和编目环节。

在此阶段，国外建立了OCLC、RLIN、Utlas、Blaise等联机编目网络，出现光盘编目产品，为中国图书馆自动化提供了更为便利可借鉴的条件。我国图书馆于80年代中期开始建立图书馆局域网，并联接到校园网、区域网、全国性网络上，开始利用LAN进行网上编目、网上图书采购，为读者提供网上目录查询、网上馆际互借、传递电子出版物的索引及摘要以至全文等服务。并在地区之间、部门之间，乃至国家间建立了联机网络编目系统、联合数目数据库和联合馆藏目录，以便了解和掌握文献资源的收藏与分布情况。

此外，在该阶段还提出了再版编目和集中统一编目的方案，由专门机构完成订购、编目、发行等环节，或者选取本地区实力雄厚的中心图书馆，承接其他图书馆送来的采购数据进行加工、编目，在图书馆间共享，使编目工作更趋标准化、规范化。改进的编目系统，将产生唯一性的检索点，相应地提高了检索速度和检索效率。

3. 电子图书馆的高级阶段（20世纪90年代中期至今）

近年来，由于互联网的发展应用，图书馆的形态发生重大改变，由传统图书馆的观念开始向网络化、电子化和虚拟化方向发展。大量的电子出版物和全文数据库被存储在图书馆各类信息中心，在此基础上人们提出了“数字图书馆”，即将图书馆文献信息以数字化的形式表现和获得，这将是图书馆现代信息技术发展的高级阶段。在此阶段，是否具有联机联合编目功能已成为评价图书馆自动化系统先进性的重要指标。

我国在1997年10月建立了中国图书馆联合编目中心，以期实现数目数据库资源的共建共享。该中心自启动以来，书目数据库用户包含164家正式成员在内已达560家，覆盖了全国各个省区。并相继成立了全国图书馆联合编目中心分中心，进一步推动网络环境下数目数据库资源共建共享的进程。成员馆可以通过网络向联合编目中心数据库上送书目数据和下载中心的书目数据，不少地区性的集中编目中心正在向联合编目中心转型。

这时我国还建立了中国高等学校文献保障体系，对各个图书馆统筹安排，分工入藏，形成网内合理的文献布局。目前，该保障体系已有4个全国文献信息中心，7个地区文献信息中心，实现了网络环境下的公共检索、馆际互借、文献传递、协调采购、联机合作编目、电子资源导航六大功能。

二、国内外图书馆自动化系统的发展趋势

图书馆自动化系统汇集了计算机网络技术与图书馆管理技术，它的产生和发展与计算

机网络技术的发展紧密相联。近年来，国外图书馆自动化系统呈现网络化、标准化、开放化、采用 C/S 多层体系结构、系统集成、图形化界面、多媒体应用、全文检索、数字化图书馆的整体趋势，其具体体现的关键技术和主要功能为：普遍以通用平台为基础，基于 UNIX 标准，有部分系统同时支持 WINDOWS 平台，可运行在 IBM、SUN、HP 等服务器上，支持 AIX、Solaris 等多个操作系统。

数字图书馆实现了馆藏数据与数字化载体内容之间的链接，改变了传统图书馆的服务的形式。国外图书馆自动化系统都提供了基于开放式链接的解决方案，执行 OperURL 和 CrossRef 标准，可实现各图书馆资源间的无缝链接，实现各图书馆自动化系统间的互操作。

数字图书馆的功能与特性决定了数字资源加工与传播是其基本功能之一。因此，大多数国外图书馆自动化系统在传统的书目数据加工功能之上，集成了数字内容管理平台。例如，从多个服务器搜集 XML 记录，创建 XML 元数据等实现对图像、视频及多媒体资源的创建与管理，并实现数字内容与传统书目记录的集成，方便用户利用[4]。

国内图书馆自动化系统的研究与发展在近年的快速发展中虽呈现出百花齐放的局面，但受限于技术与规模，与国外系统相比，仍存在技术与功能上的较大差距，问题集中在技术起点低、公司规模偏小；产品功能不够齐全、标准化程度低、开放性差；产品后续研发能力弱；新技术应用程度低等方面。

三、图书馆自动化系统的主要产品

图书馆计算机管理集成系统（Integrate Library System，ILS）是指使用一个公共的机读数据库，包括两个或两个以上的子系统并可联机运行的系统。图书馆计算机管理集成系统使图书馆的采访、编目、流通、公共检索等主要业务在一个数目系统中得以实现。使用集成系统，读者便可获悉图书馆馆员存储的处理后的信息资源，了解馆藏资源，并可查找所需的文献资料。

ILS 在技术方面，全新概念的自动化产品进入大家的视野，新一代图书馆接口飞速发展，开源软件成为主流，发现服务在市场中占据较大的份额，随之产生了长期保存数字资源的活动；在功能方面，电子资源管理备受关注，知识管理脱颖而出；在服务方面，SAAS 模式备受青睐，逐渐兴起联合采购模式，自助图书馆诞生[5]。

全新概念的自动化产品有 OCLC 的 WMS、ExLibirs 的 Alma 和 Kuali OLE。

1. WMS

OCLC（Online Computer Library Center，联机计算机图书馆中心）开始开展网络级管理服务（Web-scale Management Services，WMS）的市场营销和部署。WMS 是基于 World Cat 平台的图书馆自动化框架，整合了 World Cat 已有的编目、资源共享和流通层面的发现服务、采集和认证管理功能。

2. Alma

ExLibris（艾利贝斯公司）开发的产品 Alma 部署在基于云的计算框架上，主要通过软件即服务（Software-as-a-Service，SaaS）模式提供服务，具有高度共享的数据模型和管理图书馆所有类型资源的能力。Kuali OLE（Open Library Environment，开放图书馆环境）项目通过对开源系统的不断研究，开发出了新一代图书馆管理平台。

3. OLE

Kuali OLE 项目在原有 ILS 的架构和设计的基础上，提供面向企业的框架来支持图书馆服务等。具有分面浏览（Faceted Browsing）、相关度排序、用户评论或标记（Rating or Tagging）、可视化导航等功能的图书馆网络接口日益受到各大图书馆的青睐。

自助图书馆服务系统是以自动化控制技术、无线射频识别技术（Radio Frequency Identification，RFID）、网络通信技术和计算机技术为支撑，以集成化软件、图书馆资源为后盾，具备数字化、智能化和人性化的服务体系，包括自助办证、借书、还书、分拣、网上预借、取预约书、自助查询、补书和主动下架等核心功能；并有 LED 广告显示、视觉浏览窗口转换、查询机快速浏览等辅助功能；同时具备数字资源发布的能力，如电子报纸浏览、音视频点播、电子图书推送和滚动新闻发布等。

第二节　新媒体技术在图书馆中的应用

一、新媒体的概念及特征

新媒体（New Media）与传统媒体相对而言，是电视、报刊、广播等传统媒体之后发展起来的媒体形式，它是利用网络技术、移动技术、数字技术，通过互联网、宽带局域网、无线通讯网络、卫星等渠道以及电脑、手机、数字电视等终端，向用户提供知识信息及娱乐服务的传播形态。新媒体种类众多，目前主要有网络新媒体、手机新媒体、数字新媒体、新型电视媒体及其他新媒体等。严格地说，新媒体应该称为数字化新媒体[6]。

与传统媒体相比，发展迅猛的新媒体正成为主流媒介，但它们之间并不是取代与被取代的关系，而是相互融合、继承发展的关系，即传统媒体可借助数字技术的发展转变为新媒体[7]。

新媒体与传统媒体相比，有很多新的特征[5]。

1. 多样性

新媒体传播的信息无论在来源、内容还是形式上都存在着多样性，从不同的感官和渠道带给用户更加新鲜深刻的感受。

2. 高度的交互性

新媒体最显著的时代特征就是即时的传达与反馈信息，在交流中产生新的思想，给用户以充分的交互空间。

3. 分众化与个性化

“小众化”、“社区化”的特点逐渐在新媒体的传播中显现，由兴趣爱好相同的用户组成自己的网络社区，如各种各样的户外旅游论坛、网络游戏团体、短信交友俱乐部等，与此同时，新媒体更加关注用户个性化信息的组织与获取，开发了很多满足个性化功能的模块。

4. 便捷性与低廉性

使用便捷和近乎于零费用的信息发布、免费获取等特性也是新媒体不可或缺的特点。

5. 跨越时空性

新媒体突破传统媒体时间、空间的限制，能够迅速将信息传播到世界任意角落。值得注意的是，新媒体的各个特性并不是彼此孤立的，它们内部存在着纷繁复杂的联系，共同推进新媒体的发展。

二、新媒体的形式及优势

随着信息社会的发展，大众与新媒体的接触越来越频繁，用户对新媒体的感性认识越来越深刻。可以将新媒体分为网络、移动和数字三种主要形式：①网络新媒体指在信息的传播过程中，以互联网为平台，由一定的组织或个人建立的提供各种信息服务的站点传播形式，典型的网络媒体有搜索引擎、博客、播客及各种实时交流软件等形式。②移动新媒体是越来越普遍的一种媒体形式，它赋予网络媒体更强的时空性、大众性，行人、列车等都可以为无线移动媒体提供广大的发挥空间。典型的移动媒体有手机媒体及其开发的一系列信息传播功能媒介、移动电视等。③数字新媒体更加强调的是数字技术的应用，它在传播的主动性上稍差一些，主要是用户自主选择所需的信息，个性化服务更强，典型的数字媒体有阅读器、MP3、MP4 等[7]。

随着知识时代的不断发展，信息的密集性、杂乱性与大众需求的针对性之间形成了尖锐的矛盾，作为衔接大众与信息的主流平台的图书馆，应充分发挥为用户挖掘所需信息的职能，将新媒体引入图书馆的信息获取中，充分发掘新媒体的优势因素并与图书馆服务契合，可以达到事半功倍的服务效果。

新媒体即时因素能够快速捕捉用户因主客观因素影响而改变的信息需求，不受用户所在时间和空间变化的影响。新媒体的高度和便捷交互性能够激发用户对信息的深层的需求，满足用户获取知识的需求。

传统媒体的受众更容易接受新媒体的主要原因是许多新媒体都是由传统媒体发展而来，在继承传统媒体的优势特点之上融入了技术性、时代性的元素，如传统电视媒体的用户现在大都是数字电视的受众，手机用户大多也接受了其提供的各种移动媒介服务，可以说新媒体的受众遍布老、中、青三代，是受众最广、最受欢迎的媒介形式。图书馆引入新媒体开展服务可以间接扩大自身的用户基础，扩展图书馆的服务空间，提高行业竞争力[8]。

三、典型新媒体的应用

1. 博客在图书馆中的应用

博客（Web Blog）主要是指在网络上发布和阅读的流水记录，通常称为“网络日志”，其内容高度个性化、自由化，以日记体的方式，记录博主对知识、信息的思考和感悟，同时在整个互联网范围内，萃取并链接全球最有价值并且相关的信息与资源。

博客为用户提供独立评论的空间，使得用户可以充分发挥其言语自由。博客通常按时间为序组织其内容，以倒序的方式记载，使得人们更易获得新信息。RSS 是由博客提供的一种简单易行的推送手段。通过在个人新闻聚合器中添加某个博客站点的 RSS 地址，由新闻聚合器定期自动对 RSS 内容进行检测，随时了解最近更新的内容。同时通过新闻聚合器，可对多人的博客进行聚类索引，实现快速浏览阅读。博客链接强大、无限化，博主可通过链接与其他博客形成关联，扩展日志知识范围，形成一个知识库，从而实现信息知识的共享[9]。

图书馆引进博客，不仅可以建立图书馆的管理层、馆员、读者三者之间的一个平等交流、知识共享的平台，进而提升图书馆的管理水平和服务水平，而且可以为读者提供参考咨询、书目导读以及在线荐购图书的导航服务，同时可以建立重点学科专业导航库，通过博客“过滤器”的作用，在大数据的时代开发利用信息资源，重组信息，能够为用户提供经过分析处理后专业信息。

博客还可以进行学术项目研究，成员间可通过博客进行交流，避免研究内容或过程的重复，而且更容易在分析已有研究成果的基础上，寻找到研究的突破口和创新点。在国外，基于博客而展开的图书馆研究课题和各种自主化学习应用不胜枚举。

博客为网上开展读者教育与培训提供了使用工具。利用博客对读者开展图书馆使用的相关培训，降低因读者自身原因而导致不能很好利用图书馆的可能性。目前，开展网络培训和服务是图书馆发展的必然趋势。

2. 微博在图书馆中的应用

微博是一种结合了即时消息和博客特点的信息发布系统，它允许用户以手机、网页、即时通讯工具等多种方式及时更新简短文本信息。微博还可以发布图片、音频、视频等多媒体内容。

微博作为一种分享和交流平台，其更强调时效性和随意性，可以即时更新动态，发布并分享最新的消息。微博更能表达出每时每刻的思想和最新动态，而博客则更偏重于梳理自己在一段时间内的见闻感受[10]。

微博对于用户的技术要求较低，只需免费注册一个账户并关注图书馆微博，即可获取图书馆发布的各类信息，如图书馆新闻公告、读者培训宣传、数据库试用通知、新书通报等。

随着新技术的改进和应用，微博推出了一系列的新的功能，@ 功能与微博短信联合，打造新型参考咨询服务模式。同时微博还有微直播、微话题、微链接等新功能，用户可以在这些平台上发表看法、展开讨论[11]。

3. 微信在图书馆中的应用

微信是腾讯集团公司推出的即时通讯软件，利用智能手机的社交潜力，实现了微信用户自动搜索功能，文字、图片、语音和视频的发送功能，成为社会主流通讯软件之一，备受青睐。

微信具有强大的信息资源推送能力，有相对稳定的用户群，同时不受时空的限制，具有使用成本低廉的优点。在此基础上建设图书馆微信公众号，推送相关的图书馆资源，扩大图书馆的服务范围和资源影响力[12]。

用户需求是图书馆开展信息服务的前提和依据，根据用户在移动环境下的需求和信息利用行为进行研究，不断地调整、改进信息服务内容。信息推送服务的目的是实现信息的主动服务。基于微信的图书馆信息资源推送主要是以新闻与讲座通知、新书通报、学科化信息推送为主的广播式信息推送和以用户借阅信息推送服务、专题信息推送服务、信息导航推送服务为主的个性化信息推送[13]。

拥有强大的微信用户群体，为利用微信平台开展高校图书馆图书个性化推介服务奠定了扎实的群众基础。据统计，全国有 32 家高校图书馆已经开通了微信公众平台，并将其应用在图书推介服务中，由于起步较晚，存在着许多不足，比如利用平台进行图书推介信息简单短小，缺乏个性；交流模式处于单向状态，缺乏互动；信息发布形式单调，缺乏现代教育信息技术的应用；图书信息资源分散，无法实现资源的真正共享。

微信的使用为推广和发展图书馆资源提供了新的手段，针对图书馆微信平台出现的不足，我们应该采取相对应的措施，推广微信平台的使用，进而提高图书馆的利用率。比如多种宣传手段并施，加大微信平台的推广力度，重视读者信息需求，创新图书个性化推介服务内涵，运用数据挖掘技术和信息处理技术，明确图书个性化推介的研究方向，为读者呈现生活化、趣味化页面，增强视觉效果，吸引读者注意力[14]。

4. 触摸屏读报系统

触摸屏读报系统即是一种以触摸屏为显示终端的数字报读取系统。随着传统报纸数字化进程的推进，数字报纸通过互联网传播取得了较好效果，与此同时报社及相关机构对数字报的阅读体验也提出了更高的要求，触摸屏读报系统就是基于此种需要应运而生的一种全新的报刊数字化阅读体验方式。21 世纪后，我国数字报业发展步伐逐渐加快，传统报业在新技术支撑下，不断实现与各类新传播介质与新传播终端的对接、融合，产生出诸多报纸传播新形式，全新的报纸阅读体验也随之应运而生。2009 年 8 月，我国数字出版行业领军企业北京方正阿帕比技术有限公司宣布推出全新方正阿帕比鼎新触摸屏读报系统，其后诸多公司也致力于触摸屏读报系统的技术研究，如深圳环球华文资讯传播有限公司、北京环宇呈现科技有限责任公司、北京金雀未来科技有限责任公司等。

触摸屏读报系统一般由数字报数据管理系统和触摸屏数字报阅读系统两部分组成。触摸屏读报系统在保证资源内容高质量的同时，为读者提供了舒适便捷的阅读体验，这代表着一种多元化、数字化的服务模式和理念，使我们能够为广大读者提供更为全面、周到、体贴的信息服务，为帮助读者了解、获取知识和信息提供了一种全新的途径。

在整个社会都在大力提倡与积极探索数字化图书馆建设的今天，报纸数字化也是不容忽视的组成部分，数字报业作为一种商业模式，图书馆是这条产业链的最终消费者之一。图书馆引入触摸屏读报系统，不仅能够帮助读者获取知识与信息，另一方面，也引导读者了解图书馆发展新趋势，推广更为环保、方便的数字阅读[15]。

5. 电子图书借阅系统

电子图书借阅系统是一种读者通过个人移动设备应用程序，通过直接下载或者扫描相关设备二维码实现电子图书下载的借阅系统。读者可以在手机、平板电脑等移动设备上下载安装相关的 APP 应用程序后，通过应用程序直接下载或者扫描电子书借阅机屏幕上相应图书的二维码，即可将对应图书的电子版下载至移动设备，实现全文阅读。电子书借阅借阅系统分为不限副本直接下载的方式和有副本限制需要借还的方式。日前包括中文在线、龙源、超星、方正等在内的多家企业都开始发力电子书借阅系统的研发并投入市场。

目前，数字阅读是新兴行业，电子书借阅系统作为新产品尚处于刚刚起步阶段。由于电子书借阅系统提供的是自助式的电子书借阅服务，下载的电子书支持离线阅读，读者可以随身携带随时随地阅读，所以它推行的“把电子书带回家”理念以及它的便携性受到了读者的青睐。电子书借阅系统最大的优势是能够为更多用户带来数字阅读便利，和传统的阅读方式相比，电子书借阅系统获取内容的渠道、方式方便，操作简单，和手机等移动端阅读相比，更容易受到关注和理解[16]。

6. 慕课（MOOCs）

慕课（MOOCs）是大规模开放在线课程 Massive Open Online Course 的缩写，因其大规模和开放性等特点，已成为国内外互联网上的热点，也是近年来全球高等教育领域的热点话题。MOOC 这一术语是 2008 年由加拿大学者布赖恩·亚历山大（Bryan Alexander）和戴夫·科米尔（Dave Cormier）提出的。而 MOOC 引起公众的广泛关注始于 2011 年，这一年斯坦福大学开设了三门大规模免费开放的网络在线式计算机课程，每门课的注册学生都达到 10 万人的规模，其中最著名的《人工智能导论》课程有来自 190 多个国家的 16 万人注册。慕课的本质是通过在全球范围开放在线优质课程资源最大限度地实现名校名师最优质课程资源的大规模学习共享。这不仅为促进传统学校教育优化课程结构改革教学方法建立混合式教学体系创造了条件更为无数难以进入校园接受优质教育的人们获得高品质学习机会提供了可能。因此慕课概念一经提出便在全球引起巨大反响。

2012 年前后，美国斯坦福大学创办了 MOOCs 领域知名的 Udacity（udacity. com）和 Coursera（coursera. org）平台，麻省理工学院与哈佛大学也合作组建了 edX（edxonline. org）平台。三大平台鼎足而立，吸引了美国众多高校乃至全球名校的加盟，掀起了全球性的 MOOCs 风潮。2013 年 4 月 25 日，由欧洲十一国联合推出的 MOOC 网站（OpenupED. eu）正式上线。免费提供涵盖不同学科的上百门课程，并有 12 种不同语言的版本。MOOCs 模式在西方国家的兴起并非偶然，它与互联网技术的进步、滞后的传统教育模式、高等教育成本的大幅攀升、未来职业教育的需要等因素息息相关。它是开放教育资源运动发展十年的质性蜕变，不仅提供免费的优质资源，还提供完整的学习体验。2012 年，MOOC 迎来了爆炸式发展时期，因此《纽约时报》作者 Laura Pappano 将 2012 年称为“MOOC 元年”。

2013 年是中国的 MOOC 之年，北大、清华、复旦、上海交大高调加入国外的 MOOCs 平台。2013 年 9 月北大 MOOC 网站（mooc. pku. edu. cn）上线，清华大学正式推出“学堂在线”MOOC 平台（xuetangx. com）。此外，上海高校课程共享中心、中国东西部高校课程共享联盟等近两年创立的中式 MOOC 平台加快发展，打破校际和区域壁垒，以承认学分的方式为国内学生提供更丰富的优质课程。而果壳网的“MOOC 学院”（mooc. guokr. com）成为中国最大的 MOOC 讨论区，目前国内已经出现各种各样的网络慕课平台[17]。

MOOC 作为一种新兴的教育模式，发展迅速，影响颇大，为教育界与相关业界带来了巨大的冲击，图书馆作为教育模式中重要的组成部分，更需要在 MOOC 环境下重新进行角色定位，主动参与，在 MOOC 发展浪潮下发挥自己的服务与教育职能，创新观念，为 MOOC 教育提供诸如教学支持、课程制作等服务，以提升图书馆的存在价值，延伸图书馆的服务范畴[18]。

第三节　信息技术与网络技术在图书馆中的应用

一、图书馆门户网站建设

随着互联网的发展，越来越多的图书馆建立自己的网站，图书馆网站作为展示自身单位实力的一个重要组成部分，是对外展示图书馆形象的一个电子窗口和为读者服务的拓展与延伸，是体现网络时代优质服务的一个必不可少的组成部分，也是建立数字图书馆的重要部分。

图书馆网页是图书馆资源、服务与读者之间的桥梁，是揭示馆藏资源和图书馆服务的重要工具，是图书馆与读者信息沟通与交流的虚拟中介和媒体[19]。

一般图书馆门户网站基本涵盖了 OPAC 查询（读者信息、新书通报、书目查询、预约到书列表、超期罚款等)、电子资源（中文数据库、外文数据库、试用数据库等)、入馆指南、读者服务、参考咨询、网站导航等多项内容。

同时很多门户网站根据自己的馆藏特点也自建很多特色的栏目，比如中国中医科学院的图书馆（http：//lib. cintcm. ac. cn：8001/）的馆藏中医古籍目录数据库、中医图书联合目录数据库等以及海外中医古籍联合目录等。

二、图书馆学科化服务平台建设

图书馆学科化服务是基于馆藏资源，立足用户需求，面向科研活动，融入用户决策过程并帮助用户找到解决问题方案的增值信息服务，是一种具有开拓性、创新性的主动参与式的服务。学科化服务与传统的文献信息服务相比，具有专业性和集成化的信息服务特征，不仅快速便捷地获取有用信息，而且具有挖掘信息的潜在价值[20]。

学科化服务平台是指以计算机软硬件系统为依托构建的能够实现学科服务相应功能模块的应用型平台，学科服务平台能够整合图书馆电子资源、互联网网络资源、整合多种与学科相关的各种资源，提供一站式学科信息发现与获取路径，适应了学科信息需求，能够更好地为专业学科用户提供独特而有价值的知识服务[21]。

学科服务平台的建设核心是建成众多的应用软件来组成完整的服务系统，它是与图书馆门户网站、资源数据库、图书馆自动化管理系统等相互支持、共同存在的，是图书馆对外服务的一个窗口，代表了图书馆的资源底蕴和服务能力。

图书馆学科服务平台按功能分为学科门户、学科导航、参考咨询、馆藏资源建设等几个模块，能提供主动推送功能、在线参考咨询、学科定向服务、文献传递、问卷调查等。

目前已经有部分高校开展并建设了学科化服务平台：如上海交通大学图书馆、北京大学图书馆、南开大学图书馆、华中科技大学图书馆、上海大学图书馆学科馆员平台、广东药学院图书馆、湖南中医药大学中医诊断学学科服务平台等。

图书馆开展学科服务平台建设，不仅是在新形势下深化服务内容、进行服务创新的需要，也是提升图书馆专业化、个性化、知识化信息服务能力的需要。

图书馆建设学科化知识服务平台不仅能够将知识资源进行重组与服务，适应学科信息需求，而且可以更好地为学科用户提供独特而有价值的全方位服务。其是图书馆在新形势下深化服务内容、进行服务创新的需要，是提升图书馆专业化、个性化、知识化信息服务能力的需要，也是图书馆可持续发展的前提[22]。

第四节　RFID 技术在图书馆中的应用

一、RFID 技术简介及应用现状

RFID（Radio Frequency Identification，RFID）即是我们所说的无线射频识别技术。它是一种非接触式的自动识别技术，通过射频信号自动识别目标对象并获取相关数据，其自动化程度较高。其基本原理是利用射频信号和空间的耦合（电感或电磁耦合）或雷达反射的传输特性，实现对识别物体的自动识别。

RFID 系统通常由三部分组成：①天线，在电子标签和读写器间传递射频信号；②读写器，读取（或写入）电子标签信息的设备；③电子标签（无线电发射机应答器），每个标签具有唯一的电子编码，附着在物体上标识目标对象。

RFID 系统根据具体应用中频率的不同划分为低频（LF）、高频（HF）、超高频（UHF）和微波几种方式，相对应的使用代表性频率分别为：135kHz 以下、13.56MHz、433.92MHz、860~930MHz、2.45GHz 以及 5.8GHz。

不同频段的 RFID 应用的领域不同，图书馆界普遍使用的是 13.56MHz，书目的标识号作为数据中的该书唯一标识，被编写到标签里，只需要在标签内提取该书目的标识号，就可以快速获取该书的信息。

在国外，新加坡国家图书馆最早使用 RFID 系统。1998 年，新加坡国家图书馆管理局开始测试 RFID 在图书馆流通、分拣与物流系统，2002 年新加坡国家图书馆是在世界上第一个采用 RFID 技术的图书管理系统。在美国，1999 年洛克菲勒大学图书馆最先安装了 RFID 系统，目前已有超过 300 家图书馆使用了 RFID 系统。欧洲国家图书馆的 RFID 技术处于世界领先的地位。荷兰图书馆的 RFID 使用从图书出版销售环节开始实施，自 2004 年开始，荷兰图书市场 80% 的图书上贴上了 RFID 标签，已有数十家图书馆启用了 RFID 系统。从 2006 年开始，德国和英国的部分图书馆 RFID 应用已经进入了市场化运作阶段。在亚太国家中，日本和韩国的图书馆正积极使用 RFID 系统技术，2010 年，韩国首尔延世大学中央图书馆完成了 UHFID 系统的构建，是韩国第一个使用 RFID 系统的图书馆[23]。

在国内，2006 年厦门集美大学诚毅学院图书馆和深圳图书馆新馆率先采用 RFID 技术取代传统条形码技术。国家图书馆二期工程 2008 年完成了 RFID 应用系统的实施。杭州图书馆、厦门图书馆、首都图书馆、上海图书馆、哈尔滨工业大学图书馆、陕西省图书馆、湖北省图书馆等陆续采用了 RFID 技术[24]。其中，深圳图书馆把高频技术在图书馆的应用发挥到现阶段的最高水平，利用 RFID 的原理成功实现了图书自助借还、分拣、自动整序排架、自助清点馆藏、智能图书车和射频防盗报警等一系列自动化管理[25]。

二、RFID 技术在图书馆的具体应用

无线射频识别（RFID）是一种非接触式的自动识别技术，融合了无线射频技术、传感器网络技术、网格技术以及软件中间件等技术，主要通过射频信号自动识别目标对象及获取相关数据，非人工干预进行大量数据自动化快速识别、实现处理和信息交互。相对于条形码识别技术而言，RFID 技术应用优势在于具有非接触性能、读取快捷、距离远，并可多物扫描、存储数据容量大、寿命长、可重复使用等明显优势，这些优势使 RFID 技术将逐步取代条形码技术，广泛应用于图书馆领域。

（一）图书馆 RFID 系统的组成

图书馆 RFID 系统具体包括 RFID 馆员工作站、RFID 快速标签编写器、自助借还系统设备（室内）、自助归还系统设备（室外）、手持点检仪、RFID 安全门系统设备等，具体设备组成包括以下几个方面。

（1）RFID 标签：主要用来记录资源信息和安全防盗功能，是 RFID 系统的操作对象。

（2）RFID 天线：在标签和读取器间传递射频信号。

（3）RFID 读写器：通过 RFID 天线对 RFID 标签进行读写数据的操作。

（4）RFID 馆员工作站：可用于标签编写、外借、归还、查询以及读者账户管理。

（5）RFID 快速标签编写器：用于资源标签的初始化加工，将条码转换成标签。

（6）自助借还系统设备（室内）：主要用于读者自助服务，完成借书、还书以及读者本人基本信息查询功能。

（7）自助归还系统设备（室外）：用于读者自助还书服务，不受开关闭馆时间限制。

（8）手持点检仪：主要用于资源在架与在馆状态的数据采集与查找。

（9）安全门系统设备：主要用于资源安全防盗功能。

智能架位查询系统：用于采集架标信息，供读者和馆员通过架位导航系统查询读书位置。

RFID 图书系统最核心的内容包括标签内存存储编码方案以及 RFID 系统设备终端与图书管理系统的无缝连接部分。

（二）图书馆 RFID 技术的基本功能

在图书馆领域 RFID 技术应用的基本功能主要包括实现用户自助借还、24 小时自助还书、智能分拣、智能盘点、智能系统管理、架位导航、安全防盗等，这些功能对于图书馆工作具有非常重要的意义。

（1）自助借还设备的使用，简化了大量的人工操作程序，带给读者更好的自助体验，提高读者的阅读兴趣和高校图书馆的资源利用率。高校图书馆使用 RFID 自助借还设备后，图书借阅率得到显著提高，这对困扰图书馆已久的馆藏利用率如何提升的问题提供了很好的解决办法。

（2）智能盘点、智能分拣、智能系统管理等功能，不仅能帮助馆员更好更快地完成图书的整理工作，而且更重要的是能够提高读者的信息需求满意度，使读者更快地定位自己

所需的信息资源，从而在很大程度上解决或缓解了图书馆乱架的问题，充分发挥了图书的利用价值[26]。

（三）图书馆 RFID 技术的扩展功能

RFID 技术在图书馆的应用具有巨大的潜力，而当前使用的图书馆 RFID 功能只是其技术开发的很小一部分，系统提供商和图书馆携手拓展服务功能，在很多方面取得了进展，如馆外智能图书馆、图书上架数据的自动采集和定位、用户行为的研究等。这些功能的拓展既是 RFID 技术应用的结果，也将成为 RFID 推广的动力，最终提高图书馆用户服务的广度和深度。

1. 馆外智能图书馆

馆外智能图书馆，亦称智慧图书馆或漂流图书馆。智能图书馆多出现在街区，利用 RFID 技术，结合图书馆借还系统、智能机械等技术，实现自助办证、借还、续借等基本服务功能。智能图书馆以自助、便捷、无人值守的特点得到广泛的推广，图书馆的服务因此延伸到社区、商场、地铁站等公共场所，使市民享受到更方便、快捷的智能文化服务。

2. 图书上架数据的自动采集和定位

图书馆新书上架需要进行数据采集，以备定位导航和日后的清点使用。在新书上架时，手持点检仪可以在无线环境下获取编目的书单，实时更新点检仪数据，并自动分配图书架位。

3. 智能书架

智能书架，英文名“Smart Bookshelf”或“Intelligence Bookshelf”，可使架上图书管理实现智能化功能。通过书架数据的读取，可以统计出书架上每本书的状态，通过书本使用率分析，可以完成许多以前图书馆不能完成的实时记录和更新文献的架位信息的功能。RFID 智能书架的使用强化了文献的流通统计，归还文献的快速定位，有效降低文献的错架率，提高图书管理人员的工作效率，真正意义上利用 RFID 技术实现图书定位管理。

4. 用户行为的研究

RFID 技术应用对象不仅可以是图书馆，还可以应用到用户行为的研究，目前主要的研究内容为阅读行为。研究人员可以通过杂志架和杂志标签共同作用，获取阅览杂志每页的阅读速度数据，估算读者对哪种类型的阅读内容感兴趣，了解用户的阅读习惯，以改进杂志版面和内容。这些都为图书馆持续跟踪用户行为提供了良好的技术方法[27]。

三、图书馆 RFID 存在的问题

RFID 技术在图书馆中的应用虽然具有很多技术优势，使图书馆的管理模式进入了自动化、人性化和智能化先进领域，对图书馆的长远发展有着深远的影响，但随着其广泛的应用，也存在一定的局限性，出现了不少的问题，无法全方位、无瑕疵地完成全部工作。图书馆 RFID 存在的主要问题包括以下几个方面。

1. 技术标准仍未统一

目前的 RFID 市场竞争处于初级阶段，各商家处在各自为战的状态，相关行业标准尚未统一[28]。对于标签的频率问题，目前图书馆使用的 RFID 标签频率集中在高频和超高频频段，实际使用中，超过60%的图书馆RFID标签采用了高频频率。相关标准目前有三种：国际标准ISO18000、欧美EPC Global和日本的Ubiquitous ID Center，3个标准互不兼容，主要差别在通讯方式、通信协议和数据格式等方面[29]。

2. 应用成本较高

图书馆使用RFID技术，标签的费用成本较大。读写器等硬件虽然价格较高，但需要的总数不多，其成本占总成本的比例不大。而标签数量巨大，对于拥有百万及以上图书资源的图书馆，需要同等数量的标签进行标定，成本增加较大。

3. 软件配套问题

目前RFID系统软件出现了硬件与软件的兼容问题，不利于RFID在图书馆中的应用。中间件位于操作系统和应用软件之间，为应用软件提供运行与开发环境，帮助用户灵活、高效地开发和集成应用软件。中间件屏蔽了RFID设备的多样性和复杂性，能够为后台业务系统提供强大的支撑，从而驱动更广泛、更丰富的RFID应用。

4. 安全问题

标签本身的安全，RFID系统以电子标签为应用基础，而目前的标签尺寸还不够小，当标签被撕掉后，就没法读取该图书的信息[30]。其次是信息安全，RFID的信息读写是基于无线信道的，因此标签存在被附近其他阅读器识别的风险，面对主动攻击时抵御能力更弱，会造成图书及读者信息的泄漏。

5. 误码问题

由于无线信号的特点，导致了RFID应用中的误码问题：RFID标签在使用时，阅读器与电子标签之间如果有金属物遮挡，会影响无线电波的频率，导致无法读取数据。例如，与金属书架接触紧密的RFID标签可能无法读取，或者相邻两册图书标签位置一致，也可能导致误码的产生，影响信息读取的准确性。

6. 灵敏度问题

其主要是安全门的识别精度和安全门的识别范围问题。在部分图书馆的RFID安全门系统中，能够识别读者信息，但当多名读者同时快速进入时，只要有一名读者持有效证件，安全门就不会报警。读者入馆高峰时，这种情况尤为突出[31]。当未办理借书手续的图书进入安全门识别范围时，虽然没有带出但安全门仍报警，这在读者较多的时段给图书馆管理和读者都造成了一定影响。加强图书馆管理，引导读者有序入馆是解决问题的一方面，进一步改进安全门设计提高识别精度和控制识别范围是解决问题的关键。

7. 数据处理问题

随着RFID技术在图书馆应用的不断推广，需要传输和处理的数据快速增加，这些数据都需要实时处理，在馆际合作过程中，要求时效性更高的数据处理。单纯靠本地的计算机系统已不能满足数据处理的时间要求。基于分布式的云计算技术可有效解决这一问题[32]，虚拟的“云”计算中心相互协同共同分担数据处理的任务，RFID阅读器负责采集本地数据，本地计算系统对数据进行初步处理，将海量数据的计算任务外包给“云”，以解决对数据处理的时效性要求。

8. 人员培训

RFID技术的引入对传统图书馆的人员结构和知识结构造成较大冲击，不仅降低了馆员的劳动强度，节省了人力资源，还提高了服务效率和质量。新技术的引入对工作人员的知识结构和整体素质提出了更高的要求。

RFID 技术在图书馆中的应用可以提高图书馆服务的智能化水平，降低工作人员的劳动强度，提升服务质量，对构建智能图书馆有巨大的推动作用。尽管目前在应用中仍存在问题，但随着相关行业标准的完善和技术的发展，RFID 技术将在图书馆中得到广泛应用。

第五节　图书馆信息共享空间的建设

信息共享空间（Information Commons，IC）起源于欧美国家，1992 年 8 月美国爱荷华大学（University of Iowa）的 Hardin 图书馆建立了第一个具有 IC 内涵的“信息拱廊”（Information Arcade，IA），受其影响北美和欧洲各地图书馆纷纷建立信息共享空间，历经数十年的发展，IC 已经成为图书馆信息服务的重要组成部分。2005 年，上海图书馆馆长吴建中首次将信息共享空间相关理论引入国内，认为信息共享空间是将图书馆空间、资源、服务融合为一体的新型的服务模式，一种开放的动态服务模式[33]。此后国内图书馆界的信息共享空间理论探索和实践研究开始逐步升温，2006 年，清华大学图书馆、复旦大学图书馆、上海师范大学图书馆成为首批实践信息共享空间构建的图书馆。相关调查显示，截止 2012 年年底，中国一百余所“211”工程院校图书馆中，提供信息共享空间服务的已有 78 所，占总数的 2/3[34]。经过二十几年的发展，信息共享空间在国内外图书馆的构建日趋成熟。

1. 信息共享空间的概念

目前尚未有信息共享空间的标准定义，国外的研究人员 Donald Beagle，D. Russell Bailey，Barbara Tierney 和 Nancy Allmang 分别提出了信息共享空间的内涵[35]，国内也有不少研究人员提出了概念的内涵，比较认可的定义可以表述为：信息共享空间是一个经过特别设计、确保开放存取的一站式服务设施和协作学习环境，它整合使用方便的互联网络、功能完善的计算机软硬件设施以及内容丰富的知识库资源（包括印刷型、数字化和多媒体等各种形式），在技能熟练的图书馆参考咨询员、计算机专家、多媒体工作者和指导教师的共同支持下，培育读者信息素养，促进读者学习、交流、协作和研究[36]。信息共享空间作为一种新型的动态服务模式，体现了图书馆以用户为中心的服务理念[37]。就其本质属性来讲，“共用”是信息共享空间的理念基础；“用户为主导”是信息共享空间服务的基石。“一站式”服务是信息共享空间的灵魂。

2. 国外信息共享空间的理论和实践研究

信息共享空间在国外一经推出便备受用户的关注和追捧，经过 20 多年的发展，国外图书馆已经实现了信息共享空间的普及和多元化发展，各种由信息共享空间演变的共享空间形式——学习共享空间、科研共享空间等层出不穷，以“Information Commons”、“Information Center”、“Learning Commons”、“Learning Center”、“Knowledge Commons”等命名的图书馆服务空间已成为国外图书馆的常规服务[38]。

在理论研究方面，美国北卡罗来纳州大学 Charlotte 分校图书馆的 Donald Beagle 是最早开展信息共享空间研究的学者之一，1999 年，Donald Beagle 发表了重要论文《IC 构想》（*Conceptualizing an Information Commons*）[39]，通过与图书馆传统信息服务方式的对比，分析了 IC 的概念、构成元素以及服务方式等，该论文为以后人们研究信息共享空间奠定了理论基础。此后，美国的 Bailey，Tierney，Mac Whinnie，Nancy Kranich 等研究人员以及美国教育委员会分别对 IC 取得了相应的研究成果[40]。

在实践方面，美国爱荷华大学图书馆信息共享空间可以说是全球第一个信息共享空间，其当时被命名为信息拱廊，它是由图书馆、高校信息技术部门、高校三方筹建的一项图书馆设施和服务环境。美国北卡罗来纳州大学图书馆信息共享空间是国外较具代表意义的案例之一，在该校图书馆中，以资讯共享空间为核心，将媒体服务、参考服务、教学服务、研究资料服务、资讯柜台、馆藏服务、特俗馆藏服务、教师教学中心、系统、取用推广服务十项服务有机整合在一起。英国谢菲尔德大学图书馆的信息共享空间建设也颇具代表意义，其包含物理空间建设、虚拟空间建设、信息共享中心资源建设、信息共享服务四大内涵，物理空间包括多人学习区、安静阅读室、小组学习室、灵活学习区四大区域。此外，印第安纳大学布卢明顿分校、亚利桑那大学、杜克大学、加拿大 Calgary 大学、英国谢菲尔德大学、新西兰奥克兰大学等在 IC 实践方面都具有比较丰富的经验[41]。

3. 国内信息共享空间的理论和实践

信息共享空间的理论于 2005 年引入我国以后，经过十多年的发展，共享空间已经实现了理论向实践的平稳过渡，国内各图书馆都积极投身于共享空间构建的热潮。

在理论研究方面，上海图书馆的吴建中馆长于 2005 年最早由国外引入了信息共享空间相关理论，并指出开放存取和信息共享空间为图书馆的发展提供了新的机遇，此后，信息共享空间理论研究开始在国内蓬勃发展。

文献计量学研究表明[42,43]：2005~2006 年是国内 IC 研究的起步阶段，文章总数不多，主要向国内介绍 IC 概念、产生背景、发展动态以及少量国外图书馆 IC 发展建设和实施情况；2007~2009 年是快速发展阶段，这一阶段的论文量几乎以倍数增长，同时核心期刊论文量也快速提升，表明这一阶段的 IC 研究受到我国学界的持续关注和重视；2010~2012 年是理性和繁荣阶段，论文量略有下降，特别是核心期刊论文量下降比较明显，此后 2 年论文量呈现波动趋势，但核心期刊发文量持续下降，显示出在前一阶段的持续热点研究后，相关研究者和出版机构对此类研究进入审慎和理性状态。理论研究主要内容有 IC 构建的理论分析、IC 的信息服务、IC 的信息资源建设、IC 的组织与管理、新技术在 IC 中的应用等方面。

在具体实践方面，国内 IC 的研究与实践相比国外有一个滞后期，并且港澳台地区和大陆发展进度不相同。香港地区于 20 世纪 90 年代末开始引入 IC 服务模式，岭南大学在 2005 年 9 月启动 IC 服务，成为我国最早创建、运作比较成功的 IC。台湾和澳门地区不少图书馆也推出了 IC 服务，取得很大成功[44]。

国内大陆方面较早实践信息共享空间的图书馆有：清华大学图书馆、上海师范大学图书馆和复旦大学图书馆。2006 年复旦大学视觉艺术学院在图书馆二楼构建了信息共享空间，共享空间包括如下区域：①信息咨询台；②协作性小组学习讨论区；③个人学习区；④多功能厅；⑤纸质文献借阅区；⑥多媒体功能区；⑦复印、打印、扫描区；⑧休闲区。多元化、协作化、服务一体化的功能区域设置已初具信息共享空间的雏形。随着共享空间构建理论与实践经验的不断丰富，国内很多大学都推出了信息共享空间，为用户提供了更多开放式共享服务，服务资源也得以进一步整合，除了核心服务区，还设置有培训区、学科馆员办公区、数码技术体验区等[41]。

4. 中医药信息共享空间的建设

中医药学是我国独特的医疗卫生资源，作为一门经验性、实践性很强的学科，其学习过程强调对中医经典、传统文化的积累、领悟和对临床经验的总结，重视实践的体验。学习共享空间的构建可以使学生亲身体验到不同类型的媒体、资源、平台等现代化工具辅助的学习方式，并能实现学生与学生、学生与老师、学生与科研人员、学生与临床经验丰富的医生等之间面对面的交流与沟通。信息共享空间在调动学生自主学习的兴趣，激发对中医知识的感悟，提高学生感知力、学习能力、创新能力，促进传统中医药图书馆转变发展定位等方面具有重要的意义。

中医药学的教育研究任重道远，培养新形势下的中医药人才，对于中医药的未来具有特别重要的意义。中医药信息共享空间的建设应该依托图书馆浓厚的中医药学术氛围和图书馆丰富的中医药信息资源构建一个具有中医特色的信息共享空间。中医药信息共享空间的建设应该将传统的图书馆印刷型资源与数字资源整合在一个相对无缝的服务环境中，为用户的信息需求和知识学习提供一站式服务，提高图书馆信息服务的效率和质量，改变传统的服务模式，变被动服务为主动、动态的服务。同时应该充分考虑中医学信息用户的类型、需求特点、中医学信息资源分布状况、中医学科学的发展、中医学模式的变化等因素，在系统功能的设计、应用方式、系统管理等方面注重体现中医药学用户和中医药学信息的特殊性，建立具有中医特色的信息共享空间[45]。

中医药信息共享空间的具体构建应该包括实体环境构建、虚拟环境构建和服务支撑体系构建三个方面内容。

（1）实体环境构建：实体环境是读者学习、交流、合作和活动的物理场所，应满足读者多层次、多样化、全方位的需求，所以，在实体环境构建方面，中医药图书馆应当根据自身条件来对学习共享空间进行规划，做好功能分区和空间布局，在表现形式上要注重中华文化和中医药文化的特色内涵，营造中医药传统文化的氛围。

（2）虚拟环境构建：虚拟学习空间是为学生、图书馆员、教师和医生提供学习、交流、协作和知识共享的虚拟场所。作为学习共享空间的重要组成部分，虚拟学习空间主要实现以下 3 个方面的功能：一是虚拟资源与用户的互动；二是服务主体与服务对象之间的互动；三是服务对象相互之间互动。所以，在虚拟环境的构建方面，中医药图书馆虚拟空间体系架构应主要包含两个部分：①虚拟资源（各类在线电子资源、工具软件等）是虚拟空间构成的基础要素。②虚拟协作平台（为在线学习活动提供讨论、交流咨询、指导与帮助的各类系统）是虚拟空间构成的关键因素。虚拟资源的建设要把图书馆所拥有的各类数字资源进行整合，甚至包括整合学校资源、医院资源、医疗企业资源，为中医药的医疗、教学和科研服务。

（3）服务支撑体系构建：中医药信息共享空间的服务支撑体系构建包括管理制度的建设和人才队伍建设，信息共享空间的组织、运行与管理制度是确保正常运转、充分发挥作用的一种保障机制，它应由服务规范、运行制度、合作制度、激励机制（绩效考核标准、奖惩制度）、培训机制、服务人员的组织与管理等制度构成。而人力资源是支撑信息共享空间运行与发展的关键要素，构建及运行学习共享空间需要大量的专业人才，包括图书情报、外语、计算机技术和医学等各方面的人才，尤其是掌握多种技能的复合型人才。只有不断完善服务支撑体系的建设，才能保障信息共享空间的正常运作，并且发挥它应有的功能和作用[46]。

第六节 关联数据技术在中医药图书馆中的应用

在互联网大数据时代，如何对海量信息进行高效的利用和开发是图书情报领域的重要研究课题，语义网的出现为问题的解决带来了新方法，特别是2006年提出的关联数据技术，成为了构建网络大数据集之间的语义链接的有效途径。目前，关联数据在国内外的应用正迅速发展并涉及商业、媒体、出版、政府等领域。关联数据已成为整个全球性数据空间不可或缺的一部分，基于语义关系的信息资源集成方式，使得饱含语义的、海量的、相互关联的数据，将产生难以估量的巨大价值。

在图书馆领域，2008年以来先后有瑞典、匈牙利、英国、德国和西班牙等国家的国家图书馆将书目数据发布为关联数据。2010年，万维网联盟还成立了图书馆关联数据孵化小组，关联数据已经成为图书馆领域的研究热点。国内外针对关联数据的研究方兴未艾，而通过关联数据组织和利用中医药信息资源的研究鲜见报道。

本节将介绍关联数据的相关概念，关联数据的构建和发布技术，梳理关联数据的研究现状，并对关联数据在中医药领域的应用提出了展望。

一、关联数据概述

（一）基本概念

“关联数据”（Linked Data，LD）的概念首次出现是在2006年，是万维网的创始人Tim Berners Lee在《关联数据笔记》中提出的[47]。2007年5月，W3C的关联开放数据运动（linking open data，LOD）正式启动，其宗旨是号召人们将现有数据发布成关联数据，并将不同数据源互联起来。关联数据真正被人们熟悉应该是Tim Berners Lee于2009年2月在TED大会上关于关联数据的演讲。他讲到关联数据是和万维网的发明一样的巨大变革，我们正在通过万维网从文件互联网走向数据互联网[48]。关联数据的目的是构建一个计算机能理解的具有结构化和富含语义的数据网络，而不仅仅是人理解的文档网络，以便在此基础上构建更智能的应用。

Tim Berners Lee对关联数据的定义和维基百科中的定义不尽相同，但是根据关联数据的内部结构给关联数据的定义是：关联数据是一组用于使用RDF数据模型发布和部署的实例和类数据的最佳实践，并使用统一资源标识符（URI）命名的数据对象，通过HTTP协议访问公开数据，同时强调数据的相互联系、相互关系，从而构建有益于人类和机器可理解的语义环境。

简言之，关联数据就是将不同的数据关联起来，创建不同数据源之间的语义关联。其中心思想是数据发布者支持发现和整合一系列包括关联/词汇应用和数据集条款的应用。

（二）关联数据的构建原则

Tim Berners Lee在2006年提出“关联数据”概念时，给出了构建关联数据必须要遵循的四个原则[47]：①使用 URI（统一资源标识符）作为任何事物的标识名称，不仅是标识文档（use URIs as names for things）；②使用 HTTP URI，使任何人都可以参引（dereference）这一全局唯一的名称（use HTTP URIs so that people can look up those names）；③当访问者通过查询相关事物的标识名称时，可以获得相关的有价值的信息［when someone looks up a URI，provide useful information，using the standards（RDF＊，SPARQL）］；④尽可能提供链接，指向其他的 URI，以使人们发现更多的信息和事物（include links to other URIs so that they can discover more things）。

资源描述框架（resource description framework，RDF）明确规定了描述网络信息资源，以及资源间语义关系的模型和语法，通过统一资源定位符（URIs）来标识资源，同时采用属性及其属性值来描述资源。RDF 数据模型是用于二元关系的表达，由于任何复杂关系都能分解成若干个简单二元关系。因此，RDF 可描述任何复杂关系。属性和属性值都可以包含 URI，也同样是资源，通过 URI 可以参引任何可被标识的事物，因此万维网上的资源可以通过 RDF 链接描述。

统一资源标识符（uniform resource identifier，URI）用于标识互联网资源名称。使用 URI 作为网络上任意类型资源的标识名称，如网页、图片、科研机构和学术论文等，可有效辅助人们发现和利用资源。该种标识允许在特定的协议下用户对网络中的资源进行交互操作。URI 可视为定位符（URL）、名称（URN）或两者兼备。统一资源名（URN）如同一个人的名称，而统一资源定位符（URL）代表一个人的住址。换言之，URN 定义某事物的身份，而 URL 提供查找该事物的方法。

结合 HTTP 提供的内容协商机制，关联数据服务端通常需要为每个非信息资源提供三种唯一标识符，从而满足不同的访问和展示需求。

（三）关联数据的构建流程与发布

关联数据的概念自从 2006 年提出以来，得到了图书情报、生命科学、新闻媒体、政府部门以及社交网络等多个领域的关注，越来越多的机构和组织加入到开放数据的共享行列。

1. 关联数据的构建流程

关联数据的构建流程一般包括数据建模、实体命名、实体 RDF 化、实体关联化、实体发布、开放查询等步骤[49]。具体而言，构建关联数据的流程如下。

（1）需求分析：对需要构建关联数据的信息资源的类型、规范化程度、更新频率、数据规模，以及最终基于关联数据提供服务的应用场景进行分析。

（2）关联模型构建：在需求分析结果的基础上，通过继承复用现有的通用词汇集或本体模型，以及自行设计 RDF 词表，规范定义待发布各类资源实体及其之间的语义关联关系。

（3）实体命名：为每个实体建立稳定的、可访问、可解析的唯一标识符 HTTP URI（Cool URI）生成机制。

（4）实体 RDF 化：采用 RDF 对每个对象实体及其属性进行规范化、结构化的语义描述，使得对实例的描述能被计算机理解。

（5）实体关联化：采用 RDF 链接来描述各类实体对象之间的关联，并尽可能多地与外部数据源建立丰富的关联关系，使数据集具有跨实体发现的能力。

（6）实体发布：部署关联数据发布服务器，对外提供关联数据服务，根据内容协商机制返回正确的网页描述和 RDF 描述；配置 SPARQL 服务端（SPARQL endpoint），对外开放 SPARQL 语义查询接口，供远程调用本地数据。

（7）评估完善：根据构建的关联数据通过揭示资源及其关联关系的展示效果、运行性能和用户反馈等，对语义关联模型、语义关联的广度和深度等进一步调整、优化和完善。

实现关联数据的关键环节是实现 RDF 化和关联化。首先要采用规范形式（RDF）来描述资源对象的内部结构及其语义关系，描述的深度取决于对象本身的内容深度及其元数据格式的丰富程度，描述的结果是基于元数据格式转换的 RDF 数据；其次要在资源描述信息中建立与其他资源对象的关联描述，与其他对象的关联关系则需要根据不同的关联种类来分析和确定关联模型，这是属于整个流程中最富有挑战性的工作，只有建立了这种关联描述机制，所创建和发布的才是真正的关联数据。可采用自动或半自动的方法，创建不同数据集数据之间的关联，并在源对象和目标对象发生变化时保持关联信息的及时动态更新。

关联数据的主要特点是以计算机可读的形式实现不同数据源之间数据的开放与共享，这就要求不同的数据源之间以某种标准的数据格式进行存储与交互。按照关联数据的构建原则，关联数据需要以 RDF（资源描述框架）的标准进行存储与发布，所以，不同的数据要转变为关联数据的首要的基本步骤就是数据的 RDF 结构化。不同的数据类型有不同的 RDF 结构化方法，如 Excel2RDF、XML 2RDF、Marcmods2RDF、Bibtex2RDF、Any23 等。

2. 关联数据的存储

在关联数据的创建过程中，需要对 RDF 结构化后的数据进行存储，主要有以下几种存储方式。

（1）关系型数据库：通过 JenaSDB 或者 Sesame 可以实现 RDF 在关系型数据库中的存储，如 MySQL、Oracle、PostgreSQL 等，这种方式主要依赖于传统的数据存储方式。

（2）非关系型数据库：即 NoSQL 数据库的存储方式，NoSQL 泛指非关系型数据库，主要有键值对、列存储、文档型、图形等几种。使用 NoSQL 数据库可以实现 RDF 数据的关系存储，但是一般的 NoSQL 数据库不支持 SPARQL 语法的查询，如 HBase、MongoDB、Neo4j 等。

（3）TripleStore 数据库：TripleStore 数据库是关联数据专门的存储方式，可以将其看成是图数据库的一种类型，相比 NoSQL 数据库，TripleStore 数据库支持 SPARQL 语法查询，不同数据库之间具有统一的数据格式，可以方便地实现数据的交互。商用的关联数据库主要有 AllegroGraph、OpenLinkVirutoso、OracleNoSQL 等，开源的有 Jena TDB、Sesame、BigData、4Store 等[50]。

3. 关联数据的发布

在关联数据发布之前，需要对 RDF 数据进行关联，关联的方法包括基于模式的关联、基于属性的关联和基于相似度的关联（半自动）等。关联后的 RDF 数据需要进行发布才能实现数据的共享与重用。2007 年 7 月，Chris Bizer 等发表的 *How to Publish Linked Data on the Web* 一文成为关联数据实现技术的经典[51]。从技术上看，关联数据是语义网的一种轻量级的实现方式，它可以让 Web 代理通过简单通用的 HTTP URI 规范直接访问文档中的“数据”，是实现“数据的网络”的关键技术。发布关联数据从技术上来说是很简单的，只需要遵守两条基本准则：第一，利用资源描述框架数据模型在万维网上发布结构化数据；第二，利用 RDF 链接不同数据源的数据[52]。

常用的关联数据的发布方式有三种如下所述。

（1）使用 SPARQL Endpoint（端点）进行发布：使用 SPARQL Endpoint 是关联数据应用中最常见的一种发布方式。对于关系型数据库中的数据，可以采用 D2R 或者 Virtuoso 数据库进行发布，这两种方式都带 SPARQL 端点，对于没有 SPARQL 端点的情况，可以采用 Pubby 或者 SPARQL Editor 构建 SPARQL 端点。

（2）使用 RDFa 方式进行发布：RDFa 的方式可以看成是在系统前端进行关联数据的发布。RDFa 是 W3C 的推荐标准，它扩充了 XHTML 的几个属性，将 RDF 三元组嵌入在 XHTML 文档中，从而可以使符合标准的使用端从 RDFa 文件中提取出 RDF 三元组，如 Apache Any23。

（3）构建静态文件进行发布：直接使用 RDF 文件进行下载的方式也可以看成是数据发布的一种，对于小的 RDF 数据集或者已经归档的 RDF 三元组可以采用这种简单的方式[50]。

二、关联数据的研究现状

关联数据作为语义网的一种轻量级的实现技术，以简单、成熟技术为基础，一经发布便受到各研究领域的青睐，关联数据的研究和开发建设已经成为世界范围内的热门研究领域。

（一）国外关联数据研究现状

国际上，关联数据的应用正迅速发展并涉及商业、媒体、出版、政府等领域。关联数据最为典型的应用是 2007 年启动的开放关联数据项目（The Linking Open Data Project，LOD）。这一项目的目标是将目前已经公开存在的数据资源进行整合，并遵循关联数据的原则将其转化为 RDF，在 HTTP 传输方式下改善原有数据的网络结构。目前，关联的开放数据呈几何级数飞速增长，关联数据应用范围的云图不断增大，2007 年 5 月，LOD 云图中的只有 12 个数据集，RDF 三元组仅有 5 亿个；截至 2011 年 9 月，这一数据之网已经有 295 个数据集，包含了约 310 亿个 RDF 三元组，及 5.04 亿个 RDF 链接；截至 2014 年 8 月 30 日，LOD 云图中已经有 1014 个数据集，并且拥有数百亿个 RDF 三元组，包含了 8 038 396个资源的 900 129 个文件[53]。

随着 2007 年 1 月启动的开放关联数据项目（LOD）的不断研发，关联的开放数据越来越多。

LOD 项目中的包含的开放关联数据集涉及政府部门（government）、出版数据（publications）、生命科学（life sciences）、用户原创内容（user-generated content，UGC）、跨领域数据（cross-domain）、大型传媒（media）、地理信息（geographic）、社交网络（social web）等领域，涉及的内容非常丰富，如大型媒体包括 BBC、CNET、Thomson Reuters，出版数据包括 DBLP、CiteSeer、EPrints、SWC，生命科学包括 UniPort、PubMed、CAS、Bio2RDF，地理数据包括 GeoNames、LinkedGeoData，用户原创内容有 Flickr、Facebook，跨领域的数据包括 DBpedia、Freebase、YAGO、UMBEL、OpenCyc 等，可以看出，关联数

据在国外的应用越来越广泛，一些知名的企业和机构都纷纷加入到关联数据的出版发布之列。具体见图 9-1 和表 9-1。

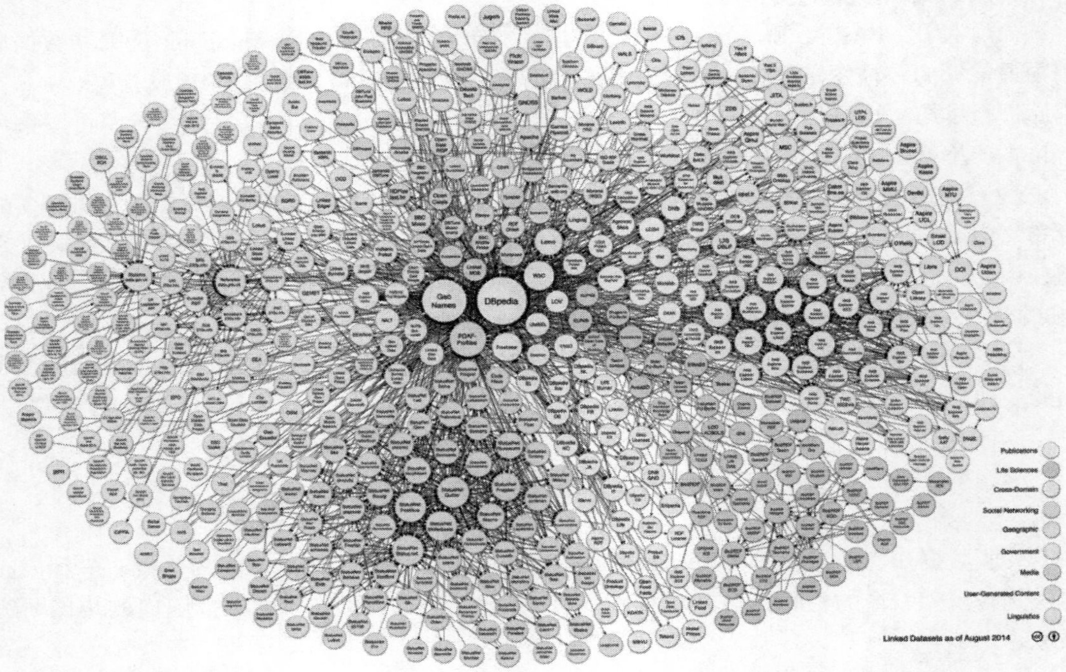

图 9-1 LOD 云图（2014 年 8 月版）[53]

表 9-1 数据集分布情况表[53]

数据集类别	数据集数量（个）	所占百分比（%）
政府部门	183	18.05
出版数据	96	9.47
生命科学	83	8.19
用户原创内容	48	4.73
跨领域数据	41	4.04
大型传媒	22	2.17
地理信息	21	2.07
社交网络	520	51.28
总计	1014	—

关联数据在国外的研究进展包括以下几个方面。

1. 研究项目方面

Dbpedia 项目从维基百科（Wikipedia）词条里摘出结构化数据，并使其他数据集与维基百科在数据节点上相链接。维基百科已衍生出众多有创新的应用，如地图整合、多面向搜索、关系查询等。ORE Chem 项目由剑桥大学、康奈尔大学等合作承担，负责将现有化学类数据源发布成 LOD 源，开发和整合用于化学知识表示的标准本体。关联开放的医药数据（linking open drug data）项目把不同来源有关医药的数据资源进行关联，并在此基础上构建相关服务。2010 年欧盟启动了 LOD2 项目，目标是研究发布关联数据的企业级工具，开发搜索、浏览和创作链接数据的自适应工具。联合国粮农组织（FAO）已将多语种叙词表 AGROVOC 发布为关联数据，并与多个词表建立了关联关系。FAO 还基于 AGRIS 数据库发布了超过 1 亿 RDF 三元组的关联数据，并在 OpenAgris 初步应用。

2. 图书馆领域

瑞典皇家图书馆最先将其书目数据发布成关联数据的联合目录，目前已开放约 650 万条书目记录和 20 万条规范文档记录。美国国会图书馆以 SKOS 格式将国会标题表 LCSH 全部关联数据化。德国国家图书馆在 2010 年宣布将把其个人名称和主题规范发布为关联数据。OCLC 利用 SRU 服务为虚拟国际规范文档（VIAF）项目提供关联数据。2010 年，W3C 专门成立了图书馆关联数据孵化小组（Library Linked Data Incubator Group），开展关联数据在图书馆界的应用研究。2012 年 6 月，OCLC 将 WorldCat. org 中的书目元数据发布为关联数据，成为目前 Web 上最大的关联书目数据。已有部分科学数据及其描述信息开始以关联数据的方式提供开放访问服务。

3. 企业实践方面

美国纽约时报已经将涉及人物、组织机构等的 10 000 个主题标目发布为关联数据。英国 BBC 广播公司将其海量节目信息和音乐进行关联数据发布。美国路透社通过 OpenCalais 项目，提供关联数据的结构化处理和语义标注服务。全球最大的专业零售商之一的百思买，也已采用 RDF 在网上发布商品信息，包括其所有 45 万多种商品，每种大约 60 个三元组，数据保持每日更新。

4. 政府部门方面

世界各国开始以关联数据的形式公开发布政府数据，如美国、澳大利亚、新西兰、荷兰、瑞典、西班牙、奥地利等以及地方政府伦敦、纽约、温哥华等。最具影响力的是 2009 年 5 月美国 Data. gov 的启动以及 2010 年 1 月由 Tim Berners-Lee 和南安普敦大学人工智能教授 Nigel Shadbolt 领导开发建立的英国政府开放数据网站 data. gov. uk。

5. 学术会议方面

截止 2012 年已连续召开了五届 LDOW（Linked Data on the Web）研讨会，会议主题涉及关联数据构建发布、关联关系自动构建、关联数据应用消费和关联数据融合等方面，第六届 LDOW 研讨会于 2013 年 5 月在巴西召开。为应对日益增多的开放关联数据集，研究社区已组织召开了 3 届关联数据消费的国际专题研讨会。此外，2010 年召开的 DC 元数据年会、2011 年召开的语义网技术大会 SemTech2011、都柏林核心（DC）与元数据应用国际研讨会、第 76 届国际图联大会等重要会议上都涉及关联数据。

6. 技术工具方面

随着研究的不断深入和应用实践的开展，目前已出现了大量针对关联数据构建和应用方面的系统工具，如关联数据的构建与发布工具 D2R Server 和 Virtuoso，关联数据浏览工具 Tabulator 和 OpenLink Data Explorer，关联数据搜索引擎 Sindice 和 Swoogle，以及关联数据融合工具 CKAN、Revyu 等。

7. 语义关联模型方面

已有一批较为通用的本体模型（或规范词汇集），如 DCMI、BIBO、FOAF、SIOC、

SKOS、Event、SWRC 等，这些本体或通用词汇集在关联数据语义模型的构建、集成融合和互操作等各方面发挥着越来越重要的作用。

总之，国外针对关联数据已经展开了较为全面、系统、深入的研究，形成了强大的研究社区，在 LOD 云图中已汇集了大规模的关联数据实例，一系列研究项目陆续开展，成功的应用案例也不断呈现。

（二）国内关联数据研究现状

与国外相比，国内关联数据的研究起步较晚。2008 年 12 月在上海召开的“数字环境下图书馆前沿问题研讨班”会议上关联数据概念首次被引入国内图书情报学界。随着时间的推移，国内对“关联数据”的关注度也逐渐高涨，发文量不断增加，相关的学术会议日渐增多。2009 年“数字图书馆前沿问题研讨班”曾蕾和刘炜的相关报告引起了大家对关联数据的高度重视和强烈兴趣；2010 年“图书馆前沿技术论坛”更是将主题定为“关联数据与书目数据未来”，将关联数据的研究推向新的高度，是国内针对关联数据召开的第一次专题研讨会。此次会议对关联数据的功能需求及其实现、关联数据构建与发布、基于关联数据的信息组织深度序化等方面进行了深入探讨；2012 年 7 月，由上海图书馆举办了“从文献编目到知识编码：关联数据技术与应用”专题研讨班，旨在普及关联数据相关知识，研讨图书情报领域开发关联数据相关应用的技术、方法和规范，受到了广泛的关注。

文献分析表明，国内关联数据领域的研究热点主要集中在六大主题：开放数据和关联开放数据研究；知识组织系统研究；书目研究；关联数据基本理论研究；图书馆的数字资源整合研究和关联数据发布研究。国内关联数据的具体研究内容上，主要集中在三个方面：关联数据基本理论（数据网络、语义网、开放数据、图书馆等基本概念）、关联数据与简单知识组织系统研究（简单知识组织系统、网络知识组织系统、数字图书馆、受控词汇等）、关联数据相关技术（RDF、元数据、URI、SPARQL、关联算法等）[54]；研究的深度和层次上主要集中于关联数据国外研究现状介绍、发展趋势讨论以及应用前景展望等理论层面的研究，实践性、操作层面的研究文献相对较少。

通过对关联数据相关研究成果的梳理和分析，可以看出关联数据相关研究已经取得了一定阶段性成果，但总体上，我国关联数据研究是个新的研究领域，国内引入时间很短，尚未形成清晰的脉络和流派，研究还处在起步阶段，还未呈现出清晰的研究群体与鲜明的研究主题，还没有从理论走向实践，缺乏关联数据的应用实例。

随着研究的深入，一些新颖的主题逐渐受到关注，将成为日后关联数据的研究热点。如关联数据的自动映射、自动关联与检索技术研究、关联数据的知识挖掘与知识发现研究[55]、关联数据相关应用协议研究以及关联数据规范控制与质量评估研究等。

我国关联数据未来的研究趋势必然从理论探索走向具体应用，关联数据有着巨大的发展前景和研究空间，加强对关联数据理论、技术与应用的研究，对图书馆、图书情报界乃至包括中医药在内的各领域都有重要的理论价值和现实意义。

（三）关联数据在图书馆中应用情况

自从 2008 年瑞典国家图书馆首家以关联数据的形式发布了 LIBRIS 国家书目，并将其中的数据与 DBpedia 相关联之后，到 2010 年，已有逾 20 个图书馆的关联数据集（图 9-2）。

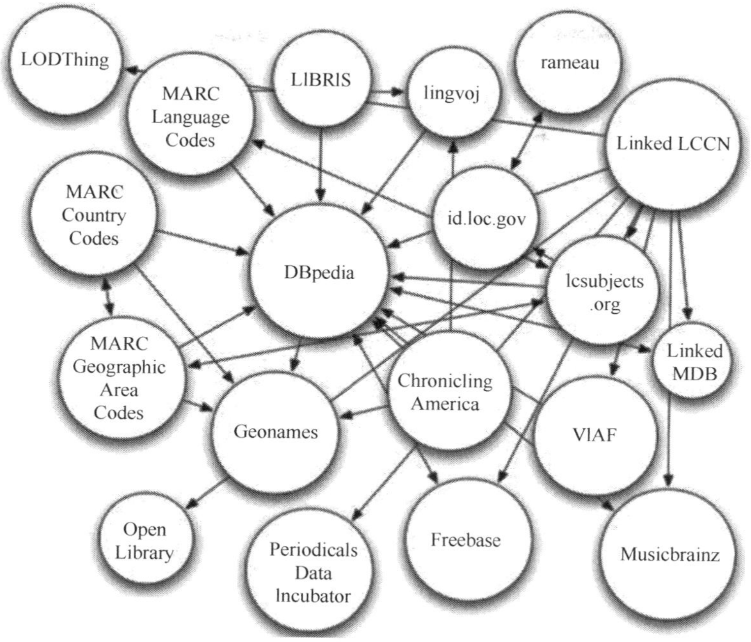

图 9-2　2010 年已有的图书馆领域关联数据集

瑞典国家图书馆是世界上首个将国家书目发布成关联数据的图书馆，其全国联合目录 LIBRIS 开放了 200 多个成员馆的大约 650 万条书目记录、20 万条规范记录，并创建了与美国国会图书馆标题表（LCSH）和维基百科（DBpedia）的链接。该项目在关联数据应用方面颇具影响力，是第一个书目数据关联数据化的实例。此外，2012 年 6 月，OCLC 宣布 WorldCat 增加关联数据服务，成为目前 Web 上最大的关联书目数据集，同年 8 月又宣布已提供近 120 万条最有代表性作品的关联数据文件下载，其中包含约 8000 万个三元组。2012 年西班牙图书馆有 240 万条转为 RDF 的书目记录，含专著、录音资料和乐谱；还有 400 万条个人、团体、统一题名及主题的规范记录。这些规范记录生成 5800 万条 RDF 三元组，以及 60 万 wol：sameAS 关联到 DBPedia、VIAF 及法国、德国、瑞典的国家图书馆目录。

（四）关联数据在生物医学领域的应用现状

随着生物医学的不断演进和人类对该领域的不断探索，生物医学领域积累了大量的数据、信息和知识，这些知识内容可能存储于相同组织的相同数据源，也可能存储在不同组织的异构数据源中，如分布在科学文献、Web 页面、专利、电子病例、各种同构或异构数据库等不同形式的载体中，其数据类型丰富多样，数据规模庞大，分布也十分广泛。由于许多数据分散存储在相对独立的模式下，导致在异构环境中，使得研究者很难发现和使用掩藏在异构模式下相互关联的数据，而关联数据技术的出现为生物医学领域的数据研究提供了一种新的方法。

近年来，关联数据被认为是一系列利用 Web 在不同数据源之间创建语义关联、集成、共享、互联，发布数据、信息和知识的最佳实践方法。鉴于生物医学知识内容的相对完整性、规范性和关联性，以及生物医学研究和发展过程中对多角度知识关联构建的迫切需求，关联数据技术的出现为生物医学信息资源的整合提供了一种可行的途径，关联数据采用 RDF 语言描述，其描述的数据模型可以有效地支持不同来源数据、信息和概念的集成，如将文献、蛋白质、疾病、人或机构进行描述和关联。

目前，生物医学领域已经成为语义 Web 技术应用规模最大、关联数据技术探索最为活跃的领域之一，在关联数据的基础研究、关联数据的应用研究和开放关联数据方面取得了一些研究进展和研究成果[56,57]。

1. 生物医学领域关联数据基础研究

生物医学领域关联数据的基础研究在多个数据集集成和大规模数据集成方面取得了一定进展，具有代表性的项目如下。

（1）Chem2Bio2RDF 项目：Chem2Bio2RDF 是由印第安纳大学的 Bin Chen 和 Xiao Dong 等开发的一个关联数据集，Chem2Bio2RDF 系统集成了化学、生物、药物领域的数据集，构建成为面向生物化学知识发现的关联数据，其面向的应用主要是支持两个实体或概念之间的路径发现和数据挖掘。

（2）LODD 项目：LODD（Linking Open Drug Data）是由 W3C 语义网医疗健康与生命科学研究组 HCLSIG（Semantic Web Health Care and Life Sciences Interest Group）开发的一个用于药物发现的关联数据集，该项目集成了来自多方面的药物信息，从药物对基因表达的影响到对临床试验结果的影响，包括大量的药物、临床、疾病以及制药企业相关的数据集。LODD 要解决的关键问题就是构建不同来源数据之间的关联，以实现科学研究以及解决药物相关问题。

（3）Bio2RDF 项目：Bio2RDF 项目是由 Genome Canada/Génome Québec 资助的生物医学知识融汇项目，Bio2RDF 是一个大规模、分布式生物医学知识库，集成了 40 多种生物医学信息资源，并将这些异构的数据库资源统一转化成 RDF 三元组的形式，共包含大约 50 亿个三元组，并对其建立了索引。这些异构的数据资源经过 Bio2RDF 转换后进行集成，通过本体映射技术，Bio2RDF 搭建起了异构资源之间的链接，并在 Web 上统一发布。

（4）Linked Life Data 项目：Linked Life Data 是由 OntoText 公司与 LarKC 项目合作开发的生物医学领域语义集成知识平台，项目集成了 25 种生物医学数据资源，共包含 40 多亿个三元组，是一个支持异构数据操作的平台，支持数据间的语义集成，同时提供知识访问和管理工具，完全支持 W3C 的标准和推荐。集成的数据均采用 RDF 数据模型，知识内容涵盖基因、蛋白质、通路、靶标、疾病、药物、患者等。Linked Life Data 开发的一个重要目标就是在集成的数据集上进行推理，同时避免数据冗余，并能够推荐新的链接关系，或在已知数据集上推导出潜在的知识。

（5）Linking Open Data（LOD）项目的生命科学部分：W3C 的 Linking Open Data 项目自 2007 年提出以来，在过去几年中，越来越多的数据提供者和 Web 应用开发者将他们各自的数据发布到 Web 上，并且与其他数据源关联在一起，形成一个巨大的数据 Web。生命科学是 LOD 项目的重要组成部分，截至 2010 年 9 月，生命科学部分共包含 42 个数据集，2 664 119 184 个 RDF 三元组以及 200 417 873 个 RDF 关联关系，而截至 2014 年 8 月，生命科学部分共包含 85 个数据集，占总数的 7.996%，其内容主要包括生物和生物化学信息、药物相关数据、物种及其栖息地信息等，85 个开放关联数据集主要分布在 Bio2RDF、

Chem2Bio2RDF、PubMed、eagle-i、Linked Life Data、Linked Open Drug Data 等数据集平台上，少部分分散在其他平台，如 WoRMs、OBO 等。

2. 生物医学领域关联数据应用研究

生物医学领域关联数据应用研究主要包括知识发现和语义标注等方面，并且一直在逐步推进过程中。

（1）知识发现：Chem2Bio2RDF 在以老年痴呆症为研究目标时，实验发现所有的“化学制品—疾病”关联，作为实例层的关系，共发现 81 077 种不同的化学制品和老年痴呆症有关系，其中 410 个通过特定基因建立桥接。

BioNav 系统是由美国马里兰大学和委内瑞拉西蒙玻利瓦尔大学的 Mar´la-Esther Vidal 和 Louiqa Raschid 等共同开发，是一套从关联数据云图中发现潜在语义链接的框架和系统，BioNav 基于本体技术，可以有效地发现药物和疾病之间的潜在的、新颖的关系。

Diseasome 项目是法国若干研究中心和商业公司合作建成的服务于生命科学领域资源的网站，主要以地图导向的方式探索疾病/紊乱关系。

此外，浙江大学 Chen Huajun 等探讨了利用网络本体语言、关联数据等语义网工具进行药物发现的方法；M. Samwald 等研究了开放关联药物数据对药物研发的作用。

（2）语义标注：随着越来越多的资源被发布成关联数据，关联数据在文本语义标注方面的应用效果也逐渐显现。生物医学领域中典型的应用如 OntoText 实验室的 LifeSKiM 项目，用 Linked Life Data 对 MEDLINE 中的文献进行标注，由于 Linked Life Data 中集成了大规模的生物医学数据集，并构建了其间的关系，在对文本进行分词、句法识别、词性标注、规范化等处理之后，大量的实体关系可以清晰地识别出来。经过实验，LifeSKIM 在处理的 1 204 063 篇 MEDLINE 摘要中，标注了 10 884 032 个实体和 40 510 个实体间的关系。

（3）语义搜索：生物医学领域关联数据在语义搜索方面的应用也较为丰富，如美国的 NCBO（The National Center for Biomedical Ontology）Resource Index 项目提供基于医学本体的语义搜索和对生命科学资源的挖掘，便于领域内专家搜寻异构的资源；德国 Medico 项目提供一定范围内的医学图像数据库的语义访问；Chen Bin 等基于语义关联数据开发出用于药物关联评估的 Web 统计模型 SLAP（semantic link association prediction），SLAP 支持任意化合物（compound）和任意蛋白质（protein）或目标（target）的关联搜索。

（4）其他应用：生物医学领域关联数据其他应用研究包括在问题回答系统和事件数据管理中得到应用，如 Semantic CrunchBase Twitter Bot、DBpedia mobile、Event Data Management、OpenLink´s Calendar 等，但这些应用目前在生物医学领域中却还少有尝试。此外，关联数据还可以用于智慧医疗方面的建设，相信下一步在生物医学领域中，关联数据的应用会更加广泛。

虽然关联数据在生物医学领域取得了不少研究成果，取得了一系列的研究进展，但是关联数据在生物医学领域中的广泛应用仍面临困难，主要困难就是概念和术语的标准化以及异构资源之间的准确映射，这也是今后发展需要重点解决的问题。

三、关联数据在中医药领域的应用前景

中医药学经过几千年的发展，积累了丰富的中医药信息资源。中医药学具有系统性、

整体性、复杂性、不确定性等特点，中医药临床积累的信息很多，数据类型及相互关系错综复杂，随着计算机处理信息能力的提高，中医药学作为一门以知识经验积累为主，代代传承的学科，也迎来了自己的发展机遇，利用现代信息技术将传统中医理论知识有效地组织起来，是中医学发展的必然趋势。

关联数据技术的出现和研究应用，势必为中医药知识的研究和发展提供新的途径，利用关联数据的技术将异构分散的相关的中医药数据库以及知识库链接，形成中医药领域的LOD云图，以便于发现挖掘隐秘的知识，为临床与科研提供更加全面、权威、便捷的知识服务。

但是，构建中医药的LOD云图，首先就要是消除中医概念和术语的歧义表达和不一致性问题，这是进一步解决关联数据集成与发布、知识共享和机器统一查找问题的基础。

目前中国中医科学院中医药信息研究所正积极把关联数据技术应用到中医药信息研究领域，正在构建的中医药书目关联数据服务平台可以实现关联数据集中的中医药书目相关信息查询，此外，正在积极探索关联数据技术在领域知识关联中的应用。

（苏大明　李　芹）

参考文献

[1] 李广建．数字时代的图书馆网络信息系统．北京：北京图书馆出版社，2006.
[2] 陈伟．国内外图书馆自动化系统发展现状与趋势．图书馆学研究，2005（3）：27-29，33.
[3] 姜仁珍，牟肖光．图书馆自动化系统发展研究．图书馆学研究，2004（10）：29-31.
[4] 王志庚，肖红．全球图书馆自动化系统发展综述．图书馆建设，2012（7）：84-87，91.
[5] 宫承波．新媒体概述．北京：中国广播电视出版社，2009：17-30.
[6] 百度百科．新媒体［EB/OL］．［2015-10-19］．http：//baike. baidu. com/subview/339017/5403053. htm.
[7] 胡石．新媒体在图书馆阅读服务中的应用研究．长春：东北师范大学，2011.
[8] 胡石，王翠萍．WEB2. 0环境下的社会阅读交流模式研究．图书馆论坛，2010，30（4）：20-23.
[9] 覃凤兰．个性化服务：博客在高校图书馆的应用．现代情报，2007，4（4）：171-173.
[10] 百度百科．微博［EB/OL］．［2015-10-19］．http：//baike. baidu. com/subview/1567099/11036874. htm.
[11] 王贵海．基于新浪微博特色功能的图书馆新型服务平台建设．图书馆学研究，2011（11）：60-62.
[12] 王月云．微信在图书馆信息服务中的应用探索与实践．科技经济市场，2014（14）：132-133.
[13] 陈锦波．基于微信的图书馆信息资源推送研究．四川图书馆学报，2013（4）：7-10.
[14] 吴雪莹．基于微信平台的高校图书馆图书个性化推介研究．图书馆学刊，2015（1）：112-114.
[15] 郑爽．触摸屏读报系统对图书馆服务的影响与优化策略．图书馆学研究，2012（9）：74-77.
[16] 卢扬，陈丽君．电子书借阅机吸金还是败金．新浪科技［EB/OL］．［2015-10-19］．http：//tech. sina. com. cn/it/2015-05-22/doc-ianfzhnk0771306. shtml.
[17] 秦鸿．MOOCs的兴起及图书馆的角色．中国图书馆学报，2013，40（210）：19-26.
[18] 陆波．MOOC环境下的图书馆角色定位与服务创新．图书与情报，2014（2）：123-126.
[19] 王艳秀．谈高校图书馆门户网站建设．重庆图情研究，2006（1）：50-53.
[20] 麦淑平．基于知识构建的高校图书馆学科服务平台建设研究——以广东药学院图书馆为例．情报理论与实践，2014，37（3）：111-115，139.
[21] 赵俊娜．高校图书馆面向科研的学科服务研究．合肥：安徽大学，2014.
[22] 杨军辉，刘仙菊，郭乐，等．浅谈图书馆学科服务平台建设．中国中医药图书情报杂志，2014，38（1）：50-52.
[23] 周小娟 王科 张纪忠．RFID技术在图书馆中的应用及主要问题．图书馆论坛，2012，15（4）：254-256.

[24] 刘绍荣，张丽娟，杜也力 . RFID 在图书馆使用现状分析 . 大学图书馆学报，2011（1）：83-86.

[25] 时洁 . RFID 技术在图书馆领域的应用及其相关问题 . 现代情报，2009（12）：7-77.

[26] 靳晓恩 . 基于 RFID 技术的高校图书馆服务模式拓展研究 . 图书馆研究，2014，44（5）：76-78.

[27] 朱小梅，董伟 . RFID 在图书馆应用中的关键问题及功能拓展之研究 . 河南图书馆学刊，2012，32（4）：13-15.

[28] RFID 世界网 . 智能书架管理系统［EB/OL］.［2015-8-5］. http：//solution. rfidworld. com. cn/2010_08/976b5e4ccdb38a14. html.

[29] 马瑞 . RFID 智能书系统——图书馆智能化新元素 . 图书馆学刊，2009（4）：104-106.

[30] 周小娟，王科，张纪忠 . RFID 技术在图书馆中的应用及主要问题 . 图书馆论坛，2012（15）：254-256.

[31] Steve HC，Alice Tai. HF RFID Versus U-HF RFID Technology for Library Service Transformation at City University of Hong Kong. The Journal of Academic Librarianship，2009（4）：347-359.

[32] 余显强 . RFID 于图书馆应用实务之规划与探讨 . 高校图书馆工作，2010（2）：3-10.

[33] 吴建中 . 开放存取环境下的信息共享空间 . 国家图书馆学刊，2005（3）：7-10.

[34] 谢瑶 . 我国 211 高校图书馆信息共享空间建设现状与特色分析 . 图书馆学研究，2013（8）：54-57.

[35] 阳国华 . 图书馆信息共享空间的内涵定位 . 淮南师范学院学报，2010，12（4）：139-142.

[36] 任树怀，孙桂春 . 信息共享空间在美国大学图书馆的发展与启示 . 大学图书馆学报，2006（2）：24-27，32.

[37] 陈超群 . 信息共享空间与研究型大学图书馆建设 . 现代情报，2007（9）：186-188.

[38] 阳国华 . 图书馆信息共享空间的内涵定位 . 淮南师范学院学报，2010，12（4）：139-142.

[39] Donald Beagle. Conceptualizing an information commons. The Journal of Academic Librarianship，1999，25（2）：82-89.

[40] 孙瑾 . 国内外 information commons 的理论研究综述 . 图书馆杂志，2006，25（10）：11-15，74.

[41] 宋薇 . 国内外信息共享空间发展研究 . 农业图书情报学刊，2015，27（2）：146-148.

[42] 胡力 . 近年国内信息共享空间研究进展评述 . 图书馆学研究，2012（12）：9-15.

[43] 陈维 . 2005~2012 年我国信息共享空间（IC）研究述评 . 图书馆工作与研究，2014（5）：72-77.

[44] 吴惠如 . 我国高校图书馆信息共享空间的实践现状 . 情报资料工作，2009（3）：68-71.

[45] 李欣 . 构建有中医药特色的信息共享空间 . 医学信息，2010，23（4）：834-835.

[46] 苏法权，杨继红 . 中医药高校图书馆学习共享空间构建 . 医学信息学杂志，2014，35（7）：65-68，72.

[47] Bemers-Lee T. Linked data［EB/OL］.［2015-8-6］. https：//www. w3. org/DesignIssues/LinkedData. html.

[48] 刘炜 . 关联数据：概念、技术及应用展望 . 大学图书馆学报，2011（2）：5-12.

[49] 沈志宏，刘筱敏，郭学兵，等 . 关联数据发布流程与关键问题研究——以科技文献、科学数据发布为例 . 中国图书馆学报 . 2013，39（204）：53-61.

[50] 陈涛，夏翠娟，刘炜，等 . 关联数据的可视化技术研究与实现 . 图书情报工作，2015，59（17）：113-119.

[51] Chris Bizer，Richard Cyganiak，Tom Heath. How to publish linked data on the web［EB/OL］.［2015-10-15］. http：//wifo5-03. informatik. uni-mannheim. de/bizer/pub/LinkedDataTutorial/.

[52] 夏翠娟，刘炜，赵亮 . 关联数据发布技术及其实现——以 Drupal 为例 . 中国图书馆学报 . 2011，38（197）：49-57.

[53] State of the LOD Cloud 2014［EB/OL］.［2015-10-15］. http：//linkeddatacatalog. dws. informatik. uni-mannheim. de/state/.

[54] 付瑶，杨畔 . 基于共词分析的我国关联数据研究进展探析 . 图书馆学研究，2013（4）：18-24.

[55] 贯君，毕强，赵夷平 . 基于关联数据的知识聚合与发现研究进展 . 情报资料工作，2015（3）：15-21.

[56] 洪娜，钱庆，方安，等 . 生物医学关联数据研究进展与比较分析 . 图书情报工作，2012，6：123-129.

[57] 涂志芳，吴丹 . 医学相关领域开放关联数据集调查研究 . 图书情报工作，2015，59（18）：14-23，76.

第十章　中医药图书馆核心竞争力的研究

第一节　概　　述

随着网络化、信息化的飞速发展，图书馆作为知识中心和信息枢纽的传统地位正在受到互联网和信息服务机构的冲击和挑战，其生存、发展空间受到了挤压和限制。要想在激烈的市场竞争环境中生存与发展，必须发挥图书馆的自身优势，提高图书馆核心竞争力。

一、图书馆核心竞争力的来源

美国经济学家密歇根大学普拉哈拉德和伦敦商学院的哈默尔于 1990 年在《哈佛商业评论》[1]上提出了核心竞争力（core competence，也译作核心能力）概念，他们认为核心竞争力是“组织内的集体学习能力，尤其是如何协调各种生产技能并且把多种技术整合在一起的能力。核心竞争力不仅仅是整合各种技术，同时它还意味着对工作进行组织和提供价值”。继普拉哈拉德和哈默尔提出核心竞争力之后，人们对这一概念有多方面的扩展、理解和界定。不同学者从知识观、资源观、技术观、组织与系统观、文化观等不同角度阐述了核心竞争力的概念内涵，从而形成了不同的流派。如 Mever 和 Utterback 从技术观和技术创新出发，认为企业核心竞争力是指企业的研究开发能力、生产制造能力和市场营销能力，是在产品族创新的基础上，把产品推向市场的能力。Lenard-Barton 从知识观出发，认为企业核心竞争力是使企业独具特色并为企业带来竞争优势的知识体系。Christine Oliver 从资源观角度，认为核心竞争力是企业获取并拥有特殊资源的独特能力，这些资源应具有稀缺性、独一无二性、持续性、专用性、非替代性等特征。综合以上观点，核心竞争力是指企业所独有的，能为消费者带来特殊效用，使企业在某一市场上长期具有竞争优势的内在能力资源，是公司所具有的竞争优势和区别于竞争对手的知识体系，是公司竞争能力的基础。核心竞争力具有如下特征：价值性、独特性、不可模仿性、不可替代性、延展性、动态性。核心竞争力作为一种推动事业建设发展的综合能力系统，受到广泛的关注，成为当今世界范围的一个热门话题。

由于文献信息载体革命和新的信息机构的兴起，图书馆生存的内部环境和外部环境发生了重大变化，这种变化制约和威胁着图书馆的生存和发展，图书馆面临着许多困境和挑战。这种时代背景下，图书馆若再不调整，改革文献信息收集挖掘、加工整合与管理服务的思路、方式方法和手段，不形成新的有竞争力的核心优势，那么在数字化、网络化、信息化和知识化的现代社会中，时时都有淡出历史舞台的可能性，又回归到“藏书楼”或成为“纸质文献博物馆”。图书馆作为传统信息服务业的主体，能否在激烈的市场竞争环境中继续生存和可持续发展，关键是必须发挥图书馆的自身优势，形成独特的、长期的竞争优势，使其在竞争中不断发展壮大。面对困境和挑战，图书馆界学者适时地将核心竞争力概念引入到图书馆建设和管理中。

关于图书馆核心竞争力概念的来源，国内学者普遍认为，图书馆由于生存环境的变化，基于对自身发展的考虑，引入了企业核心竞争力的相关理论，但图书馆界学者刘芳最新研究发现，核心竞争力的概念是在 20 世纪 90 年代由商业和图书馆行业同时提出并作为关注的中心[2]。

二、图书馆的竞争环境

图书馆的竞争环境，是指从总体上和客观存在上来考察市场竞争的外部因素，这些外部因素和市场竞争的内部因素相对应，而共同构成图书馆的市场竞争结构[3]。

图书馆竞争的外部因素主要包括政治、经济、科技等诸多方面。主要体现在以下五个因素：社会资本（国家资本、机构资本、捐赠）、替代品行业Ⅰ（博物馆、档案馆、计算机、网络中心、互联网）、替代品行业Ⅱ（信息娱乐业、传统书店、网上书店、信息服务商、网络搜索引擎）、上游行业（出版商、发行商、数据库服务商、系统服务商）和信息用户（弱势群体、个体用户、科研团队、机构课题、商业咨询）。图书馆竞争模型如图 10-1所示。

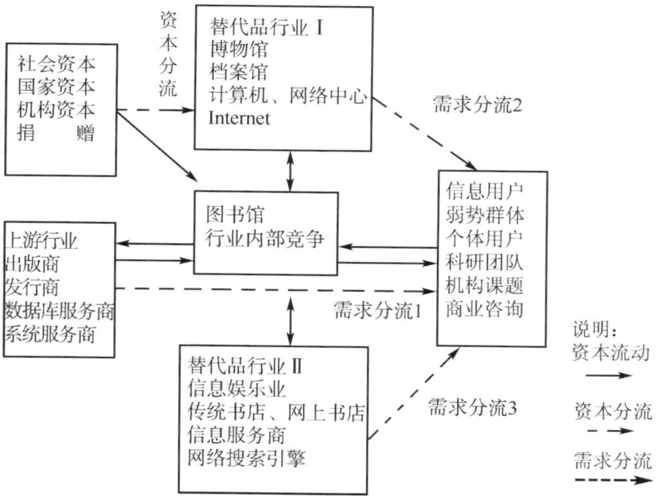

图 10-1　图书馆竞争模型[4]

从国际竞争环境来看，2001 年我国加入 WTO，WTO 的相关协定《服务领域贸易总协定》和《与贸易有关的知识产权协议》与图书馆紧密相关，使图书馆面临挑战。这些挑战主要包括与跨国盈利性网络或信息交流企业的竞争，版权的合理使用，对民族文化的保护和文化的交流等问题。其中突出和紧迫的问题就在于知识产权的保护。在这种情况，国内图书馆要认真对待知识产权问题，避免知识产权纠纷。同时处理好平衡保护与资金限制的关系。

从网络竞争环境来看，随着信息服务网络化程度的提高，一个以互联网为信息存取和传输平台的信息服务多元竞争割据正在形成，用户可以方便地选择网络信息检索工具，如

Google、百度、雅虎，数字图书馆，如超星、方正、书生之家等查找所需要的信息，这使到馆读者人数明显减少。

图书馆竞争的内部因素是指图书馆自身的基础设施条件、技术水平、管理体制、人员素质等，这些因素从内部影响图书馆竞争。图书馆的内部环境正在发生着很大变化。随着我国科技体制改革的深入发展，图书馆界也采取了诸多方面的改革措施，如人事制度、聘用制度、薪酬制度、组织机构、服务创新和管理创新等。另外，图书馆的形态正在悄然变化。图书馆员正从书籍保管者到信息提供者，文献资料正从单一媒体到多媒体，图书馆的馆藏从自身到无边，服务模式从读者来馆到我们去读者中间，服务从按时提供到及时提供，业务发展从自建到外包等。

图书馆行业竞争力即图书馆行业同替代品行业，以及上游行业间围绕资源与用户竞争时显示出来的竞争优势或能力。替代品行业由于具备部分图书馆职能，能满足用户的部分需求，因此分流部分用户；上游行业由于出版模式的变化，他们提供的信息更加有时效性，深受用户青睐，因此也造成图书馆用户的部分流失。

三、图书馆核心竞争力的概念及其特征

从已掌握的文献看，国外图书馆界早于1990年就引入了核心竞争力概念，数据库检索发现国内最早文献发表于2000年。虽然国内将核心竞争力概念引入到图书馆要晚于国外10年，但在研究图书馆核心竞争力时，基本都认同图书馆核心竞争力是指图书馆在社会中独特的竞争优势，是维持图书馆存在和保障图书馆发展的独特的、外界不易掌握的能力。

基于以上图书馆竞争环境的分析，笔者认为图书馆核心竞争力是指在市场竞争环境下，图书馆同信息出版、信息服务行业及其他图书馆之间围绕资源与用户竞争时显示出来的独特竞争优势，这种独特优势能增强其在信息服务行业的竞争实力，主要体现在独特资源及关键能力方面。其竞争的实质是信息服务的竞争，竞争的形式包括非行业竞争与行业竞争。非行业竞争是指图书馆与非图书馆界的竞争，行业竞争是指图书馆与图书馆之间的竞争。与非图书馆界的竞争，其竞争对手主要是商业信息服务机构、数据库服务商、网络信息检索工具及其他信息服务行业。图书馆之间的竞争包括国家图书馆间的竞争、地区图书馆间的竞争、专业图书馆间的竞争以及这些不同层次图书馆之间的竞争等不同的竞争类型。图书馆间的竞争是谁的馆藏多、谁的资源基础雄厚、谁的服务质量高、谁的工作手段先进，谁就将拥有竞争优势，得到更好的发展。由于信息激增，各馆不可能收全所有的文献，因此馆际协作更显重要，资源共享正逐渐成为图书馆之间普遍采取的措施。图书馆资源共享，既是科学文化发展的要求，又是图书馆事业自身发展的必然结果。因此，图书馆之间的竞争又是一种合作竞争。

图书馆核心竞争力同企业核心竞争力一样具有价值性、独特性、难以模仿性、不可替代性、延展性、动态性特征。

价值性表现在：图书馆信息管理和服务的过程，是一个不断增值的过程，图书馆价值链的核心就是为读者创造价值的一系列活动。图书馆与其他媒体相比，能为信息用户创造更多的、更优越的价值，能提供更多的实惠，因此图书馆核心竞争力在价值链中发挥着巨

大的作用。

独特性表现在：图书馆拥有独一无二的资源或能力，是图书馆长期发展过程中培育和积淀而成的，孕育于图书馆之中的“人无我有”的核心竞争力。

难以模仿性和不可替代性：是指图书馆在长期实践中积累形成的，并在众多信息服务中保持独特竞争优势的那些资源和能力，是竞争对手难以企及和模仿替代的。

延展性表现在：图书馆核心竞争力是相对的，是随着自身发展战略的需求及竞争环境的变化而发展，使图书馆在市场竞争环境中保持持久的竞争力，对图书馆的发展起到良性互动的效果。

动态性表现在：图书馆核心竞争力是动态发展的，随着社会的进步与发展，图书馆的软件、硬件都随时发生变化，日益增长的读者需求也要求图书馆核心竞争力进行长期不断的培育与提升，这是它的动态性。

尽管图书馆核心竞争力具有以上特征，但图书馆的性质、任务和地位却决定了其核心竞争力具有如下特点。首先，图书馆核心竞争力不仅需要体现用户价值性，更需要争取管理者和社会对图书馆价值的认同。在市场环境中，用户对图书馆竞争有很大影响，但图书馆资源配置的最终决定者是管理者，这种非市场因素使得图书馆的竞争表现为围绕管理者争取更多的资金投入和政策支持。其次，图书馆竞争更多表现为合作竞争。因为任何一个图书馆不可能收全所有学科的文献。第三，兼具公益性、依附性和服务性的图书馆竞争是不充分的。图书馆服务具有较强的“地域限制”，图书馆地位具有较浓的“母体机构依附性”。这使得图书馆可以凭借某种授权、依靠母体机构或拥有垄断性资源而具备某种核心竞争力。

第二节 图书馆核心竞争力研究现状

一、国外研究现状

（一）核心竞争力概念的引入年代

核心竞争力在 20 世纪 90 年代，成为商业和图书馆界的重要话题。1990 年美国学者 C. D. Stafford 和 M. S. William 在 *Journal of Library Administration* 杂志上发表了“核心竞争力：自动化参考咨询环境下的招聘、培训、评估”一文，首先将“核心竞争力”这一概念运用到了图书馆领域，具体阐述在当时的自动化环境下，图书馆利用核心竞争力在招聘、培训和评价参考咨询馆员发挥的重要作用[5]。1991 年 W. David Penniman 在 *Journal of Academic Librarianship* 杂志发表了“聚焦核心竞争力”（*Focusing On Core Competencies*）[6]一文，探讨了面向核心竞争力未来学院图书馆发展模式。此后，国外图书馆界开始了核心竞争力的研究。

（二）图书馆核心竞争力的研究内容

国外图书馆界引入核心竞争力概念比较早，研究内容主要包括以下几个方面。

1. 图书馆核心竞争力的概念

美国的 David Hunter 认为核心竞争力是指，能使职业的长期战略优势成为可能、能给消费者带来利益、是难以模仿的那些态度、方法和行为。核心竞争力不仅要确保现在，而且要保证职业的未来发展[7]。

2. 将核心竞争力应用于图书馆的发展规划

1996 年美国 Susan Jurow 在 *Journal of Academic Librarianship* 杂志发表了 "Core Competencies：Strategic Thinking about the Work We Choose to Do"[8]一文，提出将核心竞争力概念用于图书馆未来的战略思考。面对技术的快速发展，（大学）图书馆要做出重要选择，弄清能给用户提供价值服务的那些独特知识，制订出积极有效的规划和服务措施，以保证图书馆作用的发挥。

3. 将核心竞争力应用于各类图书馆员资格能力的制订、培育

美国专业图书馆协会（Special Libraries Association，SLA），于 1997 年制订了专业图书馆员应具备的资格能力（competencies），这些资格能力在 2003 年又进行了修订成为"21 世纪信息专业人员的资格能力"[9]。认为在信息时代，互联网的飞速发展、电子通讯的兴起，以及存储媒体的变化，这些已经改变了我们的工作和学习环境。信息超载正在成为一个新的问题，为了能提供更好的信息服务，满足用户的需求，信息专业人员需要具备两种类型的能力，即专业能力（professional competencies）和个人能力（personal competencies）。专业能力涉及信息资源（information resources）、信息存取（information access）、信息技术（technology）、信息管理（management）及信息研究（research）方面的知识。个人能力表现为一系列的技能（skills）、态度（attitudes）和价值（values），这些方面能够使图书馆员高效工作、成为优秀的交流者，能致力于终生学习、提供价值增值服务、能适应新的工作环境。这两种能力即是图书馆员的核心能力（core competencies）。核心能力既强调了专业知识、也强调了继续学习的能力，同时还强调了职业道德规范。

马来西亚 Rehman. S. U. 等于 1997 年在 *Library Review* 杂志发表了 "Competences for future library professionals of academic libraries in Malaysia"[10]一文，该文献依据未来五年的需要确定了马来西亚高校图书馆馆员的准入能力标准，确定的图书馆馆员核心能力标准可用于正规教育的评估和修订课程。

美国 Beth Mcneil and Joan Giesecke 在 2001 年发表 "Core Competencies for Libraries and Library Staff"[11]一文指出，由于财政支持的削减、新的科技信息资源爆炸，导致图书馆领导重新思考选择图书馆能提供及应该提供的服务。图书馆领导不得不谨慎地评估图书馆工作人员的能力，使他们做好充分的准备来提供不断变化的新服务。图书馆也和其他机构一样，必须适应环境变化，为将来做好前瞻性准备。第一步应识别和培育图书馆馆员的核心能力。认为核心能力是指技巧、知识和行为，是一个人在工作岗位获得成功所必需的品质。通过识别馆员的核心能力，图书馆才能适应不断变化的环境，保证持续发展。该文献对以往相关文献进行了梳理，认为图书馆核心竞争力研究的主要内容主要体现在：一是呼吁改变图书馆讲授的课程内容，以此培育图书馆人员的工作能力；二是研究了专业领域或不同类型图书馆的馆员竞争能力，例如，参考馆员（reference librarians）、专业图书馆员（special librarians）和各种岗位能力。通过核心能力的识别，可以判断一个人是否能适应新环境。

美国公布的俄亥俄州公共图书馆的核心竞争力（Ohio Public Library core competencies）[12]，其内容是关于各类图书馆岗位及工作人员能力方面的描述，如成人服务（adult services）、儿童服务（children′s services）、借阅服务（circulation services）、图书馆管理者（library managers）等。认为竞争力描述将有助于工作岗位的设立，有助于雇用和评估工作人员，有助于选择培育和提高专业技能和行为的培训机会。

美国 Misa Mi 于 2005 年在 "Cultural Competence for Libraries and Librarians in Health Care Institutions"[13]文中指出，健康卫生机构的图书馆在基于知识的信息管理中起着重要作用，为了适应社会多元化趋势的发展及迎接健康卫生环境的不断变化给图书馆提出的挑战，图书馆员需要培育文化竞争力。该文探讨了健康卫生系统内的图书馆及图书馆员的文化竞争力概念及重要性，重点论述了文化意识如何适用于图书馆的各种服务及职能过程中。

另外，国外一些图书馆对不同岗位人员核心能力也提出了要求，如虚拟参考馆员的核心能力[14]、研究型图书馆员的核心能力[15]、法律图书馆员的核心能力[16]等。

4. 将核心竞争力应用于图书馆绩效管理过程中

加拿大 Donna C. Chan 于 2006 年在 *Library Management* 杂志发表了 "Core competencies and performance management in Canadian public libraries"[17]一文，通过调查了解到有六家加拿大公共图书馆在绩效管理过程中采用了核心竞争力，这六家图书馆认定的核心竞争力包括：沟通技能（communication skills）、人际交往技能（interpersonal skills）、用户服务（customer service）、分析技能（analytical skills）、责任感（accountability）、适应能力（adaptability）、技术能力（technological competence）、规划组织机构的技能和知识（planning and organizing skills）、知识组织（knowledge of the organization），创新和领导能力（creativity/innovation and leadership）。

二、国内研究现状

（一）核心竞争力概念的引入年代

数据库检索发现，国内关于图书馆核心竞争力的研究论文最早是秦忠范于 2000 年发表的“知识经济时代高校图书馆信息服务的核心竞争力”，文中简要分析了核心竞争力的含义，论述了知识经济时代高校图书馆的服务工作将存在竞争，提出了提高核心竞争力是高校图书馆获得竞争优势的基本条件和必然选择[18]。由于可见，国内将核心竞争力概念引入到图书馆要比国外晚 10 年。

（二）图书馆核心竞争力的主要观点

国内对图书馆核心竞争力的研究和理解呈现出百家争鸣、百花齐放的局面，概括起来主要有[19]：知识管理与知识服务说、图书馆特色说、信息无障碍说、信息控制说、人力资源说、系统整合说。这些观点基于图书馆的职能及作用，从不同侧面阐述了不同类型图书馆核心竞争力的内容。

1. 知识管理与知识服务说

知识管理是一种综合多学科知识与方法，通过系统管理组织的知识资源来提高组织效率、反应能力、创新能力和资本价值的信息管理理论与方法。知识管理要综合运用战略、组织、流程、技术、文化等多种措施和管理工具，以富有效率的方式动员组织拥有的一切资源来实现其管理目标。知识是图书馆竞争优势的主要来源，图书馆引入知识管理将会给其带来管理模式的创新和良好的管理效益，进而提升图书馆的核心竞争力。

知识管理包括隐性知识管理和显性知识管理。隐性知识支撑着图书馆的服务能力及可持续性，决定着图书馆优势要素的难以模仿性，图书馆服务优势的自增强性依赖于隐性知识。因此隐性知识在图书馆核心竞争力中发挥着不可替代的作用。

推进知识管理、走向知识服务，是近年来在知识经济背景下提出的一种新观念，是知识经济社会发展的必然。由于图书馆的核心业务由后台资源管理，逐渐转移到前台信息知识服务，为了提升图书馆的竞争力，应该推行知识管理和知识服务。中国科学院国家科学图书馆的张晓林博士认为：图书馆应将核心能力定位在知识服务，即“以信息知识的搜寻、组织、分析、重组的知识和能力为基础，根据用户的问题和环境，融入用户解决问题的过程中，提供能够有效支持知识应用和知识创新的服务”。知识管理实践的重点，应该在于把具有专业技能的“人”，整合、转化为图书馆的重要生产力，或称为核心竞争力。

2. 图书馆特色说

特色文献是图书馆个体所拥有的某种范围特征的文献信息集合。它是一个图书馆所独有的，与其他图书馆或信息机构相比较所具有的相对馆藏优势。特色文献主要具有两方面含义，一方面是指图书馆信息资源体系的整体特色，另一方面是指图书馆信息资源体系所具有的部分特色。特色文献建设反映了馆藏个性，代表了图书馆的发展方向。特色文献主要表现在文献收藏的范围、数量、载体、类型、文种、学科、专业等方面，特色文献的内容主要包括专业文献、语种文献、地方文献、特种文献、校内文献、类型文献等。这种特色文献体系不仅包含完整系统的纸质文献、电子文献，还包括对网络资源的整合与重组，成为特色文献体系的重要组成部分；不仅收藏原始文献，还包括该学科的二次文献、三次文献；不仅重视特色文献收藏的数量，更重视特色文献资源的质量，最终形成多学科、多层次、优势互补的文献资源格局。

特色文献资源建设是图书馆核心竞争力的重要来源。在互联网、数据库成为主要信息来源的大趋势下，图书馆已经成为文献资源共享体系中的一个节点。在这样的环境下，图书馆必须调整自身的存在与发展定位，必须抓重点、保特色，形成其核心竞争力，才能在资源共享中体现自身的价值和优势，才能提升本馆的竞争优势。

3. 信息无障碍说

1994 年，国际图联和联合国教科文组织在《公共图书馆宣言》中指出：“每一个人都有平等享受公共图书馆服务的权利，而不受年龄、种族、性别、宗教信仰、国籍、语言或社会地位的限制”，“无论是过去、现在，还是未来，图书馆始终是信息无障碍建设的主要体现者”。

2004 年 10 月 15 日在北京召开的“首届信息无障碍论坛”成为我国信息无障碍实现道路上的里程碑。图书馆信息无障碍是指图书馆充分创造和利用各种条件，帮助特殊要求群体获取信息，以达到信息面前人人平等的目的。

信息无障碍建设是基于“以人为本”、“平等”和“自由”的服务理念提出的，与图书馆服务宗旨一脉相承，与提升图书馆核心竞争力是相互促进、共同发展的关系。目前，虽然海外某些图书馆建成了信息无障碍体系，但在国内信息无障碍建设还没有得到普遍重视。在这种形势下，我国图书馆应当充分认识并发挥自身信息优势，构建自身的信息无障碍体系，并以此来提升图书馆核心竞争力，在我国信息无障碍发展之初，图书馆义不容辞地承担起推进信息无障碍发展的历史和社会责任，向外界显示图书馆在信息无障碍发展中的巨大潜力。基于信息无障碍说的学者认为，图书馆核心竞争力的落脚点应当是如何通过与时俱进的软硬件建设，提升环境品位、创新服务产品、提高服务质量，在构建和谐社会中展现自己独有的核心竞争力。

4. 信息控制说

图书馆是对庞杂无序的文献信息进行搜集、整理、传播和使用的专门机构，使文献信息资源有序化是它最基本的四大职能之一。在纸质印刷品为知识主要载体的时期，图书馆的信息控制职能发挥得极为充分。但是，在数字化、网络化的时代对图书馆传统信息的搜集、整理和流通服务的方式提出了极大的挑战。图书馆必须对以传统的纸质文献为载体的业务工作模式和信息服务方式进行变革，改变陈旧观念，建立以用户满意为中心的服务体系，利用网络平台拓展图书馆的职能空间。对信息资源进行控制的功能是图书馆一贯拥有的独特优势，是其他信息机构等竞争对手在目前及将来很长一段时期内难以模仿的、图书馆立足社会的价值所在，那么根据核心竞争力的内涵，信息控制能力体现了图书馆的核心竞争力。

5. 人力资源说

图书馆核心竞争力的关键因素是人，人力资源能力是图书馆的核心竞争力。技术的革新、对信息知识的认识和组织，只是人这个社会主体能力所起作用的客观体现，而人的思维模式和综合运用能力则在图书馆建设发展竞争趋势中占有核心地位。图书馆界目前普遍把信息资源建设作为重点，但最终要转移到开发人力资源能力上来，因为这是图书馆生存发展的需要。把以人为本的理念注入信息资源建设和信息服务中，就可以通过人力资源能力，扩大信息资源，利用和开发信息技术，深化信息服务。这里的人力资源能力，不是指个人，而是具有专业特长的人组成的具有创造能力的团队，是团队所具备的学习能力，是将学习所获的知识用于图书馆工作实践并使图书馆保持与时俱进的能力。

6. 系统整合说

从系统角度理解图书馆的核心竞争力，是以图书馆核心竞争力的组成要素为基础，认为图书馆核心竞争力是这些要素的有机融合，相互作用而形成的强大合力。不同学者有不同的观点，每种观点都有其合理性，但同时也存在某种片面性。主要观点列举如下。

应从图书馆可提供的文献信息资源、服务水平和专业人力资源三个方面来衡量图书馆的核心竞争力；图书馆的核心能力应建立在图书馆核心资源基础之上，是图书馆的智力、技术、馆藏、产品、管理、文化的综合优势在用户服务中的反映，表现在人力资源、独特的信息资源、较强的技术创新能力和用户价值四个方面；图书馆核心竞争力是指图书馆以技术能力为核心，通过战略决策、文献资源组织与建设、提供优质特色服务、信息产品开发、人力资源开发及组织管理等的整合，或通过其中某一要素的效用突现而使图书馆获得持续竞争优势的能力，是维持图书馆存在和保障该图书馆发展的独特的、外界不易掌控的能力等。

（三）图书馆核心竞争力构成要素研究

国内学者对图书馆核心竞争力的构成要素认识也不尽相同，通过文献梳理，将图书馆核心竞争力构成要素的主要观点整理如下，见表10-1。

表10-1 国内图书馆核心竞争力构成要素的主要观点

研究学者	所在单位	主要观点
秦忠范	沈阳大学图书馆	馆员的知识和能力、管理机制、资源状况、信息处理设备
吴育华	天津大学管理学院	资源状况、馆员素质、信息化水平
王知津	南开大学图书馆学系	人力资本（工作人员的工作能力和专业素质）、结构资本（最有效利用人力资本的能力包括图书馆组织和管理的能力以及图书馆文化）、资源状况（文献资源建设情况）、硬件条件（建筑和设备）、公共形象和社会价值（社会美誉度和需求度）
金中仁	浙江大学图书馆	技术能力、战略决策能力、信息分析和整合能力、组织协调能力以及图书馆文化
李健康	第一军医大学图书馆	馆长、文献信息资源、人力资源、业务技术能力、创新能力、优质服务和图书馆文化
胡琪君	广东商学院图书馆	文献信息资源，服务质量，人力资源和知识管理等
柳小玲	湖南理工学院图书馆	环境竞争力（能否吸纳资金、馆员、纸质文献、电子文献、数据库、技术设备等优质资源和加强对外合作、利用政策环境）、管理竞争力和服务竞争力
朱华琴	襄樊学院图书馆	人力资源、先进的技术、科学的管理体系、完善的信息系统、创新的理念
吴君瑛	华侨大学图书馆	文献信息管理能力、信息资源研发能力、信息服务水平和专业人力资源
蔡靖斐等	西安石油大学经济管理学院	人力资源、技术创新、科学管理、组织学习、信息系统、沟通协调、环境氛围
孙欣	天津大学的硕士研究生	文献信息资源、服务水平、专业人力资源、不断创新的能力、组织协调工作人员进行高效工作的能力、应变能力
乔东枝	广东金融学院图书馆	战略定位能力，技术创新能力，制度创新能力，读者满意度
袁玲	江苏科技大学图书馆	人力资源、信息资源、先进的技术

三、国内外研究评述

国外图书馆界应用核心竞争力的概念比较早，研究内容也很广，但总的思路是以提升图书馆服务为目标，保证图书馆的持续发展为目的。主要将核心竞争力定位在图书馆竞争优势的体现主体——图书馆馆员上，通过识别、确定、开发图书馆馆员的核心竞争力，来提升图书馆的服务水平，使图书馆获得竞争优势。其应用范围主要包括：将核心竞争力概念应用到图书馆馆员的教育培训、招聘及绩效评估管理等人力资源管理中。

国内图书馆界引入核心竞争力的概念要晚些，对图书馆核心竞争力的理解呈现出百家争鸣、百花齐放的局面，出现了知识管理与知识服务说、图书馆特色说、信息无障碍说、信息控制说、人力资源说、系统整合说等。图书馆核心竞争力的研究范围也比较广，涉及图书馆的人力资源、信息资源、技术水平、服务能力、科学管理与组织文化等各个方面。

目前图书馆核心竞争力的研究几乎覆盖了图书馆所有业务和能力。出现这种状况，是由于研究者关注的问题不同，分析角度各异。我们不能片面强调图书馆某方面的因素，要在综合分析社会竞争环境的基础上，明确竞争目的，透彻理解图书馆核心竞争力的概念内涵。

第三节　中医药图书馆核心竞争力的评价指标体系

一、中医药图书馆核心竞争力的概念

根据国内外核心竞争力的理论观点，通过对图书馆核心竞争力概念的理解及对各种学说的认识，我们将中医药图书馆核心竞争力概括为：中医药图书馆能够及时掌握并适应用户对中医药文献信息需求变化的趋势，经过长期精心培育建立起来的独特的竞争优势，是维持其存在和保障其发展的独特的、外界不易掌控的核心资源及其提供中医药文献信息服务的关键能力[20]。

资源是指图书馆所拥有的有价值的资产，包括有形资源（中医药文献资源、场馆、设备、资金等）和无形资源（技术、人力资源、信誉等）。核心资源是指能够给中医药图书馆带来竞争优势，使其可持续发展的有形资源及无形资源，主要是指图书馆的人力资源、特色文献资源等。能力则是指运用新技术，对中医药文献资源进行收集、组织、排序及整合，更有效地发挥资源的生产力，主要有信息收集整理能力、知识服务能力、研发能力和管理能力等，而研发和知识服务能力当属其关键能力。核心资源和关键能力是构建中医药图书馆核心竞争力的主要因素。中医药核心资源是经过长期积累逐步形成的，是图书馆核心竞争力的重要来源；先进技术的利用是图书馆核心竞争力发挥的保证；人力资源能力的开发，科研能力、创新能力及服务水平的不断提高，是保持长久竞争优势的关键。

二、中医药图书馆核心竞争力评价研究的意义

现代图书馆引入核心竞争力理论目的是为了使图书馆勇于面对激烈的信息市场竞争。随着图书馆核心竞争力研究的不断深入，核心竞争力评价问题日益受到关注。建立一套科学合理的评价指标体系是开展图书馆核心竞争力评价的基础和前提。图书馆核心竞争力评价研究仍处于萌芽阶段，目前还没有一个统一标准。对于各种类型的图书馆而言，核心竞争力的体现是有差异的。如高校图书馆是学校的信息资源中心，其拥有的丰富的信息资源和基于内容的信息服务就是其核心竞争力；对于公共图书馆而言，相对于其他的信息服务机构，其免费的、公开的、自由的服务，就体现其竞争优势；而专业图书馆，其有关专业完备的信息资源和针对专业的个性化、知识化的服务就是其不可替代的竞争优势。

图书馆核心竞争力是动态发展的[21]，通过评价我们可以去识别和确定，培育和提高以及开发潜在的能力。中医药图书馆核心竞争力的识别和确定，是图书馆核心竞争力管理的首要环节，中医药图书馆有没有核心竞争力，哪些方面的能力可能转化为核心竞争力，是应该首先明确的。核心竞争力的培育是一个长期的过程，它需要来自不同部门的参与和

资源的投入，更重要的是自始至终都应有管理层的参与。核心竞争力的培育和提高，是一个长期的、系统的、连续的过程，因此要适应变化，加强核心竞争力的维护，包括领导的重视，资金的投入，人员的培养等。图书馆核心竞争力不是与生俱有的，也不是一成不变的。一个没有核心竞争力的图书馆可以通过研究和开发而获得核心竞争力，一个已经有了核心竞争力的图书馆更应该研究和开发新的核心竞争力。

开展中医药图书馆核心竞争力的评价研究，目的是要建立一套科学、客观、全面、定量与定性相结合，可操作性强，符合目前中医药图书馆的发展现状，并能反映图书馆未来发展潜在能力的中医药图书馆核心竞争力的综合评价指标体系；为相关管理部门及中医药图书馆开展评价工作提供有益的参考和帮助；同时，有助于中医药图书馆在网络环境下更好地发展自己的优势，制订出可持续发展的目标及策略。

三、评价指标体系的构建原则

中医药图书馆核心竞争力评价指标体系是对中医药图书馆核心竞争力状况的客观描述，各项指标应当是对被评对象具有关键控制和描述作用的要素，通过评价过程中定性、定量地测度各项指标的量值、等级和水平，能准确、客观地反映出被评价对象的状况。评价指标体系不仅要准确地表述各项评价指标的概念、含义和特征，同时还应通过设定的权重系数、数量标准和等级指标，显示各项评价指标对核心竞争力的影响。

任何一个评价指标体系的构建都要依据一定的原则，离开了这个原则，这个指标体系也就失去了构建意义。影响中医药图书馆核心竞争力的因素很多，在确定其评价指标体系时，必须以一定的原则为前提。中医药图书馆核心竞争力评价指标的建立应遵循以下基本原则。

（1）科学性原则：科学性是中医药图书馆核心竞争力评价指标体系应遵循的根本原则。指标体系应能反映中医药图书馆核心竞争力的主要因素及其内在联系，力求结构合理、层次分明、指标选择恰当。

（2）全面性原则：中医药图书馆核心竞争力的评价指标不仅要反映图书馆的当前状况，而且要反映长远发展变化趋势，以切实合理的评价指标促进图书馆核心竞争力向更高层次发展。

（3）系统性原则：影响中医药图书馆核心竞争力的因素较多，所以应该遵循系统设计、系统评价的原则，构建多层次的指标体系，以尽可能全面、重点地反映各因素之间的关系。同时又要避免指标之间的重叠性，使评价目标和评价指标体系成为一个有机的整体。

（4）可操作性原则：包括三个方面：一是评价指标数量适度原则。在构建评价指标体系时，只要能较为准确地反映被评价对象的实际情况就是科学的，并非指标越多越好；二是指标的可测度性，即评价指标能够直接度量或通过一定的量化方法间接度量。评价的可测度性是保证评价客观性和公正性的最有效措施。三是数据的易获取性，评价指标的数据应容易获得，且可以保证数据的质量，且计算简便。

（5）发展性原则：核心竞争力具有动态性特征，中医药图书馆核心竞争力的评价内容应当根据不同的发展环境和历史时期随时调整，灵活使用。

（6）通用性原则：评价内容应具有广泛适应性，即设立的指标能反映不同类型中医药图书馆竞争力的共性。

四、评价指标体系的构建方法

评价指标体系是由一系列具有内在联系的评价指标所组成。建立科学、合理的评价指标体系是进行中医药图书馆核心竞争力评价的前提，也是中医药图书馆核心竞争力评价研究与实践中面临的一个重大挑战。评价指标体系是评价目的的体现与具体化，它不仅规定评价的具体内容，也表明评价者的价值取向。

图书馆核心竞争力评价问题日益受到关注，衡量图书馆核心竞争力离不开评价指标体系，构建中医药图书馆核心竞争力评价指标体系的目的在于对中医药图书馆核心竞争力予以客观的评价。

1. 构建方法

评价指标的选取方法分为定性与定量两大类。定性方法适用于资料有限，主要依据专家经验知识来确定指标的被评价对象。定量方法适用于具有定量指标的被评价对象。典型的定性选取方法一般采用德尔菲（Delphi）法。

德尔菲法，也称专家小组法，是一种主观、定性的方法，不仅可以用于预测领域，而且可以广泛应用于各种评价指标体系的建立和具体指标的确定过程。德尔菲法是由美国兰德公司赫尔默（Helmer）和戈登（Gordon）于 1964 年创造的，它的实质是利用专家的知识和经验，对那些带有很大模糊性、较复杂且无法直接进行定量分析的问题，通过多次填写征询意见表的调查形式取得测定结论的方法。该方法具有匿名性、反馈性、统计性等特点。

德尔菲（Delphi）法的基本步骤如下所述。

（1）选择咨询专家组，一般以 10~30 人为宜。

（2）设计调查表，进行专家组问卷调查。

（3）回收调查表并进行统计处理，以此统计结果为依据，制作第二轮调查表，这样循环往复（一般情况下，经典德尔菲法为 3~4 轮，改良的德尔菲法为 2~3 轮），直至调查数据趋于一致。

（4）统计数据，整理最终的调查报告，得出结论。

评价是人的价值判断的过程，是否选择有代表性的专家是德尔菲（Delphi）法的关键所在。在选择专家上既要考虑专家的基本条件（学历、职称、工作性质、专业等），又要兼顾项目评价的具体内容。该项目从国家科学图书馆、中国科学技术信息研究所、中国医学科学院图书馆、解放军医学图书馆、中国中医科学院图书馆及几所中医药大学图书馆等十家单位选择了 14 位专家。选择的条件为从事图书馆相关工作 5 年以上且有中级以上职称的管理方面的专家或业务骨干。在知识结构上，包括了图书馆管理者、图书馆业务技术、医学专家、中医药信息专家、医学信息专家等；在年龄结构上，既有德高望重、经验丰富的老专家，也有思维活跃、接受新鲜事物较快的中青年专家；在职务结构上，大多数是在职或曾经担任馆长或所长，其中还有五位是硕博导师。

2. 评价指标的初步筛选及最终确立

根据中医药图书馆核心竞争力的概念内涵，综合图书馆核心竞争力构成要素的主要观点，在借鉴参考《普通高等学校图书馆评估指标》（修改稿）、《北京市普通高等学校图书馆评估指标体系（讨论二稿）》及《中国科学院文献情报系统知识创新工作评估指标体系》的基础上，遵循科学性、全面性、系统性、可操作性、发展性及通用性原则，初步筛选了中医药图书馆核心竞争力评价指标体系中的6项一级指标和28项二级指标。

由于目前图书馆核心竞争力评价指标研究的文献不多，限于资料有限，该研究采用改良的德尔菲法，经过二轮专家咨询，最后确立了具有6项一级指标，22项二级指标的中医药图书馆核心竞争力的评价指标体系，见表10-2。

该评价指标体系综合了图书馆核心竞争力的构成要素，同时参考专家反馈意见，浓缩并提炼了能体现图书馆核心竞争力的元素，根据中医药图书馆的专业性质提出了“行业独特地位”这一特色指标。在整个指标体系中，中医药图书馆的特色内容按其性质分别列入了不同的二级指标中，如二级指标“人员结构与素质”中指出了中医药图书馆工作人员所应具备的知识结构；“特色资源及数字化建设”指出了中医药图书馆的特色资源；“组织文化”中指出了中医文化建设等。该评价指标体系旨在突出中医药图书馆的独特资源及服务能力。通过对一些能体现中医药图书馆核心竞争力关键指标的设立，进而对某一中医药图书馆的竞争优势进行评估，从而为图书馆的持续发展制订相应的政策提供参考意见。

表10-2　中医药图书馆核心竞争力的评价指标体系

一级指标	二级指标
人力资源能力 B1	人员结构与素质 C11
	人力资源开发 C12
	人力资源管理 C13
文献信息资源建设 B2	文献信息采集 C21
	特色资源及数字化建设 C22
	馆藏文献揭示与报道 C23
	资源共建共享 C24
信息化水平 B3	自动化集成管理系统 C31
	网络化基础设施与环境 C32
	网络服务平台建设 C33
服务能力 B4	服务方式与内容 C41
	文献信息提供量 C42
	特色服务 C43
	用户满意度 C44
科学管理与组织文化 B5	办馆指导思想 C51
	行政业务管理 C52
	评估管理 C53
	组织文化 C54
行业地位与科研交流 B6	行业独特地位 C61
	科研课题 C62
	论著发表及成果产出 C63
	学术交流 C64

五、评价指标的内涵

1. 人力资源能力

其包括人员结构与素质、人力资源开发、人力资源管理三个二级指标。

（1）人员结构与素质：是指图书馆工作人员的年龄结构要有梯度，学历结构、知识结构、职称结构要合理，具备中医药查新员资格证书的人占全馆人员的比例，承担本院/校的信息素养课教学与课程建设，具有研究生培养能力及资格。在学历结构中硕士、博士要占有一定比例。在知识结构中中医药学、图书情报学、中医药学+图书情报学、计算机及其他相关学科比例要合理，满足业务工作需求。在职称结构中，高级职称、中级职称及初级职称比例要协调。

（2）人力资源开发：采取或利用各种形式（讲座、学术会议、报告、研讨会、业务交流等）对在职人员进行知识、技能、态度及行为等方面的培训及开发。

（3）人力资源管理：有专业队伍建设规划和实施计划，有成文岗位职责和任职资格，有在职继续教育的计划和具体措施，通过引进人才及在职教育逐步完善队伍结构。创新人力资源管理模式，如实行聘任制、开展知识管理等，引进激励机制。

图书馆核心竞争力的关键因素是人，谁拥有并且利用好优秀人才，谁就能在激烈的市场竞争中获得竞争优势。该指标可反映图书馆组织管理信息资源及提供服务的能力，是体现图书馆核心竞争力价值优越性的关键因素。

2. 文献信息资源建设

其包括文献信息采集、特色资源及数字化建设、馆藏文献揭示与报道、资源共建共享四个二级指标。

（1）文献信息采集：当年采集印本中外文文献种/册数及经费额度与上年度之比，高校馆近三年平均年购新书量达到教育部基本办学条件中的有关规定（含电子资源）；电子文献购置经费占年购文献购置经费比例；馆藏印本图书、期刊数量（种/册），其中中医药图书、期刊品种入藏率情况；购置电子资源（包括图书、期刊全文数据库、音像资料）品种/数量；有比较完备的馆藏文献发展文件，有读者参与的集体选书机制。

（2）特色资源及数字化建设：拥有中医古籍品种数量，数字化规划与实施情况；其他长期积累、独具特色的学科特色资源（如学位论文、民国书刊、地方特色文献、民族医药文献等）建设情况；对特色、珍贵文献进行清点，并有特殊的保护措施，如古籍保护措施等。

（3）馆藏文献揭示与报道：书目、目次、文摘数据建设与维护情况，包括书目著录标引规范，是否有摘要，现有机读目录是否涵盖馆藏所有文献资源；利用各种途径和方法进行馆藏资源宣传报道的范围与力度，是否有定期新书报导，馆藏数据库介绍等。

（4）资源共建共享：资源共建是指：组织或参与全国或系统集团采购情况；组织或参与全国或系统联合目录编制及数据库建设情况；组织或承担中医药科学数据平台建设情况；资源共享是指：利用第三方资源的能力，如组织或参与全国或系统的馆际互借和文献传递服务、揭示并利用网上公共资源、开通试用数据库等。

丰富独特的中医药文献信息资源是中医药图书馆核心竞争力的基本保障。该指标可反映馆藏资源数量、质量及馆藏特色，中医药核心资源可体现图书馆核心竞争力的独特性、稀缺性、难以模仿性和替代性。每年的文献购置量反映了图书馆的文献资源保障能力。在网络环境下，数字化资源、网络资源已成为图书馆开展服务的重要资源，因此馆藏资源数字化、自建数据库、引进数据库数量在不断增加。在资源共建共享环境下，各馆积极利用馆外第三方资源开展文献全文传递及馆际互借服务，从而提高本馆的文献资源保障能力。

3. 信息化水平

其包括自动化集成管理系统、网络化基础设施与环境、网络服务平台建设三个二级指标。

(1) 自动化集成管理系统：有图书馆自动化集成管理系统，具有采访、编目、流通、典藏、期刊、公共检索等功能；有网上发布远程查询系统。

(2) 网络化基础设施与环境：局域网连接互联网，提供读者使用的无线网络环境，馆内有电子资源检索设备和环境（如电子阅览室），提供读者使用笔记本电脑的电源插座等条件，能提供网络接入。

(3) 网络服务平台建设：拥有独立的图书馆主页，网页功能完备，定期更新、维护；本院/校人员可在院/校外访问本馆的电子资源；馆藏资源整合程度（包括印本资源与数字资源的整合，数字资源之间的整合），一站式检索平台建设与使用情况。

先进的现代化及网络技术的应用是图书馆核心竞争力形成的关键，该指标反映图书馆自动化、网络化、数字化建设情况。信息化水平是衡量一个图书馆现代化程度和服务水平的重要标志。

4. 服务能力

其包括服务方式与内容、文献信息提供量、特色服务、用户满意度四个二级指标。

(1) 服务方式与内容：服务方式有：咨询台、电子邮件、咨询电话、常见问题解答(FAQ)、BBS（电子公告板）论坛、QQ、MSN、远程访问等；服务内容有：信息导航、信息整合、信息推送、信息开发、原文传递、文献检索、参考咨询、网上实时在线咨询、课题跟踪、定题或专题服务、学科馆员、用户教育及培训、情报调研服务等。

(2) 文献信息提供量：文献资源提供数量（种/册/篇），包括馆藏印本文献借/阅（册）数、电子资源使用频次（下载量）、查新查引、馆际互借、全文提供、专题文献信息服务等与上年度之比。

(3) 特色服务：是指目前其他馆未普遍开展的服务方式、服务内容等，如学科化服务、信息编译报道或推送、课题跟踪服务、网上虚拟参考咨询、个性化及社会化服务等。

(4) 用户满意度：是指用户对图书馆环境、资源、服务的满意程度。可定期通过读者问卷调查、专家或读者座谈会及读者意见箱、E-mail 征收读者意见，根据调查结果改进工作。

快速便捷的各种服务是图书馆核心竞争力的具体体现。利用各种手段，提供多种方式多种层次的信息服务，尤其是能提供知识服务的图书馆显然具有更高的服务水平，在竞争中显示出优势。目前许多图书馆除了开展传统的文献信息服务以外，都在积极开展学科化的知识服务。用户满意度调查是图书馆改进工作的依据，通过用户调查探明图书馆存在的问题，并作为管理者制订战略规划，改进与提高服务质量的指南，并促进图书馆的科学化发展。

5. 科学管理与组织文化

其包括办馆指导思想、行政业务管理、评估管理、组织文化四个二级指标。

（1）办馆指导思想：有符合母体机构发展规划的科学定位，有远期、近期发展规划与目标，有适合本馆发展的办馆理念和发展思路，有实现目标的方法措施，有年度工作计划等。

（2）行政业务管理：实行岗位聘任，岗位责任管理，有绩效考核制度；馆员参与制订发展规划、规章制度，对馆内重大决策实行民主监督；年度考核、总结等透明公开；有完备、科学、成文的业务管理制度（包括文献采访方案、分类编目细则、流通管理规则、参考咨询细则、应用系统管理条例等）及服务规章制度；是否采取措施开展知识管理的应用与实践。

（3）评估管理：定期对图书馆工作进行评估，包括上级部门的评估及读者对图书馆的评价等。

（4）组织文化：坚持以人为本的管理理念，有良好的人文环境氛围（如馆徽及馆训等），对人才重视和尊重，管理层与职工之间有良好沟通的渠道，有激励机制；培育本馆共同的价值观念，塑造具有感召力的团队精神，馆员有正确的价值观及敬业精神；奉行“读者第一”的服务理念，为读者创造舒适的学习环境；有学习型组织理念，学习创新的观念被全体职工认可并自觉奉行；有良好的社会形象及较高的社会美誉度；在中医文化建设方面，通过各种形式（征文、书画、摄影、展览、学术交流活动等）传播并弘扬中医药文化，促进中医药科学文化事业的发展。

图书馆实行科学管理就是要在科学的管理理论指导下，运用科学方法和手段，制订严格的规章制度，编制统一的业务标准，调整合理的人才结构，使图书馆从传统服务模式向现代化、数字化、智能化发展，达到与其他行业协调发展的目标，充分满足治学和研究的需要，为人类进步和社会发展提供足够的信息源。科学管理是构建图书馆核心竞争力的保障。评估管理也是促进图书馆发展的一种手段。图书馆组织文化，是图书馆组织的灵魂，是图书馆持续发展的动力和源泉，体现了图书馆的核心价值观、管理体制、精神与作风、服务观念等。中医药图书馆还应体现中医药文化的元素及其内涵。中医药图书馆的组织文化具有独特性，最不容易形成，也无法仿制和用其他要素替代，因而它的优劣决定了中医药图书馆的竞争态势。

6. 行业地位与科研交流

其包括行业独特地位、科研课题、论著发表及成果产出、学术交流四个二级指标。

（1）行业独特地位：在国家或地区中所处的行业地位（如是否为“211”工程学校、是否为国家授权的查新单位等），国内外行业组织在本单位挂靠情况；主持及参与国家或行业决策、战略规划制定等情况；参加国内外学术团体或任职情况等。

（2）科研课题：主持及参与行业标准规范制定情况、主持及参与行业重大项目情况、在研课题进展及完成情况、年度各级课题立项数量/经费情况。

（3）论著发表及成果产出：发表或出版文献数量；各级各类奖项获得情况；拥有自主知识产权的产品及其在国内外使用情况，如专利、软件、数据库、行业标准等。

（4）学术交流：馆内有学术委员会且开展活动；组织或主办国内外学术交流活动情况；组织馆内学术会议情况。

行业地位也是图书馆获得竞争优势的一个重要因素，它反映了一个图书馆的实力。学术成果与交流，反映着图书馆工作人员的素质情况，对学科发展的关注情况，以及科研能力与创新能力情况，是图书馆学术水平和科研能力的集中体现。通过参加国内外学术团体及国内外学术会议，宣传图书馆资源和服务，扩大图书馆在国内外的影响，提高知名度，进而提高图书馆的核心竞争力。

六、评价指标的权重确定

1. 权重确定的方法

合理的分配权重是量化评估的关键，确定权重的方法很多，如层次分析法（AHP）、Delphi 专家咨询法、加权平均数法、专家排序法、百分权重法、熵测度法、秩和比法（RSR）、优序图法、相关系数法、主成分分析法和因子分析法等。中医药图书馆核心竞争力评价指标体系是受很多因素影响的多目标决策问题，鉴于目前多目标决策广泛采用层次分析法，故该研究采用层次分析法来确定各项指标的权重。

层次分析法（analytic hierarchy process，AHP）：是美国匹兹堡大学著名运筹学家萨蒂（T. L. Satty）在 20 世纪 70 年代提出的。因其在许多目标决策问题方面具有比其他方法简便实用的特点，故被广泛采用。它作为一种定性分析与定量分析相结合的决策方法，基本思路是：首先找出解决问题涉及的主要因素，将这些因素按其关联隶属关系构成递阶层次模型（通常该层次模型包括 3 个层次：目标层、准则层和指标层），通过各层次中各因素的两两比较的方式确定诸因素的相对重要性，然后进行综合判断，确定决策方法诸因素的总的排序。层次分析法采用 1-9 比例标度法（表 10-3），对不同情况的评比给出数量标度。

表 10-3 1-9 比例标度法含义

标度	含义
1	表示两个元素相比，具有同样重要性
3	表示两个元素相比，前者比后者稍重要
5	表示两个元素相比，前者比后者明显重要
7	表示两个元素相比，前者比后者强烈重要
9	表示两个元素相比，前者比后者极端重要
2，4，6，8	表示上述相邻判断的中间值
上述数值的倒数	若因素 i 与元素 j 的重要性之比为 a_{ij}，那么元素 j 与元素 i 重要性之比为 $1/a_{ij}$

层次分析法的基本步骤如下所述。

（1）根据课题总目标及影响因素的隶属关系，构造递阶层次结构模型。

（2）确定各层因素的判定标度。

（3）对同一层次的各元素关于上一层次中的某一准则的重要性进行两两比较，构造判断矩阵。

（4）求解矩阵，进行层次单排序及一致性检验，得知矩阵的特征向量，即权重。

（5）权重传递，进行归一化层次总排序及一致性检验，得出最低层各指标对最高层总目标的相对权重。

中医药图书馆核心竞争力的递阶层次模型分为目标层、准则层、指标层三层。目标层为 A：即中医药图书馆核心竞争力；准则层为 B，包括人力资源能力 B1、信息资源建设 B2、信息化水平 B3、服务能力 B4、科学管理与组织文化 B5、行业地位与科研交流 B6；指标层为 C，包括 22 项指标，如图 10-2 所示。

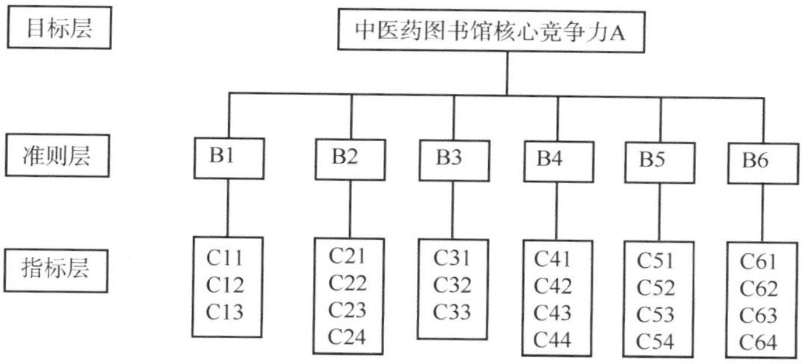

图 10-2　中医药图书馆核心竞争力评价指标体系层次模型

2. AHP 群决策的合并方法

AHP 判断矩阵一般是采用专家咨询的方法，如何综合专家群体的意见也是很重要的问题。群体决策与个体决策的一个重要区别是群决策各成员间存在利益或意见冲突，因此，群决策的核心问题是解决决策者之间的冲突。

利用层次分析法解决群决策问题主要是解决如何由各个决策者的偏好集结形成群的偏好，即通过一定的集结方法得到群的决策结果。对群成员的决策结果集结的方法有两大类，一类是对判断矩阵的集结，另一类是对排序向量的集结。具体方法是：

（1）加权几何平均群判断矩阵法。

（2）加权算术平均群判断矩阵法。

（3）加权几何平均群排序向量法。

（4）加权算术平均群排序向量法。

3. 各指标权重系数的计算及排序

为了避免 AHP 计算过程的复杂性，我们采用了 Expert Choice 专家决策软件来计算各指标的权重，进行层次单排序和总排序，利用 Expert Choice Group 功能综合各专家的判断结果。

Expert Choice 软件是 Expert Choice 公司开发的以层次分析法（AHP）为基础的决策支持工具，该软件界面简洁，操作简单，只需将指标录入到软件中，并输入相应的判断矩阵，则软件自动进行一致性检验，生成层次单排序和层次总排序，从而得到各指标的相对权重。Expert Choice Group 功能可以帮助我们完成群决策判断结果的合并问题。

我们采用的 Expert Choice 11. 5 软件是从 www. experchoice. com 网址下载的 15 天试用免费版本，其最大组成员限数为 4（正式版没有限制组员数）。该次调查共发出 10 份调查表，收回 10 份。我们将专家问卷分为三组，前两组四人，第三组二人，各组按专家所属的单位性质分为中医药高校图书馆专家组（Group 1）、医学研究院所及综合性图书馆专家组（Group 2）、中医药科研院所图书馆专家组（Group 3）。最后取三组专家同一指标权重的算术平均值作为专家群体集中意见的各项指标权重，各指标专家组判断结果及均值详见表 10-4～表 10-10（当 CR<0. 1 时符合一致性检验，判断矩阵构建合理）。

表 10-4　三个专家小组对一级指标的判断结果及一致性检验

Group	W1	W2	W3	W4	W5	W6	CR
1	0. 244	0. 200	0. 115	0. 169	0. 140	0. 132	0. 02
2	0. 318	0. 195	0. 134	0. 127	0. 143	0. 081	0. 04
3	0. 228	0. 089	0. 118	0. 126	0. 229	0. 210	0. 03
均值	0. 263	0. 161	0. 122	0. 141	0. 171	0. 141	

表 10-5　三个专家小组对 B1 二级指标的判断结果及一致性检验

Group	W11	W12	W13	CR
1	0. 434	0. 255	0. 311	0. 00097
2	0. 446	0. 219	0. 335	0. 00307
3	0. 443	0. 169	0. 387	0. 02
均值	0. 441	0. 214	0. 344	

表 10-6　三个专家小组对 B2 二级指标的判断结果及一致性检验

Group	W21	W22	W23	W24	CR
1	0. 301	0. 185	0. 140	0. 374	0. 01
2	0. 239	0. 443	0. 184	0. 134	0. 00159
3	0. 309	0. 309	0. 241	0. 142	0. 06
均值	0. 283	0. 312	0. 188	0. 217	

表 10-7　三个专家小组对 B3 二级指标的判断结果及一致性检验

Group	W31	W32	W33	CR
1	0. 321	0. 333	0. 346	0. 00133
2	0. 399	0. 248	0. 353	0. 01
3	0. 327	0. 260	0. 413	0. 05
均值	0. 349	0. 280	0. 371	

表 10-8　三个专家小组对 B4 二级指标的判断结果及一致性检验

Group	W41	W42	W43	W44	CR
1	0. 170	0. 188	0. 134	0. 509	0. 02
2	0. 223	0. 155	0. 280	0. 341	0. 01
3	0. 316	0. 152	0. 203	0. 329	0. 04
均值	0. 236	0. 165	0. 206	0. 393	

表 10-9　三个专家小组对 B5 二级指标的判断结果及一致性检验

Group	W51	W52	W53	W54	CR
1	0. 356	0. 219	0. 105	0. 319	0. 02
2	0. 331	0. 223	0. 241	0. 205	0. 00843
3	0. 363	0. 148	0. 163	0. 326	0. 00776
均值	0. 350	0. 197	0. 170	0. 283	

表 10-10　三个专家小组对 B6 二级指标的判断结果及一致性检验

Group	W61	W62	W63	W64	CR
1	0. 167	0. 286	0. 304	0. 244	0. 00171
2	0. 480	0. 158	0. 230	0. 131	0. 00934
3	0. 347	0. 155	0. 377	0. 121	0. 04
均值	0. 331	0. 200	0304	0. 165	

根据三个专家组问卷结果得出各二级指标的相对重要性，即指标的权重系数。为了更清楚地表示计算结果，我们将计算出的层次单排序和总排序整理如表 10-11 所示。

表 10-11　中医药图书馆核心竞争力评价指标体系及其权重

目标层	准则层（一级指标）		指标层（二级指标）		合成权重	总排序
	名称	权重	名称	权重		
中医药图书馆核心竞争力A	人力资源能力 B1	0. 263	人员结构与素质 C11	0. 441	0. 116	1
			人力资源开发 C12	0. 214	0. 056	4
			人力资源管理 C13	0. 344	0. 090	2
	信息资源建设 B2	0. 161	文献信息采集 C21	0. 283	0. 046	9
			特色资源及数字化建设 C22	0. 312	0. 050	6
			馆藏文献揭示与报道 C23	0. 188	0. 030	17
			资源共建共享 C24	0. 217	0. 035	13
	信息化水平 B3	0. 122	自动化集成管理系统 C31	0. 349	0. 043	12
			网络化基础设施与环境 C32	0. 280	0. 034	14
			网络服务平台建设 C33	0. 371	0. 045	10
	服务能力 B4	0. 141	服务方式与内容 C41	0. 236	0. 033	16
			文献信息提供量 C42	0. 165	0. 023	21
			特色服务 C43	0. 206	0. 029	19
			用户满意度 C44	0. 393	0. 055	5
	科学管理与组织文化 B5	0. 171	办馆指导思想 C51	0. 350	0. 060	3
			行政业务管理 C52	0. 197	0. 034	15
			评估管理 C53	0. 170	0. 029	18
			组织文化 C54	0. 283	0. 048	7
	行业地位与科研交流 B6	0. 141	行业独特地位 C61	0. 331	0. 047	8
			科研课题 C62	0. 200	0. 028	20
			论著发表及成果产出 C63	0. 304	0. 043	11
			学术交流 C64	0. 165	0. 023	22

通过表 10-11 可以看出排在前 10 位的指标是：人员结构与素质（C11）、人力资源管理（C13）、办馆指导思想（C51）、人力资源开发（C12）、用户满意度（C44）、特色资源及数字化建设（C22）、组织文化（C54）、行业独特地位（C61）、文献信息采集（C21）、网络服务平台建设（C33）。

从以上这10个指标可以看出，人员结构与素质排在首位，人力资源管理排在第二位，人力资源开发排在第四位，充分说明图书馆核心竞争力的关键因素是人。人力资源能力是体现图书馆核心竞争力价值优越性的关键因素。对于中医药图书馆来说，谁拥有高素质的人才，谁就能适应知识时代提出的新要求，实现图书馆馆员角色的转变，成为知识导航员，这也正是我们中医药图书馆可持续发展需要解决的关键问题；办馆指导思想排在第三位，组织文化排在第七位，说明办馆指导思想和组织文化是图书馆的灵魂，是孕育图书馆核心竞争力的土壤。图书馆只有确定正确的办馆指导思想，树立以人为本的办馆理念，才能使图书馆实现可持续发展。用户满意度排在第五位，说明用户满意度是关系到图书馆生存与发展的一个重要方面。以用户满意度来评价图书馆服务质量已被国内外图书馆界普遍采纳。调查用户满意度是图书馆改进工作、制订战略规划的依据。特色资源及数字化建设、文献信息采集进入前十位，说明丰富的文献资源是中医药图书馆核心竞争力的基本保障，独特的特色资源可体现图书馆核心竞争力的独特性、稀缺性、难以模仿性和替代性。行业独特地位能体现国家对其发展的支持及重视程度，也是图书馆获得竞争优势的一个重要因素，是一个图书馆实力的体现。网络服务平台建设进入前十位，说明先进的现代化及网络技术的应用是图书馆核心竞争力形成的关键。

采用AHP法结合专家问卷咨询，提高了中医药图书馆核心竞争力评价指标权重确定的科学性、有效性。利用Expert Choice专家决策软件进行分析计算及综合各专家的意见，避免了应用AHP过程中的复杂数据计算问题，提高了可操作性。

第四节　中医药图书馆核心竞争力的评价

一、评价模型

评价方法分为单项指标评价和多项指标综合评价。中医药图书馆核心竞争力属于多目标综合评价，故该研究采用多项综合评价方法。多项指标综合评价的要点是消除各类指标的量纲，然后按各指标的层次结构及各项评价指标的权重值，选择综合指标值的计算与分析方法。

该研究采用多项综合评价方法，研究并建立了线性加权综合评价模型。

步骤如下。

1. 计算各二级指标加权后的分值

公式：$C_{ij} = P_{ij} \times \omega_{ij}$　　（式10-1）

其中，C_{ij}是指第i项一级指标的第j项二级指标的加权后的分值，P为根据实际得分，ω_{ij}为第i项一级指标的第j项二级指标权重。

2. 计算各一级指标加权后的分值

公式：$B_i = \sum C_{ij} \times \omega_i$　　（式10-2）

其中，B_i为第i项一级指标加权后的实际分值，ω_i为第i项一级指标的权重。

3. 计算总体目标核心竞争力的综合得分

公式：$A = \sum B_i$，$i = 1, 2, \cdots, 5$　　（式10-3）

二、评价标准

根据中医药图书馆的实际情况及未来发展目标，参照高校图书馆评估标准及图书馆评价的其他标准，我们初步拟定了中医图书馆核心竞争力的评价参考标准。每项指标均采用百分制（表 10-12）。

表 10-12　中医药图书馆核心竞争力评价参考标准

指标名称	分值	评分参考标准
人员结构与素质 C11	100	年龄结构占 15 分，要求年龄结构有梯度，在每个年龄段没有过多或过少的情况。否则扣 5 分。 学历结构占 15 分，大专以上学历，其中本科及以上学历占 80% 以上，硕博研究生占 30% 以上。否则扣 5 分。 知识结构占 15 分，具有中医学、中药学、中医药学+图书情报学的人数占 60% 以上，医学信息、图书情报及计算机专业占 30% 以上。否则扣 5 分。 职称结构占 15 分，要求高级职称占 35% 以上。否则扣 5 分。 具有查新员资格的人数占全馆职工的 10% 以上 15 分。否则扣 5 分。 承担本院/校的教学任务，进行信息素养课教学与课程建设，15 分。否则扣分。 研究生培养能力占 10 分：拥有硕士研究生导师 5 分、拥有博士研究生导师及博士后流动工作站指导老师 5 分。
人力资源开发 C12	100	采取或利用各种形式（如讲座、学术会议、报告、研讨会、业务交流等）对在职人员进行知识、技能、态度及行为等方面的开发。 馆内、馆外学习培训各占 50 分。参加馆外活动 1 人次计 5 分。馆内举办活动每次计 5 分。
人力资源管理 C13	100	有符合有关规定的定编文件 20 分。 实行聘任制 20 分。 有成文的岗位职责和任职资格 20 分。 有在职培训计划和具体措施 20 分。 有创新人力资源管理模式，引进激励机制，20 分。
文献信息采集 C21	100	当年采集印本中外文文献种或册数与上年度之比、当年印本资源经费额度与上年度之比均应≥1，为 20 分；高校馆近三年生均年购新书量应达到教育部基本办学条件中的有关规定，达不到者扣 5 分（含电子资源）。 电子文献购置经费占年购文献资源购置费经费的 30% 以上 20 分，每减少 5% 扣 5 分。 馆藏印本图书、期刊数量：高校馆达 80 万册以上 20 分，50 万~79 万册 15 分，49 册以下 10 分；科研院所馆达 30 万册以上 20 分，20 万~29 万册 15 分，19 万册以下 10 分。 其中中医药学图书入藏率达 95% 以上者 10 分，否则扣 5 分。 购置电子资源数据库（包括图书、期刊全文数据库、音像资料等）：高校馆 10 个以上 20 分，6~10 个 15 分，5 以下 10 分；科研院所馆 5 个以上者 20 分，5 以下 10 分。 有比较完备的馆藏文献发展文件 5 分，有读者参与的集体选书机制 5 分。

续表

指标名称	分值	评分参考标准
特色资源及数字化建设 C22	100	中医古籍数量达 2000 种（或 5 万册）以上 30 分，1000~2000 种（或 3~5 万册）25 分，500~1000 种（或 1-3 万册）20 分，200 种（或 1 万册）以下 15 分。 对古籍进行数字化建设及开发利用 20 分，未进行开发利用但有规划 10 分。 建有特色馆藏文献库（如学位论文、民国书刊、地方专题文献等），并著录标准、收录齐全，每个特色库 5 分。提供服务每个库加 5 分。最多 40 分。 对特色、珍贵文献进行清点，并有特殊保护措施，10 分。
馆藏文献揭示与报道 C23	100	书目著录采用国际或国家标准，著录标引规范，1995 年以后的书目数据文摘要含量达 80% 以上 35 分，否则扣 5 分。 现有机读目录涵盖馆藏文献的 100% 35 分，每减少 10%，扣 5 分。 利用各种途径和方法宣传报道馆藏资源，如定期新书通报、馆藏各种数据库介绍等，30 分。
资源共建共享 C24	100	组织或参与全国或系统集团采购，15 分。 组织或参与全国或系统联合目录编制及数据库建设，25 分。 组织或承担中医药科学数据平台建设，25 分。 组织或参与组织全国或系统的馆际互借和文献传递，15 分。 揭示并利用网上公共免费资源，10 分。 开通试用数据库的数量达 5 个以上 10 分。
自动化集成管理系统 C31	100	有图书馆自动化管理系统，系统化程度高，业务管理模块齐全（采访、编目、流通、典藏、期刊、读者管理、网上续借、公共检索），满分 50 分，少一项扣 10 分。 有网上发布远程查询系统，50 分。
网络化基础设施与环境 C32	100	局域网连接互联网，25 分。 提供读者使用的无线网络环境，25 分。 馆内有电子资源检索设备和环境（如电子阅览室），25 分。 提供读者使用笔记本的电源插座等条件，10 分。 提供网络接入服务，15 分。
网络服务平台建设 C33	100	拥有独立的图书馆主页，网页功能完备，定期更新、维护，40 分。 本院/校人员可在院/校外访问本馆的电子资源，30 分。 实现馆藏印本资源与数字资源的整合、数字资源之间的整合，构建一站式检索平台，20 分。 有论文提交系统，10 分。
服务方式与内容 C41	100	服务方式包括：咨询台、电子邮件、咨询电话、常见问题解答（FAQ）、BBS（电子公告板）论坛、QQ、MSN、远程访问等，每项 5 分，最多 35 分。 服务内容包括：科技查新、原文传递、文献检索、参考咨询、网上实时在线咨询、课题跟踪、定题或专题服务、信息推送、学科馆员、用户教育及培训、情报调研服务等，每个 5 分，最多 35 分。 提供主动服务，如定期给上级主管部门提供决策信息、定期给科研人员提供科研信息、对用户进行信息素质教育、编印读者手册或在网站上开辟读者教育专题等，用户反映良好，每种服务计 5 分，最多 30 分。

续表

指标名称	分值	评分参考标准
文献信息提供量 C42	100	馆藏印本文献读者借阅量与上年度之比≥1，计 20 分。否则扣 5 分。 电子资源点击、浏览、登录、下载频次与上年度之比≥1，计 20 分。否则扣 5 分。 科技查新、查收查引服务数量与上年度之比≥1，计 20 分。否则扣 5 分。 馆际互借（外馆来本馆借阅人次）与上年度之比≥1，计 20 分。否则扣 5 分。 全文提供、专题文献信息服务分别与上年度之比≥1，计 20 分。否则扣 5 分。
特色服务 C43	100	开展学科化服务、信息编译报道或推送、课题跟踪服务、网上虚拟参考咨询及其他个性化服务或主动性服务，每项服务 20 分，最多 100 分。
用户满意度 C44	100	每年开展读者问卷调查至少 1 次 20 分，公布调查结果并改进工作 20 分。 每年召开专家及读者座谈会至少 1 次 20 分，公布座谈会结果并改进工作 20 分。 通过实物意见箱、电子信箱等其他途径，收集读者意见 10 分，及时回复，并根据意见改进工作 10 分。
办馆指导思想 C51	100	有符合母体机构发展规划的科学定位，20 分。 有远期、近期发展规划与目标，20 分。 有适合本馆发展的办馆理念和发展思路，20 分。 有实现目标的方法措施，20 分。 有年度工作计划，20 分。
行政业务管理 C52	100	实行岗位聘任，岗位责任管理，有绩效考核制度，25 分。 馆员参与制订发展规划、规章制度，对馆内重大决策实行民主监督，25 分。 年度考核、总结等透明公开，25 分。 有完备、科学、成文的业务管理制度（包括文献采访方案、分类编目细则、流通管理规则、参考咨询细则、应用系统管理条例等）及服务规章制度，25 分
评估管理 C53	100	近三年内上级部门对图书馆进行了评估，评估结果为优者 50 分，良者 40 分，差者 30 分。 近三年内读者对图书馆进行了评价，评估结果为优者 50 分，良者 40 分，差者 30 分。
组织文化 C54	100	坚持以人为本的管理理念，有良好的人文环境氛围（如馆徽及馆训等），对人才重视和尊重，管理层与职工之间有良好沟通的渠道，20 分。 有共同的价值观念，有感召力的团队精神，15 分。 奉行“读者第一”的服务理念，为读者创造舒适的学习环境，15 分。 有学习型组织理念，学习创新的观念被全体职工认可并自觉奉行，15 分。 有良好的社会形象及较高的社会美誉度，15 分。 通过各种形式（征文、书画、摄影、展览、学术交流活动等）传播并弘扬中医药文化，20 分。

续表

指标名称	分值	评分参考标准
行业独特地位 C61	100	科研院所馆在中医药行业处于中心馆地位者，或高校进入“211”工程，30 分。 是国家中医药管理局检索中心者 30 分，分中心 15 分，高校若为教育部授权的查新单位加 10 分。 国外行业组织在本单位挂靠，每个组织 5 分；国内行业组织在本单位挂靠情况，每个组织 3 分。最多 20 分。 主持国家或行业决策、战略规划制定者 10 分，参与制定者 5 分。 参加国际学术团体并任职 5 分/个；参加国内学术团体并任职 1~2 项 3 分，3 项以上 6 分。最多 10 分。 除 1~5 项内容外的国家授牌 5 分/个，省市授牌 3 分/个。最多为 10 分。
科研课题 C62	100	主持行业标准规范制定者 20 分；参与制定者 10 分。 主持行业重大项目者 20 分，参与项目者 10 分。 主持国家级课题，个/年 20 分；参与（前三名）国家级课题，个/年 10 分。主持省部级课题或相当级别课题，个/年 10 分；参与（前二名）省部级课题或相当级别课题，个/年 5 分。主持院（校级）课题，个/年 2 分。最多 40 分。 年度各级课题立项数量超过 5 项，或经费超过 200 万，20 分；立项数量 2~5 项，或经费超过 100 万，15 分；有课题但经费不足 100 万，10 分。
论著发表及成果产出 C63	100	在海外发表学术论文或论文被 SCI/EI/ISTP/SSCI 收录，10 分/篇；在国内核心刊物发表学术成果，5 分/篇；在公开刊物发表学术成果，1 分/篇。编辑出版著作，5 分/部。最多 40 分。 获国家级奖，40 分/项；获省部级奖，30 分/项；获全国学会优秀学术成果奖，20 分/项；获省市、地区学会或院校级奖，10 分/项。最多 40 分。 拥有自主知识产权的产品并在国内外得到应用，如专利、软件、数据库、行业标准等，20 分
学术交流 C64	100	馆内有学术委员会且开展活动，30 分。 组织或主办国际学术会议，20 分/次；组织或主办国内学术会议，10 分/次；最多 40 分。 组织馆内学术交流会议，5 分/次。最多 20 分。

第五节　中医药图书馆核心竞争力的培育与提升

核心竞争力不是一劳永逸的，而是不断培育和提升的过程，并随着形势的不断变化需求进行相应修订。构建图书馆核心竞争力以后，图书馆可以通过多种途径提升图书馆核心竞争力。通过各种途径让每个馆员了解核心竞争力的内容，由馆员共同开发、培育，从而提升整个图书馆的核心竞争力。中医药图书馆核心竞争力的培育与提升，关键在于把握核心资源及关键能力，应坚持特色立馆、服务兴馆、人才强馆的战略。只有建设具有自身特色文献信息资源和专业知识库，加强人才管理与开发，建立以用户需求为中心的服务体系及文献信息网络服务平台，加强评估管理与组织文化建设，加大对外宣传与合作，才能培育与提升中医药图书馆的核心竞争力。

（一）加强馆藏特色资源及其数字化建设，提升核心竞争力的资源优势

特色资源是提升核心竞争力的基础。中医药图书馆不但要加强中医药专业文献信息资源的收集，还要加强特色资源及其数字化建设，从而发挥自身的资源优势。其特色资源主要体现在中医药古籍、民国书刊、多媒体资源、国外传统医学书刊文献等。大多数中医药图书馆非常重视特色资源及其数字化工作，如作为国家中医古籍保护中心的中国中医科学院图书馆，几十年来逐步形成了以中医古籍、民国书刊、国外传统医学书刊及多媒体资源等为主要特色的馆藏体系，馆藏特色资源建设及其数字化工作是目前该馆文献资源数字化建设中的重要任务。该馆通过各种渠道，不断扩大馆藏中医古籍品种和数量，保持和扩大中医古籍藏书的优势，同时加强中医古籍保护技术研究，加速中医古籍数字化的步伐，加大古籍开发与利用的力度，充分发挥古籍资源在中医药科技创新活动中的作用。作为国家中医药文献信息保障中心，在保障国内中医药文献收藏外，也重视国外传统医学及港澳台中医文献的收藏。民国书刊作为一种特殊时期的载体，具有很高的学术价值、文物价值及史料价值。这些文献不但保存着近代医家的医学理论和临床经验，同时也记录着他们如何正确对待西方医学的传入、办学兴医发展中医教育、创建医院、医刊和学术团体等各个方面的历史。因此，对民国文献进行整理保护、开发利用具有重要历史意义，目前该馆正在进行民国书刊的数字化工作。经过二十多年长期积累的中医药声像资源，是该馆的又一特色资源，也是中医界极其珍贵的资源，加强这些资源的数字化转换及开发利用，可以充分发挥这些资源的应用价值。

除了特色资源的收集及数字化建设外，中医药图书馆还应根据本单位重点学科、重要研究科室、特色专业等需求，建立各种专题知识库，全面系统地收集、整理、开发和利用相关领域内的文献资料，努力做到人无我有，人有我新，人新我专。

（二）加强人才管理与开发，提高核心竞争力的人力资源能力

个体的核心能力是一个组织机构核心竞争力的基石，只有充分地发展个体的核心能力，组织才能在某一领域具有更强的核心竞争力。图书馆馆员是图书馆竞争优势的体现主体，通过培育馆员的核心能力，创新服务项目，为用户提供具有竞争优势的服务产品，实现其社会价值，从而提升图书馆的核心竞争力。因此，培育一支高素质的人才队伍，是提高图书馆核心竞争力的根本保障。图书馆管理者的品质、创新意识和决策能力是核心竞争力形成的关键。人才管理与建设可从以下几方面着手：一是强化服务意识，牢固树立“有限资源、无限服务”、“用户至上、读者第一”等服务理念；二是建立以聘任制为主的新型用人制度，实行竞争上岗、全员聘用、严格考核、合同管理等制度；三是通过多种方式和途径进行继续教育和培养干部队伍；四是吸引一些高素质的人才，加强知识服务能力；五是构建具有时代特色的中医药图书馆文化，营造尊重人才、重视人才的氛围和环境，为优秀人才提供展示个人才能的机会；六是通过项目和课题培养锻炼骨干人才；七是创新管理模式，建立激励机制，充分调动每个馆员的积极性和主动性。一个图书馆只有整体人员的基本技能提高和观念一致，才有可能同心协力地去打造图书馆的核心竞争力。

中医药图书馆的管理者应采取敏捷、灵活的管理手段以适应不断变化的需要，在系统内创建学习型组织，鼓励员工不断学习新的业务技能，掌握各项关键技术，共享学习内

容，从而培育馆员的核心竞争力，以此达到提高组织业绩、进一步提升图书馆核心竞争力的目的。美国图书馆协会在2009年批准通过了《图书馆员核心能力》（定稿）这一纲领性文献，中医药图书馆行业组织可以借鉴国外经验，组织学会成员研究制订《中医药图书馆的馆员核心能力评价标准》，并将此标准应用到招聘、教育培训及绩效评估管理等人力资源管理过程中。

（三）建立以用户需求为中心的服务体系，提高核心竞争力的关键能力

随着知识服务的方式和服务内容的转变，服务能力成为图书馆核心竞争力得以形成和发展的关键所在。在数字化网络化环境下，用户信息需求呈现个性化和差异化趋势，用户更希望“我需要什么，你就提供什么”，即真正实行个性化信息服务，满足读者个性化任务的需求。突破服务空间，延长服务时间，为读者提供远程网络服务，让馆外的、网上的读者不在图书馆也能享受到图书馆的信息资源服务。

在数字化网络化环境下，图书馆馆员要转变观念，努力适应科研环境和用户需求的变化，广泛了解用户需求，创新服务模式，拓宽服务内容，提升知识服务的能力，从而提高核心竞争力的关键能力。如开展知识加工、整理和集成创新服务，为科研团队或科研骨干的重大科研项目或重点课题，提供个性化、全程化和精细化的专门服务。

（四）加强中医药数字图书馆及文献信息网络服务平台建设

在信息化水平方面，应加强印刷资源与数字资源的整合，加快中医药数字图书馆及文献信息网络服务平台建设的步伐。数字图书馆是网络时代图书馆核心竞争力的具体体现，是增强图书馆核心竞争力的主要途径。加强中医药数字图书馆的建设，整合印刷资源与数字资源，整合现有数字资源，将各种分布、异构和多样化的中医药数字资源进行优化组合，构建基于知识管理与知识服务的中医药信息网络服务平台，实现文献信息资源的共建共享，为中医药科研人员提供一站式信息服务。

在数字化、网络化环境下，网络信息资源已成为图书馆实体资源的重要补充。网上传统医学的组织开发，不仅丰富馆藏，而且能使Internet上的信息资源得以最大限度的利用，从而更好地为中医药科技创新提供服务。因此，要积极开展网络信息资源的收集、加工及整理工作，建立中医药学网络信息门户网站，增强文献服务信息服务能力。

（五）加强评估管理与组织文化建设，促进图书馆可持续发展

科学管理是构建图书馆核心竞争力的保障。评估管理也是促进图书馆发展的一种手段。高校图书馆在高校教学水平评估过程中受到上级主管部门的重视，在经费投入、馆舍环境、资源建设、技术设备等方面得到了很大改善。公共图书馆也开展过多次评估工作，对促进公共图书馆的发展起着重要作用。中国科学院文献情报系统也曾开展过知识创新工作评估。而中科院系统外的其他科研机构专业图书馆由于分别隶属于各个不同的系统，没有一个统一的管理及评估机构，致使其发展速度受到制约。中医药科研机构图书馆也存在此方面的问题。鉴于此中医药图书馆应开展自我评估管理及读者对图书馆的评价工作，结合自评和他评找出自己的不足，根据评估结果制订发展规划，提出改进措施。

图书馆组织文化，是图书馆组织的灵魂，是图书馆持续发展的动力和源泉。要实现图

书馆的可持续发展，就应在科学发展观的指导下，树立以人为本的管理理念，建立以人为本的管理机制，构建以学习型组织、创新化服务和柔性化知识管理为基本要素的以人为本的组织文化，调动每个工作人员的积极性，尤其是要充分发挥中年业务骨干的作用，使个人与组织共同发展。作为中医药图书馆，组织文化中要充分体现中医药文化的元素及内涵。在中医文化建设方面，通过各种形式（征文、书画、摄影、展览、学术交流活动等）传播并弘扬中医药文化，促进中医药科学文化事业的发展。

（六）加大对外宣传和对外合作的力度

中医药图书馆作为中医药文献信息中心，对推动中医药知识传播、知识创新和文化传承有着非常重要的作用。因此，利用各种新媒体，多渠道、多途径和多形式宣传推广特色馆藏及特色服务，充分发挥馆藏资源的作用，提高馆藏文献信息资源的使用率。提供多途径、多形式和多层次的用户培训，使用户全面掌握馆藏资源及其利用方法，帮助用户克服信息检索、查询的认知障碍和技术障碍，增强获取信息资源的能力。此外，要积极加入图书馆联盟组织，或与信息服务机构进行合作，真正实现信息资源的共建共享，优势互补，实现共赢，从而更有效地提升中医药图书馆的核心竞争力。

（孟凡红）

参考文献

[1] Prahalad CK，Hamel G. The core competence of the corporation. Harvard Business Review，68（13）：79-91.

[2] 刘芳．国内外图书馆核心竞争力比较研究．情报理论与实践．2013，36（9）：108-112.

[3] 王宁．图书馆竞争环境分析．农业图书情报学刊．2007，19（3）：88-100.

[4] 杨广锋．核心竞争力研究的基础：图书馆竞争分析．图书馆杂志，2007，26（3）：2-6.

[5] Stafford CD，Serban WM. Core competencies：recruiting，training，and evaluating in the automated reference environment. Journal of Library Administration，1990，13（1/2），81-97.

[6] Penniman，David W. Focusing on core competencies toward a model of the future research library. The Journal of Academic Librarianship，1991，17（4）：211-212.

[7] David Hunter. Core competencies and music librarians. http：//www. musiclibraryassoc. org/pdf/Core_ Competencies. pdf.［2008-4-7］.

[8] Susan Jurow. Core competencies：strategic thinking about the work we choose to do. Journal of Academic Librarianship，1996，22：300-302.

[9] Competencies for special librarians 1997. https：//www. sla. org/content/learn/comp2003/97comp. cfm.［2008-4-6］.

[10] Rehman SU，Majid S，Baker ABA. Competences for future library professionals of academic libraries in Malaysia. Library Review，1997，46（6）：381-393.

[11] Beth Mcneil，Joan Giesecke. Core competencies for libraries and library Staff. //Staff Development：a practical guide，third edition by Elizabeth Fuseler Avery，Terry Dahlin，and Deborah A Carver. Copyright © 2001 by the American Library Association. pp49-62. http：//archive. ala. org/editions/samplers/sampler_ pdfs/avery. pdf.［2008-3-20］.

[12] Ohio public library core competencies. http：//www. olc. org/CoreCompetencies. asp.［2008-3-20］.

[13] Misa M. Cultural competence for libraries and librarians in health care institutions. Journal of Hospital Librarianship，2005，5（2）：15-31.

[14] Core competencies for virtual reference. http：//www. secstate. wa. gov/library/libraries/projects/virtualRef/textdocs/vr-scompetencies. pdf.［2008-3-20］.

[15] Shaping the future：ASERL' s competencies for research librarians. http：//www. aserl. org/statements/competencies/com-

petencies. pdf. ［2008-3-20］.

[16] Core competencies for law library support staff. http：//users. law. capital. edu/ppost/Core/CoreCompetencies. htm. ［2008-3-20］.

[17] Donna CC competencies and performance management in Canadian public libraries. Library Management，2006，27（3）：144-153.

[18] 秦忠范．知识经济时代高校图书馆信息服务的核心竞争力．情报科学，2000（5）：431-433.

[19] 孟凡红，姜岩．国内图书馆核心竞争力研究进展．科技情报开发与经济，2008，18（16）：3-5.

[20] 孟凡红．中医药图书馆核心竞争力评价研究．北京：中国中医科学院，2009.

[21] 阳国华．图书馆核心竞争力管理．淮南师范学院学报，2006，8（4）：122.

第十一章 展 望

第一节 中医药信息服务发展新趋势

目前，中医药图书馆正在经历从传统图书馆到复合型图书馆的转型，图书馆正在寻求新的信息服务模式，以适应环境变化及用户的信息需求。在新的信息环境下，信息服务正在向数字化、网络化、学科化、个性化、移动化等方向发展，中医药图书馆信息服务方式及模式呈现出了以下发展趋势。

一、文献信息数字化

文献信息资源是图书馆服务的基础。随着计算机、通信、多媒体、高密度存储等信息技术的发展和应用，尤其是网络的迅速普及和扩大，文献资源数字化程度已经成为世界各国信息化水平的标志。数字化的信息资源是数字图书馆建设的重要组成部分。随着数字化网络化不断发展，通过自建、购买等途径使得中医药图书馆的数字资源建设得到较快发展，数字信息资源正日益成为信息资源的主体，受到广大用户的青睐。

（一）近现代中医药数字化信息资源

中医药行业数据库建设起源于20世纪80年代，经过近30年来的建设已经取得了一定成果。到目前为止，已经建成各种规模不同的近百个中医药信息数据库，形成了以国家中医药管理局中国中医药文献检索中心及其分中心为主体的中医药文献型及事实型数据库群，包括中医药期刊文献数据库、疾病诊疗数据库、各类中药数据库、方剂数据库、民族医药数据库、药品企业数据库、各类国家标准数据库（中医证候治则疾病、药物、方剂）等相关数据库[1]。文献范围从现代文献到古代医籍。

作为“国家科技基础条件平台——国家人口与健康科学数据共享平台”七个数据中心之一的“中医药学科学数据中心”，自2006年成立以来，建立了众多的中医药数据资源库，分为中医药事业、中药、中医、针灸、古籍及其他六大类。目前，数据存储量约120G，通过国家科技基础条件平台——国家人口与健康科学数据共享平台及中国科技资源共享网（http：//www.escience.gov.cn/metadata/science.jsp）提供服务。

除以上中医药行业自行建立的众多文献信息数据库外，随着数字出版业的不断发展，中医药电子资源产品大量涌现。目前与中医药有关的中外文电子资源产品有百余种，涵盖了各种文献类型（图书、期刊、报纸、会议文献、学位论文、古籍、档案文献、政府出版物、标准文献、科研报告、专利文献、产品资料等）及数据库类型（书目型、题录型、文摘型、全文型、事实型等）。电子图书数据库主要有《超星数字图书馆》、《方正 Apabi 数字图书馆》、EBSCO eBook Collection（原 NetLibrary）、MyLibrary 等。期刊全文数据库主要有清华同方、重庆维普、万方数据公司、Ovid、Wiley、EBSCO、Elsevier、Springer、Blackwell、Kluwer、ProQuest 等国内外数据库商提供的期刊全文数据库。期刊文摘数据库主要有《中国生物医学期刊文献数据库（SinoMed）》、《外文医学信息资源检索平台》（可通过文献传递获取全文）等。另外还有学位论文、会议论文、专利、标准、报纸、引文等方面的数据库，如 CNKI 的《医药卫生博硕士学位论文全文库》、《医药卫生报纸全文库》，万方的《中国学位论文全文/文摘数据库》、《中国学术会议论文全文数据库（中文版）》、《中国标准全文数据库》及《中国专利全文数据库》，《方正电子报纸库》。引文数据库主要有《中国引文数据库》、《中国生物医学期刊引文数据库》、《中国科学引文数据库》（CSCD）、ISI Web of Science（SCI、SSCI、A&HCI）等。国外循证医学方面的电子资源有 UpToDate、DynaMed、EBMR 等[2]。近几年超星公司推出读秀及百链文献搜索及获取服务平台。

网络还有大量的开放期刊和免费资源，如 PubMed 医学数据库（http：//www. ncbi. nlm. nih. gov/pubmed）、免费医学期刊全文网站（http：//www. freemedicaljoumals. com）、免费医学图书网站（http：//www. freebooks4doctors. com）及国家科技图书文献中心（NSTL）引进的外文全文资源（http：//www. nstl. gov. cn）等。

（二）中医古籍数字化资源

中医药古籍是中医药图书馆的特色文献资源。随着计算机等信息技术的发展，中医古籍数字化研究应运而生。所谓古籍数字化就是采用计算机技术，对古籍文献进行加工、处理，制成古籍文献书目数据库、古籍全文数据库和古籍知识库，用以揭示古籍文献中蕴含的丰富的信息知识资源，从而达到保护、利用和挖掘古籍文献的目的。

中医古籍全文数据库主要有《中华医典》（光盘版）、龙语瀚堂典籍数据库（网络版）、《文渊阁四库全书电子版》（光盘版）等。除商业数据库外，一些图书馆建立了馆藏中医古籍全文数据库及阅览服务平台，如中国中医科学院图书馆建成的“中医药珍善本古籍多媒体数据库”、“中医药古籍资源数据库”，实现了部分中医古籍的数字化保护及在线阅读服务。

中医古籍知识库建设方面，早期产品主要是专题知识数据库及关联数据库，如小儿咳喘病证古代中医文献数据库、古籍本草有毒中药数据库等。随着计算机人工智能的发展，中医古籍数字化资源组织形式由基于字词检索的全文数据库开始转向深入到知识单元的基于概念限定检索的知识库系统建设，目的是对中医古籍进行更深层次的挖掘与利用，实现中医古籍的知识发现功能。目前已在研究并建立了“基于知识元的计算机知识表示方法”的中医古籍知识库系统，现已收录中医古籍 218 种。科技部基础性工作专项“350 种传统医籍整理与深度加工”，选择有代表性的 330 种中医古籍、20 种藏医古籍作为整理研究对象，将建立古籍影像和全文检索的传统医籍知识库系统。

二、参考咨询网络化

参考咨询服务作为图书馆的核心业务，代表着图书馆的服务能力和水平。在网络信息技术不断发展和读者需求不断变化下，图书馆的参考咨询服务也在经历着变革。

在 1883 年波士顿公共图书馆最初设立专职参考咨询员时，面对面与读者交流一直是图书馆开展参考咨询的主导模式。随着社会的进步与发展，人们借助电话、信件、传真等方式拓宽了参考咨询服务的空间和范围。1984 年美国马里兰大学健康科学图书馆首先利用电子邮件开展参考咨询服务，使得用户可以在家里或办公室里请求和接收各种各样的咨询服务，将参考咨询工作带入了一个全新的境界，然而真正为参考咨询带来革命性改变的是计算机、通讯和网络技术的发展。在 20 世纪 90 年代，计算机、通讯和网络得到了迅速的发展和壮大，随之而来的是工作站的建立，联机检索的发展，光盘和万维网的应用，局域网（local area networks）、广域网（wide area networks）、因特网（Internet）、内联网（Intranets）的广泛普及，使得信息资源和信息传递可以在办公室、实验室、宿舍或家中的任何有入网的计算机上得以实现。随着网络的普及和发展，用户对图书馆的参考咨询提出了新的需求，到了 20 世纪末 21 世纪初，数字参考咨询开始被越来越多的图书馆关注和重视，众多图书馆把开展数字参考咨询作为服务工作新的生长点。

21 世纪的今天，图书馆正面临着日益普及的数字化信息环境。越来越多的数字化和网络化信息资源正得到广泛的应用，越来越多的用户越来越依靠网络来获取信息，这就要求参考咨询服务向网络化和数字化转变，成为网络环境下图书馆参考服务工作的主流发展方向。

数字参考咨询又称虚拟参考咨询、网络参考咨询，是传统参考咨询服务在网络环境下的继承、延伸和发展。美国教育部将数字参考咨询定义为：建立在网络基础上的将用户与专家及其专业知识联系起来的问答式服务。在网络环境下，数字参考咨询分异步参考咨询和同步参考咨询。异步参考咨询又分常见问题解答（FAQ）、电子公告板服务系统、电子邮件和网络表单咨询服务。同步参考咨询有实时交互参考咨询服务、网络合作参考咨询服务、呼叫中心服务和复合型参考咨询服务。数字参考咨询正从异步向同步、从一馆运行到多馆协作的方向发展。中医药图书馆应该根据本专业用户的特点和具体需求，寻求适宜的参考咨询服务模式是非常重要的。

目前，中医药图书馆数字参考咨询服务正处于初级发展阶段，总体水平不高[3]。李馨[4]等于 2012 年 1 月至 3 月，对国内 14 所中医药大学图书馆的数字参考咨询服务进行了网络调查，对其服务项目及服务方式有了初步了解。参考咨询服务项目主要有网上咨询、馆际互借、原文传递及学科资源导航等；服务方式主要有 FAQ、实时咨询、E-mail、表单咨询、BBS 等。目前大多数中医药图书馆通过网页建立了数字参考咨询服务链接点，如 E-mail咨询、文献传递、馆际互借等，然而在建设中还存在着诸多问题。如服务方式单一、服务项目少、服务数量和质量不理想，未能形成科学有效的管理运行机制。其主要原因是：创新意识不强，重视程度不够；链接点位置和称谓不规范，点击响应慢；处于被动服务状态，咨询方式不丰富；受技术与经费限制，没有采用参考咨询系统、缺乏合作化的数字参考咨询服务平台。

为促进中医药图书馆参考咨询的网络化、数字化发展，图书馆应对数字参考咨询给予高度重视，努力采取措施，加大力度发展数字参考咨询，并注重合作化数字参考咨询服务平台的建设。具体建议如下：增强创新意识，加大投入力度；制订与完善服务制度，提高服务质量和效率；加强数字参考咨询服务管理，丰富服务方式；开展实时数字参考咨询，加强图书馆数字参考咨询服务合作与交流，建立联合数字参考咨询服务平台等。

三、知识服务学科化、个性化

知识服务自20世纪末进入国内图书馆界视野，很快引起了人们的广泛关注，目前已经对知识服务的理念、模式、平台、内容、实现机制、能力及其评价、典型案例等方面进行了广泛探索。图书馆知识服务是知识经济及网络环境背景下的产物。在知识经济时代，随着网络技术、信息技术及数字化技术的迅速发展，信息资源呈爆炸性增长，使得人们越来越难获取到自己所需要的信息。此外，用户的信息需求呈现出专业化、学科化、知识化、个性化特征。知识爆炸、信息过载，用户需求的变化，促使图书馆的服务模式也由传统的参考咨询逐步向个性化、专业化的方向发展，学科化知识服务应运而生。中医药图书馆开展学科化知识服务是时代赋予图书馆的职责，也是提升图书馆服务水平的关键。

学科化知识服务是按照科学研究的专业、项目、课题等来获取、组织、检索、存储、传递与提供利用信息资源，从而使信息服务学科化，服务内容知识化。它是图书馆为适应新的信息环境、以用户需求为中心的一种新的服务理念和服务模式。学科化知识服务强调服务的个性化、主动性与专业化，强调知识的增值，能够有效支持知识创新与知识应用。

学科化服务模式主要是指图书馆以何种方式开展学科化服务。目前学科化服务模式主要有两种：一种是以学科馆员为核心的单一服务模式；另一种是学科馆员复合服务模式。学科化服务模式是具体灵活的，中医药图书馆在实际应用中应根据用户学科信息需求水平、信息资源与技术支撑能力和图书馆的组织管理机制等因素来选择。单一服务模式能够具体展现学科馆员服务的主要内容，便于对学科用户需求的引导，但主要以图书馆和文献为中心，并不以用户和知识为中心。复合服务模式将网络作为服务平台，为学科馆员服务提供更有力的资源、技术和组织支撑，并能完善各种互动合作机制。从长远来看，复合服务模式作为对传统模式的扬弃，是学科化服务的发展方向。

随着知识服务理念的提出，中医药图书馆广泛吸取国内外图书馆学科化服务的成功经验，也开展了学科化知识服务的研究与实践。郝彧[5]提出了中医药高校图书馆个性化知识服务的模式，包括基于服务对象的模式，即基于不同服务对象（在校生、教学科研、临床人员）的多层次的个性化知识服务模式；基于服务方式的模式，建立个性化集成服务 My Library 及网络咨询服务平台；基于服务质量的模式，建立以用户为中心的知识服务评价体系，评价体系要反映现实服务的水平，又能揭示用户对图书馆知识服务的需求，从而考察知识服务目标实现的程度，进一步谋求改进和发展。

目前，我国中医药图书馆的学科化服务实践还处于积极探索阶段，整体服务的层次和水平较低。任玉兰[6]等于 2011 年 5 月通过网络对全国 23 所中医药高校图书馆学科化知识服务进行了调查，初步掌握了中医药高校图书馆学科化知识服务的现状。

在图书馆网站栏目的设置方面，有 3 所图书馆专门设置了学科服务栏目（学科服务、重点学科、知识服务）。

在文献信息资源建设方面，各校都购置了一定数量与中医药学科相关的数据库产品，已具备开展学科化服务的信息保障能力。

在机构设置方面，有 10 所图书馆专门成立了具有明确学科服务职能的部门（参考咨询部、检索中心、科技情报部、学院资料室等）。

在学科特色数据库建设方面，有 7 所图书馆建立与本校学科相关的特色数据库或教学参考书目，如巴蜀中医药文献数据库、福建中医药暨福建医药信息网、苗族医药文化数据库、贵州省道地药材数据库等。

在学科服务内容方面，所有图书馆都开展了传统的学科服务项目，如新书通报、网上荐书、书目检索、文献检索、数据库培训、读者培训；有 10 所图书馆在网站建立了参考咨询平台；有 6 所图书馆建立了学科馆员制度并开展了定题服务、专题服务、科研跟踪服务、信息推送等直接面向学科知识的服务。

在学科服务平台方面，仅有 1 所图书馆使用了 CALIS 重点学科网络资源导航门户。

在学科化服务模式方面，主要采取学科馆员模式为对口专业或重点学科开展服务。如南京中医药大学依托科技查新中心设立学科馆员[7]，为对口专业学科研究项目建设专题数据库或建立学科网络导航。2010 年该中心和江苏省炮制研究重点实验室合作，通过对国内外与中医药相关的图书、期刊、博硕士学位论文、会议论文、专利、因特网资源等不同载体的信息资源进行全面收集、整理，建立了“中药炮制专题数据库”。该中心还和江苏省方剂研究重点实验室合作，开展了“中药在心脑血管疾病中应用的数据挖掘分析”、“中药合理用药与配伍禁忌”的分析研究。2011 年为该校国家级重点学科中医儿科学建立了专题网站。湖北中医药大学图书馆[8]通过与相关院系之间的互动交流，图书馆针对针灸学、伤寒学、内经学、中医药信息学 4 个国家级重点学科（未包括附属医院）的文献资源建设进行重组优化，并为 4 个重点学科设立了专门的研究包厢，以便为重点学科打造良好的学习资源平台。

上述情况表明，目前我国大部分中医药高校图书馆已基本建立了与本学科专业特点紧密相关的资源保障体系，具备开展相应学科化知识服务的资源保障能力和优势。虽然有个别高校图书馆已经开展深层次的学科化知识服务，但中医药图书馆的总体服务水平还不高，服务内容仍以传统文献服务为主，知识服务并不深入；服务方式缺乏个性化的定制和互动方式。服务模式主要采用学科馆员，但大多数图书馆未建立学科馆员制度及科学的管理方法，缺乏完善的学科化服务平台及先进的学科化服务模式，缺乏协作服务。因此，提升中医药图书馆学科化知识服务能力和水平，满足中医药用户的学科化、专业化、个性化、知识化、深层次的服务需求，应采取以下对策：转变服务理念，建立中医药学科化知识服务模式；加强中医药学科馆员队伍建设，如建立学科馆员制度、加强学科馆员的素质建设、组建以学科馆员为核心的学术服务团队等；开发中医药学科特色资源库，建立学科导航库，建设面向重点学科的知识库，实现知识的增值服务；构建中医药图书馆学科化知识服务平台及保障体系；加强协作，促进学科知识共建共享，提升全国中医药图书馆整体学科化知识服务能力和水平。

总之，学科化知识服务是一种全新的深层次的信息服务，将会是中医药图书馆今后的服务发展趋势，也为其自身发展和价值定位带来新的生机。

四、图书馆服务移动化

移动图书馆是依托无线移动网络、互联网以及多媒体技术，使人们不受时间、地点和空间的限制，通过使用各种智能手机、掌上电脑、手持阅读器等移动设备来方便灵活地进行图书馆文献信息的查询、浏览与获取的一种新兴的图书馆信息服务。作为数字图书馆的一个分支，将图书馆业务从 PC 端向移动终端延伸，实现了数字图书馆的 5A 梦想：即任何用户（any user）、在任何时间（anytime）、任何地点（anywhere）、获取任何图书馆（any library）的任何信息资源（any information resource）。

在移动信息技术特别是移动互联网大发展的背景下，国内外图书馆界纷纷开设移动服务。首先是在日本、韩国、美国、欧洲等国家和地区的公共图书馆、高校图书馆开始推出移动服务，主要服务功能包括信息发布和移动 OPAC，部分图书馆开展了手机参考咨询。自 2000 年以来，国内以手机为主要移动终端的移动图书馆的实践和研究呈明显的上升趋势。近年来，随着多种相关商业产品纷纷推出，以手机图书馆为代表的移动图书馆服务正以前所未有的速度迅速普及。据调查截止 2013 年 5 月 31 日，39 所“985”高校图书馆中有 35 家开展了（包括试运行）移动图书馆服务[9]，占“985”高校总数的近九成(89.7%)。其中自建服务平台的只有 5 家（14.3%），其余都是依托商业系统提供服务；共涉及 5 种移动图书馆产品，分别是超星移动图书馆、书生移动图书馆、汇文掌上图书馆、博看手机图书馆和乐致安移动图书馆。其中，使用（或试用）超星、书生和汇文三家移动图书馆产品的共有 29 家，占开通服务学校总数的 82.9%。可见，我国绝大多数图书馆是依赖商业平台来开展移动图书馆服务。因此，商业产品的服务能力基本代表了国内移动图书馆实践的水平。

超星移动图书馆是北京超星公司 2011 年推出的移动服务平台。该平台依托超星海量的电子书、报、视频等资源的优势，整合了主要的中外文数据库（CNKI、万方、重庆维普等)，提供元数据级的统一检索和专门适合手机用的泛舟资源包，并与本地 OPAC 系统对接，实现移动 OPAC、移动自助服务（如图书预约、续借)、移动全文阅读、统一认证等一系列核心业务功能。超星移动图书馆还充分集成了超星公司数字图书馆的产品优势，如利用读秀平台实现文献传递、利用百链技术实现移动参考咨询等，使得超星移动图书馆产品成为一个综合性的移动服务平台。有手机客户端及 WAP 版两种访问方式。

书生移动图书馆是 2010 年 6 月北京书生公司推出的“移动图书馆解决方案”。该方案主要包含两大功能：移动 OPAC 和移动数字图书馆。前者通过接口连接图书馆 OPAC 服务器为读者提供移动 OPAC 服务，后者通过 UOML 文档交换服务器以文字或图片方式向读者提供跨库统一检索和全文阅读。

方正移动阅读是方正数字出版方案中的重要一环，先后推出多套解决方案和产品，2008 年 9 月发布“方正飞阅无限”，利用手机终端实现出版机构和读者的无缝对接，既让出版社通过手机实现数字出版，也让用户通过手机终端随时随地阅读各类出版物。2010 年 8 月全新发布的“中华数字书苑”将这一数字资源整合服务平台纳入到移动阅读的行列中，不仅提供支持手持阅读器和 U 阅下载借阅模式，还支持 iPad 阅读和手机访问，为用户带来新颖的移动阅读体验。2012 年 3 月又正式推出为出版机构研发的“方正翔云移动出版解决方案”。可以说，方正的移动方案覆盖了从上游（出版）到下游（用户）的服务全流程。

汇文掌上图书馆是 2010 年 6 月江苏汇文软件有限公司与移动公司联合，推出高校图书馆系统与手机终端相结合的产品——汇文移动图书馆，提供短信和 WAP 方式的移动服务。2011 年 7 月，汇文公司推出汇文掌上图书馆提供基于手机客户端的书目检索、续借等功能。

移动图书馆具有认证服务、短信服务及自动服务等功能，用户通过智能手机可接收图书馆的通知、通告、新闻、催还等信息，可完成书刊检索、借阅查询、预约、续借、全文阅读等，可与图书馆互动进行咨询、荐书、留言等。目前，中医药图书馆大部分图书馆推出了移动图书馆服务，如中国中医科学院图书馆、云南中医学院图书馆、山东中医药大学图书馆、上海中医药大学图书馆、陕西中医学院图书馆、南京中医药大学图书馆等。图书馆的移动服务可提升图书馆的服务范围及服务能力，提高馆藏资源利用率。

微信（WeChat）是腾讯公司于 2011 年 1 月推出的免费即时网络通讯产品。微信用户可以通过手机、平板电脑、网页快速发送语音、视频、图片和文字，且支持多人群聊[10]。在满足个人用户的基础上，微信开发团队于 2012 年 8 月又推出了面向名人、政府、媒体和企业等机构进行合作推广业务的微信公众平台。通过微信公众平台，机构可以与关注其的用户进行实时交流、消息推送和品牌传播[11]。目前，我国图书馆将微信应用于图书馆的移动服务领域还处于初步阶段，目前仅有 100 多家图书馆注册了微信公众平台[12]。中国中医科学院图书馆于 2014 年 7 月 22 日在中医药图书馆领域率先开通了微信公众平台[13]。在移动服务的大潮中，微信公众平台将以其独具特色功能与用户体验，扩大图书馆移动服务的外延。

五、信息服务可视化

信息可视化[14]是指将数据通过图形化、地理化形象真实地表现出来并找出数据背后蕴藏的信息。信息可视化技术能够实现对信息数据的分析和提取，然后以图形、图像、虚拟现实等易为人们所辨识的方式展现原始数据间的复杂关系、潜在信息以及发展趋势，以便能够更好地利用所掌握的信息资源。

将信息可视化引入数字图书馆中，给信息以形象和智能，在人与数据、人与人之间实现图像通信，加快数据的处理速度，使数字图书馆中的海量数据得到有效的利用。对数字图书馆信息可视化的研究主要有信息资源可视化、信息检索可视化和界面可视化。信息资源可视化是指数字图书馆可以利用分类法构筑二维或三维信息空间，对信息资源进行可视化的组织与显示。信息检索可视化不仅用图形、图像来显示多维的非空间数据，使用户加深对数据含义及数据间关系的理解，而且用形象直观的图形、图像来指引检索过程，加快检索速度。信息检索可视化包括过程可视化和结果可视化两个方面。交互界面是系统与用户交流的窗口，利用图形、语音并将两者融为一体，达到友好直观、个性化与智能化的效果。

信息可视化作为一种关键服务理念与技术手段，在处理复杂异构的图书馆大数据方面有很大的优势，为用户提供了一个方便易用的知识环境。如从检索过程、检索结果以及结果之间关系的角度实现主题可视化，到数据库分布可视化、时间分布可视化和作者合著关系可视化[15]。也可将信息可视化技术与科学计量学方法等相结合，生成具有各种属性的科学地图，表达学科、领域、专业、文献、著者之间的关系，解释知识领域的结构、映射知识领域的发展趋势，促进信息获取、使知识结构更加明显，将数据集中看不见的抽象数据和数据之间的语义关系以一种可视化的方式呈现在用户场景中[16]。

大数据时代，用户面对海量的数据信息，期待进行深层次分析，以便更好地从数据中发现知识。信息可视化作为将信息有效组织、分析、揭示的一种新技术，为大数据提供了一种新的服务模式。基于数据应用的信息可视化服务，可让用户充分发掘信息资源中潜在的价值资源，帮助用户更好地组织、分析与利用信息。

超星的学术发现系统以近十亿海量元数据为基础，利用数据仓储、资源整合、知识挖掘、数据分析、文献计量学模型等相关技术，较好地解决了复杂异构数据库群的集成整合，完成高效、精准、统一的学术资源搜索，进而通过分面聚类、引文分析、知识关联分析等实现高价值学术文献发现、纵横结合的深度知识挖掘、可视化的全方位知识关联。其搜索结果可按各类文献的时间维度、文献类型维度、主题维度、学科维度、作者维度、机构维度、权威工具收录维度等进行多维分面聚类；可实现图书与图书之间、期刊与期刊之间、图书与期刊之间，以及其他各类文献之间（论文、报纸）的相互参考、相互引证关系的立体引文分析；能够将发现数据及分析结果以表格、图形等方式直观展示知识关联；通过单向或双向线性知识关联构成的链状、网状结构，形成主题、学科、作者、机构、地区等关联图，从而反映出学术思想之间的相互影响和源流；揭示出任一主题学术研究的时序变化趋势图，在大时间尺度和全面数据分析的高度洞察该领域研究的起点、成长、起伏与兴衰，从整体把握事物发展的完整过程和走向。

第二节　中医药图书馆面临的挑战

信息技术、网络技术及数字化技术的飞速发展，以及物联网、云计算、大数据、语义网、社交网络等新技术的快速兴起和普及，使图书馆进入一个全新的发展环境，中医药图书馆也不例外，将面临着诸多挑战：知识经济的挑战，信息技术的日益发展，用户信息需求的瞬息万变，信息市场竞争日益激烈，大数据的管理、技术和应用，服务范式的转型等。具体表现在以下几方面。

一、科研交流及信息环境发生了革命性变革

e-Science 即数字科研，它是建立在网格技术基础之上的一种科学研究的新环境，其实质就是“科学研究信息化”，它包括“信息化基础设施”和“信息化科研活动”两个方面。e-Science 的概念是 20 世纪末首先在英国提出的，其目的是为了应对当时各学科研究领域所面临问题的空前复杂化，利用新一代网络技术（Internet）和广域分布式高性能计算环境（Grid）建立的一种全新科学研究模式，即在信息化基础设施支持下的科学研究活动。英国国家 e-Science 中心给其下的定义是[17]：e-Science 是指大规模的科学所日益增加的分布式全球协作，这种科学协作的一个典型特征是科学家能进入大规模大容量的数据库和数字资源网络以及高性能的可视系统。由于 e-Science 的重大意义和价值，此概念一经提出便席卷世界各科研领域，越来越多的国家日益重视科学研究信息化的建设，其发展也非常迅速。美国政府的多个部门，如 NSF（自然科学基金会）、DOE（能源部）、NASA（航天局）设立了许多项目来推进 e-Science 的建设。

e-Learning（electronic learning），中文译作“数字（化）学习”、“电子（化）学习”、

“网络（化）学习”等。不同的译法代表了不同的观点：一是强调基于因特网的学习；二是强调电子化；三是强调在 e-Learning 中要把数字化内容与网络资源结合起来。三者强调的都是数字技术，强调用技术来改造和引导教育。在网络学习环境中，汇集了大量数据、档案资料、程序、教学软件、兴趣讨论组、新闻组等学习资源，形成了一个高度综合集成的资源库。

世界范围的 e-Science、e-Learning 正在形成。科技信息资源正逐步实现数字化、网络化和多媒体化；信息处理深入到知识单元，强调知识管理；因特网、移动互联网拓宽了图书馆知识传播的途径，一种无时空差别的数字化信息空间和服务空间正在形成。

二、用户信息需求及获取方式发生了变化

网络作为一种日益重要的信息媒体，越来越成为人们获得信息的重要渠道。用户要求提供网络化、专业化、个性化、多样化、知识化的信息服务，要求提供一种资源与服务整合的信息环境，支持从多途径、多渠道自主地获取各方面信息。网络环境下用户信息需求的特点[18]如下。

信息需求的载体类型多样化：读者对信息载体的需求不仅仅满足于单一的印刷型书刊文献资料，而是更加青睐五花八门的电子出版物、声像资料和网络信息。调查表明，45%的读者使用纸制文献，55%的读者使用电子文献，而且 89%的读者认为有必要“减少印刷型期刊馆藏量，改订电子文献”（5%的读者认为没有必要）。

信息需求的知识化、系统化：在数字化、网络化环境下，用户已经不满足于书目文献的服务，他们需要有用的显性知识，即基于内容的信息服务，或有针对性地解决用户问题的高级信息服务，即知识服务。随着科学技术的飞跃发展以及交叉学科和边缘学科的不断涌现，用户信息需求已由单一学科向多学科综合信息发展，希望能一次性地获取有关某一主题全面系统的可靠信息。

信息需求的个性化：用户信息需求心理、行为的个性化，加之个人年龄、经历、职业、学科范围、主观观点等因素的影响，使个体信息需求呈现多样化的状态。用户个体的差异使其信息需求具有非常明显的个性化特色，而且网络环境促使个体信息需求观念发生变化，个性化进一步增强，表现出对信息的新颖度、及时性、各种信息类型的关注与渴求。

三、数字阅读正在挑战传统纸质阅读的空间

数字阅读是指阅读的数字化，其含义主要有两层：一是指阅读对象的数字化，即阅读内容是以数字化方式呈现，如电子书、网络小说、电子地图、数码照片、博客、网页等；二是指阅读方式的数字化，即阅读的载体、终端不是平面的纸张，而是带屏幕显示的电子设备，如 PC 电脑、掌上电脑（PDA）、MP3、MP4、笔记本电脑、手机、阅读器等。与传统的纸质出版物相比，数字化电子出版物具有存储量大、检索便捷、便于保存、成本低廉等优点。因此，数字化阅读日益受到年轻人的欢迎和追捧。

数字阅读起源于网络、手机、掌上阅读机等数字载体的出现。网络信息量庞大、覆盖

面广，手机、掌上阅读机使用、携带方便等特点都为数字阅读提供了可能。据保守估计，到2018年，全球电子图书的市场份额将超过传统图书[19]。电子出版业的繁荣发展，表明当今世界已经进入一个数字化阅读的新时代。

阅读转型，这是我们不得不面临的事实。北京大学信息管理系教授王余光认为，近一千年来，我们面临过三次重要的阅读转型[20]。第一次阅读转型是从手抄书到雕版印刷；第二次是机械印刷和新式教育的变革；而第三次就是我们今天所处的时代。这次阅读转型，主要是荧屏的冲击。电视、电脑和手机等电子媒介，几乎影响了每一位阅读人。

随着电子阅读器、智能手机等移动终端的发展，数字出版与数字阅读声势渐涨。第12次全国国民阅读调查结果表明，2014年我国成年人人均阅读纸质图书4.56本，与2013年的4.77本相比，略有减少；数字化阅读方式的接触率为58.1%，较2013年上升了8个百分点；日均手机阅读时长首次超过半小时。

四、面对大数据管理、技术和应用等的挑战

大数据时代下的图书馆将从物理图书馆转变为数据图书馆，图书馆服务不管是服务的方式、途径、模式等都将发生变革，服务理念将转变为基于数据的服务。数据驱动下的服务模式以大数据为基础，从数据汇聚、信息加工、知识服务、智慧服务的四个层次，开展基于数据整合的一站式资源服务、基于数据分析的学科知识服务、基于数据应用的信息可视化服务及基于数据挖掘的个性化智慧服务[21]。

图书馆的大数据技术及服务是一项复杂的系统工程，涉及数据管理的水平、数据处理的技术及数据服务的创新等。大数据不仅挑战图书馆传统的IT架构与数据获取、数据存储、数据处理的模式，而且来自数据管理及数据应用、数据服务对图书馆的挑战将更为突出。大数据带来的挑战囊括了大数据产生和应用的各个阶段：采集、管理、存储、检索、共享、传递和分析，甚至可视化，并且挑战是跨行业、跨领域的。对于中医药专业图书馆而言，在大数据时代如何建设具有中医药特色的大数据资源、提高针对迅速增长的复杂海量数据的处理能力、提高大数据环境下的用户服务能力，是中医药专业图书馆所必须面对的挑战[22]。

五、面对服务范式转型的挑战

微软研究院的科学家吉姆·格雷（Jim Gray）将人类科学的发展定义成为四个“范式”[23]：几千年前是经验科学，主要用来描述自然现象；几百年前是理论科学，使用模型或归纳法进行科学研究；几十年前是计算科学，主要模拟复杂的现象；今天，正在进入数据密集型科学。科学从经验科学到理论科学再到计算机科学，进而发展到数据密集型科学，科学研究的范式也相应地从经验范式发展到理论范式再到计算机模拟范式，今天发展到基于数据密集型科学发现的第四范式。

在信息与网络技术迅速发展的推动下，大量从宏观到微观、从自然到社会的观察、感知、计算、仿真、模拟、传播等设施和活动，产生出大量科学数据，形成被称为“大数据”（big data）的新的科学基础设施。科学家不仅通过对广泛的数据实时、动态地监测与

分析来解决难以解决或不可触及的科学问题，更是把数据作为科学研究的对象和工具，基于数据来思考、设计和实施科学研究。数据不再仅仅是科学研究的结果，而且变成科学研究的活的基础；人们不仅关心数据建模、描述、组织、保存、访问、分析、复用和建立科学数据的基础设施，更关心如何利用泛在网络及其内在的交互性、开放性，利用海量数据的可知识对象化、可计算化，构造基于数据的、开放协同的研究与创新模式，因此诞生了数据密集型的知识发现，即科学研究的第四范式。

科研环境的变化以及科研第四范式的产生，图书馆不得不面临服务范式的转型。一是科学研究第四范式催生科研数据的管理和共享，科研数据的收集、描述和再利用等一系列的数据监管（data curation）将成为图书馆新的服务内容；二是大数据时代的爆炸式数据资源催促图书馆服务内容从信息产品服务向挖掘揭示信息内容深层次的知识服务转变，知识服务能力将成为新的竞争力；三是图书馆的服务模式将从被动服务向用户驱动的主动服务转变；四是信息共享空间建设将是图书馆提升服务能力的新途径。

第三节 中医药图书馆的应对策略

面对上述诸多挑战，中医药图书馆应努力适应信息环境和用户需求的变化，重新定位图书馆的功能，改革与时代发展不适应的组织管理及业务模式，在中医药资源建设及利用、中医药信息服务与人才队伍建设等方面进行相应创新，实现业务模式与服务能力的转型和超越，以保证图书馆的可持续发展。

一、转变理念，重新定位，制定以用户为中心的发展策略

战略规划是现代图书馆管理的核心，发展策略关系到图书馆科学定位及发展方向，是图书馆开展各项工作的行动指南。中医药图书馆应借鉴国外图书馆发展经验，制订发展规划，作为应对挑战、把握未来、业务发展的管理工具。如 UCLA 图书馆制订的 2012~2019 战略规划包括目标和发展策略两部分的内容。提出了要加强和完善研究型馆藏、转变对科学研究的服务模式、专注于教学和学习服务、重定义图书馆作为场所的概念的四个发展目标。中医药图书馆应加强战略规划的研究，坚持“以用户为中心，以服务为主导，以创新为动力”的办馆理念，把图书馆作为教学、交流及科研的“心脏”去经营，重新定位功能，重新思考其社会价值，制订切实可行的发展策略，以保证图书馆的可持续发展[24]。

二、创新管理模式，调整组织结构，加强复合型人才培养

管理模式的创新是图书馆工作创新的关键。现代图书馆正处在传统图书馆向数字图书馆转变的过渡期，复合图书馆的出现是适应时代发展的一种新模式，与传统图书馆相比较，馆藏资源、服务方式等方面都发生了深刻的变化，传统的业务机构、岗位设置已不能适应网络化、数字化环境的需要，为适应新的信息环境和用户需求，对业务部门进行机构重组、增设新岗位势在必行。组织结构调整是要改变图书馆内部机构以文献类型为基础的设置，使之转变为以业务为基础建设部门和读者服务部门为主的组织结构，从而实现业务

流程优化与重组。

加强复合型人才的培养，组织开展学科化知识服务。中医药学科化知识服务需要一专多能的新型复合型馆员，既要具有中医药专业学科背景知识，也要掌握图书情报专业知识，还要有强烈的信息意识，熟练应用计算机与网络技术，能用新信息技术组织分析知识的能力，有开拓创新主动服务的观念，为复杂问题提供解决方案的能力。

三、开展资源共建共享，加强中医药文献信息资源保障及服务体系建设

文献信息资源保障体系是指一个国家或一个地区范围内，各类型的信息机构协调合作，根据统一的规范，建立一个集文献信息资源的收集、组织、存储、传递、开发和利用于一体的文献信息资源保障体系。其目的是无论何时何地都能最大限度地满足读者或用户对文献信息最广泛的需求。

自 20 世纪中叶以来，世界上许多国家都十分重视信息资源保障问题，并在文献采购的协调合作、联合编目、馆际互借等方面进行了卓有成效的合作，积累了许多经验。我国信息资源保障体系建设起步于新中国成立之后，《全国图书协调方案》的制定和实施，标志着我国的信息资源保障体系的建设迈出重要的第一步。1998 年 11 月，我国启动了“中国高等教育文献保障系统（CALIS）”，这是我国信息资源共建共享取得重大进展的标志性事件。2000 年 6 月 12 日组建的国家科技图书文献中心（NSTL）标志着我国的信息资源保障体系建设进入了一个快速发展的新阶段。之后又先后启动了“全国文化信息资源共享工程”、中国高校人文社会科学文献中心（CASHL）。除了上述国家级的信息资源共建共享工程外，各地区、各系统也纷纷建立了文献保障系统，开展信息资源共建共享活动。就系统内而言，目前，我国已基本形成了公共、高校、科研三大系统稳定的信息资源共建共享格局。就跨系统而言，上海、河南省等地区在跨系统信息资源共建共享方面都取得了成功的经验[25]。

NSTL 是一个虚拟的科技文献信息服务机构，在国家科技部条件财务司的支持下，设立了理工农医文献资源保障中心，后又增加了标准化和计量科学文献中心。虽然中国医学科学院图书馆作为生物医学文献资源保障中心，但其不足以发挥中医药文献信息保障中心的作用。理由是中西医学的产生和发展具有不同的文化背景，从而形成了两种不同的医学科学体系。因此，中西医学文献的生产、采集加工、传播利用也都各具特点，形成了两条并行不悖的发展轨道。总的来说，西医专业图书馆虽然一般基础比较雄厚，资金比较充足，但中医文献不是他们的收集重点，基础较弱，也缺乏这方面的经验和人才。

数字化、网络化环境下，中医药图书馆馆藏信息资源结构发生了很大变化，形成了印本资源与数字资源、现实资源与虚拟资源并存的复合型、多元化馆藏结构模式。在这种情况下，文献信息资源的合理配置成为复合图书馆馆藏建设急待解决的问题。针对每个图书馆而言，调研用户需求，制订科学合理的文献资源建设发展政策，通过引进、共享、集成等手段，形成印刷型与电子版、网络版文献相配套，物理馆藏与虚拟馆藏相结合，一次文献与二次文献配合的能基本满足本馆用户需求的中医药图书馆馆藏体系，是图书馆可持续发展的需要。

在当前中医药文献信息资源迅猛增长、书刊价格猛涨、图书信息单位经费严重不足的

情况下，运用共建共享机制，促进中医药文献资源合理配置和高效利用，建立布局合理、功能齐全、开放高效、体系完备的中医药文献资源保障及服务体系，是中医药科技创新体系中不可缺少的重要组成部分。

中医药文献资源保障及服务体系建设的整体思路应该是：在原有中医药文献资源布局的基础上，本着“资源共享，优势互补，互利互惠，自愿参加”的原则，根据中医药系统的实际情况、需求情况制订规划，建立以国家级中医药文献资源保障及服务中心（设在中国中医科学院图书馆）为主导、地区级文献资源及服务分中心（设在17个中医药文献检索分中心）为基础的全国中医药文献资源共建共享网络体系，从而为中医药科技创新及可持续发展提供文献保障及信息服务[26]。

四、加强中医药数字图书馆建设，开展资源整合研究，实现资源一站式检索

中医药数字图书馆服务平台，是方便快捷有效的信息资源利用及服务方式。中医药数字图书馆建设是我国中医药文献资源开发利用的发展方向，也是目前我国中医药文献资源建设的紧迫任务，它的建立和运行将有效地获得信息资源的增值。中医药图书馆应加强合作，共同承担起中医药数字图书馆建设的任务，在力争上级主管部门的大力支持下，加快中医药数字图书馆的建设步伐。

信息资源的整合、深度揭示及提供多角度使用指南是图书馆的主要职能之一。近几年，通过购买、自建、共享资源授权及开放获取资源的采集等方式，中医药图书馆都拥有一定数量的数字资源。如何有效利用这些数字资源，充分发挥信息资源对中医药科研创新、临床实践及教学的支撑及保障作用，进行有效地资源整合就成为数字图书馆研究的关键内容之一。因此，我们应加强数字资源整合研究，建立馆藏数字资源“一站式”检索服务平台，实现用户能够在一个界面下完成馆藏所有数据库的检索，省略多库逐一登录、逐一检索的麻烦。

五、更新观念，利用网络新媒体，创新服务模式，变被动为主动

以用户为中心是图书馆各项工作的出发点和归宿点，为读者服务成为图书馆一切工作的核心和灵魂，推动着图书馆事业的不断创新和发展。以用户为中心的服务理念，创新服务模式，已成为图书馆发展的法宝。

网络环境下，中医药图书馆应充分利用网络新媒体，开展各种形式的信息咨询服务，如建立信息资源利用导航平台、建立网络互动咨询服务平台及网络信息共享空间、开展图书馆移动信息服务、加强用户信息素养教育培训、建立学科馆员制度等。

总之，要更新观念，加强用户需求研究，拓展服务渠道，创新服务模式，让物理图书馆从资源集散地变为多功能空间，让着重于物理存取的传统借阅服务变为着重于知识获取的新兴服务；积极开展主动服务，让图书馆的服务“无处不在、无时不在、无所不在”。

六、抓住机遇，拓展服务功能，提供中医药数据管理服务

大数据时代的悄然来临，也给图书馆带来新的发展机遇。中医药图书馆应努力拓展自己的职责和功能，积极开展中医药科技数据管理与服务，参与到中医药科研活动的整个生命周期中，从数据产生伊始对其管理，提供对 e-Science 环境下的知识发现、收集、访问、传播、保存的支持服务。数据管理服务是知识服务的新模式。通过数据管理服务，可加大中医药学科化服务的深度和广度，进一步与机构科研融合，从而摆脱单纯的收藏者角色，成为知识发布、保存、利用和管理的全能者，发挥图书馆在信息管理、信息增值服务的优势。

总之，在新的信息环境下，中医药图书馆要适应信息时代发展要求，用科学发展观指导图书馆的创新与发展。以人为本，应体现在图书馆的管理机制、馆舍空间布局设计、信息资源建设、信息咨询服务等各个方面，充分调动每一个人的积极性，为用户提供快捷高效的优质服务，让“人尽其才，物尽其用”。在内部管理要以“馆员为本”。列宁曾说：“图书馆员是图书馆事业发展的灵魂。”建立人本化用人制度，重视馆员个体利益，发挥每个馆员的特点。对外服务要以“用户为本”。图书馆的宗旨是“为每一位读者找到其所要的书”（阮冈纳赞），满足每一位用户的文献信息需求。图书馆科学发展还必须按照可持续发展的要求，改变制约图书馆可持续发展的瓶颈，如管理体制、经费保障、人才发展等问题。

（孟凡红）

参考文献

[1] 孟凡红，万芳．我国中医药信息化建设与发展．中国中医药信息杂志，2010，17（11）：3-6.
[2] 孟凡红，范为宇，张华敏．构建基于用户需求的中医药电子资源保障体系．国际中医中药杂志，2010，32（5）：432-434.
[3] 孟凡红，张华敏，李莎莎，等．中医药图书馆信息服务现状及发展趋势．中国中医药图书情报杂志，2014，38（5）：23-27.
[4] 李馨，裴丽，张宏伟．中医药大学图书馆数字参考咨询服务调查分析．情报探索，2013（6）：123-125，129.
[5] 郝彧．中医药高校图书馆个性化知识服务体系的构建．科技情报开发与经济，2012，22（16）：10-12.
[6] 任玉兰，江蓉星．中医药高校图书馆提升学科知识服务能力对策与建议．中国中医药信息杂志，2013，20（4）：6-8.
[7] 程茜，李文林．南京中医药大学图书馆依托科技查新设立学科馆员的实践．中华医学图书情报杂志，2011，20（5）：18-20.
[8] 刘英杰．中医药院校图书馆重点学科知识服务探索．科技情报开发与经济，2013，23（23）：16-18.
[9] 龚亦农．四种移动图书馆服务系统的比较研究．新世纪图书馆，2013（11）：60-62.
[10] 百度百科．微信．http：//baike. baidu. com/view/5117297. htm. ［2014-7-25］.
[11] 百度百科．微信公众平台．http：//baike. baidu. com/view/9212662. htm. ［2014-7-25］.
[12] 陈盈．微信公众平台及其在图书馆移动服务中的应用与研究．图书馆学研究，2013（20）：71-75.
[13] 中国中医科学院图书馆．图书馆开通微信平台的通知．http：//lib. cintcm. ac. cn：8001/page/BookInfo. cbs?ResName=news&order=202. ［2014-7-25］.
[14] 湛佑祥，陈界，刘传和，等．医学图书馆学．北京：人民军医出版社，2009：307.

[15] 钱力，张智雄，邹益民，等．信息可视化检索在数字图书馆中的应用实践．现代图书情报技术，2012（4）：74-78.
[16] 朱静薇，李红艳．大数据时代下图书馆的挑战及其应对策略．现代情报，2013（5）：9-13.
[17] 秦长江．e-Science（科研信息化）对现代科学的影响．科技进步与对策，2008，8：143-145.
[18] 孟凡红，范为宇，张华敏．构建基于用户需求的中医药电子资源保障体系．国际中医中药杂志，2010，32（5）：432-534.
[19] 邱慧．数字化时代编辑应做好的三个准备．出版发行研究，2009，12：37-38.
[20] 王余光．我们不得不面临的时代．数字图书馆论坛．2009（4）：1-2.
[21] 朱静薇，李红艳．大数据时代下图书馆的挑战及其应对策略．现代情报，2013，33（5）：9-13.
[22] 苏大明，李宗友，张华敏，等．大数据时代中医药专业图书馆面临的挑战与发展对策．国际中医中药杂志，2013，35（10）：909-914.
[23] Tony Hey，Stewart Tansley，Kristin Tolle. 第四范式：数据密集型的科学发现．潘教峰，张晓林，译．北京：科学出版社，2012：6.
[24] 孟凡红，李莎莎，张华敏，等．试论数字网络环境下中医药图书馆的创新与发展．中国数字医学．2013，8（11）：104-106.
[25] 肖希明．信息资源建设．武汉：武汉大学出版社，2008：343.
[26] 孟凡红，刘国正．试论网络环境下中医药文献资源建设及其服务模式．中国中医药信息杂志　2004，11（12）：1116-1117.